《金匮要略》索隐

高燕翔　周登威　主　编

胡天祥　包伯航　刘文琛　副主编

人民卫生出版社

·北　京·

图书在版编目（CIP）数据

《金匮要略》索隐 / 高燕翔，周登威主编 . -- 北京 ：人民卫生出版社，2025. 11. -- ISBN 978-7-117-38966-2

Ⅰ. R222.39

中国国家版本馆 CIP 数据核字第 2025H5S327 号

人卫智网	www.ipmph.com	医学教育、学术、考试、健康，购书智慧智能综合服务平台
人卫官网	www.pmph.com	人卫官方资讯发布平台

《金匮要略》索隐

《Jingui Yaolüe》Suoyin

主　　编：高燕翔　周登威
出版发行：人民卫生出版社（中继线 010-59780011）
地　　址：北京市朝阳区潘家园南里 19 号
邮　　编：100021
E - mail：pmph @ pmph.com
购书热线：010-59787592　010-59787584　010-65264830
印　　刷：北京盛通数码印刷有限公司
经　　销：新华书店
开　　本：787 × 1092　1/16　　印张：32
字　　数：739 千字
版　　次：2025 年 11 月第 1 版
印　　次：2025 年 11 月第 1 次印刷
标准书号：ISBN 978-7-117-38966-2
定　　价：128.00 元

打击盗版举报电话：010-59787491　E-mail：WQ @ pmph.com
质量问题联系电话：010-59787234　E-mail：zhiliang @ pmph.com
数字融合服务电话：4001118166　E-mail：zengzhi @ pmph.com

张序

最近收到广东省中医院高燕翔主任的书稿《〈金匮要略〉索隐》，并嘱写序。接读大作，掩卷沉思，作如下感想。

《金匮要略》厚重，必须重视。

《金匮要略》的厚重，体现在临床的长期积淀、文字的反复提炼，这也是其最终能够成为中医必读的临床经典的原因之一。一般认为，《金匮要略》是《伤寒杂病论》的杂病部分，成书于汉末，经过魏晋南北朝以及隋唐时期的流传，校订刊行于北宋。我们手头的《金匮要略》，是宋定本。从文本的流传过程看，《金匮要略》和《伤寒论》一样，已经不能看作是纯粹的个人著作了，该书在数百年的流传中增益，完全可以说是临床上集体智慧的结晶。《金匮要略》与《伤寒论》分开以后，成为杂病证治的专书，为中医临床的病证与治法方药体系奠定基础。宋以后《伤寒论》《金匮要略》流传渐广，但由于年代相隔久远，后人需要借助注释才能读懂。于是众多的注本应运而生，注本也衬托着《金匮要略》的厚重。时至今日，注本仍然层出不穷，《〈金匮要略〉索隐》在这方面又添上了一道浓墨重彩。

"索隐"二字深邃，值得玩味。

《金匮要略》的原文，大家都在阅读，对其并不陌生。但文本蕴含的深意，需要后人静心求索。也不免有人疑惑，在这些晦涩的文字后面，真有那么多值得我们探微索隐苦苦追求的东西吗？自宋定本问世以来，后世出现了《金匮要略》的诸多注本，尤其是从清代开始。张仲景被尊为医圣，《伤寒论》《金匮要略》的原文被视为经文。经文的微言大义需要注疏，沿用传统的方法下功夫，如目录学、版本学、校勘学、训诂学、音韵学等相关的专门知识必不可少。但因为《金匮要略》讲的是临床问题，只注意文字疏通不够，还必须做临床的解释和发挥。临床又有理论和实践的偏重，仅仅以经解经，随文衍义，或失之于泛，或失之于隘。固执个人的经验和见解，局限亦大。显然，对《金匮要略》的注释，必然会受到个人学养经验以及所处时代的限制，实在是一件不容易做好的事情。据此，我们对前辈的努力既充满无限敬意，也清楚各有不足。我们有责任把这件事做得更好。在喧闹繁华的现代社会，静下心来阅读古代经典，对原文"沉潜往复，从容含玩"，《〈金匮要略〉索隐》是这方面的最好体现。

索隐《金匮要略》，我注意到本书在这几个方面的用心：

1. 书中罗列了相关的秦汉简帛医药文献，很多尚不为人知。编者的本意是希望读者能够将此和《金匮要略》联系起来思考，借此揭示二者内在的关联。

2. 书中提供了不少日本江户时期考据学派的研究心得，日本汉方的考据学派学养深厚，积数代人的不懈努力，成果累累。作为《伤寒论》《金匮要略》的注本，丹波父子的《金匮玉函要略辑义》《金匮玉函要略述义》广为人知，但后续者如山田业广的《金匮要略集注》《金匮要略私考》《九折堂读书记·金匮要略》，以及森立之的《金匮要略考注》，知道的人并不多。

3. 书中采集了晋唐时期的相关方药，这些类方出自《肘后方》《千金要方》《千金翼方》《外台秘要》《医心方》等重要典籍，本书选录方便了读者参考。

以上所举，可以说是《〈金匮要略〉索隐》的亮点所在，一般的注本较少顾及。编者的苦心，在于探寻学术源流，理解文字含义，解析临床医理，把握方药运用，最终是为了帮助读者更好地理解《金匮要略》。

受“索隐”二字的启发，笔者的思绪走得更远。

我们平时所说“书读百遍，其义自现”，对于《金匮要略》的研读，也许未必。解读《金匮要略》有方法上的讲究。《金匮要略》作为临床的书，应该有它形成的特定历史时空。凭我们今天的临床知识，是否可以在这方面做进一步的思索呢？在那个遥远年代，临床上究竟发生了什么问题？将古代记载和现代知识联系起来思考可能得到什么结论？临床问题都是具体的，过去无法了解，今天也许可以认识。遣方用药的方法相对固定，过去曾经有用，今天仍然有效。“先立其大，则小不能夺。”一旦我们有了较大的视野，能够跳出《金匮要略》看《金匮要略》，中医临床经典的基本脉络就了然在目，《金匮要略》的位置也容易明白了。只有把握住大方向，才可能“其进愈深，其见愈奇”。从《金匮要略》的杂病，到明清的杂病专著，再到今天临床的《中医内科学》，临床是活的，中医是在不断的变动中进步的。《金匮要略》的研究和学习也需要与时俱进。

《金匮要略》的文字表述有限，但经典揭示的道理永恒，对《金匮要略》的索隐也许永无止境。在此我想起金克木先生曾针砭时弊：“喜资料而轻探究，喜笼统而轻分析，喜答案而轻问题，好学而轻问，好研而轻究。这在今日中国尤其如此。”听到这样的批评，反省自己的工作，也许会有芒刺在背的感觉。《金匮要略》相关的资料繁杂，需要我们进一步甄别，努力做到由表及里，由此及彼，去粗取精，去伪存真。索隐《金匮要略》，确实并不轻松简单。

广东省中医院高燕翔主任引领的团队，在中医经典的研究方面不懈努力，《〈金匮要略〉索隐》是这方面的重要成果之一。广东省中医院中医思维研究室自2016年成立以来，注重中医经典的研读，致力于中医思维的培养，近年还组建了《金匮要略》教研室开展教学工作。作为直面临床的中医，能够如此重视中医经典，并且不断有所建树，着实令人感佩。

蒙邀为此书作序，笔者勉为其难。以上文字，仅思想所及，挂一漏万，谬误之处难免，请大家包涵。

张再良

乙巳仲秋

吕序

习近平总书记指出："中医药学是中国古代科学的瑰宝，也是打开中华文明宝库的钥匙。"它凝聚着中华民族几千年的健康养生理念及其实践经验，是中华民族的伟大创造。

《伤寒杂病论》打破了经方多"禁"、"千金不传"的局面，成为后世中医实践指南。但其传承历经诸多亡遗、散乱以及后人的整理和校注，如宋臣林亿等在校注《金匮要略》时言"张仲景为《伤寒杂病论》合十六卷，今世但传《伤寒论》十卷，《杂病》未见其书，或于诸家方中载其一二矣"。

《金匮要略》理法方药精妙，对中医临床与学术发展具有深远的意义。但其文字古奥、医理复杂，要深入研究却非易事，需要研究者具备扎实的文献基础、中医经典理论功底和临床实践应用能力，更需要学术鉴别力，才能在现代医学环境中研究经典，从而发皇古义、融会新知。岭南是中华优秀传统文化的重要承载地，中医药学的传承在此绵延不绝。今得阅广东省中医院中医思维研究室（金匮教研室）高燕翔主任率领团队，依吴迁本为底本倾力整理《金匮要略》，甚为欣慰。本书以严谨的治学态度，参考出土医学文献、秦汉晋唐时期的重要医学典籍，对《金匮要略》原文进行了系统梳理与校注。全书立足经典原义，结合当代研究，索求前贤未尽之意，引悟经典蕴藏之真，亦为中医临床、教学与科研工作提供了重要的参考。

广东省中医院多年来围绕提高中医药临床疗效主题，在传承中医经典、推进学术创新方面不遗余力。本书的出版，正是对这一传统的延续与发扬，是仲景学说在岭南赓续的重要成果，体现了广东省中医院打造人才高地、推动中医药疗效迈在前沿的愿景，以及对中医经典医学研究的重视。

习近平总书记亦指出，中医药工作要遵循中医药发展规律，传承精华，守正创新。作为一名中医药人，我深切体会到，经典是中医的根基，整理、研究经典并将其用于指导临床，是推动中医药事业持续前进的重要动力，是传承守正的重要内容，更是创新的根基和灵魂所在。脱离了经典根基的"创新"，终将失去中医的精华与灵魂。

当前，中医药发展迎来天时、地利、人和的大好时机，我们更应把握机遇，深入挖掘经典精华。展望未来，希望广东省中医药界能继续发挥地域与人才优势，以经典为根，强化中医思维，促进学术交流与传承。也期盼各位同仁共同努力，不断推进中医药事业的传承与创新，为健康中国建设贡献更多智慧与力量。是为序。

吕玉波

乙巳丁亥于羊城

杨序

《伤寒论》与《金匮要略》构架了医经与临床实践的桥梁。清・徐彬谓:"不习经义不可以论史,不读史不可以衡论百家之书,盖治理之变莫备于史,而其源必出于经,此古今之通义也。张仲景者,医家之周、孔也。仲景之《伤寒论》《金匮要略》,医家之六经也。"换言之,士人不可舍六经而论史,医者亦不可舍仲景书而论治术。

《金匮》重在论述杂病,《伤寒》重在辨证伤寒。清・莫枚士有云:"大抵医者之于《伤寒》,其致力每在杂病未究之先,其得心转在杂病悉通之后,不亲历者不知也。溯流穷源,其事止此;神而明之,存乎其人。"故欲知《伤寒》之经旨,需明杂病之奥义。辨析杂病与伤寒的区别,可了然伤寒,亦可通达杂病。

经历代医家阐释后的《伤寒》,尤其是"六经钤百病"理论的提出,今人多认为《伤寒》揭示诸多疾病的共性规律;相对而言,《金匮》则论每一疾病的个性规律。正如任应秋先生说:"《伤寒》一书是仲景著作的总论,主要内容讨论的是对一切疾病辨证论治的大原则;《金匮》是仲景著作的分论,主要内容讨论的是对各个独立疾病的治疗方法。"所以,若将《伤寒》比喻为群体,则《金匮》是个体。整体其广大,个体有其精微。然不识个体,难知群体;拘泥于群体,亦难见个体。这大概是"大抵医者之于《伤寒》,其致力每在杂病未究之先,其得心转在杂病悉通之后"的实际内涵。

《金匮》上承出土秦汉简帛经方类文献,下启《肘后》《小品》《千金》《外台》等传世经方类典籍,其之于中医学的发展,有着不可替代的重要价值。然在中医学史上,重《伤寒》轻《金匮》,亦属事实。今有学者统计,历代(截止至1980年)注疏《伤寒》者,有1 061种,存世836种①;而注疏《金匮》者,只有292种,存世259种②。注疏与校注上,《金匮》远逊于《伤寒》。故在阅读、理解、运用上,《金匮》远难于《伤寒》亦是必然。

今闻高燕翔主任带领团队编撰《〈金匮要略〉索隐》一书,其利用最新出土的秦汉简帛文献及传世文献,以探《金匮》之"源";采撷《肘后》《千金》《外台》《医心》等与

---

① 傅元谋.《伤寒论》研究专著书目记[J].成都中医学院学报,1982(03):65-67,79.

② 傅元谋.《金匮要略》研究专著书目记[J].成都中医学院学报,1984(04):28-29.

《金匮》方相类医方，以示《金匮》之“流”。且精选历代医家对《金匮》的注释，尤其合理汲取日本江户时期考据学派对《金匮》的研究成果；并附以编者对于《金匮》的见解。作为长期临床的医者，能如此静下心探索仲景学术源流与思想，实为难得且颇有价值的工作，期待编者未来对仲景学术有更进一步的研究。相信其基于临床医者的角度再研经典，一定可以为经典的传承创新做出贡献。

杨志敏

乙巳年季秋

前言

柳长华先生在《解读〈黄帝内经〉》一书中指出："中国的学问，后出不取代前出。前面的学问就像大厦的基础，后之学者在此基础上不断积累、进步。从师徒授受、口耳相传到著之简帛，再到训诂以传、古籍整理，各种学问就这样传之百代。经学的传承，主要围绕着对五经的训诂；医学的传承，主要围绕着对《黄帝内经》的训诂。"那么，之于中医临床治疗学的传承与创新，则主要以《伤寒论》《金匮要略》（下文简称"《金匮》"）为核心而展开。《伤寒论》与《金匮》是中医临床治疗学的奠基之作，是医者必读之书。本书主要对《金匮》进行相关研究，故将《金匮》的解题、形成、现存版本、主要内容、本书编写简要，介绍如下。

一、《金匮》解题

《金匮》旧名《金匮玉函要略方》。金匮玉函者，藏书保慎之义。本指用金属封缄的柜子，是古代收藏重要文物与文献的器具。1972—1974 年，长沙马王堆汉墓出土有西汉初期的帛书。其帛书置于长方形漆奁下层的一个格子里，据此可窥秦汉时期的藏书之"匮"。秦汉时期，明道之言、名贵之书，藏之金匮，如《素问・气穴论》"然余愿闻夫子溢志尽言其处，令解其意，请藏之金匮，不敢复出"。

要略者，要领、韬略之义，总要举凡之谓。如《淮南子・要略》高秀注云："凡《鸿烈》之书二十篇，略数其要，明其所指，序其微妙，论其大体，故曰'要略'。"

仲景书的原名，已不可考。然其被尊为"金匮玉函"，或在六朝。同一时期，仲景《伤寒论》亦以《金匮玉函经》之名而流传，可资为证。因其书记载决死生、除疾病的要术，故命之《金匮玉函要略方》。然《金匮玉函要略方》与《金匮玉函经》是两部不同的书。前者为北宋大学士王洙所发现，其内容有三卷，"上则辨伤寒，中则论杂病，下则载其方，并疗妇人"；后者与《伤寒论》是同体而别名。质言之：《金匮玉函要略方》包含伤寒、杂病等内容，或为仲景书之原貌；《金匮玉函经》仅有伤寒内容。

二、《金匮》的形成

北宋校正医书局林亿等人，在王洙所发现《金匮玉函要略方》的基础上，删去原书中的伤寒部分，将药方调整至证候之下，并补缀《千金要方》《外台秘要》中的部分药方，重编《金匮要略方》三卷。严格地说，传世本《金匮》摘自《金匮玉函要略方》，由林亿等人编撰而成。

然之于《金匮玉函要略方》，其成书可能在六朝时期或更早。且魏晋医家王叔和的《脉经》卷八、卷九，收录有传世本《金匮要略》大部分的内容。《肘后备急方》《小品方》《辅行诀》《集验方》《千金要方》《千金翼方》《外台秘要》《医心方》《太平圣惠方》《本草图经》等，亦有部分传世本《金匮》条文。故《金匮》之书名虽晚出，但其核心内容或在魏晋时期已成型。

中医医史文献学家范行准先生在《张仲景〈伤寒杂病论〉的成书探讨》一文中，将《金匮》与《汉书·艺文志·方技略》"经方十一家"进行了对比研究，提出："今之《金匮》，当与原书相去不远，说它为《汉志·经方》缩影，自非过言。"自上世纪以来，全国各地陆续出土了大量秦汉时期的简牍或帛书，这些出土简帛中含有大量医方类文献，若按照《汉书·艺文志》的分类，皆应属于《方技略》中的"经方家"，此为研究诸如《伤寒》《金匮》等传世经方书籍的形成，提供了难得的材料。

出土秦汉简帛经方类文献是构成《汉志·方技略》"经方十一家"的一部分。编者通过《金匮》与出土秦汉简帛经方类文献对比分析，发现二者在体例结构、疾病概念、疾病治疗、医方传承等方面，存在甚深的渊源关系。从侧面也证明范行准先生"今之《金匮》为《汉志·经方》缩影"的观点，基本符合历史真实。所以，仲景"勤求古训，博采众方"，应是真实记述，其所采之"众方"，或出自早期经方类方书。

三、现存版本

北宋校正医书局林亿等人，校成《金匮》后，于治平三年（1066年）刊行大字本，又于绍圣三年（1096年）刊行小字本。惜至今日，均未发现大字本、小字本的宋版《金匮》。现存传世本《金匮》主要有元·邓珍本及明·吴迁本两大传本系统。

元·邓珍本。原序作于元·后至元六年（1340年），今藏于北京大学图书馆，是目前最早的《金匮》传本，中华再造善本即以此为准影印出版。明嘉靖年间（1522—1566年）刊刻的俞桥本，成于明万历十三年（1585年）、吴勉学《古今医统正脉全书》收入的徐镕本，以及万历二十七年（1599年）刊刻、收入《仲景全书》的赵开美本等，与邓珍本大同，皆以邓珍本为底本而成。此外，中国科学院图书馆藏有一部嘉靖年间刻本的《新编金匮要略方论》，因刊者不详，学界称之为明·无名氏本，编者未见此书，真柳诚等人考证认为其亦属于邓珍本系统。针对邓珍本《金匮》的校注或研究，今有梁永宣《元邓珍本〈新编金匮方论〉校注》、钱超尘《校勘元本 影印明本〈金匮要略〉集》、李宇航《邓珍本〈金匮要略〉全释》、范登脉《元·邓珍本〈新编金匮方论〉》等书籍。

明·吴迁抄本。此为吴迁据祝均实所藏古本，在明·洪武二十八年（1395年）抄录而成。2007年，日本学者真柳诚在上海图书馆发现此本。其稍后撰文称"吴迁本浓厚地保存了北宋小字本旧态、系独一无二的善本"。关于吴迁本《金匮》的校注或研究，今有段逸山《明洪武钞本金匮要略方》、陈萌《金匮要略·明吴迁钞本》、沈澍农《新编仲景全书》等专著。

编者在整理、对校吴迁本与邓珍本时发现：若二书出现异文时，吴迁本则与《脉经》卷八、卷九及《外台秘要》《本草图经》《伤寒总病论》《幼幼新书》中的记载，多相合；而邓珍本与《脉经》等书，多不合。与邓珍本相较，吴迁本保留有《金匮》早期传本的面貌，值得高度重视。鉴于此，本书对吴迁本进行了较为全面的注释与研究工作。

四、主要内容

虽吴迁本与邓珍本在文字上或章节顺序上，有较多差异，但其主要内容，并无太多不同。今以吴迁本为依据，简述《金匮》的主要内容。

《金匮》全书共有 3 卷 25 篇。第 1 篇《藏府经络先后病脉证》为全书总论；第 2~4 篇论述与伤寒相关疾病（痓湿暍、百合、阴阳毒、疟）；第 5~7 篇论述风、痹、痈类疾病（中风、血痹、虚劳、肺痿、肺痈等）；第 8~11 篇论述心、胸、腹五脏病（奔豚、胸痹、心痛、腹满、寒疝等）；第 12~15 篇论述水液代谢异常相关疾病（痰饮、消渴、水气、黄疸等）；第 16~17 篇论述症状类病症（惊悸吐血、衄血、下血、呕吐、下利等）；第 18~19 篇论述疮疡外科类疾病（疮痈、肠痈、趺蹶、阴狐疝气等）；第 21~23 篇论述妇人类疾病（妊娠、产后、杂病）；第 20 篇为《杂疗方》；第 24~25 篇论述饮食禁忌（禽兽虫鱼禁忌、果实菜谷禁忌）。

《金匮》以病为纲的编写体例，提示以仲景为代表的秦汉医家是针对病进行设方治疗，此即“辨病论治”诊疗模式。因为有些疾病表现出贯穿始终的特殊规律，如此医者可以预测疾病的发生、发展、变化与转归，进而便于把握整体性规律。

五、本书编写简要

本书以吴迁本《金匮要略方》为底本，按照文献整理的一般方法，对吴迁本逐条注释原文。其内容有文献导读、原文、校勘、名家选注、释难、类方参要、按语等七部分。

“文献导读”，是编者择与《金匮》本章节内容相关的秦汉时期的出土文献及传世文献，加以分析，旨在探《金匮》之“源”。

“原文”是对吴迁本《金匮》的条文加以整理。“校勘”部分的原则是：若吴迁本与《脉经》或邓珍本在文意上，相差较大者，出校注；虽有文字差异，但不影响文意者，不出校注。“原文”与“校勘”，旨在求《金匮》文献之“真”。条文整理与校勘方法，详见下文“凡例”。

“名家选注”则是精选历代医家对《金匮》的注释，尤其合理汲取日本江户时期考据学派对《金匮》的研究成果。“释难”是编者对《金匮》条文中的疑难字词或段落的解释。“名家评注”与“释难”，意在析《金匮》条文之“实”。

“类方参要”是择《肘后备急方》《千金要方》《千金翼方》《外台秘要》《医心方》等与《金匮》方相类的医方，以示《金匮》方在晋唐时期的流传与发展，旨在拓《金匮》方临证之“用”。

“按语”则是编者对《金匮》的理解。

钱超尘先生在《日本医家金匮要略注解辑要・序》一文中论述："中国医家之治《伤寒》《金匮》者，以得二书之神思妙用辨证施治为首务，日本医家则以考证二书之学术源流及词语训诂而独擅风流，是以合观此时期中日两国研治二书之著作，乃可得仲景著作之形神表里。"在此理念的指导下，本书的编写，兼顾学术源流、校勘训诂、医理解析、方药运用，以求观见《金匮》的全体。

本书编写分工情况大致如下：第1~4篇、第14篇由胡天祥编写；第5~8篇由刘文琛编写；第9~12篇由包伯航编写；第13篇、第15~20篇由周登威编写；第21~23篇由高燕翔编写。全书由高燕翔负责统稿。

上海中医药大学金匮学家张再良教授、广东省中医药学会吕玉波会长、广东省中医院杨志敏教授等，在百忙之中审阅了书稿，提出很多中肯的修改意见，且欣然赐序。付梓之际，人民卫生出版社给予完善、编辑、校对。在此一并感谢！

编者能力水平与时间所限，书中疏漏之处恐在所难免，望海内方家不吝赐教，以待他日修订补正。

编者

2025年11月1日

凡例

本书“原文”部分，以明·吴迁抄本《金匮要略方》（上海科学技术文献出版社，二〇一一年影印，简称吴本）为底本。“校勘”部分以元邓珍本（北京图书馆出版社二〇〇五年影印“中华再造善本”丛书本，简称邓本）为主校本，以晋·王叔和《脉经》（日藏影刻宋本，陈婷点校，北京科学技术出版社，二〇一六年）为旁校本，同时参考了段逸山、邹西礼整理《明洪武钞本金匮要略方》（上海科学技术文献出版社，二〇一一年）及陈萌校注《金匮要略·明吴迁钞本》（北京科学技术出版社，二〇一六年）的校勘成果。

本书目的在于提供一个文字较为准确且便于使用的《金匮要略》版本。特将整理方法说明如下：

（一）凡底本、主校本文字一致且无误者，则不改动底本文字，亦不出校说明。

（二）凡底本、主校本文字有异，则出校说明其异同。

（三）本书采用简体横排。为便于读者阅读，凡底本中的异体字、俗写字、通假字、古今字，皆改为规范字，不再一一出校说明。

（四）按照国家颁布的《标点符号用法》，对原文进行标点。

为便于阅读，“名家选注”及其他部分，赵以德《金匮方论衍义》简称“赵氏《衍义》”，张璐《张氏医通》简称“张氏《医通》”，喻嘉言《医门法律》简称“俞氏《法律》”，尤在泾《金匮要略心典》简称“尤氏《心典》”，徐忠可《金匮要略论注》简称“徐氏《论注》”，李彣《金匮要略广注》简称“李氏《广注》”，程林《金匮要略直解》简称“程氏《直解》”，魏荔彤《金匮要略方论本义》简称“魏氏《本义》”，《医宗金鉴》简称“《金鉴》”，朱光被《金匮要略广义》简称“朱氏《广义》”，周扬俊《金匮玉函经二注》简称“周氏《二注》”，沈明宗《金匮要略编注》简称“沈氏《编注》”，高学山《金匮要略论注》简称“高氏《论注》，陈修园《金匮要略浅注》简称“陈氏《浅注》”，丹波元简《金匮玉函要略辑义》简称“丹波氏《辑义》”，丹波元坚《金匮玉函要略述义》简称“丹波氏《述义》”，喜多村直宽《金匮玉函要略疏义》简称“喜多村氏《疏义》”，森立之《金匮要略考注》简称“森氏《考注》”，浅田宗伯《杂病论识》简称“浅田氏《杂病论识》”，山田业广《金匮要略集注》简称“山田氏《集注》”，山田业广《金匮要略私考》简称“山田氏《私考》”，山田业广《九折堂读书记·金匮要略》简称“山田氏《九折堂·金匮》”。其他引用较少的名家注本，则作全称。

《杂疗方第二十》及《禽兽虫鱼禁忌并治第二十四》《果实菜谷禁忌并治第二十五》三篇，前人对此研究较少，本文暂不作诠释。

文中“《素》”即《素问》；“《灵》”即《灵枢》；“《八十一难》”“《某难》（如《八难》《二十一难》）”即《难经》；“《本经》”即《本经本草经》；“《伤寒》”即《伤寒论》；“《玉函经》”即《金匮玉函经》；“《甲乙经》”“《甲乙》”即晋·皇甫谧《针灸甲乙经》；“《别录》”即《名医别录》；“《肘后》”“《肘后方》”即晋·葛洪《肘后备急方》；“《小品》”即刘宋·陈延之《小品方》（一名“经方小品”）；“《鬼遗方》”即《刘涓子鬼遗方》；“《集注》”为梁·陶弘景《本草经集注》；“巢《源》”“《巢源》”“《诸病源候论》”“《诸病》”“《病源》”等，为隋·巢元方《诸病源候论》；“《千金》”“《千金方》”“《要方》”为唐·孙思邈《千金要方》；“《翼方》”为唐·孙思邈《千金翼方》；“《外台》”为唐·王焘《外台秘要》；“《日华子》”为唐·大明《日华子本草》；“《医心》”为丹波康赖《医心方》；“《圣惠》”为北宋《太平圣惠方》；“《图经》”为《本草图经》；“《圣济》”为《圣济总录》；“天回医简《治六十病和齐汤法》”，简称“《和齐汤法》”。其他频次较少的书名简写，则随文注明。文中引用出土简帛文献，删去了原文中的勾识、重文等符号及简号等，保留了原释文及括注的通行字，特此说明。

此外，文中涉及《金匮》的所属篇章，如《血痹虚劳病脉证并治第六》《胸痹心痛短气病脉证并治第九》等，简写为《血痹篇》《胸痹篇》等。涉及《伤寒》的所属篇章，如《辨阳明病脉证并治第八》，简写为《伤寒·阳明病篇》。“名家选评”中的《金匮》条文，依注家各所见《金匮》版本。“按语”部分，所涉《金匮》条文为吴迁本。

目录

校正金匮要略方叙[①]

张仲景为《伤寒卒病论》，合十六卷，今世但传《伤寒论》十卷，杂病未见其书，或于诸家方中载其一二矣。翰林学士王洙在馆阁日，于蠹简中得仲景《金匮玉函要略方》三卷，上则辨伤寒，中则论杂病，下则载其方，并疗妇人。乃录而传之士流，才数家耳。尝以方证对病[②]者，施之于人，其效若神。然而或有证而无方，或有方而无证，救疾治病，其有未备。

国家诏儒臣校正医书，臣奇先校定《伤寒论》，次校定《金匮玉函经》，今又校正此书。仍以逐方次于证候之下，使仓卒之际，便于检用也。又采散在诸家之方，附于逐篇之末，以广其法。以其伤寒文多节略，故取自杂病以下，终于饮食禁忌，凡二十五篇，除重杂[③]，各[④]二百六十二方，勒成上中下三卷，依旧名曰《金匮要略方》[⑤]。臣奇尝读《魏志·华佗传》云："出书一卷，曰，此书可以活人。"每观华佗，凡所疗病，多尚奇怪，不合圣人之经。臣奇谓活人者，必仲景书[⑥]也。大抵[⑦]炎农圣法，属我盛旦。恭惟。

主上丕承大统，抚育元元，颁行方书，拯济疾苦，使和气盈溢，而万物莫不尽和矣。

太子右赞善大夫臣高保衡
尚书都官员外郎臣孙奇
尚书司封郎中充秘阁校理臣林亿
等谨上[⑧]

---

① 校正金匮要略方叙：邓本作"《新编金匮方论》序"。

② 方证对病：邓本作"对方证对"。

③ 重杂：邓本作"重复"。

④ 各：邓本作"合"。

⑤ 金匮要略方：邓本作"金匮方论"。

⑥ 仲景书：邓本作"仲景之书"。

⑦ 大抵：邓本作"大哉"。

⑧ 谨上：邓本作"传上"。

金匮要略方叙[1]

仲景《金匮》录岐黄《难》《素》[2]之方近将千卷，患其混杂烦重，有求难得，故周流华裔九州之内，收合奇异，捃拾遗逸，撰而集之[3]，拣选诸经筋髓，以为《要略[4]》一编，其诸救疗暴病，使知其次第。凡此药石者，是诸神仙[5]之所造，服之将之，固无夭横，或治疗不早，或被师误，幸具详焉。

---

① 邓本无“《金匮要略方》叙”等字。

② 《难》《素》：邓本作：《素》《难》。

③ 邓本无“撰而集之”。

④ 要略：邓本作“方论”。

⑤ 诸神仙：邓本作“诸仙”。

金匮要略·卷上

汉 张仲景述　晋 王叔和集　臣 林亿等诠次

文献导读

治未病

《素问·四气调神大论》 是故圣人不治已病治未病，不治已乱治未乱，此之谓也。夫病已成而后药之，乱已成而后治之，譬犹渴而穿井，斗而铸锥，不亦晚乎！

《灵枢·逆顺》 黄帝曰：候其可刺奈何？伯高曰：上工，刺其未生者也。其次，刺其未盛者也。其次，刺其已衰者也。下工，刺其方袭者也，与其形之盛者也，与其病之与脉相逆者也。故曰：方其盛也，勿敢毁伤，刺其已衰，事必大昌。故曰：上工治未病，不治已病。此之谓也。

《难经·七十七难》 曰：《经》言，上工治未病，中工治已病，何谓也？然：所谓治未病者，见肝之病，则知肝当传之与脾，故先实其脾气，无令得受肝之邪，故曰治未病焉。中工者，见肝之病，不晓相传，但一心治肝，故曰治已病也。

实实虚虚

《难经·十二难》 曰：《经》言五脏脉已绝于内，用针者反实其外；五脏脉已绝于外，用针者反实其内。内外之绝，何以别之？然：五脏脉已绝于内者，肾肝气已绝于内也，而医反补其心肺；五脏脉已绝于外者，心肺气已绝于外也，而医反补其肾肝。阳绝补阴，阴绝补阳，是谓实实虚虚，损不足而益有余。如此死者，医杀之耳。

《难经·八十一难》 曰：《经》言，无实实虚虚，损不足而益有余，是寸口脉耶？将病自有虚实耶？其损益奈何？然：是病，非谓寸口脉也，谓病自有虚实也。假令肝实而肺虚，肝者木也，肺者金也，金木当更相平，当知金平木。假令肺实而肝虚，微少气，用针不补其肝，而反重实其肺，故曰实实虚虚，损不足而益有余。此者，中工之所害也。

人禀五常

《礼记·礼运》 故人者，其天地之德、阴阳之交、鬼神之会、五行之秀气也。

风气能生万物亦能害万物

《灵枢·九宫八风》 风从其所居之乡来为实风，主生长养万物；从其冲后来为虚风，伤人者也，主杀主害者。谨候虚风而避之，故圣人日避虚邪之道，如避矢石然，邪弗能害，此之谓也。

按语

本篇所论“治未病”“虚虚实实”“风气能生万物亦能害万物”等,已见于《金匮》之前的文献。仲景似捃拾前人之说,发挥而成此篇。尤其是“实实虚虚”之论,在早期似指针刺而言,仲景移于经方之用,彰显出仲景将医经理论融入经方医学的创新之举。

原文

问曰:上工治未病,何也?师曰:夫治未病者,见肝之病,知肝传脾,当先实脾,四季脾正[1]不受邪,即勿补之。中工不晓相传,见肝之病,不解实脾,惟治肝也。夫肝之病,补用酸,助用焦苦,益用甘味之药调之。酸入肝,焦苦入心,甘入脾。脾能伤肾,肾气微弱,则水不行,水不行则心火气盛,火气盛则伤肺[2],肺被伤则金气不行,金气不行则肝气盛,则肝自愈[3]。此治肝补之要妙也[4]。肝虚则用此法,实则不在用之。经云:虚虚实实,补不足损有余,是其义也。余脏准此。

校勘

[1] 脾正:邓本作“脾王”。
[2] 火气盛则伤肺:邓本作“则伤肺”,无“心火盛”三字。
[3] 则肝自愈:邓本作“肝气盛则肝自愈”。
[4] 治肝补之要妙:邓本作“治肝补脾之要妙”。

名家选注

尤氏《心典》《素问》云:邪气之客于身也,以胜相加。肝应木而胜脾土,以是知肝病当传脾也。实脾者,助令气旺,使不受邪,所谓治未病也。设不知而徒治其肝,则肝病未已,脾病复起,岂上工之事哉?肝之病补用酸者,肝不足,则益之以其本味也,与《内经》以辛补之之说不同。然肝以阴脏而含生气,以辛补者所以助其用,补用酸者所以益其体,言虽异而理各当也。助用苦焦者,《千金》所谓心王则气感于肝也。益用甘味之药调之者,越人所谓损其肝者缓其中也。酸入肝以下十五句,疑非仲景原文,类后人谬添注脚,编书者误收之也。盖仲景治肝补脾之要,在脾实而不受肝邪,非补脾以伤肾,纵火以刑金之谓。果尔,则是所全者少,而所伤者反多也。且脾得补而肺将自旺,肾受伤不虚及其子,何制金强木之有哉!细按语意,见肝之病以下九句,是答上工治未病之辞;补用酸三句,乃别出肝虚正治之法。观下文云:“肝虚则用此法,实则不在用之。”可以见矣。盖肝病惟虚者受之,而实者不受;脏邪惟实则能传,而虚则不传。故治肝实者,先实脾土,以杜滋蔓之祸;治肝虚者,直补本宫,以防外侮之端。此仲景虚实并举之要旨也。后人不察肝病缓中之理,谬执甘先入脾之语,遂略酸与焦苦,而独于甘味曲穷其说,以为是即治肝补脾之要妙。昔贤云:诐辞知其所蔽,此之谓耶。

森氏《考注》 上工治未病，元谓刺法，本论假以为药治之义，盖是夺胎换骨。而仲景已前之古经已有此言欤？抑是仲景之所发明欤？陶弘景《本草序例》云："惟仲景一部最为众方之祖，又悉依本草，但其善诊脉。明气候，以意消息之尔"。据此考之，则此以针法之理，转注为药治之义者，出于张氏之新意无疑也。《千金方》引仲景曰，论汤散丸，亦有可谓上工之文。《医心方》同，《玉函·总例》亦载此文，少异，《中藏经》同。《经》曰："虚虚实实，补不足损有余。"此文《素》《灵》中无考。《素问·奇病论》云"无损不足，益有余，以成其疹"，是论内伤也。《八十一难》云"《经》言：无实实虚虚，损不足而益有余"，而句末云"此者中工之所害也"，是引经而证中工之害也。此所引盖亦古经之遗文，而证上工之所刺也。必虚其可虚者，实其可实者，补不足者，损有余者也。案《外台》卷三十八引《乳石论》云："夫通填之义，不可虚其虚实其实。岐伯曰：泻虚补实，神去其室。"所引"岐伯曰"盖《内经》遗篇之文与《金匮》所引"经曰"其义方同，且"实""室"押韵，则此二句为古经之全文可知也。据此，则《金匮》"虚虚实实"与"补不足损有余"本为善恶二语而散在两处，仲景总括之而引于此欤？

释难

上工、中工 《灵枢·邪气藏府病形》云"故善调尺者，不待于寸；善调脉者，不待于色。能参合而行之者，可以为上工，上工十全九；行二者，为中工，中工十全七；行一者，为下工，下工十全六"；《难经·十三难》则称"经言知一为下工，知二为中工，知三为上工。上工者十全九，中工者十全七，下工者十全六。此之谓也"。

虚虚实实 伊藤凤山《金匮文解》论说："《医宗金鉴》曰：'中工不晓虚实，虚者泻之，是为虚虚。实者补之，是为实实。非其义也。上工知其虚实，补其不足，损其有余，是其义也'。馨案：此说非也。虚虚实实者，虚可虚，实可实之谓也。言虚可虚，实可实是理之自然，故补不足损有余是医治之要妙也。《尚节·康语》曰'庸庸祗祗威威'，孔传云'用可用，敬可敬，刑可刑'。虚虚实实之文例全与此同，其为古经文，真可崇哉？"

按语

治未病的理念，形成于秦汉时期，如《素问·四气调神大论》已提出："是故圣人不治已病治未病，不治已乱治未乱，此之谓也。夫病已成而后药之，乱已成而后治之，譬犹渴而穿井，斗而铸锥，不亦晚乎！"所谓治未病，即未病防患，已病防传。《金匮》以肝病为例，阐发治未病的理论与方法。

"见肝之病，知肝传脾，当先实脾"论述肝实的治法。肝实，有肝木克脾土之患，故须提前预防之。如小柴胡汤、大柴胡汤、四逆散等治"肝实"的药方，配合使用人参、大枣、甘草等"实脾"的药物。后世名方逍遥散，方中使用茯苓、白术、甘草等，亦同此理。若病在四季之末，是为脾旺之日。脾旺，肝木难克，即不用再"实脾"。这也体现了中医学"天人相应"的理念。

"夫肝之病，补用酸，助用焦苦，益用甘味之药调之"则是论述肝虚的治法。酸则补肝体；焦苦入心，心为木子，合于《难经》所言"子能令母实"之意；"益用甘味之药调之"

与《素问》所言"肝苦急,急食甘以缓之"相同。此虽与《素问·脏气法时论》"肝欲散,急食辛以散之,用辛补之,酸泻之"及《辅行诀脏腑法要》"陶云:肝德在散,故经云:以辛补之,酸泻之。肝苦急,急食甘以缓之"稍异,其理却通。肝者,体阴而用阳,"补用酸,助用焦苦"言补肝之阴体;而"以辛补之,酸泻之"言助肝之阳用,故二者并不矛盾。如赵以德《衍义》云:"《内经》云辛补,为其用也;仲景云酸补,为其体也。然仲景之言,亦出《内经》。《内经》谓:风生木,木生酸,酸生肝。岂非酸乃肝之本味?以本味补本体,不待言而可知。故正言时论补泻其用之行变化者,亦不可以为仲景相反也。"

"脾能伤肾,肾气微弱,则水不行,水不行则心火气盛,火气盛则伤肺,肺被伤则金气不行,金气不行则肝气盛,则肝自愈"费解,尤氏认为"疑非仲景原文,类后人谬添注脚,编书者误收之也",似有理。

不过注家也有不同意见。如森氏《考注》说:"'酸入肝'已下至'要妙也',不过解释前文耳。《伤寒论·太阳上篇》'证象阳旦'一条,即为前条注脚。《灵枢》亦往往有此例,盖是古经之一体,而文中自相为经传也。"森氏认为整段文字,皆是论述"见肝之病,知肝传脾,当先实脾"。并云:"程林曰'肝病虽愈,又当准此法,以治肺治肾,五藏似无宁日也。'尤氏亦曰'酸入肝以下十五句,疑非仲景原文,类后人注脚,编书者误收之也'。二说共非是。夫五味之入口也,混合咽下,而胃先受之,脾以磨之,其精粹之气,上滋养五藏百骸,无所不到。就中酸入肝,苦入心,甘入脾之类,即是自然之妙理,不得不然而然者。非所以酸味直达于肝,苦味直入于心,各自有区别也。不知此理而处方,则虽单方稍得其意,至复方而穷矣,不可不究也。盖人之有身,以藏府为之主宰,故论理疾病必始自藏府,实为轩岐相传之学,故仲景举之于首,以为后人模范也。"可备一说。

此外,森氏对"虚虚实实,补不足损有余"辨析甚详。"虚虚实实",言错误治法,"补不足损有余"言正确治法。而伊藤凤山《金匮文解》说:"虚虚实实者,虚可虚,实可实之谓也。言虚可虚,实可实是理之自然,故补不足损有余是医治之要妙也。"二说皆有理,今并存。

原文

夫人禀五常,因风气而生长。风气虽能生万物,亦能害万物,如水能浮舟,亦能覆舟。若五藏元真通畅,人即安和,客气邪风,中人多死。千般疢难,不越三条:一者经络受邪,入藏府,为内所因也;二者四肢九窍,血脉相传,壅塞不通,为外皮肤所中也;三者房室、金刃、虫兽所伤。以此详之,病由都尽。若人能养慎,莫令[1]邪风干忤经络,适中经络,未流传府藏,即医治之;四肢亦觉[2]重滞,即导引、吐纳、针、灸、膏摩,勿令九窍闭塞;更能无犯王法、禽兽灾伤,房室勿令竭之[3],服食节其冷热、苦酸、辛甘,不遣形体有衰,病则无由入其腠理。腠者,是三焦通会元真之处,为血气所注,理者,是皮肤藏府之文理也。

校勘

[1]莫令:邓本作"不令"。
[2]亦觉:邓本作"才觉"。
[3]竭之:邓本作"竭乏"。

名家选注

喜多村氏《疏义》 人因风气以生长，而风气亦有害人者，并示病之变态虽多，而其因则不越三条之义。五常，五行也。《汉·艺文志》：五行者，五常之形气也。《礼记·礼运》曰："人者，五行之秀气也。"又曰"人者，天地之心，五行之端也"。风气即只是风耳。杨上善曰："风、气，一也，徐缓为气，急疾为风。"人之生也，感风气以生，其为病也，因风气为病。又《素问·风论》黄帝以风之伤人为问，而岐伯答以风气云云，可以见已。"夫人禀五常"，即禀天地阴阳五行之常气而生，风为天地生发之气，而天气化生，长养万物，必随八风动荡之机而发，人亦感此气而成，谓因风气而生长。然风有邪正。正风者，即和煦生育之风，长养万物者也（编者按：此正风即《内经》所谓"实风"，《灵枢·九宫八风》云"风从其所居之乡来为实风，主生长养万物"）。邪风者，乃飘飘肃杀之风，戕害万物者也（编者按：此邪风，即《内经》所谓"虚风"，《灵枢·九宫八风》云"从其冲后来为虚风，伤人者也，主杀主害者"）。故以风气虽能生万物，亦能害万物，如水能浮舟，亦能覆舟之譬。《荀子》曰：水所以载舟，亦所以覆舟。此语亦见《孔子家语》。《妇人良方》引王子亨曰：舟行于水，人处于风，水能泛舟亦能覆舟，风能养体而亦能害体。盖船漏水入，体漏风伤，其理一也。"五藏元真通畅，人即安和"者，谓人之内气不虚，则不受邪而为病也。盖风之生物有力，则其害物亦有力，所以客气邪风，中人多死。篇首至此，是为一段也。

凡人身之病，千态万状，不可端倪，而要其归宿，则不过内因、外因、不内外因之三项，故曰"千般疢难，不越三条"。一者中虚，使外邪入藏府，为内所因，即大邪中表，感冒风寒，传经入里，乃经络受邪之病也。二者中实，虽感于邪，藏府不受，为外所中，便从四肢九窍入于血脉、肌肉、筋骨，壅塞不通，即拘挛、瘫痪、风痹之类，乃躯壳受邪之病也。三者不从六淫，而因房室虫兽所伤，非由中外虚实感召其邪，是为不内外因也。以此三者详之，千般疢难，病由悉尽矣。《灵枢经》曰：虚邪不能独伤人，必因身形之虚而后客之。若人于此养慎，不令风寒异气干忤经络则无病。适中经络，未入藏府，乃汗、下、温、清，皆医治之法也。此应前内因一段。若六淫之邪，仅感皮肤，流传九窍血脉，所入浅，但吐纳、导引如修真之类，针灸、膏摩如外治之法，则重滞通快而闭塞无由。此应外因一段。《慧琳藏经音义》（编者按：即唐·释慧琳《一切经音义》）云"凡人自摩自捏，伸缩手足，除劳去烦，名为导引。若使别人握搦身体，或摩或捏，即名按摩也。"吐纳即《南华》谓吐故纳新，道家所谓内丹外丹也。膏摩即摩膏之谓，摩膏方见《外台秘要》。《玉函经》引张仲景曰"能寻膏煎摩之者"，亦古之例也。若更不犯王法，则无非意之侮，并不踏禽兽灾患危险之地，又虽有房室而不令竭乏，则内实不虚。此应前房室一段。若服食数句，合言服食起居过节劳伤，须当自慎，故曰"不令形体有衰"。若得三焦之气统领气血津液，充溢藏府腠理，则邪不能入，故曰病无由入其腠理。王法即王者之刑法，服食即衣服饮食也，冷热二字专重衣服，苦酸辛甘乃言饮食也。《扁鹊传》云"衣服不能适，三不治也"。《灵·师传篇》"饮食衣服亦欲适寒温，寒无凄沧，暑无汗出"是也。"千般疢难"云云，至此是为第二段也。下文乃释腠理之义，腠者，是三焦之气充滋躯壳、藏府、肌肉、皮肤，和合罅隙之路，故为三焦通会元真之处，为血气所注，而精津血液溉灌滋养。理者，是皮肤藏府内外皆有纹理，井然有条而不紊，故曰"文理"也。王冰注《素·举痛论》曰"腠谓津液渗泄之处，理谓文理缝会之中"

亦是也。陈无择《三因方》以六淫邪气所触为外因，五藏情志所感为内因，饮食、房室、跌扑、金刃所伤为不内外因。此原于陶氏《肘后百一方》以内疾、外发、他犯三者，分为上、中、下三卷。陶说出于本论，然其意稍异也。

森氏《考注》 凡邪气以入经络为始，以入藏府为终。盖其人正气稍虚稍少则邪气入亦浅，正气虚多则邪气入亦深，故邪之浅深在其正气虚之多少耳。然则邪气入藏府者，不论邪之轻重，因其人之内剥尤甚，故以为内所因，内所因谓内有所因缘也。凡自一切内虚起之病谓之内因也。此虽以邪气立论，其实以内虚为之主也。……古者人皆无为，而善养性，故唯以防外感最为急务。内虚者，邪入尤深，故邪之入藏者，亦以内因为本。此三因与陶氏、陈氏所说元来无二义也。说者或以为此所说并是外感之义，与陶陈二说不同，恐非是也。"理"是玉之脉理之字，转注为凡文理之字。《说文》云"玉石之美，有五德。䚡理自外可以知中，义之方也"，是也。腠者，全身肉中元气之所灌注之处，有气而无形也。理者，自藏府达皮肤之纵横文理，有形而可见者也。则理血中有腠气而通也。

释难

五常 即五行，如《伤寒杂病论·自序》言"夫天布五行，以运万类，人禀五常，以有五藏"，五常与五行，对举义同。

元真通畅 元真，即元气与真气之谓。《难经·十四难》有"所以然者，人之有尺，譬如树之有根，枝叶虽枯槁，根本将自生。脉有根本，人有元气，故知不死"之论。《内经》有"真气者，所受于天，与水谷气并而充身也"（《灵枢·刺节真邪》）及"真气从之，精神内守，病安从来"（《素问·上古天真论》）之言。元气与真气以通畅为顺，郁则生患，如《吕氏春秋·恃君览》论曰："凡人三百六十节，九窍、五藏、六府。肌肤欲其比也，血脉欲其通也，筋骨欲其固也，心志欲其和也，精气欲其行也。若此则病无所居，而恶无由生矣。病之留、恶之生也，精气郁也。"

客气邪风 即非时之气及不正之风，与《伤寒杂病论·自序》"卒然遭邪风之气，婴非常之疾，患及祸至，而方震栗"相类。

导引、吐纳 导引是导气令和，引体令柔；吐纳，即呼出浊气，吸入清气，并通过调整呼吸频率，以调身体机能的方法。今出土秦汉简帛文献如张家山《引书》《彻谷食气》，马王堆帛书《却谷食气》《导引图》等，即导引、吐纳之术。

膏摩 先将药物加工成药膏，后摩擦身体局部。如东汉初期的武威医简记载："治千金膏药方。蜀椒四升，弓穷一升，白芷一升，付子卅果，凡四物，皆冶，父且，置铜器中，用淳酰三升渍之，卒时取贲猪肪三斤先前之，先取鸡子中黄者置梧中，挠之三百，取药成以五分匕一置鸡子中，复挠之二百。……喉痹吞之、摩之，心腹恿吞之，嗌恿吞之，血府恿吞之、摩之，咽干摩之，齿恿涂之，昏衄涂之鼻中，生恶伤涂之亦可。吞之，皆大如酸枣，稍咽之，肠中有益为度。摩之，皆三干而止。此方禁。"

王法 一云"王者之法律"，无犯王法，盖谓无犯王者之法律，以罹墨、劓、刵、宫等刑（丹波氏《述义》）。一云不可逆四时节气，如森氏言："王法者，《素问·四气调神大论》所云'春三月，此谓发陈'云云。'逆之则伤肝'之类是也。逆之者，即犯王法也。是自己之所求，不内不外也。故次之以禽兽灾伤，乃谓无犯王法及禽兽灾伤也。又本书本篇后条云‘寸口脉动者，因其王时而动，假令肝色青’云云，是亦王法之端耳。前云虫兽所伤，此云禽兽灾伤，惟互文而言，无异义也。云虫则寓在中，云禽则虫亦在中也。”

服食 一云衣服与饮食，后文“冷热”二字即专重衣服，“苦酸辛甘”乃言饮食。二云服药食饵，即服药食饵之时，节其冷热及苦酸辛甘之味，不使形体有所衰，则邪气无由入其腠理。

按语

《玉函·证治总例》云“风止则气绝”，与此“夫人禀五常，因风气而生长”相类。

本篇将疾病病因分为三类：内虚，则病由经络入脏腑；内不虚，则病邪止于肌表皮肤；而房室、金刃、虫兽等，即陶弘景所云“为物所苦病”，亦即陈无择所云“不内不外因”。此三因，基本涵盖了《汉书·艺文志》中“医经者，原人血脉、经络、骨髓、阴阳、表里，以起百病之本，死生之分，而用度箴石汤火所施，调百药齐和之所宜”的定义，是对病因病机、传变的高度概括。其中对于风气的认识，与天回医简所载“凡风者，百病之长也，虽变化为他病，犹有风气之作也”相通。可见脏腑之病由经络而传内，四肢九窍之病因血脉而外得，蕴含了疾病有内外表里的区分，并有房事、金刃、虫兽等不同归类的理论结构。对于疾病的防治，本篇提出“养慎”的理念，从思想与行动上积极预防和防治，对脏腑经络、四肢九窍等不同类型疾病提出相应的治疗方式，同时提出饮食、起居等调护措施，诚如喜多村氏之言，是“一篇之大纲”。

此三条病因与养慎之法，也一一对应，对应关系如图1。

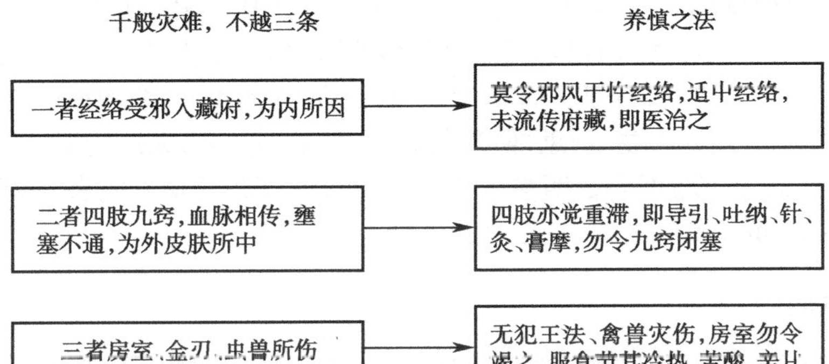

图1　病因与对应的养慎之法

此外，陶弘景《肘后百一方·序》云：“案病虽千种，大略只有三条而已。一则腑脏经络，因邪生疾；二则四肢九窍，内外交媾；三则假为他物，横来伤害。此三条者，今各以类而分别之，贵图仓卒之时，披寻简易故也。今以内疾为上卷，外发为中卷，他犯为下卷，具列之。云：上卷三十五首，治内病。中卷三十五首，治外发病。下卷三十一首，治为物所苦病。”陶氏将病因分为“内疾、外发、他犯”三类，或本于《金匮》此节。

不同于邓珍本，吴迁本从“问曰，上工治未病”至“理者，是皮肤藏府之文理也”，乃单独成篇，不与下文“问曰：病人有气色见于面部，愿闻其说”相连，似仲景杂病之概要。这种行文体例，如《玉函》中的《证治总例》及《伤寒》中的《伤寒例》，是综述一书之经旨。

藏府经络先后病脉证第一

文献导读

色诊

《周礼·天官冢宰·疾医》 以五味、五谷、五药养其病。以五气、五声、五色视其死生。两之以九窍之变，参之以九藏之动。郑玄注云："五气，五藏所出气也。肺气热，心气次之，肝气凉，脾气温，肾气寒。五声，言语宫商角徵羽也。五色，面貌青赤黄白黑也。察其盈虚休王，吉凶可知。审用此者，莫若扁鹊、仓公。"

《史记·扁鹊仓公列传》 庆有古先道遗传黄帝、扁鹊之脉书，五色诊病，知人生死，决嫌疑，定可治，及药论书，甚精。

天回医简《逆顺五色脉臧验精神》 心气者赤，肺气者白，肝气者青，胃气者黄，肾气者黑，故以五臧（藏）之气产□⧄。

《素问·举痛论》 五脏六腑固尽有部，视其五色，黄赤为热，白为寒，青黑为痛，此所谓视而可见者也。

《玉函·证治总例》 古者上医相色，中医听声，下医诊脉。诊候之法，固是不易。又云：问而知之，别病深浅，命曰巧焉。上医相色知病者，色脉与身形不得相失，黑乘赤者死，赤乘青者生之类。中医听声知病者，声合五音，火闻水声，烦闷惊悸，木得金声，恐畏相刑，脾者土也，生育万物，回助四傍，善者不见，恶则归之，太过则四肢不举，不及则九窍不通，六识闭塞，犹如醉人，四季运转，终而复始。下医诊脉知病者，源流移转，四时逆顺，相害相生，审知藏府之微，此为妙也。

闻音诊病

《灵枢·五音五味》 右徵与少徵，调右手太阳上。左商与左徵，调左手阳明上。少徵与大宫，调左手阳明上。右角与大角，调右足少阳下。大徵与少徵，调左手太阳上。众羽与少羽，调右足太阳下。

色脉合参

天回医简《脉书·上经》 〈敝（扁）昔（鹊）曰：所胃（谓）五色者，脉之青白相乘者，脉乱甚即脉□□□□□⧄……节色主为乘。凡脉与五色变，内乘外者死，外乘内者可以每（毒）⧄……五色甬（通）天。脉之出入，与五色相应也，猷（犹）乡（响）之应声也，犹京（影）象刑（形）也，□⧄。

《素问·移精变气论》 色脉者，上帝之所贵也，先师之所传也。上古使僦贷季理色脉而通神明，合之金木水火土、四时、八风、六合，不离其常，变化相移，以观其妙，以知其要。欲知其要，则色脉是矣。色以应日，脉以应月，常求其要，则其要也。夫色之变化，以应四时之脉，此上帝之所贵，以合于神明也，所以远死而近生。

《灵枢·邪气藏府病形》 色青者，其脉弦也；赤者，其脉钩也；黄者，其脉代也；白者，其脉毛；黑者，其脉石。见其色而不得其脉，反得其相胜之脉，则死矣；得其相生之脉，则病已矣。

《素问·五脏生成》 五藏相音，可以意识，五色微诊，可以目察。能合脉色，可以万全。

五邪

《素问·宣明五气》 春得秋脉，夏得冬脉，长夏得春脉，秋得夏脉，冬得长夏脉，名曰阴出之阳，病善怒不治，是谓五邪。

《灵枢·刺节真邪》 黄帝曰：余闻刺有五邪，何谓五邪？岐伯曰：病有持痈者，有容大者，有狭小者，有热者，有寒者，是谓五邪。

《难经·四十九难》 何谓五邪？然：有中风，有伤暑，有饮食劳倦，有伤寒，有中湿。此之谓五邪。

《素问·太阴阳明论》 伤于风者，上先受之；伤于湿者，下先受之。

五脏所恶、所苦、所欲

《素问·宣明五气》 五脏所恶：心恶热，肺恶寒，肝恶风，脾恶湿，肾恶燥，是谓五恶。

《素问·五脏生成》 故心欲苦，肺欲辛，肝欲酸，脾欲甘，肾欲咸，此五味之所合也。

《素问·藏气法时论》 肝苦急，急食甘以缓之。心苦缓，急食酸以收之。脾苦湿，急食苦以燥之。肺苦气上逆，急食苦以泄之。肾苦燥，急食辛以润之。肝欲散，急食辛以散之，用辛补之，酸泻之。心欲耎，急食咸以耎之，用咸补之，甘泻之。脾欲缓，急食甘以缓之，用苦泻之，甘补之。肺欲收，急食酸以收之，用酸补之，辛泻之。肾欲坚，急食苦以坚之，用苦补之，咸泻之。

《灵枢·五味》 肝色青，宜食甘，粳米饭、牛肉、枣、葵皆甘。心色赤，宜食酸，麻、犬肉、李、韭皆酸。脾色黄，宜食咸，大豆、豕肉、栗、藿皆咸。肺色白，宜食苦，麦、羊肉、杏、薤皆苦。肾色黑，宜食辛，黄黍、鸡肉、桃、葱皆辛。

按语

本篇所涉色诊、闻音诊病、五邪及五脏所恶、所苦、所欲等论述，俱已见于《内经》《难经》相关篇章，部分列于上。不过，本篇所云诊察鼻色以诊断疾病及五邪之说，与《内》《难》，却不尽相同，当留意之。

原文

问曰：病人有气色见于面部，愿闻其说。师曰：鼻头青色，腹中痛，苦冷者死一云：腹中冷，苦痛者死；鼻头色微黑者，有水气；色黄者，胸上有寒；色白者，亡血，色设微赤，非时者死；其目正圆者，痉，不治。

名家选注

尤氏《心典》 此气色之辨，所谓望而知之者也。鼻头，脾之部；青，肝之色；腹中痛者，土受木贼也；冷则阳亡而寒水助邪，故死。肾者主水，黑，水之色，脾负而肾气胜之，故有水气。色黄者，面黄也，其病在脾，脾病则生饮，故胸上有寒。寒，寒饮也。

喜多村氏《疏义》 此气色之辨，望而知之之法也。《内经》曰，精明五色者，气之华也。又曰，明堂，鼻也。色见于明堂，故气色之见于面，于是可征焉。

按语

望诊是中医四诊之首，颜面部为可直观诊察人体气血的部位，其变化有主客、相生相克的不同，可起判断预后、指导治疗的作用。此是通过望鼻部色泽以诊断疾病。魏荔彤说："鼻为肺之开窍，而主一身之元气者也。五脏之气，莫不禀受于肺，而五脏之真色，亦必随气之出入而发见于鼻头。此鼻头所以可验五脏之真色也。"

"鼻头色微黑者，有水气"者，本书《痰饮篇》云"膈间支饮，其人喘满，心下痞坚，面色黧黑"，可兹为证。

"色黄者，胸上有寒"，《要方》云"凡人候鼻头色黄，法小便难也"。小便难者即胸上有饮，故令小便难。

"色白者亡血，色设微赤，非时者死"，《要方》云"鼻头微白者，亡血。设令微赤非时者，死"；《翼方》云"治亡血脱血，鼻头白色，唇白，去血无力者方。生地黄十斤，右一味捣，以酒一斗绞取汁令极尽，去滓，微火煎减半，内白蜜五升、枣膏一升以搅之勿止，令可丸下之，酒服如鸡子一丸，日三。久服不已，老而更少，万病除愈"；故此处是言鼻部色白或微赤。

"其目正圆者，痉，不治"，目正圆者，直视之甚者，是阳将脱之候，固属不治。本书《肺痿篇》云"咳而上气，此为肺胀，其人喘，目如脱状"，"如脱状"者，即"正圆"之轻者。

此鼻部望诊法，不见于《内经》《难经》，或是古来相传之有验者，仲景收集整理而成。

原文

又色青为痛，色黑为劳，色赤为风，色黄者便难，色鲜明者有留饮。

名家选注

尤氏《心典》 痛则血凝泣而不流，故色青。劳则伤肾，故色黑，经云"肾虚者面如漆柴也"。风为阳邪，故色赤。脾病则不运，故便难。色鲜明者有留饮，经云"水病人目下有卧蚕，面如鲜泽也"。

按语

“色黑为劳”者，本书《血痹虚劳病篇》云“五劳虚极羸瘦……两目黯黑，缓中补虚，大黄䗪虫丸主之”；《黄疸病篇》云“额上黑，微汗出，手足中热，薄暮即发，膀胱急，小便自利，名曰女劳疸……额上黑，足下热，因作黑疸”。“色赤为风”者，《妇人产后病篇》云“妇人产后，中风发热，面正赤，喘而头痛，竹叶汤主之”。“色黄者便难”者，《黄疸病篇》云“黄病，腹满，小便不利而赤，自汗出，此为表和里实，当下之，宜大黄黄柏栀子硝石汤”。“色鲜明者有留饮”者，《水气病篇》云“夫水病人，目下有卧蚕，面目鲜泽，脉伏，其人消渴”。

《素问·举痛论》言“五脏六腑固尽有部，视其五色，黄赤为热，白为寒，青黑为痛，此所谓视而可见者也”；《灵枢·五色》有“黄赤为风，青黑为痛，白为寒”之论，可并参。

“病人有气色见于面部”及本条，合于《玉函》所言“上医相色知病”，下则论述“中医听声知病”。

原文

师曰：病人语声寂寂然，喜惊呼者，骨节间病；语声喑喑然不彻者，心膈间病；语声啾啾然细而长者，头中病一作痛。

名家选注

尤氏《心典》 语声寂寂然喜惊呼者，病在肾肝，为筋髓寒而痛时作也；喑喑然不彻者，病在心肺，则气道塞而音不彰也；啾啾然细而长者，痛在头中，则声不敢扬，而胸膈气道自如，故虽细而仍长也。此音声之辨，闻而知之者也。然殊未备，学者一隅三反可矣。

喜多村氏《疏义》 此音声之辨，闻而知之者也。病人语声寂然，谓寂然不语也。喜惊呼者，惊呼皆属肝胆，故知病之深入筋脉而在骨节间。魏氏曰，寂然言其常，惊悸言其猝。喑喑，低渺之声。语声喑喑然不彻者，谓声不响亮而不了彻，此必心膈间有所阻碍也。啾啾，细长之声。啾啾然细而长者，病在头中则声不敢扬，而胸膈气道自如，故虽细而仍长也。此亦约举其一二以该之，示人引申触类之义也。

按语

筋脉、音声等与脏腑相通，如《素问·阴阳应象大论》曰“东方生风……在藏为肝，在色为苍，在音为角，在声为呼，在变动为握”“南方生热……在藏为心，在色为赤，在音为徵，在声为笑，在变动为忧”“中央生湿……在藏为脾，在色为黄，在音为宫，在声为歌，在变动为哕”“西方生燥……在藏为肺，在色为白，在音为商，在声为哭，在变动为咳”“北方生寒……在藏为肾，在色为黑，在音为羽，在声为呻，在变动为栗”。通过听声音的变化以探察脏腑的病变也是中医学司外揣内方法的体现。

“喜惊呼者，骨节间病”者，森氏《考注》认为“呼”即“嘑”之假借，非呼吸之字也，且举“《要方》病先身热掣疭，惊啼叫唤，而后发痫，脉浮者，为阳痫”佐证惊呼为癫痫发作时的声音；并言“骨节间病者，谓肝经筋络之病也。白筋赤络共缠绕骨节间，故古称筋络病，谓之骨节间病，‘间’字正斥筋络而言。与云骨节病自不同也”。

“语声喑喑然不彻者，心膈间病”，“喑喑”谓声浊不亮，咳喘病人往往有此证。

“语声啾啾然细而长者，头中病”，“啾啾”谓小声而引长。头痛病人若张大其语声，则彻脑中而痛苦不堪，故自低小其声而引长之。

原文

师曰：息摇肩者，心中坚；息引胸中上气者，咳；息张口短气者，肺痿唾沫。

名家选注

喜多村氏《疏义》 此又就气息以示之。摇肩谓抬肩也，心中坚谓胸中壅满也，心中坚则邪气客于胸，气道不利，故喘息动形而肩摇也。息引胸中上气者咳，咳则气乱而逆，故息引胸中，其气逆上，此为咳家之息也。郑康成注《周官》云“上气，逆喘也”。息张口短气者，肺藏津枯气耗，故为肺痿而吐浊唾涎沫也。

森氏《考注》（按：释“息摇肩者，心中坚”）凡痰饮结于心下者，其痛苦未及膈上，故无倚息之证。若饮停膈上，支乘于心，则必有倚息之证。古谓之支饮，后世所谓哮喘是也。盖水流在心下，及走肠间，是饮之常候，其波及心中膈上者，最剧证也。（按：释“息引胸中上气者，咳”）《咳嗽篇》云：咳而上气，喉中水鸡声，射干麻黄汤主之，又云：上气喘而躁者，属肺胀，又云：大逆上气，咽喉不利，止逆下气，麦门冬汤主之，又云：咳而上气，此为肺胀，越婢加半夏汤主之，又云：肺胀咳而上气，烦躁而喘，小青龙加石膏汤主之。《千金》更有“心下有水气，胁下痛引缺盆”之文云喉中水鸡声，云喘而躁，云咽喉不利，云引缺盆，并是阻碍呼吸之证也。古谓之肺胀，即为肺实。《病源》云“夫咳嗽上气者，肺气有余也”，是也。（编者按：释“息张口短气者，肺痿唾沫”）肺痿者，肺胀之反对，即为肺虚、肺寒，故治宜温补，但肺部宜滋润不宜干燥，故温亦不出于桂姜之外，而兼用参、麦滋润之物也。其云“心中温温”，云“吐沫”，并系咽喉膈上之证。所以息张口短气也。

曹氏《发微》 痰饮留于膈间，则心下坚满。《痰饮篇》所谓“虽利，心下续坚满”“膈间支饮，其人喘满，心下痞坚”，《寒疝篇》“脉紧大而弦者，必心下坚”，则此云息摇肩心中坚者，其必为心下坚之误无疑。心为君主之脏，不能容纳外邪，惟心下为膈与胃相逼处，痰湿流于膈间，则气为之阻而气不顺，至于两肩用力摇动，则心下之坚满可知矣。此为湿痰凝固之证，所谓宜十枣汤者也。至于息引胸中上气而咳，即后文咳而上气之证，吐黄浊者宜皂荚丸，有水痰者宜射干麻黄汤。张口短气者，肺痿吐沫，即后篇所谓肺痿之证。以上三者，皆出于主气之肺，辨息至为切近，故类及之。

按语

喜多村氏、森氏所释甚详；曹颖甫先生从心肺胸膈分析，并与相关条文方药互参，前后呼应，临证可参。

原文

师曰：吸而微数，其病在中焦，实也，当下之即愈，虚者不治。在上焦者，其吸促；在下焦者，其吸远，此皆难治。呼吸动摇振振者，不治。

名家选注

喜多村氏《疏义》 此从吸入之息以征其病之虚实，而分治之难易也。息兼呼吸而言，吸则专言入气也。中焦实，则气之入者不得下行，故吸微数，数犹促也。下之则实去气通而吸即平矣。若不因实而系虚，则中气欲绝，数吸自救，气根已划，浮动于上，若此者死日有期，尚可治乎。病在上焦者，气不得入而辄还，则吸促，促犹短也。病在下焦者，气欲归而不骤及，则吸远，远犹长也。上下二病，并关藏气，非若中焦之实可从下而去者，故曰“难治”。若呼吸往来振振动摇不自禁，则阳已脱而气已散矣，故针药无及也。“不治”对“治”为言，“难治”对“不治”为言耳，造语自有差别矣。此亦就气息以决人之生死，人之生死原乎气，就此断之，诚一定而无舛者矣。

森氏《考注》 此亦以气息候之，即闻法之一种。而呼吸析言者也。《说文》：“呼，外息也。吸，内息也。”中焦实者，即胃家实也。《腹满篇》云：“病者腹满，按之不痛为虚；痛者为实，可下之。”又云：“病腹满，发热十日，脉浮而数，饮食如故，厚朴七物汤主之。”又云：“痛而闭者，厚朴三物汤主之。”又云：“按之心下满痛者，此为实也，当下之，宜大柴胡汤是也。”所云“虚者不治”者，《腹满篇》云“病者痿黄，躁而不渴，胸中寒实，而利不止者死”乃此证也。（在上焦者其吸促，不治）在上焦者，即脚气冲心之类。凡病迫心胸者，必唯有吸息而无呼声，其吸音促迫尤甚，上焦者斥心胸间而言也。（在下焦者其吸远，此皆难治）脾肾二藏，下元虚脱垂死者，必只有呼声而吸音不可听，且其吸息间甚悠远而又有呼声来，此二证皆难治之极也。（呼吸动摇振振者，不治）此证痫家、饮家亦或有之，须加治而愈，不在此例也。

按语

此是通过闻呼吸的频率及长短，以诊断病位及预后。

本条与“病人语声寂寂然”及“息摇肩者”三条，即《玉函》所言“中医听声知病”。

原文

师曰：寸口脉动者，因其王时而动。假令肝王色青，四时各随其色。肝色青而反色

白，非其时色脉，皆当病。

名家选注

尤氏《心典》 脉弦而色青，此其常也。推至四时，无不皆然。若色当青而反白，为非其时而有其色，不特肝病，肺亦当病矣，犯其王气故也。故曰：色脉皆当病。

喜多村氏《疏义》 寸口该两手三部而言。因其王时而动者，如春弦、夏钩、秋毛、冬石之类也。假令肝旺于春，随其时色当青，脉当弦，此平人无病之脉色也。若色反白，脉反浮，此肝受肺克，金来刑木，非其时色脉，皆当病矣。此因肝一藏而类推之，亦五藏准此之义也。

森氏《考注》 此论色脉相应否也。"假令肝王色青"下恐有脱字，或加"其脉弦"三字则极稳，此条首尾言脉，而中间只论其色，似脱脉说。然举色则脉自在中，故初脉中色，末色脉，互相详略而义亦互相足也。

按语

色脉时相应是天人相应在中医学应用中的体现。在诊治疾病过程中应用色脉时相应理论以"知死生，决嫌疑，定可治"。此节合于《玉函》所言"下医诊脉知病者，源流移转，四时逆顺，相害相生，审知藏府之微，此为妙也"。

原文

问曰：有未至而至，有至而不至，有至而不去，有至而太过，何谓也？师曰：冬至之后，甲子夜半少阳起，少阴之时阳始生，天得温和。以未得甲子，天因温和，此为未至而至也。以得甲子，而天未温和，此为至而不至也。以得甲子，而天大寒不解，此为至而不去也。以得甲子，而天温如盛夏五六月时，此为至而太过也。

名家选注

尤氏《心典》 上之至谓时至，下之至谓气至，盖时有常数而不移，气无定刻而或迁也。冬至之后甲子，谓冬至后六十日也……至未得甲子而天已温，或已得甲子而天反未温，及已得甲子而天大寒不解，或如盛夏五六月时，则气之有盈有缩，为候之或后或先，而人在气交之中者，往往因之而病。惟至人为能与时消息而无忤耳。

喜多村氏《疏义》 盖人身一小天地，凡岁气之有过不及，人身应之即为病气。故仲景特揭历元以绳六气，且以至字立之准，而使人知所则焉。

森氏《考注》 此章论气候先后，有过不及，随时消息意。此条谓人宜顺天气寒暖而将养也。上文所谓"无犯王法之义"，亦存此中。

按语

《素问·六节藏象论》云“不知年之所加，气之盛衰，虚实之所起，不可以为工矣”，《素问·气交变大论》云“不知年之所加，气之同异，不足以言生化”。通过判断时令的太过或不及，以预测或防治其疾病，是中医学的重要诊疗理念之一，此即中医学的运气学说。运气学说，似肇端于东汉中后期，如《易纬河图数》中已载“五运皆起于月初，天气之先至，乾知大始也。六气皆起于月中，地气之后应，坤作成物也”。

原文

师曰：病人脉浮者在前，其病在表；浮者在后，其病在里。腰痛背强不能行，必短气而极恐[1]。

校勘

[1] 极恐：邓本作“极也”。

名家选注

魏氏《衍义》 脉浮为虚。关前属阳，主表；关后属阴，主里。所谓表者，以足太阳言也；里者，以足少阴言也。一腑一脏，是故表里所合。其太阳经自足循背至头。腰者，肾府也。是故表病则背强不能行，里病则腰痛短气而极少。虽然，寸、尺脉浮，非一经一病之可尽，今独出此病，何也？大抵用表里而言病，必举太阳、肾为例，盖太阳是诸阳之属，凡受邪必自此始；肾是治内之主事。书独言此例以推之。

丹波氏《疏义》 《十四难》“前大后小，即头痛、目眩；前小后大，即胸满、短气”，张世贤注云“前者谓寸，后者谓尺”，正与本条之义合矣。

森氏《考注》 此谓浮脉在寸尺自异虚实也。病人脉浮者在前，其病在表，是为客文。言浮脉在寸前者，即为表阳之证，太阳表邪之类是也。浮者在后，其病在里，是为主文。言浮脉在尺部者，即为里虚之证，肾虚火动之类是也。极，即疲困之义。《汉书·匈奴传上》焦注：“极，困也。”

释难

腰痛背强不能行，必短气而极恐 后藤慕庵《金匮要略方析义》云：“‘腰痛’以下文字不属于前文，似有误。”

按语

“脉浮者在前”，即寸部脉浮；“浮者在后”，即尺部脉浮。《脉经·平三关病候并治宜》云“寸口脉浮，中风，发热，头痛，宜服桂枝汤、葛根汤，针风池、风府，向火灸身，摩治风膏，覆令汗出”，又云“尺脉浮，下热风，小便难，宜服瞿麦汤、滑石散，针横骨、关元，泻之”，即寸口脉见浮象，是外感之表病；而尺部脉见浮象，是小便难之里病。此与“脉浮者在前，其病在表；浮者在后，其病在里”相同，可相互阐发。

“腰痛背强”句，似与“浮脉在后”无关。

原文

问曰：经云：厥阳独行，何谓也？师曰：此为有阳无阴，故称厥阳。

名家选注

李氏《广注》 厥阳，即阳厥也。《内经》云：阳气衰于下，则为寒厥，阴气衰于下，则为热厥。热厥必起于足下者，以阳气起于足五指之表。阴脉者，集于足下而聚于足心，故阳气胜则足下热也。又云：酒气与谷气相薄，热盛于中，故热遍于身。夫酒气盛而慓悍，肾气衰，故手足为之热也。又云：有病怒狂者，名曰阳厥。盖阳明常动，巨阳少阳不动。不动而动，大疾，此其候也，此厥阳独行，有阳无阴之大概也。

尤氏《心典》 厥阳独行者，孤阳之气，厥而上行，阳失阴则越，犹夫无妻则荡也。

森氏《考注》 此专论急病也。所引“经云”未详出于何书，盖古经文，而其义亦未了。窃谓“厥阳独行”者，言先有厥逆卒死之证，而厥回之后，全身阳热赫赫之谓也。《扁鹊传》所云：“以阳入阴者，而阳厥也。”《素问·阳明脉解篇》所云：“厥逆连藏则死，连经则生。亦谓阴厥必死，阳厥不死也。”“有阳无阴”谓有阳证无阴证也。《扁鹊传》云“阳脉下遂，阴脉上争。会气闭而不通，阴上而阳内行，下内鼓而不起，上外绝而不为使”之义，而非真之阴厥必死之证也。

按语

难解条文之一，“厥阳独行”不见于《内》《难》等书，疑有脱文。注家多将“厥阳”释为阳厥证，供参。

原文

问曰：寸脉沉大而滑，沉则为实，滑则为气，实气相搏，血气入藏即死，入府即愈，此为卒厥，何谓也？师曰：唇口青，身冷，为入藏，即死；如身和[1]，汗自出，为入府，即愈[2]。

校勘

［1］身和:《脉经》作“身温和”,可从。
［2］即愈:邓本作“自愈”。

名家选注

丹波氏《述义》 此条,《脉经》题云平卒尸厥脉证(《巢源》载之“尸厥候”中)而《杂疗方》“尸厥”下原注曰“脉证见上卷者”。徐镕以为此条,则殆是扁鹊所疗虢太子之病也。又《素·阳明脉解篇》“厥逆连脏则死,连经则生”。

森氏《考注》 此论急病而有脉也。盖“寸脉沉大而滑”,入藏之死证有此脉,而入府之愈证亦有此脉。“入藏即死,唇口青身冷为入藏”十二字为客文。“血气入府即愈,此为卒厥如身和汗自出,为入府即愈”廿一字为主文。所云“血气”者,阳气也。盖阳气为邪气所乘而入藏中者为死证,入府中者为不死,与《扁鹊传》所云“尸厥”同也。《素问·生气通天》云“煎厥薄厥”,《厥论》云“厥”,《大奇论》云“暴厥”,《阳明脉解篇》云“厥逆”,《调经论》云“大厥”,《缪刺论》云“尸厥”,《平脉法》云“尸厥”,《杂疗方》云“尸蹷”,《肘后》云“尸厥”,《病源》云“尸蹷”,共可参考。

按语

此论卒厥脉证。森氏指出尸厥、暴厥、大厥等,皆同卒厥。

《杂疗方》收录尸厥的治疗方法,其云“尸蹶,脉动而无气,气闭不通,故静而死也。方:以昌蒲屑内鼻两孔中,吹之令入,以桂屑着舌下。脉证见上卷第一篇中。”所谓“脉证见上卷第一篇中”即本条文。《肘后》补充尸厥的脉证,言“尸厥之病,卒死而脉犹动,听其耳中,循循如啸声,而股间暖是也。耳中虽然啸声而脉动者,故当以尸蹶”。《肘后》此说本于《史记·扁鹊仓公列传》扁鹊论治虢国太子尸厥病时,所云“试入诊太子,当闻其耳鸣而鼻张,循其两股以至于阴,当尚温也”。

“实气相搏,血气入藏即死,入府即愈”似与“夫以阳入阴支兰藏者生,以阴入阳支兰藏者死”相关。

“入藏”“入府”者,是秦汉时期医家对病位的基本认识之一,如本书《中风篇》云“邪入于府,即不识人;邪入于藏,舌即难言,口吐于涎”。入腑者,病浅易治;入脏者,病深难治,故《素问·阴阳应象大论》谓:“故邪风之至,疾如风雨,故善治者治皮毛,其次治肌肤,其次治筋脉,其次治六腑,其次治五脏。治五脏者,半死半生也。”

原文

问曰:脉脱,入藏即死,入府自愈,何谓也?师曰:非为一病,百病皆然。譬如浸淫疮,从口起流向四肢者,可治;从四肢流来入口者,不可治。诸病在外者,可治;入里者,即死。

名家选注

森氏《考注》 凡病外发者为府病，病浅可治。内攻者为藏病，病深即不治。则取譬以示其理也。今痘疮亦为阴毒藏病，而其疮先从口吻发，渐及于手足者，为顺证。自藏达府，从里发表之义也。

释难

脉脱 《甲乙经》云："脉脱者其脉空虚"。李今庸说："'其脉空虚'，不是指'脉空无血'的'芤脉'，而是说按之其脉'空虚无有'。……脉脱每见于暴厥病人，亦见于三阴病患者。前者因邪气猝遏血脉不通而无脉，后者乃正气衰竭血脉无流而无脉。二者的病因病机以及病情虽不同，然其为'脉脱'而按之指下无脉跳动则一。"

按语

"脉脱"是此处疑难点。依李今庸之释，"脉脱"是无脉动之谓，见于暴厥病人。则本条文同前文所论卒厥"血气入藏即死，入府即愈"。如此医理较通。浸淫疮，详见本书《疮痈篇》。

出土秦汉简帛《脉书》有云"凡三阳，天气也，其病唯（虽）破骨绝筋削肤，不死。凡三阴，地气也，死脉也，阴病而乱，则不过十日而死。三阴腐臧（藏）炼（烂）肠而主杀。"三阳，即表、外，虽然骨折、肤裂，病不至死。三阴即里、内，则容易藏腐肠烂，病易至危。此或本节"诸病在外者，可治；入里者，即死"之本。

原文

问曰：阳病十八，何谓也？师曰：头痛，项、腰、脊、臂、脚掣痛。问曰：阴病十八，何谓也？师曰：咳、上气、喘、哕、咽、肠鸣、胀满、心痛、拘急。五藏病各有十八，合为九十病，人又有六微，微有十八病，合为一百八病。五劳、七伤、六极，妇人三十六病，不在其中。清邪居上，浊邪居下，大邪中表，小邪中里，槃饪之邪，从口入者，宿食也。五邪中人，各有法度：风中于前，寒中于暮，湿伤于下，雾伤于上，风令脉浮，寒令脉急，雾伤皮腠，湿流关节，食伤脾胃，极寒伤经，极热伤络。

名家选注

尤氏《心典》 头、项、腰、脊、臂、脚六者，病兼上下，而通谓之阳者，以共在躯壳之外也。咳、上气、喘、哕、咽、肠鸣、胀满、心痛、拘急九者，病兼脏腑，而通谓之阴者，以其在躯壳之里也。在外者有营病、卫病、营卫交病之殊，是一病而有三也，三而六之，合则为十八，故曰阳病十八也；在里者有或虚或实之异，是一病而有二也，九而二之，合则为十八，故曰阴病十八也。五脏病各有十八，六微病又各有十八，则皆六淫邪气所生者也。盖邪气之中人者，有风、寒、暑、湿、燥、火之六种，而脏腑之受邪者，又各有气分、血分、气血并受之三端，六而三之，则为十八病，以十八之数推之，则五脏合得九十病，六微合得一百八病。至于五劳、七伤、六极，则起居、饮食、情志之所生也。妇人三十六病，则经月、产乳、带下之疾也。均非六气外淫所致，故曰不在其中……是故，邪气有清浊大小之殊，人身亦有上下、表里之别，莫不各随其类以相促，所谓各有法度也。故风为阳而中于前，寒为阴而中于暮，湿气浊而伤于下，雾气清而伤于上，经脉阴而伤于寒，络脉阳而伤于热，合而言之，无非阳邪亲上，阴邪亲下，热气归阳，寒气归阴之理。

程氏《直解》 阳病属表而在经络，故一头痛，二项、三腰、四脊、五臂、六脚掣痛，此病在三阳，三六一十八病。阴病属里而在脏腑，故一咳，二上气喘，三哕，四咽，五肠鸣胀满，六心痛拘急，此病在三阴，三六一十八病。合为九十病也。六微、五劳、七伤。详《千金方》。三十六病，《千金》载十二瘕、九痛、七害、五伤、三痼不通，共三十六病。

喜多村氏《疏义》 此条当作二截看，前段举疾证大数，后段论五邪中人。阳病属表而在经络，一曰头痛，二曰项，三曰腰，四曰脊，五曰臂，六曰脚掣痛，此病在三阳，三而六之，非十八乎。阴病属里而在藏府，一曰咳，上气喘，二曰哕，三曰咽，四曰肠鸣，五曰胀满，六曰心痛拘急，此病在三阴，三而六之，非十八乎。而五藏病亦各有十八，合计为九十病也。人又有六微，而微亦有十八病，因六数以括之，为一百八病。六微未详，或为六府病者，非是。刘茝庭曰：《后汉书·郭玉传》方诊六微之技，亦不审其义。凡此共二百三十四病，统内外而言之，人身疾病之数目可知其概略。而如五劳七伤六极，则起居饮食情志之所生也，妇人三十六病，则经水产乳带下之疾也，均非六淫外邪所致，故曰不在此数也……五邪谓风、寒、湿、雾、饮食也。……总而论之，人身之病，岂有逃于此者乎。魏氏曰，大约阳病皆躯壳以外之病，而阴病皆躯壳以里之病耳。头项腰背臂脚，躯壳以外之物也；咳气喘哕，咽肠腹心，躯壳以内之气也。

释难

六微 一云六淫之微邪。

五劳 即五脏劳。本书《虚劳篇》“大黄䗪虫丸”条云“五劳虚极羸瘦，腹满不能饮食，食伤，忧伤，饮伤，房室伤，饥伤，劳伤，经络荣卫气伤”，其中食伤、饮伤、饥伤为脾劳；忧伤、劳伤为肝心二伤；房室伤为肾伤；经络荣卫气伤为肺伤。此外，《病源》云“五劳者：一曰志劳，二曰思劳，三曰心劳，四曰忧劳，五曰瘦劳”，可备一说。

七伤 武威医简云“治东海白水侯所奏方。治男子有七疾及七伤，何谓七伤，一曰阴寒，二曰阴痿，三曰阴衰，四曰囊下湿而养（痒），黄汁出，辛恿（痛），五曰小便有余，六曰茎中恿如林（淋）状，七曰精自出”。《病源》载“七伤者，一曰阴寒，二曰阴萎，三曰里急，四曰精连连，五曰精少、阴下湿，六曰精清，七曰小便苦数，临事不卒”。《外台》引《素女经》云“七伤之病，幸愿悉说。对曰：一曰阴汗，二曰阴衰，三曰精清，四曰精少，五曰阴下湿痒，六曰小便数少，七曰阴痿，行事不遂。病形如是，此谓七伤”。三书所载七伤不尽相同，但皆是七种男科疾病。

六极 《病源》云：“六极者，一曰气极，令人内虚，五脏不足，邪气多，正气少，不欲言。二曰血极，令人无颜色，眉发堕落，忽忽喜忘。三曰筋极，令人数转筋，十指爪甲皆痛，苦倦不能久立。四曰胃极，令人酸削，齿苦痛，手足烦疼，不可以立，不欲行动。五曰肌极，令人羸瘦，无润泽，饮食不生肌肤。六曰精极，令人少气噏噏然，内虚，五脏气不足，发毛落，悲伤喜忘。"《删繁方》则有六极病对应的诊治药方，文繁不录。

妇人三十六病 《病源》云"诸方说三十六疾者，是十二瘕、九痛、七害、五伤、三固，谓之三十六疾也。……而张仲景所说三十六种疾，皆由子脏冷热劳损，而挟带下，起于阴内。条目混漫，与诸方不同，但仲景义最玄深，非愚浅能解，恐其文虽异，其义理实同也"。巢氏所见仲景"三十六种疾"与诸方"三十六疾者"不尽相同。

清邪居上，浊邪居下 清邪、浊邪皆是湿气。清邪即下文所云"雾伤于上""雾伤皮腠"；浊邪即下文所云"湿伤于下""湿流关节"。

大邪中表，小邪中里 大邪中表，即下文所云"风中于前""风令脉浮"；小邪中里，即下文所云"寒中于暮""寒令脉急"。因为风性散漫而广，故谓之大邪，但大而散则入浅，所以中表。寒性收敛而隘，故谓之小邪，但小而隘则直入，所以中里。

风中于前 森氏《考注》引兰轩先生曰："前"疑"朝"讹。盖朝起表气发泄未紧实，故风邪易入也。

极寒伤经，极热伤络 森氏《考注》云："寒邪中营，其尤甚者至于少阴证，阴虚故寒邪深入不从热化而从寒化，故为四逆诸证也。风邪中卫，其尤甚者至于风湿证，阳实故风邪不内陷，不从寒化而从热化，故为发热诸证。"

按语

此先论疾病种类之大要。《本经》有"大病之主"之说，与此相类，其云："夫大病之主，有中风，伤寒，寒热，温疟，中恶，霍乱，大腹水肿，肠澼下利，大小便不通，奔豚，上气咳逆，呕吐，黄疸，消渴，恶饮澼食，坚积癥瘕，惊邪癫痫，鬼注，喉痹齿痛，耳聋目盲，金创踒折，痈肿恶疮，痔瘘瘿瘤，男子五劳七伤，虚乏羸瘦，女子带下崩中，血闭阴蚀，虫蛇虫毒所伤。此大略宗兆，其间变动枝叶，各宜依端绪以取之。"

后论五邪中人之大体。本节所谓五邪为"风、寒、湿、雾、槃饪"，此同于《难经·四十九难》"何谓五邪？然：有中风，有伤暑，有饮食劳倦，有伤寒，有中湿。此之谓五邪"。五邪中人之法度，如表1。

表1 五邪中人法度

风邪	寒邪	雾邪	湿邪	槃饪之邪
中表	中里	居上	居下	从口入
中于前	中于暮	伤于上	伤于下	/
脉浮	脉急	伤皮腠	流关节	伤脾胃

《素问·太阴阳明论》所论"伤于风者，上先受之；伤于湿者，下先受之"，与此风邪、湿邪所伤相似。

原文

问曰：病有急当救里救表者，何谓也？师曰：病，医下之，续得下利清谷不止，身体疼痛者，急当救里；后身体疼痛，清便自调者，急当救表也。

名家选注

尤氏《心典》 治实证者，以逐邪为急；治虚证者，以养正为急。盖正气不固，则无以御邪而却疾，故虽身体疼痛，而急当救里。表邪不去，势必入里而增患，故既清便自调，则仍当救表也。

李氏《广注》 此治伤寒例也。伤寒里症已实而表症尚在者，当先解表而后攻里，若先下之，则里虚表邪陷里，为结胸痞满等病。如表症未罢，里症已虚者，宜先救里而后治表。盖治以里虚为重也，今病表症未除，医误下之，下利清谷，此里虚也，故虽身疼痛，急当救里，后得清便自调，则里症已愈。尚身体疼痛，表症仍在，故急当救表也。

按语

此论疾病缓急先后之治则，合于章题所言"藏府经络先后病"。"续得下利清谷不止"为里证急证，此时津液、阳气急剧丧失，不治恐有四逆、烦躁等危象。而身体疼痛多见表证，暂时于生命无危。所以当先治其急，后治其缓。同时《伤寒》指出"救里宜四逆汤，救表宜桂枝汤"。

原文

夫病痼疾，加以卒病，当先治其卒病，后乃治其痼疾也。

名家选注

喜多村氏《疏义》 前条以病之表里辨治法之缓急，而此则就病之新旧分治之先后也。痼，《说文》：久病也。痼疾，病之沉痼者，非咄嗟可治，当须后图。卒病即猝然骤来之病，可取效于旦夕者，故乘其所入未深，急除去其邪，则不致稽留为患也。且痼疾之人正气素虚，新邪易传，设或迁延顾虑，两邪相合，为患不浅，故张子立言于此，使后学知所先后，亦举一隅之旨也。

按语

此条指出新病与久病同时存在的治疗原则，当先治其新病，后治其痼疾。慢性疾病状态下忽发外感，须先治外感，再治疗其慢性疾病。临床中发现，不少慢性疾病患者忽发外感，可能是一治疗机转，通过正确的治法治愈其外感后，可以缓解或治愈其所患的慢性疾病。如朱进忠先生的一则医案。

1951年秋，治一患者，女，45岁。脘腹经常阵发性剧烈疼痛，月经失调。经北京、保定诸家医院检查诊为慢性胃炎、慢性盆腔炎。先用西药治疗数年不效，后又用中药治疗数年也不效。近数日来，突患感冒，头疼，身疼，脘腹疼痛。邀余诊视。察其两脉弦紧而数，舌苔白。综合脉证，诊断为风寒外感。急予人参败毒散一剂。药后三小时，突然发现头疼、身痛、腹痛加剧，继而腹痛、身痛、头痛顿减，而全身却出现了连片连片的荨麻疹样皮疹。患者及家属均惶恐备至，急邀余往诊。一医云：此乃药物过敏所致之药疹也，应急治之，否则则入冥冥之乡矣。吾也惶恐不知所措。家父诊后云：此如战汗之作，乃病邪由里达表欲除之象也，非药物之过敏反应，勿惧。约一小时许，患者疹退痒止，头疼，身痛，腹痛均失，其后诸证尽失，愈。①

此顽固性脘腹剧烈疼痛，中药治疗无效。在突患感冒时，经用人参败毒散解表，经战汗后，外感与腹痛，俱治愈。河南张庆军大夫在临床中体会出“临床上有很多疾病一旦感冒明显复发或加重，如血小板减少，慢性肾炎，肾病综合征，尿毒症，肺心病，鼻炎、鼻窦炎，关节炎，银屑病，等等，在病人感冒时，是最佳治疗时刻”。

同时，李今庸在《金匮要略讲解》中指出：“先治新病，后治旧病，这是治疗的一般原则。但是，临床上，新病和旧病往往是相互影响的，所以在先治新病的同时，某些情况下要兼顾旧病，而不可偏颇，如一味治其新病则会产生变证。例如，久患淋病之人，又感受了外感邪气，如果只先治外感而发汗，忘记了‘淋家不可发汗’的禁戒，就会引起便血的变证。”

原文

师曰：五藏病各有得者愈，五藏病各有所恶，各随其所不喜者为病。病者素不应食，而反暴思之，必发热也。

名家选注

李氏《广注》《难经》云“五脏有五色，皆见于面，当与寸口尺内相应。假令色青，脉当弦而急；色赤，脉中缓而大；色白，脉浮涩而短；色黑，脉沉濡而滑”是色脉相应，“为各有得故愈”也。“各有所恶”，如《内经》“心恶热，肺恶寒，肝恶风，脾恶湿，肾恶燥”之类。“各随其所不喜”，如《内经》“辛走气，气病无多食辛；咸走血，血病无多食咸；苦走骨，骨病无多食苦；甘走肉，肉病无多食甘；酸走筋，筋病无多食酸”为五禁之类。思食发热，由胃有虚火，从中达外也。

程氏《直解》《内经》曰“肝色青，宜食甘；心色赤，宜食酸；肺色白，宜食苦；脾色黄，宜食咸；肾色黑，宜食辛”。此五脏得饮食而愈者。肝病愈于丙丁，起于甲乙；心病愈于戊已，起于丙丁；脾病愈于庚辛，起于戊己；肺病愈于壬癸，起于庚辛；肾病愈于甲乙，

① 朱进忠．中医临证经验与方法［M］．北京：人民卫生出版社，2003：639.

起于壬癸;此五脏自得其位而愈者。五脏所恶,心恶热,肺恶寒,肝恶风,脾恶湿,肾恶燥,各随其所恶而不喜者为病也。若病人素不食而暴食之,则食入于阴,长气于阳,必发热也。

丹波氏《辑义》 “病者素不应食”以下必是别条,沈、尤辈接上为义,未免强解。瘥后劳复病篇曰“病人脉已解,而日暮微烦,以病新差,人强与谷,脾胃气尚弱,不能消谷,故令微烦,损谷则愈”,正与此条相发。

释难

暴思之 一云忽然思饮食,即将“思”作“食”解。山田氏《九折堂·金匮》持不同看法,其云:“素者言平素,思字不必有食字义。……前段言其常,后段言其变。”二说并存。

按语

李氏、程氏引《内经》以解五脏“各有得者”“各有所恶”“所不喜者”甚明。本书《禽兽鱼虫禁忌篇》云:“所食之味,有与病相宜,有与身为害,若得宜则益体,害则成灾,以此致危,例皆难疗也。”所食之味“有与病相宜”者,即“五藏病各有得”;“有与身为害”即“各随其所不喜者为病”。

五味与脏腑存在对应关系,临证时可依据病人所喜之味、所恶之味,以指导临床用药。当代学者史欣德善用“以味选方”,即本于此。其认为:“凡是药效好、起效快的方药,大多是患者不反感、不厌恶、喜欢甚至非常喜欢的药味。有效的药物实际是药与病‘气味相合’,顺应了人体在病态下的某种需要。……以味选方的方法主要适用于患者对味敏感的情况,对五味无特殊好恶时,这一方法则不太适用。”①

“病者素不应食”一句,存在争议。丹波氏《辑义》认为此句别是一条,论述的是食复,与前文无关。森氏《考注》则认为:“‘病者’以下,或以为别条,恐非是。今熟考之,五藏病各有所喜,食之当愈。然又有所喜食之而成病者,故并举此三句,以警之也。”

“病者素不应食”尚需要考虑“除中”危候,如《伤寒》“伤寒,始发热六日,厥反九日而利。凡厥利者,当不能食,今反能食者,恐为除中。食以索饼,不发热者,知胃气尚在,必愈,恐暴热来出而复去也”“伤寒脉迟,六七日,而反与黄芩汤彻其热。脉迟为寒,今与黄芩汤,复除其热,腹中应冷,当不能食,今反能食,此名除中,必死”可参。

原文

夫诸病在藏,欲攻之,当随其所得而攻之,如渴者,与猪苓汤,他皆仿此。

---

① 史欣德.论“以味选方”[J].上海中医药杂志,2017,51(6):74-76.

名家选注

尤氏《心典》 无形之邪，入结于脏，必有所据，水、血、痰、食，皆邪薮也。如渴者，水与热得，而热结在水，故与猪苓汤利其水，而热亦除；若有食者，食与热得，而热结在食，则宜承气汤下其食，而热亦去；若无所得，则无形之邪，岂攻法所能去哉。

唐宗海《金匮要略浅注补正》 得者，合也。古训相得为相合。《内经》云：五脏各有所合。此云病在脏者当随其所合之腑而攻治耳。攻字，古训治不尽训。攻下，观下文。如渴者，与猪苓汤，即是随其所合以攻治之也。渴系肾脏之病，而猪苓汤利膀胱，肾合膀胱故也。仲景举猪苓汤，以证随其所得攻治之法，又言余仿此，测知心病治小肠，肺病治大肠，肝治胆，脾治胃，其余皆不外此。总见病在脏者，随其所得而攻治之耳，义甚明了。后人误解得字，又误解攻字，又不玩诸字、如字、余皆字，所以错解。

按 语

治法的确立在于对病位病性的判断，相对于病在表以汗解之，病在里较难治。但邪气内侵必有所居，则外必有象，故当根据其病位病性等确立相应治法与方药。猪苓汤之渴为因水热互结，伤津与津不上承共存之候，需以猪苓汤逐水泻热以治渴。然并非凡渴者，皆以猪苓汤通治。五苓散、白虎加参汤、栝蒌瞿麦丸、栝蒌牡蛎散等，亦是治疗口渴的常用方剂。

痓湿暍病脉证并治第二

脉证一十六条　论一首　方一十一首

文献导读

痓病

《五十二病方》伤痉　痉者，伤，风入伤，身信（伸）而不能诎（屈）。治之，{火器}（熬）盐令黄，取一斗，裹以布，卒（淬）醇酒中，入即出，蔽以市，以熨头。熬则举，适下。为□裹，更【熨，熨】寒，更{火器}（熬）盐以熨，熨勿绝。一熨寒汗出，汗出多，能诎（屈）信（伸），止。熨时及已熨四日内，□□衣，毋见风，过四日自适。熨先食后食次（恣）。毋禁，毋时。令。

一，伤而颈（痉）者，以水财煮李实，疾沸而抒，浚取其汁，寒和，以饮病者，饮【□为】故。节（即）其病甚弗能饮者，强启其口，为灌之。节（即）毋李实时，□□□□□□□煮炊，饮其汁，如其实数。毋禁。尝【试】。令。

一，伤而颈（痉）者，小蒯一犬，溯与薛（糵）半斗，毋去其足，以□并盛，渍井鐖（断）□□□出之，阴干百日。即有颈（痉）者，冶，以三指一撮，和以温酒一音（杯），饮之。

一，伤胫（痉）者，择薤一把，以敦（淳）酒半斗者（煮）潰（沸），【饮】之，即温衣陕（夹）坐四旁，汗出到足，乃□。

《五十二病方》婴儿索痉　索痉者，如产时居湿地久，其{穴/肙}（肎）直而口扣（噤），筋{䜌/土}（挛）难以信（伸）。取封殖土冶之，□□二，盐一，合挠而（蒸），以扁（遍）熨直{穴/肙}（肎）挛筋所。道头始，稍□手足而已。熨寒□□复（蒸），熨干更为。令。

天回医简《刺数》　胫（痉），北（背）巨阳落（络）各五。

《素问·至真要大论》　诸痉项强，皆属于湿。

《素问·气厥论》　肺移热于肾，传为柔痓。

《灵枢·热论》　热而痉者死。[热而痉者]（编者按：此据《甲乙经》及《太素》补入）腰折，瘛疭，齿噤齘也。

湿病

《吕氏春秋·季春·尽数》　二曰：天生阴阳、寒暑、燥湿、四时之化、万物之变，莫不为利，莫不为害。……大寒、大热、大燥、大湿、大风、大霖、大雾，七者动精则生害矣。故凡养生，莫若知本，知本则疾无由至矣。

天回医简《脉书·下经》 地湿㘸薄产靡。

胡家草场简牍医方 病坐湿坨（地），阳筋佗（弛），足不收者。以美沐四斗、盐一参、甘草一枡、石涅半饼并煮令沐，余可二参，以（洗）之，道（导）搰（踝）到足，炙桑炭靡（摩）之·其一煮大兰三斗，洎六斗乌喙二果（颗）三沸三用，复更为。

《素问·阴阳应象大论》 地之湿气，感则害皮肉筋脉。

《素问·生气通天论》 因于湿，首如裹，湿热不攘，大筋緛短，小筋弛长，緛短为拘，弛长为痿。

《素问·调经论》 帝曰：寒湿之伤人奈何？岐伯曰：寒湿之中人也，皮肤收，肌肉坚紧，荣血泣，卫气去，故曰虚。

《素问·六元正纪大论》 民病寒湿，发肌肉萎，足痿不收，濡泻血溢。

暑病

《素问·生气通天论》 因于暑，汗，烦则喘喝，静则多言，体若燔炭，汗出而散。

《素问·六元正纪大论》 三之气，天政布，炎暑至，少阳临上，雨乃涯。民病热中，聋瞑血溢，脓疮咳呕，鼽衄渴嚏欠，喉痹目赤，善暴死。

按语

《五十二病方》用热盐外熨治疗痓之身伸而不屈，更用淳酒煮薤白内服，发汗以治伤痓，可见《内经》之前，汗法治痓，已是常法。此或是《内经》“诸痓项强，皆属于湿”及《甲乙经》“刚痓，太阳中风感于寒湿者也”的依据。仲景用栝蒌桂枝汤、葛根汤等发汗祛寒湿以治痓，亦是承自早期理念与经验。然仲景又提出“太阳病，发汗太多，因致痓”“疮家虽身疼痛，不可发汗，汗出则痓”等因燥致痓的观点，则是对痓病认知的进一步发展。

湿邪是秦汉时期常见的致病因素之一，天回医简及胡家草场简牍医方中已见湿邪导致痿病的记载。“地之湿气，感则害皮肉筋脉”，本篇所云“风湿相搏，一身尽疼痛”，亦合乎此认识。

《内经》中的暑病，即本篇的暍病，身热、汗出、烦渴，是其症候特征。

《伤寒》云“伤寒所致太阳病痓、湿、暍，此三种宜应别论，以为与伤寒相似，故此见之”。痓、湿、暍三病虽异，但病因、症候、治法有相同者，又有太阳表证阶段或传变关系，故仲景合章论之。

原文

太阳病，发热无汗，反恶寒[1]者，名曰刚痓一作痉，余同。

校勘

[1] 反恶寒：《甲乙经》作“恶寒”；《病源》《翼方》作“而反恶寒”。

名家选注

喜多村氏《疏义》 此论太阳刚痉证。太阳病有汗无汗，即《伤寒论》辨中风、伤寒之法也，今取以为痉病刚柔之别。痉即强直之谓，痉病必有背项强直等证，不言者，以“痉”字该之也。“反”字对下文“不恶寒”之辞，与《伤寒论》桂枝加葛根汤反汗出之“反”字，对葛根汤无汗而言；葛根汤必下利之“必”字，对下文不下利之“不”字而言，同字例，不必深讲却凿。刚痉即阳痉，痉病表闭而无汗，则病之属阳者，故名为刚痉也。痉病之发，必自外感而有恶寒发热等证，故冒以太阳病，而但以项背强直、角弓反张等为异也。此就太阳伤寒之证立刚痉名，以为辨证之要领耳。

按语

太阳病似指头项强痛，而非脉浮恶寒等，下文有“太阳病不恶寒者为柔痉”及“太阳病，发热，脉沉而细者，名曰痉”之说，可证。此外，《甲乙经》补充说：“然刚痉，太阳中风感于寒湿者也，其脉往来进退，以沉迟细，异于伤寒热病。其治不宜发汗，针灸为嘉。治之以药者，可服葛根汤。”即刚痉虽是感受寒湿，但其脉象呈现沉迟细，故不可用麻黄汤等发汗治疗。

原文

太阳病，发热汗出，而不恶寒[1]，名曰柔痉。

校勘

[1] 不恶寒：《脉经》亦有“一云恶寒”；《病源》作“恶寒”。

名家选注

丹波氏《辑义》 盖刚柔乃阴阳之义，阴阳乃虚实之谓。表实故称以刚，表虚故称以柔。《神巧万全方》云“太阳病发热、不恶寒、无汗，为阳痉；发热、不恶寒、汗出，为阴痉”；又《活人书》云“刚痉属阳痉，柔痉属阴痉”；《活人续集解惑论》云“合面而卧为阴痉，仰目者为阳痉”。其义可见耳。

喜多村氏《疏义》 此论柔痉发热汗出即太阳中风证。“不恶寒”对上文“反恶寒”而言。此既曰太阳病，则恶风固有，然不如刚痉恶寒之甚，故曰“不恶寒”也。一说《巢源》《脉经》无“不”字，《总病论》引《病源》证之为是。此二证俱有恶寒，惟以无汗、汗出为别，故栝蒌桂枝汤曰“太阳病，其证备”，可以征亦通。（编者按：此本于丹波氏《述义》）此证亦必有强直反张等证，而表开汗出，则病之属阴者，故曰柔痉也。

按语

丹波氏《辑义》指出“刚柔乃阴阳之义，阴阳乃虚实之谓。表实故称以刚，表虚故称以柔”，甚确。浅田氏《杂病论识》认为“刚柔固就一痉之轻重而言”，亦可取。柔痉是“恶寒”，还是“不恶寒”？注家意见不一。喜多村氏认为“恶寒”或“不恶寒”皆通。可参。

原文

太阳病，发热，脉沉而细者，名曰痉，为难治[1]。

校勘

［1］为难治：《伤寒》《玉函》《脉经》《甲乙经》无此三字。

名家选注

喜多村氏《疏义》 旧本曰痉下有“为难治”三字，疑是后人注文误混本文者，《伤寒论》《玉函》《脉经》并无，今从之。此论痉病之脉也。太阳病特举发热而不言恶寒，盖以痉病有恶寒不恶寒之别也。中风则脉当浮缓，伤寒则脉当浮紧，而今则脉沉而细，证则反张强直，此筋脉内燥，为痉所致，而外感则特其引端矣耳。案《巢源·伤寒痉候》云“诊其脉沉细，此为痉也”，是痉病本脉自为然。

山田氏《九折堂·金匮》 “为难治”注家诸说不一，疑当从《伤寒》《玉函》等删去为是。凡名曰中风，名曰伤寒，名曰霍乱，皆举其病之大例以概后之诸证。盖痉病之候或发热、或无汗或汗出、或恶寒或不恶寒，而均是表证，故冒以“太阳病”。唯其初起之常脉沉而细，不若中风、伤寒之初起脉或浮缓或紧数之状，故此特举脉状，以示其证则有异同出入，而其脉则与中风、伤寒绝不同也。考论中痉脉不一，曰“痉脉按之紧如弦直，上下行”，曰“发其汗已，其脉如蛇”，曰“反伏弦者，痉”，曰“脉及沉迟”，是知痉脉之变不一。而尤云“痉脉本紧弦”，朱云“痉脉本紧”，并执其变以语其常，恐非是。

按语

《甲乙经》云“然刚痉，太阳中风感于寒湿者也，其脉往来进退，以沉迟细”，同此。《伤寒论·平脉法》云“若里有病者，脉当沉而细”，痉病呈现沉细脉，提示津液亏损是其病变关键。

喜多村氏、山田氏认为“为难治”为衍文，当删为正。可从。

原文

太阳病，发汗太多，因致痓。

名家选注

尤氏《心典》 此原痓病之由，有此三者之异，其为脱液伤津则一也。盖病有太阳风寒不解，重感寒湿而成痓者；亦有亡血竭气，损伤阴阳而病变成痓者。经云“气主煦之，血主濡之”，又云“阳气者，精则养神，柔则养筋”，阴阳既衰，筋脉失其濡养，而强直不柔矣。此痓病标本虚实之异，不可不辨也。

按语

汗法是太阳病治法之一，若汗之太过则津液耗损而成痓。《伤寒》云“太阳病，发汗，遂漏不止，其人恶风，小便难，四肢微急，难以屈伸者，属桂枝加附子汤。”所言“四肢微急，难以屈伸”与痓病相类。

原文

病者身热足寒，颈项强急，恶寒，时头热面赤，目脉赤[1]，独头动摇，卒口噤，背反张者，痓病也[2]。

校勘

［1］目脉赤:《脉经》《玉函》同本文；邓本作“目赤”。

［2］“痓病也”后，邓本更有“发其汗者，寒湿相得，其表益虚，即恶寒甚。发其汗已，其脉如蛇”。本文、《脉经》将“病者身热足寒……痓病也”与“发其汗者……其脉如蛇”分作两条；且“发其汗者……其脉如蛇”与“暴腹胀大者，为欲解。脉如故，反伏弦者，痓”合为一条。

名家选注

喜多村氏《疏义》 此痓病之总证。盖其初自太阳外感而得之，故身热恶寒。痓乃筋脉受邪之病，故口噤，颈项强，背反张，众身脉共为强直也。头热足寒，面目赤者，热风上煽所致也（编者按：此本于丹波氏《述义》）。独头动摇者，颈项强急则不能转舒而动摇，故独头而摇也。钱氏曰：时者，时或热炎于上，而作止有时也。成氏曰：卒口噤者，不常噤也，有时而缓。案，是条曰时曰卒，盖指痓病发时之状象，二说并是矣。此承上文，备举痓病诸证，以为一篇之纲领，凡篇中称痓者，皆云是证也。

按语

张家山《脉书》云“气者，利下而害上，从暖而去清，故圣人寒头而暖足”，在秦汉医家看来，气以下行为顺，头寒足暖为正常状态。后文“欲作刚痉”条有“气上冲胸”之语，今痉病气逆于上，故见头热足寒。

“身热”“恶寒”提示痉病有感受外邪的病因，故《伤寒》言“伤寒所致太阳病痉、湿、暍，此三种宜应别论，以为与伤寒相似，故此见之”及《甲乙经》谓“太阳中风感于寒湿者也”。

“颈项强急”“独头动摇，卒口噤，背反张者”则是说明痉病因内在津液亏损，筋脉失养而致拘急。

痉病症候可归纳如下三类：一是颈项部异常，如颈项强急、背反张，此是痉病主症；二是头面部异常，如目脉赤、独头动摇、卒口噤；三是寒热类，如身热足寒、恶寒、时头热面赤。

原文

痉病[1]发其汗者，寒湿相得，其表益虚，即恶寒甚。发其汗已，其脉如蛇一云其脉浛浛[2]暴腹胀大者，为欲解。脉如故，反伏弦者，痉。

校勘

[1] 痉病：邓本作“若”。

[2] 其脉如蛇一云其脉浛浛：《脉经》作“其脉浛浛如蛇”。

名家选注

尤氏《心典》 寒湿相得者，汗液之湿，与外寒之气相得不解而表气以汗而益虚，寒气得湿而转增，则恶寒甚也。

按语

此条与前条在邓本为一条，无“痉病”两字。发其汗后之句，注家意见不一，有疑错简者如喜多村氏认为“暴腹胀大者”句“条文义不顺畅，疑是他篇错简也，今姑阙疑，不敢强释，以俟识者”。

此句若作“发其汗已，其脉如蛇暴腹胀大者，为欲解；脉如故，反伏弦者，痉”，则“其脉如蛇暴腹胀大”与“脉伏弦”对举。痉本为外有寒湿，内有津液营血不足。津液营血不足则脉体失于濡养，其脉整体呈现沉象或伏象如蛇之曲折沉伏，如前文所称“脉沉而细者，名曰痉”。“其脉如蛇暴腹胀大”形容脉象浮大。经发汗后，脉象由伏弦变为浮大，病欲解。此如《伤寒论·平脉法》所言："若里有病者，脉当沉而细，今脉浮大，故知愈也。"

此外，此句若作"其脉如蛇，暴腹胀大者"，即痉病经发汗后，忽见腹胀。凡痉证必胸满，今腹不满而暴腹胀满，是气下行之象，是欲解之候。似亦通。

原文

夫风病，下之则痉，复发汗，必拘急[1]。

校勘

[1] 此句，邓本在"太阳病，发汗太多，因致痉"句下。

名家选注

李氏《广注》 下多亡阴，则液脱不能荣筋，故成痉，汗多亡阳，则气虚，不能卫外，故拘急。

喜多村氏《疏义》 风病犹言风家也。夫病在表而早下之，则津液虚竭，筋脉失养，变而成痉。四肢为诸阳之本，发汗过多以虚其阳，则令四肢拘急，亦为痉类。

按语

《伤寒论·辨不可下病脉证并治》云"动气在右，不可下，下之则津液内竭，咽燥鼻干，头眩心悸"，下之则伤津耗液，筋脉失养，故发痉病。

原文

夫痉脉，按之紧如弦[1]直，上下行[2]。

校勘

[1] 紧如弦：《脉经》《玉函》作"筑筑而弦"。
[2] 邓本多出"一作，筑筑而弦。《脉经》云：痉家其脉伏坚，直上下"等小注。

名家选注

喜多村《疏义》 此举痉家之脉。夫痉之为病，劲急强直，故其脉亦类之。按之紧，劲急之象也；而弦，直行之象也。

山田氏《九折堂·金匮》 夫痉脉不一。盖其病善走于筋络，不若他病之固著于一边，此岂所以其脉亦变幻不定耶？其或沉而细，或如蛇，或伏弦，或紧如弦直上下行，或伏坚直上下，或沉迟，各各不同。夫脉体不同，有小异同，有大异同，勿胶柱鼓瑟则可矣。

森氏《考注》（编者按释"痉家其脉伏坚，直上下"）此与前文"紧如弦直上下行"相类，而彼专言紧弦劲急之状，此专言按之而得之脉。"坚"恐"弦"之假借，弦脉伏于下，故谓之伏弦也。或曰："伏坚"犹云"伏紧"乃与上文所云"沉而细"为同义。"伏坚"二字，非脉名，直指脉形而言，盖是如以指触横木之谓也。

释难

按之筑筑 《说文》云"筑，捣也"；《伤寒》有"若脐上筑者，肾气动也"。切脉虽是以手按脉，然脉象是脉呈现于手下之象，脉按之筑筑，形容脉应手时对手指的反弹感，给人如物捣手之感，意同绷紧的状态，与"紧"意同。

按语

痉病，身体强直拘急，其脉亦呈强直拘急之紧弦象。《趺蹶篇》云"转筋之为病，其人臂脚直，脉上下行，微弦"，与此相类。痉病，脉紧如弦，亦提示痉与风寒的关系密切。

原文

痉病，有灸疮难治。

名家选注

丹波氏《辑义》《玉函经》栝蒌桂枝汤后，出一条云"脊强者，五痉之总名，其证卒口噤，背反张而瘛疭，诸药不已，可灸身柱、大椎、陶道"。依此则痉病不必禁灸也。

森氏《考注》 发痉者，其因多端，有自外邪发汗过多者，有自外邪下后者，有自金创受邪发汗多者。此言痉病未知自何来，而其人有灸疮者，知是从灸疮引入邪气之所为，谓之破伤风，尤难治。此证余尝目击一妇人也，发痉，角弓反张，不省人事，未知因何而发，见其足洪肿，其左右三阴交，灸疮脓出，其孔凹然至骨，不过三日而死矣。本经所说盖亦此类也。

按语

丹波氏《辑义》指出痉病不必禁灸，可从。但因灸疮而发痉病者，则不治，森氏所引医案，可证。

原文

疮家虽身疼痛，不可发汗，汗出则痓[1]。

校勘

［1］此句，邓本在“夫风病，下之则痓，复发汗必拘急”句下。

名家选注

山田氏《集注》 本经妇人产后篇“新产血虚，多汗出，喜中风，故令病痉”，熟绎此数句，则血乏液燥，而伤于风之因。

释难

疮家 山田氏《九折堂·金匮》云：“疮者概凡痈疽、丁疮等诸疡肿而言，或执‘疮’古作‘创’以为金疮家，非也。金疮宜隶之出血家，故《伤寒论》不可发汗之禁有疮家、有出血家可以征。”

按语

疮家，本津亏液少。纵得伤寒，倘若以麻黄汤等发汗，则筋脉益燥，而发痉病。《病源》有“金疮中风痉候”可互参，其云：“夫金疮痉者，此由血脉虚竭，饮食未复，未满月日，荣卫伤穿，风气得入，五脏受寒，则痉。其状，口急背直，摇头马鸣，腰为反折，须臾十发，气息如绝，汗出如雨。”

原文

太阳病，其证备，身体强几几然，脉反沉迟[1]，此为痓，栝蒌桂枝汤主之。方

栝蒌根二两　桂枝三两（去皮）　芍药三两　甘草二两（炙）　生姜三两（切）　大枣十二枚（擘）[2]

上六味，㕮咀[3]，以水九升，煮取三升，去滓，分温三服，取微汗。汗不出，食顷，啜热粥发之。

校勘

［1］脉反沉迟：《玉函》《脉经》作“脉沉迟”。

［2］邓本多无“去皮”“炙”“切”“擘”等药物炮制细节。下同，不再出注。

[3] 邓本于方后多无“㕮咀”及“去滓”制剂细节。下同，不再出注。

名家选注

丹波氏《述义》 脉反沉迟者，与桂枝加芍药人参新加汤证，殆同其辙。而此方为柔痉初治之方。先教谕论别有《痉病论》曰：“刚痉表证与葛根汤，入胃者承气汤，柔痉表证与栝蒌桂枝汤。倘里气亦虚者，桂枝加附子汤，芍药甘草附子汤，真武汤。”……柯氏曰：“夫痉之始也，本非正病，必夹杂于他病之中。”此说殆佳。盖其人本有某故，而营血内乏，或外感误治而亡津液，俱使邪火就燥，以著筋脉，遂为劲急也。太阳病，发汗太多，风病误汗下，疮家过汗，皆是痉之所因，而并产后发痉观之，则其非径得之者可以见矣。其证必备表候，而冠以太阳病，则外邪所触而致者，亦可以知矣。

喜多村氏《疏义》 此太阳柔痉之主方。太阳病其证备者，所谓头痛项强，发热汗出，不恶风寒是也。身体强几几然，即不止头项强痛也……桂枝证本有项强，今乃身体亦强，其脉亦不浮缓而反沉迟，此所以为痉病焉。沉迟对浮缓之词，故加一反字，而弦紧之象自在其中。桂枝以解太阳汗出之邪，栝蒌以滋内热津燥之痉，仅加一味，发汗之剂变为润汗之方，古方之妙，信不可思议矣。此于桂枝汤方加栝蒌根，以为柔痉初治之主方。栝蒌根，《本草》白字：味苦寒，治消渴，身热烦满，大热。此用以专为滋燥清热之用也。按方中每药下缺炙切等注，且煮服法文太疏，盖桂枝汤方既详《伤寒论》中，故兹或略之乎，抑出于后人删略之余，亦未可知也。

森氏《考注》 此方即桂枝汤加栝蒌根者，盖蒌根苦寒中自有导水滋血之意，能除血中之虚热，故令经络营卫之行不涩滞，则邪气自去，正气自复。体强变柔，与葛根之冷利解肌发表，直开腠理，自相径庭。

释难

几几 钱超尘[①]认为，“几”应读“jin”，“‘项背强几几’的‘几’是假借字，其本字为‘掔’。‘掔’字从手‘臤’声，今声读为 qian，古声读为紧”。胡冠书[②]认为“几几”通“羈羁”，用在医籍中，形容身体有关部位如同马被套上笼头，受到拘束的样子，僵硬不舒、不灵活。

类方参要

《伤寒》太阳病，项背强几几，反汗出恶风者，桂枝加葛根汤主之。

《外台》引《古今录验》疗风懿不能言，四肢不收，手足亸挛，独活汤方。独活四两，生姜六两，甘草（炙）、桂心、生葛根、芍药、瓜蒌各二两。上七味，㕮咀，以水五升，煮取三升。服一升，日三。忌海藻、菘菜、生葱。

---

① 钱超尘．伤寒论文献通考［M］．北京：学苑出版社，1993：466.

② 胡冠书．中医古籍“几几”音义考［J］．中医文献杂志，2021，39（4）：14-15.

按语

《述义》指出此文"脉反沉迟",可与桂枝新加汤证之"脉沉迟"对看,提示柔痓有内在津液、营血不足的病机,故在桂枝汤调和营卫、补气益血的基础上加栝蒌根以滋燥清热,而成栝蒌桂枝汤。

邓珍本中,药物每缺炮制细节,亦无"㕮咀"及"去滓"制剂细节,而吴迁本皆有。喜多村氏认为方中每药下缺炙切等注,且煮服法文太疏,抑出于后人删略之余,是为卓见。吴迁本书名作《金匮要略方》,邓珍本书名作《新编金匮方论》,也暗示邓珍本是在早期传本上"新编"而成。

或问《伤寒》有"太阳病,项背强几几,反汗出恶风者,桂枝加葛根汤主之"之论,且《金匮》刚痓治用葛根汤,桂枝加葛根汤与葛根汤为一组对称性的药方。为何此柔痓不取桂枝加葛根汤而用栝蒌桂枝汤?因柔痓脉证已见内虚之象,葛根虽有"起阴气"之效,但补虚力弱;而栝蒌根有"补虚安中,续绝伤"之功,二方相较,栝蒌桂枝汤更合于柔痓之治。

原文

太阳病,无汗而小便反少,气上冲胸,口噤不得语,欲作刚痓,葛根汤主之。方

葛根四两　麻黄三两(去节)　桂枝二两(去皮)　生姜三两(切)　甘草二两(炙)　芍药二两　大枣十二枚(擘)

上七味,㕮咀,以水一斗,先煮麻黄、葛根,一二沸[1],去上沫,内诸药,煮取三升,去滓,温服一升,取微似汗[2]。

校勘

[1] 一二沸,邓本作"减二升"。

[2] 取微似汗:邓本作"覆取微似汗,不须啜粥,余如桂枝汤法将息及禁忌"。

名家选注

丹波氏《辑义》《神农本经》曰:葛根,气味甘辛平,治消渴,身大热,起阴气。柯氏以为发表生津之品,全本于《本经》,而刚痓所主,亦在乎此,实卓见也。

丹波氏《述义》 无汗则津液内多,小便当利,而反少者,以其人津燥之故。

森氏《考注》 据《甲乙经》"外感风寒兼湿邪者发痓也",此"湿"字非专斥湿气,谓饮食之湿邪也。陶隐居注《本草经》云:"邪者,不正之目,谓非人身之常理。风寒暑湿饥饱劳逸皆各是邪,非独鬼气疫疠者矣。"《千金方》云:"妇人者,众阴之所集,常与湿居。"所云湿者,谓水血也。盖外中风邪,内之寒湿相并,邪热侵水血,煎迫尤甚,故无汗,小便少,其水血挟热上冲胸,口噤不得语者,筋络挛急之尤甚者也。故用葛根汤桂、麻发散表邪，葛、芍滋润津液，滋液发表一并行之，宜乎筋络挛急之痉证退，而尿汗共得通也。产后痉病，亦是血中受邪之所为，即所云外风邪与内寒湿相并者也。葛根起阴，麻黄发阳，四字切对，可以互发明二物之功用也。

类方参要

《医心》引《医门方》治金疮中风，痓，欲死方。生葛根一斤，切，以水九升，煮取三升，去滓，分三服。无生葛，以干葛末，温酒服三指撮。若口噤，多饮竹沥亦佳。

《要方》葛根汤，治产后中风，口噤痉痹，气息迫急，眩冒困顿，并产后诸疾。方：葛根、生姜各六两，独活四两，当归三两，甘草、桂心、茯苓、石膏、人参、白术、芎䓖、防风各二两。上十二味㕮咀，以水一斗二升煮取三升，去滓，分三服，日三。

按 语

本条承上条揭示痉病外邪更重的治法，欲作刚痉，提示邪气盛有传变的趋势。《甲乙经》云："太阳病，无汗，小便少，气上冲胸，口噤不能语，欲作刚痉。然刚痉，太阳中风感于寒湿者也，其脉往来进退，以沉迟细，异于伤寒热病。其治不宜发汗，针灸为嘉。治之以药者，可服葛根汤。"可互参。

葛根汤，以桂枝汤为基础，加葛根以起阴气、润津燥，合麻黄以发阳气、祛寒湿。葛根，有直接解痉之功效，如《医心》引《医门方》治金疮中风，痓，欲死方，单用一味葛根治之。

原 文

刚痓为病[1]，胸满，口噤，卧不着席，脚挛急，其人[2]必齘齿，可与大承气汤。方

大黄四两（去皮，酒洗）　厚朴半斤（炙）　枳实五枚（炙）　芒硝三合

上四味，㕮咀，以水一斗，先煮二味，取五升，内大黄，更煮取二升，去滓，内芒消，更上微火，一两沸，分温再服。一服得下[3]，余勿服。

校 勘

［1］刚痓为病：《脉经》同本文；邓本作"痓为病"，且有小注"一本痓字上有刚字"。

［2］"其人"二字，邓本无。

［3］一服得下，余勿服：邓本作"得下止服"。

名家选注

柯琴《伤寒论翼》　六气为病，皆能发热，然寒与热相因，暑与湿相从，独燥与湿相反。湿病多得之地气，燥病多得之内因，此病因之殊也。病机十九条，燥症独无。若诸痉项强，皆属于湿，愚窃疑之。今本论有痉、湿之分，又曰“太阳病，发汗太多，因致痉”，则痉之属燥无疑也。夫痉以状命名，因血虚而筋急耳。六气为患，皆足以致痉。然不热则不燥，不燥则不成痉矣。夫痉本有由来，一经妄治，即奇形毕现，项背强几几，是痉之微兆，故用葛根。身体强，是痉之已著，故用栝蒌根。卧不着席，脚挛急，口噤齿齘，是痉之剧甚，故用大黄芒硝，无非多取津液之品，以滋养阴血，不得与当汗不汗者同例也。

丹波氏《辑义》《甲乙经》云“刚痉，太阳中风感于寒湿者也。其脉往来进退，以沉迟细，异于伤寒热病”；《巢源》《千金》并云“风邪伤于太阳经，复遇寒湿，则发痉也”。于是成无己以降，皆宗其说，无复异论焉。特至张介宾则云“病在筋脉，筋脉拘急，所以反张，其病在血液，血液枯燥，所以筋挛也”，柯氏因而以燥证断之，其说固确矣。故徐、沈诸家，凡以寒湿注之者，皆不可凭也。

喜多村氏《疏义》 此申释刚痉入里者之证治……痉病更胸满者，筋脉强直，里气从壅阻也。卧不着席，谓反张之甚也。脚挛急，劲急之甚也。口噤、齘齿，牙噤之甚也……此里邪壅盛，津液熯燥，筋脉急而甚之象，故以大承气汤直疏涤其热，则枳、朴、硝、黄未始非生津除热舒筋之神品也。然不曰主之，而曰可与，犹有慎重之意。

释难

齘齿 山田氏《私考》云“似是咬牙”。

类方参要

《肘后》治天行，若十余日不大便者，服承气丸。大黄、杏仁各二两，枳实一两，芒硝一合，捣，蜜和丸如弹丸，和汤六七合服之。未通，更服。

《外台》引《集验方》治脾胃不和，常患大便坚强难方。大黄、芍药、厚朴（炙）各二两，枳实（六枚），麻子（别研）五合。上五味，捣筛，入麻子，蜜和为丸，如梧桐子大，每服十丸，日三服，稍稍增之，以通利为度，可常将之。

按语

欲作刚痉之时，有寒湿之外因，故用葛根汤发汗祛寒湿治之。寒湿入里化热伤津，则成刚痉，亦即《灵枢·热论》所云“热而痉者死，腰折，瘛疭，齿噤齘也”。此时热盛津燥为病机关键，故用大承气汤，急泻其热，不然则有“热而痉者死”之患。犹如《伤寒》阳明、少阴急下症，故以承气泻热存阴亦是救阴法，也体现仲景“保胃气、存津液”的思想。胸满既是主观感受，也是体征，前言颈、项等身体强，此言胸满，提示疾病趋向于里。

大塚敬节《金匮要略研究》引津田玄仙《疗治茶谈》以大承气汤治疗痉病的医案，如下。

积山先生治一妇人，其足被竹刺破出血，血流数碗方止，乃发痉。用葛根汤、全生羌活汤未获寸功，乃用大承气汤而即刻取效。先生海予等曰：痉病用芒硝、大黄等下药，并非下其邪毒。其用意实为折其病势，使邪气松动些许而取之，故当轻用。如大黄泻心汤对于吐衄逆上之血施压而治之，其意相同。大黄、芒硝，随证而或重用或轻用，当取其区别之妙理。

原文

太阳病，关节疼痛而烦，脉沉而细一作缓者，此名湿痹[1]《玉函》云：中湿。湿痹之候[2]，其人小便不利，大便反快，但当利其小便。

校勘

[1] 脉沉而细者，此名湿痹：《玉函》《脉经》《翼方》作“其脉沉缓，为中湿”。

[2] “湿痹之候”前，《脉经》有“论云：中湿为湿痹”七字。

名家选注

赵氏《衍义》 湿同水也。脉沉而细者，水性趋下也。痹，痛也。因其关节烦疼而名湿痹，非脚气之痹也。《内经》曰：湿胜则濡泻。小便不利，大便反快者，湿气内郁胜也。但当利其小便，以宣泄腹中湿气。古云：治湿不利小便，非其治也。虽然，大抵此为小便通阳气，行水道。今为湿气内胜，阳气被郁，故小便不利。利之则阳气行，虽在关节之湿，亦得宣泄矣。设小便利已，而关节之痹不去，必又自表治之。

尤氏《心典》 湿为六淫之一，故其感人亦如风寒之先在太阳。但风寒伤于肌腠，而湿则流入关节。风脉浮，寒脉紧，而湿脉则沉而细，湿性濡滞而气重著，故亦名痹。痹者，闭也。其人平日土德不及，而湿动于中，由是气化不速，而湿侵于外。外内合邪，为关节疼烦，为小便不利，大便反快，治之者必先逐内湿，而后可以除外湿，故曰“当利其小便”。然此为脉沉而小便不利者设耳。若风寒在表，与湿相搏，脉浮恶风，身重疼痛者，则必以麻黄、白术、薏苡、杏仁、桂枝、附子等，发其汗为宜矣。

丹波氏《述义》 湿病有挟风寒者，今此证则纯于湿者。故举为湿病之首，《先后篇》所谓“湿流关节”是也。此条尤氏注甚核。盖湿邪不藉风寒，则更易濡滞，势必趣里。是以治法不事驱表，但利其小便，则外湿亦随消除也。

释难

湿痹 《病源》云：“凡有人风寒湿三气合至，而为痹也。湿痹者，是湿气多也，名为湿痹。湿痹之状，四肢或缓或急，骨节疼痛。”

中湿 《难经·四十九难》云：“何以知中湿得之？然……其病身热，而小腹痛，足胫寒而逆，其脉沉濡而大。”

按语

本条文存在异文，若依《玉函》《脉经》《翼方》作“太阳病，关节疼烦，脉沉而缓者，为中湿”，此近似《难经》所载“中湿”。若依《金匮》作“太阳病，关节疼痛而烦，脉沉而细者，此名湿痹”，则与《病源》所云“湿痹”相类。中湿与湿痹，有无关系？待考。《脉经》言“中湿为湿痹之候”，或提示湿痹是中湿所为。

痹是以肢体关节疼痛、感觉或活动异常为主要特征的病证，《素问·痹论》有“风寒湿三气杂至合而为痹”“荣卫之气亦令人痹乎？……逆其气则病，从其气则愈。不与风寒湿气合，故不为痹”之论，即营卫之气若不与风寒湿气相合，则不能为痹。湿痹为湿中关节，如本书《脏腑经络先后病篇》所云“湿流关节”。通利小便是治湿的总原则，此与叶天士提倡的“通阳不在温，而在利小便”相类。

《医说》引《信效方》云：“春夏之交，人病如伤寒。其人汗自出，肢体重痛，转仄难，小便不利，此名风湿，非伤寒也。阴雨之后卑湿，或引饮过多，多有此证。但多服五苓散，小便通利，湿去则愈。切忌转泻发汗，小误必不可救。初虞世云‘医者不识，作伤风治之，发汗下之必死’。”《信效方》所论风湿，与本节所云中湿、湿痹相发。

原文

湿家之为病，一身尽疼[1]，发热，身色如熏黄也。

校勘

[1] 邓珍本“一身尽疼”后有“一云烦疼”的小字。

名家选注

钱潢《伤寒溯源集》 一身尽疼，即前湿流关节之义。前云脉沉而细，明是寒湿之邪，此虽无脉象，而云发热，则邪犹在经。身色如熏黄，是湿已入里，脾受湿伤而中央土色已现于外，湿邪充塞浸灌于表里肌肉肢节之间，所以一身尽疼而身色如熏黄也。熏黄者，如烟熏之状，黄中带黑而不明润也。盖黄家有阴阳之别，阳黄明润，阴黄则黑暗而无光泽。……此证一身尽疼，已属寒湿之邪，流于关节而身色如似熏黄，即阴黄之属也。外虽发热，尚为太阳在表之邪，其发现之色，则由内达外。既如烟熏，或当于寒湿中求之，未可知也，但必详审其脉证而施治耳。

喜多村氏《疏义》 此论湿家热郁发黄证。湿家谓湿病之人也，一身尽疼发热，即前段关节疼痛而烦之互文，更详言之也。盖湿邪外迫则身疼，阳气内郁则发热，与湿交蒸互郁则身色如熏黄。熏黄者，如烟之熏，色黄而晦，湿气沉滞故也。若热黄则黄而明，所谓身黄如橘子色也。一说熏黄者，雄黄之类，对橘子色之辞也。

森氏《考注》 湿病二言一身尽疼，又言疼烦，言疼痛。盖疼者痛痹之义，一身重叵转侧，转侧则惨惨为疼之谓也。与风邪之身体痛不同，宜分别也。

释难

熏黄 一云如烟之熏，色黄而晦；一云如雄黄之黄。

按语

此是湿家提纲证，尤以“一身尽疼”为湿家的典型特征。前文“关节疼痛而烦，脉沉而细者，此名湿痹”，后文麻黄加术汤条、麻黄杏仁薏苡仁甘草汤条、风湿相搏条等，具有一身尽疼痛的见证。

“身色如熏黄”，提示黄病与湿病之间存在密切的联系，湿邪郁久化热，侵入血分，发为黄病。以热为主，身黄如橘子色是阳黄；以湿为主，如熏黄是阴黄。前者治用茵陈蒿汤、栀子柏皮汤等，后者治用茵陈五苓散。

原文

湿家，其人但头汗出，背强，欲得被覆向火。若下之早则哕，胸满[1]，小便不利，舌上如胎者，以丹田有热，胸上有寒，渴欲得饮而不能饮，则口燥烦也。

校勘

[1] 胸满：《脉经》《玉函》、邓本作“或胸满”。

名家选注

喜多村氏《疏义》 此申解湿郁之证，以示人湿家下早之变也。头汗出者，寒湿阻格，上焦清阳不能四布，而气反上越，为但头汗出也。背强者，为背阳而湿邪郁遏，阳气不畅故为强。欲得被覆向火，即恶寒之甚矣，此湿邪郁于表之证，误认阳明内湿之热上越之头汗，而早下之，则胃虚气逆，故为哕。寒客于上则胸满，热蓄于下则小便不利，上寒下热，蒸而为胎色白滑，本非胃实，故不生黄黑芒刺等也。如字轻活，与《诗·郑风》风雨如晦之如字同义。诸家费辨解却凿。唯其丹田有热则渴欲饮水，胸上有寒不能散水，虽得水而不能饮，故口燥而心烦也。丹田有热，胸上有寒，盖阴凝于上则阳必结于下，亦自然之理也。《脉经》云“寸口脉沉而紧，苦心下有寒”，又云“寸口脉紧或浮，膈上有寒”，又云“食已自噫，寒在胸膈”，又云“寸口脉迟，上焦有寒”。《巢源·服石心腹痛候》云“膈上有寒，胃管有热，寒热相搏，气逆攻腹乘心，故心腹痛也”，此虽非湿家之谓，然并为上寒下热之候，亦宜互考也。

森氏《考注》 此条至“向火”以上诸证，并是水湿在中，阻隔阳气之所为，盖麻黄加术汤之所宜。若下之早则哕者，凡水湿宜出汗，或利水而解。今误下之，故水寒入胃，下后胃虚而又得水寒，故发哕也。或胸满，小便不利，舌上如胎者，下后水饮蓄留于胸间，故令小便不利。下后邪热入胃，故舌上生胎，是丹田有邪热，而胸上有水寒也。丹田指肠胃而言也。肠胃有热，故渴，而欲得饮不能饮者，以胸中有水寒阻之也，故但口燥烦也。是湿邪误下之变局，治宜温中利水，轻则五苓散，重则桂枝附子汤。“下之早”，“早”字可疑。盖湿邪经日后，或有可下者，但在早则不可也。舌上如胎者，非谓有真胎也。“如”字宜着眼。盖饮家往往舌胎不定，今如此证，必是白胎滋润，不能为黄胎干燥，故曰如胎也。《阳明篇》（编者按：即《伤寒》“阳明病篇”）云：“舌上胎者，栀子豉汤主之。”与此云如胎同，宜并考。

按语

“湿家，其人但头汗出，背强，欲得被覆向火”，森氏认为治用麻黄加术汤发表祛湿，可从。

湿家，待湿邪入里化热，湿热郁结，发为黄病，有用下法如茵陈蒿汤之机，故湿家并非禁用下法。但湿邪在表，当用汗法之时误用下法，则有哕、胸满、小便不利、口燥烦之变。胸满、小便不利是表证误下的常见变证，如《伤寒论》“伤寒五六日，其人已发汗，而复下之，胸胁满微结，小便不利，渴而不呕，但头汗出”“得病六七日，脉迟浮弱，恶风寒，手足温，医二三下之，不能食，胁下满痛，面目及身黄，颈项强，小便难”及“伤寒八九日，下之，胸满烦惊，小便不利”等论。

对于“丹田有热，胸上有寒 ”，丹波氏《辑义》认为寒热互误，即当作“丹田有寒，胸上有热”，然其他注家持不同意见。如喜多村氏《疏义》云：“丹田有热则渴欲饮水，胸上有寒不能散水，虽得水而不能饮，故口燥而心烦也。”森氏《考注》说：“丹田指肠胃而言也。肠胃有热，故渴，而欲得饮不能饮者，以胸中有水寒阻之也，故但口燥烦也。”山田氏《九折堂·金匮》则言：“不可谓必无上冷下热之症。今暂从经文而不敢妄改，盖尊古也。”本书《黄疸篇》云“然黄家所得，从湿得之。一身尽发热而黄，肚热，热在里，当下之”，其中“肚热”同此“丹田有热”。此外，编者认为“丹田有热，胸上有寒”或只是对诸如误下所见哕、胸满、小便不利、口燥烦的病机解释，而哕、胸满、小便不利、口燥烦等见症，可能是基于众多误下病例的总结，这些症候不一定同时出现在一个人身上。换言之，“丹田有热，胸上有寒”是群体性症候的解释，并不适用于解释个体的真实症候。

原文

湿家下之，额上汗出，微喘，小便利一云不利者，死；若下利不止者，亦死。

名家选注

尤氏《心典》 湿病在表者宜汗，在里者宜利小便，苟非湿热蕴积成实，未可遽用下法。额汗出微喘，阳已离而上行；小便利，下利不止，阴复决而下走。阴阳离决，故死。

喜多村氏《疏义》 此承上条，以辨明湿家误下之死证也。首章云但当利其小便，后章云法当汗解，此湿病之治，在表者宜汗，在里者宜利小便也……额上汗出微喘，阳之上越也；小便利与下利不止，阴之下脱也，上越下脱，阴阳离决，不死何候邪？兹条仲景举以为湿家误下之禁戒，治湿者所宜加意也。

按 语

尤氏、喜多村氏所释已详。

湿家多小便不利而大便反快，若又伴有发热、身黄等，则有误以为阳明热结下利而治以下法，则邪内陷、正将脱遂成危症。

仲景书中，下利见微喘，多为危候，如《伤寒论・厥阴篇》云："下利，手足厥冷无脉者，灸之不温。若脉不还，反微喘者死。"

原 文

风湿相搏，一身尽疼痛，法当汗出而解，值天阴雨不止[1]，医云此可发汗。汗之病不愈者，何也。答曰[2]：发其汗，汗大出者，但风气去，湿气在，是故不愈也。若治风湿者，发其汗，但微微似欲出汗者，风湿俱去也。

校 勘

[1] 阴雨不止：《玉函》作"阴雨溜不止"。

[2] 答曰：《玉函》《脉经》同本文；邓本作"盖"。

名家选注

徐氏《论注》 此条示人以风湿发汗之法也。言风湿相搏疼痛，法当汗解，况雨淫不止，则湿更甚，可汗固无疑。而今病不愈何故？盖风性迅速，湿性濡滞，两邪绾合，更值时令助湿，非骤汗可解，此惟迅风去而濡湿留。若治风湿者，法当微微缓缓出汗，则风散湿除而无所遗也。程氏曰此条为治湿大汗之严律，信然矣。

森氏《考注》 篇首所云"论一首"者，指此条，然则不可无问答语，宜据《玉函》《脉经》订正也。此条微似汗法，即麻黄加术及麻杏薏甘汤之义也。《伤寒论》桂麻方后共有微似汗法，与此同例。不啻怯亡阳，竟是外邪发汗常法。虽从此法自然多汗出者，必行粉身法也。大青龙汤方后宜并考。

山田氏《集注》 凡发汗之法，取微似汗者，仲景之法也。桂枝汤方后可以见而已。风既然，况于湿乎。

释 难

阴雨 森氏《考注》云："即霖雨，谓久雨也。阴是淫霖之义。《玉函》雨下有'溜'

字，其义自明矣。”

微微似欲出汗 山田正珍《金匮要略集成》释“似”为“嗣也，续也”，可从。

按语

此风湿合邪为病治法，微微汗出目的在于使得邪气渐驱而湿不内浸遗留，方如麻杏苡甘汤、麻黄加术汤、越婢加术汤者，亦与叶天士治风湿则以“透风于热外，渗湿于热下”分消之法同。

原文

湿家，病身上疼痛，发热，面黄而喘[1]，头痛鼻塞而烦。其脉大，自能饮食，腹中和无病，病在头中寒湿，故鼻塞，内药鼻中则愈[2]。

校勘

［1］湿家，病身上疼痛，发热，面黄而喘：《脉经》《翼方》作“病人喘”。

［2］“内药鼻中则愈”后，《脉经》有“论云：湿家病，身疼痛，发热，面黄而喘，头痛鼻窒而烦”；邓本有“《脉经》云：病人喘，而无‘湿家病’以下至‘而喘’十三字”。

名家选注

喜多村氏《疏义》 此申明湿邪淫于上者之证治。湿家身疼发热，是其常矣，然只曰身疼而不曰关节疼痛，曰面黄而不曰如熏黄，喘与烦者，湿邪上郁也，况头痛鼻塞者，并湿邪薄于上部也。且其脉大则非沉细之比，自能饮食，胸腹别无满苦，又腹和无病，则非小便不利，大便反快之比，是其病不在腹中，当责病在头中寒湿矣，经所谓清邪中上，阳中雾露之类是也。疗之之法，用瓜蒂嗃鼻，流出黄水，以宣泄头中寒湿则自愈，不必服汤药以诛伐无过也。

森氏《考注》 此证寒湿邪气之唯在表在上者，前篇所谓清邪居上，雾伤于上，及伤皮腠者即是也。若是风湿则不只不在头而散漫在全身也。

按语

“湿家，病身上疼痛，发热，面黄而喘”，《脉经》《翼方》作“病人喘”；《脉经》更有“论云：湿家病，身疼痛，发热，面黄而喘，头痛鼻窒而烦”一条，义胜。“湿家，病身上疼痛，发热，面黄”一句，似是后人据“湿家之为病，一身尽疼，发热，身色如熏黄也”所增。

鼻塞是临床常见症候，六淫皆可为患，对于单纯鼻塞无里证者，注家认为可用瓜蒂散吹鼻治之。《本草经》载其“治大水，身面四肢浮肿，下水，杀蛊毒，咳逆上气，食诸果不消，病在胸腹中，皆吐下之"，《别录》载其"去鼻中息肉，治黄疸"，与湿病、头中寒湿症候相合。

许叔微《本事方》记载以瓜蒂散治疗此证的两则医案。一人病身体痛，面黄喘满，头痛，自能饮食，大小便如经。予诊之，脉大而虚，鼻塞且烦。予曰：非湿热宿谷相抟，此乃头中寒湿，茵陈五苓不可行也。仲景云：湿家病身疼痛，发热面黄而喘，头痛鼻塞而烦，其脉大，能自饮食，中和无病，病在头中寒湿，故鼻塞。纳药鼻中则愈。仲景无药方。此方见《外台·删繁》。证云：治天行热毒，通贯脏腑，沉鼓骨髓之间，或为黄疸，宜瓜蒂散。又记一舟梢病伤寒发黄，鼻内酸痛，身与目如金，小便赤而数，大便如经。或者欲用茵陈五苓。予曰：非其治也，小便利大便如常，则知病不在脏腑。今眼睛疼，鼻頞痛，是病在清道中。清道者，华盖肺之经也。若下大黄，则必腹胀为逆，亦用瓜蒂散。先含水，次搐之，鼻中黄水尽，乃愈。

此外，《要方》记载"治鼻塞多年，不闻香臭，清水出不止。取当道车辗过蒺藜一把，捣，以水三升煎令熟，先仰卧，使人口含一合，灌鼻中，不过再，大嚏，出一两个息肉似烂虫，即差"；《外台》引《古今录验》"疗鼻窒塞不得喘息，皂荚散方。皂荚（去皮子，炙）、菖蒲各等分。上二味，末，以绵裹塞鼻中，暮卧之时，乃著甚良"。临证皆可参考使用。

原文

湿家身烦疼，可与麻黄汤加术四两[1]，发其汗为宜，慎不可以火攻之。方

麻黄三两（去节） 桂枝二两（去皮） 甘草一两（炙） 杏仁七十个（去皮尖） 白术四两

上五味，㕮咀，以水九升，先煮麻黄，一二沸，去上沫，内诸药，煮取二升，去滓，温服八合，取微似汗。

校勘

[1] 麻黄汤加术四两：《玉函》《脉经》同本文；邓本作"麻黄加术汤"。

名家选注

李氏《广注》 身烦疼，湿邪在表也。麻黄汤恐汗大出，风气去，湿气在，故加白术以缓中而燥湿，欲其一发一补。所谓微微似欲汗出者，风湿俱去之意也，火攻则湿与热并，或邪气郁而为黄病，或正气虚而为亡阳矣。

丹波氏《述义》 按此条乃证以方略者也。今就其方考之，是风湿之属表实者，发热恶寒无汗，其脉浮紧，可推而知矣。故以麻黄汤发散郁邪，加术以驱表湿，此方之术宜用苍术，非逐里湿也。

类方参要

《外台》引《古今录验》湿家烦疼，可以甘草麻黄汤发汗，不差更合。饮家加白术四两，名白术麻黄汤。

《肘后》疗人嗜眠喜睡方。麻黄、术各五分，甘草三分。日中南捣，末，服一方寸匕，日三。

《东医宝鉴》引《集验方》神术散治伤寒、伤风，头痛体疼，恶寒无汗。方：苍术二钱，荆芥、藁本、干葛、麻黄、甘草（炙）各一钱。右锉作一贴，入姜三片、葱白二茎，水煎服。

按语

在表之病，若火法治疗不当，易致各种变证，如《伤寒》有“太阳病中风，以火劫发汗，邪风被火热，血气流溢，失其常度”“伤寒脉浮，医以火迫劫之，亡阳，必惊狂，卧起不安”“太阳病，以火熏之，不得汗，其人必躁，到经不解，必清血，名为火邪”“脉浮，宜以汗解，用火灸之，邪无从出，因火而盛，病从腰以下必重而痹，名火逆也”等训，故曰“慎不可以火攻之”。

麻黄汤主治“太阳病，头痛发热，身疼腰痛，骨节疼痛，恶风无汗而喘者”，因兼夹湿邪，增入一味术。《外台》引《古今录验》云湿家烦疼，可以甘草麻黄汤发汗，不差更合；饮家加白术四两，名白术麻黄汤，据此可知方中术之用。

术，《本经》云“治风寒湿痹，死肌，痉，疸，止汗除热，消食”；《别录》谓“主大风在身面，风眩头痛，目泪出，消痰水，逐皮间风水结肿”；武威医简治伤寒遂风方（附子、蜀椒、泽泻、乌头、细辛、术）亦用术；可知术一方面可以逐皮间风水，又可逐风治伤寒，是风湿在表之要药。

六朝以后，术分苍术、白术二种，陶弘景说“白术叶大有毛而作桠，根甜而少膏，可作丸散用；赤术叶细无桠，根小苦而多膏，可作煎用”，此处用苍术为佳。

原文

病者一身尽疼，发热[1]，日晡所剧者，此名风湿。此病伤于汗出当风，或久伤取冷所致也[2]。可与麻黄杏仁薏苡仁甘草汤[3]。方

麻黄二两（去节）[4]　杏仁三十个（去皮尖）[5]　薏苡仁一两[6]　甘草一两（炙）

上四味，㕮咀，以水四升先煮麻黄一二沸，去上沫，内诸药，煮取二升，去滓，分温再服[7]。

校勘

［1］发热：《脉经》同本文；《玉函》《翼方》《图经》引张仲景“麻黄杏仁薏苡仁汤”无此二字。

［2］此病伤于汗出当风，或久伤取冷所致也：《玉函》作“汗出当风所致也”；《脉经》《翼方》作“汗出所致也”。《脉经》更有“《论》云：此病伤于汗出当风，或久伤取冷所致”。

［3］可与麻黄杏仁薏苡仁甘草汤：《脉经》《玉函》《翼方》无。

［4］麻黄二两（去节）：邓本作“麻黄（去节）半两（汤泡）”。

［5］杏仁三十个（去皮尖）：邓本作“杏仁十个（去皮尖，炒）”。

［6］薏苡仁一两：邓本作“薏苡仁半两”。

［7］上四味，㕮咀，以水四升先煮麻黄一二沸，去上沫，内诸药，煮取二升，去滓，分温再服：邓本作“上剉麻豆大，每服四钱匕，水盏半，煮八分，去滓，温服；有微汗，避风”。

名家选注

尤氏《心典》 此亦散寒除湿之法。日晡所剧，不必泥定肺与阳明，但以湿无来去，而风有休作，故曰此名风湿。然虽言风而寒亦在其中，观下文云“汗出当风”，又曰“久伤取冷”，意可知矣。盖痉病非风不成，湿痹无寒不作，故以麻黄散寒，苡仁除湿，杏仁利气，助通泄之用，甘草补中，予胜湿之权也。

丹波氏《辑义》 此方剂小，而煎法与诸方异。盖后人所改定。《外台》脚气门所载却是原方（编者按：见“类方参要”薏苡麻黄汤）。本方证，比之于麻黄加术汤证，湿邪滞着较深，故用薏苡也。

丹波氏《述义》 发热日晡所剧者，以湿为阴邪，故得阴时而加甚也。盖此证，湿邪滞著稍深，而其表则实，故于麻黄汤中，增损以治之，亦犹伤寒有葛根汤之例。

森氏《考注》 薏苡仁，味甘性平，专有去湿下气之功，而肠胃筋脉无所不通，犹刀之解角，虫之啮木，故白字（编者按：森氏所谓“白字”，即《证类本草》中的阴刻白字，一般认为是《本经》的原文）一名解蠡，其效用可知也。此证风湿，湿多而风少。一身尽疼者，湿也。发热日晡甚者，风也。汗出当风者，风之因也。久伤取冷者，湿之因也。盖为表实重滞稍深者也。故用麻黄（汤泡），用杏仁（炒），共使药性不锸利，而缓缓诱引湿邪之意也。今本《金匮》方后文，系于后人改作，不可据也。

类方参要

《图经》张仲景治风湿，身烦疼，日晡剧者，与麻黄杏仁薏苡仁汤。麻黄三两，杏仁三十枚，甘草、薏苡仁各一两，四物以水四升，煮取二升，分温再服。

《证类本草》引《食医心镜》治筋脉拘挛，久风湿痹，下气，除骨中邪气。利肠胃，消水肿。久服轻身，益气力。薏苡仁一升，捣为散，每服以水二升煮两匙末作粥，空腹食之。

《外台》引《古今录验》疗湿家，始得病时，可与薏苡麻黄汤方。薏苡半升，麻黄四两（去节），甘草二两（炙），杏仁二两。上四味，㕮咀，以水五升，煮取二升，分再服，汗出即愈。（此本仲景方，分两小异。并出第十五卷中。）

按语

虽《脉经》《玉函》《翼方》俱无“可与麻黄杏仁薏苡仁甘草汤(下文简称“麻杏苡甘汤”)”之文,然《外台》引《古今录验》薏苡麻黄汤与麻杏苡甘汤组成一致,王焘注云“此本仲景方,分两小异。并出第十五卷中”。今观吴迁本麻杏苡甘汤,较薏苡麻黄汤的药物分量,确是小异,可证王焘所言不虚。至于邓珍本及通行本《金匮》麻杏苡甘汤煮散的服法,显系北宋之后的流行煎服法。因是煮散,故药物分量亦较吴迁本分量减半。《辑义》《考注》已指出通行本《金匮》麻杏苡甘汤的分量与煎服法,出于后人改定。

《辑义》认为薏苡麻黄汤为原方,非。观《图经》引张仲景“麻黄杏仁薏苡仁汤”与吴迁本麻杏苡甘汤,药物分量整体一致,《图经》“麻黄杏仁薏苡仁汤”与吴迁本麻杏薏甘汤,当是原方。

麻杏薏甘汤为麻黄汤去桂枝加薏苡仁。薏仁,《本经》谓“主筋急拘挛,不可屈伸,风湿痹”,其有祛湿解筋急的作用。杏仁,《别录》云“主治风气去来,时行头痛,解肌”,其有祛风解肌之力。

有云:麻黄加术汤为湿家偏风寒者,麻杏薏甘汤为湿家偏风热者,此基于麻杏薏甘汤有发热之见症。然观《玉函》《翼方》《图经》引张仲景麻杏苡甘汤,俱不记载“发热”。故发热与否,非麻杏薏甘汤之必见,麻黄加术汤与麻杏薏甘汤,并不在风寒与风热之分。而《辑义》所云“本方证,比之于麻黄加术汤证,湿邪滞着较深,故用薏苡”,近是。

此外,“汗出当风”或“久伤取冷”是临床辨识、应用麻杏薏甘汤的眼目之一。大塚敬节《金匮要略研究》记载其曾治疗一名高热使用冰枕热退后项部剧烈疼痛、不得活动的患者,先以为用葛根汤可愈,但并无效果,后以“久伤取冷所致”为指征使用麻杏薏甘汤取得明显效果。

原文

风湿,脉浮身重,汗出恶风者,防己黄芪汤主之[1]。方

防己四两[2]　黄芪五两[3]　甘草二两(炙)[4]　白术三两[5]　生姜二两(切)　大枣十二枚(擘)[6]

上六味,㕮咀,以水七升,煮取二升,去滓,分温三服[7]。喘者加麻黄[8],胃中不和者加芍药[9],气上冲者加桂[10],下有陈寒者加细辛[11]。服后当如虫行皮中,从腰以上如冰,后坐被上,又以一被绕腰以温下,令微汗,差[12]。 腰以上,疑作腰以下。

校勘

[1] 防己黄芪汤:《脉经》《玉函》作“防己汤”。

[2] 防己四两:邓本作“防己一两”。

[3] 黄芪五两:邓本作“一两一分(去芦)”。

［4］甘草二两（炙）：邓本作“甘草半两（炒）”。

［5］白术三两：邓本作“白术七分半”。

［6］生姜二两（切）、大枣十二枚（擘）：邓本作“生姜四片，大枣一枚”。

［7］上六味，㕮咀，以水七升，煮取二升，去滓，分温三服：邓本作“上剉麻豆大，每抄五钱匕，生姜四片，大枣一枚，水盏半，煎八分，去滓，温服，良久再服”。

［8］加麻黄：邓本作“加麻黄半两”。

［9］加芍药：邓本作“加芍药三分”。

［10］加桂：邓本作“加桂枝三分”。

［11］加细辛：邓本作“细辛三分”。

［12］绕腰以温下，令微汗，差：邓本作“绕腰以下，温令微汗，差”。

名家选注

丹波氏《述义》 按此风湿之表虚者，亦犹桂枝汤之例。故嫌麻黄之峻，其不用阳旦者，岂以芍药之涩乎？防已黄芪汤注家以为实卫渗湿之剂，此殊不然。防已，皮水有防已茯苓汤，而陶隐居曰：“是疗风水家要药尔。然则亦是系逐表湿之品。”黄芪，但黄芪建中汤治里虚，其他如黄芪桂枝五物汤、乌头汤、芪芍桂酒汤、桂枝加黄芪汤，皆用治湿着，盖托阳排结于濡滞之邪，适然相对矣。术之驱外湿，既如前述，况方后曰“服后当如虫行皮中”，曰“令微汗，差”，则知此方为风湿家解肌之治，而非渗利之剂也明矣。

喜多村氏《疏义》 此论风湿表开而汗出者之治。脉浮、汗出恶风，风也。身重，湿也。前条并不言汗出，此风湿之表闭者，以其邪内迫，故一身尽疼；此则以汗出，其机外泄，故身不疼但重也。防已黄芪汤乃治风湿汗出之法也。防已黄芪汤方乃治风湿汗出者之剂。防已、术，利水以逐表湿，更藉黄芪之力以托出湿邪，甘草、姜、枣，所以和诸药助宣散，盖汗已出，麻黄之峻发固非所宜，而并桂枝之解肌亦不用之，殆寓制方之妙者矣。服后如虫行皮中，此风湿欲解之征也，故曰卧取汗则愈。

类方参要

《外台》深师疗大风水，脉浮，浮为在表，其人或头汗出，表无他病，但下重，故知从腰以上为和，腰以下当肿及阴，难以屈伸，木防已汤方。生姜三两，大枣十二枚（擘），白术四两，木防已四两，甘草二两（炙），黄芪五两。上六味，切，以水六升，煮取二升，分三服。喘者加麻黄，身重胃中不和者加芍药，气上冲者加桂心，下久寒者加细辛、防已、黄芪为本。服药欲解，当如虫行皮中状。从腰以下冷如冰，服汤后坐被上，又以一被绕腰温下，令得汗，汗出则愈也。忌海藻、菘菜、桃李、雀肉等。（此本仲景《伤寒论》方。）

《外台》深师疗风湿，脉浮身重，汗出恶风方。汉防已四两，白术三两，蜀黄芪五分，甘草二两（炙），大枣十二枚（擘），生姜三两。上六味，㕮咀，以水六升，煮取二升，分为三服。服汤当坐被中，欲解汗出，如虫行皮中。忌桃李、雀肉、海藻、菘菜。（《千金》同。此本仲景《伤寒论》方。）

《要方》治风湿，脉浮身重，汗出恶风方。汉防已四两，甘草二两，黄芪五两，生姜、白术各三两，大枣十二枚。上六味㕮咀，以水六升煮取三升，分三服。服了坐被中，欲解如虫行皮中，卧取汗。

按语

此即是风湿家表虚的证治。脉浮、汗出恶风为风，身重为湿，故方用黄芪固表去风，防己、白术去肌表之湿。后世对于汗出恶风表虚多以玉屏风散治之，或本于此方；传统以桂枝汤主治中风表虚者，但此兼湿，故以黄芪为主治。在药物分量与煎服法上，吴迁本防己黄芪汤与深师木防己汤（药物组成同防己黄芪汤）、深师疗风湿方及《要方》治风湿方多同，合乎汉晋隋唐时期的用药、煎服规范。而邓珍本防己黄芪汤，煮散内服，系北宋时期的煎服通例。

深师疗风湿方及《要方》治风湿方，主治病症与本条文同，但方后注仅云“服汤当坐被中，欲解汗出，如虫行皮中”；无药物加减法及“服后当如虫行皮中，从腰以上如冰，后坐被上，又以一被绕腰以温下，令微汗，差”。而深师木防己汤所治“但下重，故知从腰以上为和，腰以下当肿及阴”，与方后注“从腰以下冷如冰，服汤后坐被上，又以一被绕腰温下”相合。故该条文药物加减法及“服后当如虫行皮中……令微汗，差”一句，可能是依深师木防己汤所增。然据王焘所见，深师木防己汤本于仲景《伤寒》，知此加减法，或亦出于仲景之手。

“胃中不和者加芍药”，《汉书·司马相如传》云“芍药之和具而后御之”，颜师古注曰“芍药，药草名，其根主和五藏，又辟毒气，故合之于兰桂五味以助诸食，因呼五味之和为芍药耳”，是知芍药有和五脏之功，今胃中不和，故用之。

此外，《腹证奇览》云“病人肌肤肥白，扪之其肉软虚，松弛无力，是以正气未旺于表而浮水泛滥，虽未可言其肿但以其表虚而有水气”，即可以此方治之。

原文

伤寒八九日，风湿相搏，身体疼烦，不能自转侧，不呕不渴，脉浮虚而涩者，桂枝附子汤主之。若其人大便坚，小便自利者，术附子汤主之[1]。

桂枝附子汤方

桂枝四两（去皮）　附子三枚（炮，去皮，破）　生姜三两（切）　大枣十二枚（擘）　甘草二两（炙）

上五味，㕮咀，以水六升，煮取二升，去滓，分温三服。

术附子汤方[2]

附子三枚（炮，去皮，破）　白术四两　生姜三两（切）　甘草二两（炙）　大枣十二枚（擘）

上五味，㕮咀，以水六升，煮取二升[3]，去滓，分温三服。初一服，其人身如痹[4]，半日许复服之都尽。其人如冒状，勿怪，此以附子、术并走皮内，逐水气未得除，故使之耳。法当加桂四两。此本一方二法，以大便坚，小便自利，故去桂也。以大便不坚，小便不利，当加桂。附子三枚，恐多也。虚弱家及产妇，宜减服之[5]。

校勘

［1］术附子汤:《脉经》《翼方》同本文;邓本作“去桂加白术汤”。

［2］术附子汤方　附子三枚(炮,去皮,破)　白术四两　生姜三两(切)　甘草二两(炙)　大枣十二枚(擘):《翼方》作“术附子汤方于前方中去桂加白术四两,即是”,药物剂量同本文;邓本作“白术二两,附子一枚半(炮,去皮),甘草一两(炙),生姜一两半(切),大枣六枚”,药物剂量较同文减半。

［3］以水六升,煮取二升:邓本作“以水三升,煮取一升”。

［4］初一服,其人身如痹:邓本作“一服觉身痹”。

［5］法当加桂四两。此本一方二法,以大便坚,小便自利,故去桂也。以大便不坚,小便不利,当加桂。附子三枚,恐多也。虚弱家及产妇,宜减服之:邓本无。

名家选注

丹波氏《伤寒论述义》　风湿者,太阳病而兼湿邪是也。得病之初,两邪相合,以湿性濡滞,故数日之间犹淹留骨节,而其卫虚,其寒亦甚,治宜温发。而证有轻重,故设桂枝附子、甘草附子二汤。如里素有热者,有去桂加术之法。

森氏《考注》　此证最初伤寒表实麻黄汤证,发汗后邪不解,邪风水湿在营卫三焦之间,经八九日荏苒不愈,为身体疼烦不能自转侧之证者,是邪在筋络骨节间,麻黄证之一等深而兼湿者也。不呕不渴者,无少阳呕,阳明渴邪也。脉浮虚者,谓浮而无力也。营卫气不通行,湿邪在焉,所以无力而涩滞也。《千金翼》“涩”作“紧”,亦紧中带涩之意。邪著骨节所以脉紧也。此证风盛湿微,故用桂附汤,得微汗则愈。盖附子本温中破坚之物,今假桂枝温筋通脉之力,而治风湿相搏之表证也。若其人大便硬,小便自利者,是湿盛风微,内闭塞大肠膀胱之机道而然。故今姑去走表之桂,加平里之术,欲令附子之能直远下焦,下焦得和而后若表有余邪者,复当解表也。盖小便自利用术附,犹自汗用桂麻之例,通因通用之法也。方后“其人身如痹”云云,专指术附汤也。法当加桂,谓或时随病人可为斟酌也。一方者谓术附汤,二法者谓或入桂或不入桂,盖加桂者谓术附汤之证,而一等重表里共湿多也。如冒状者,表湿之证也。所以再又加桂也。大便不硬者,鹜溏也。小便不利者,尿闭也。是屎尿二道其机不常,水湿渍肠,令便不硬也。加桂者,令引导走肠之水分利于尿道之意也。

山田氏《集注》　不呕不渴者,邪不干上焦也,非里全无湿。以后段“若”字观之,则大便利,小便不利,其表湿稍波及于里,可推而知。此证风既去,必身体不疼烦,所以去桂。湿未去则当大便利,小便不利。而大便坚,小便自利者,是里湿则去,而表湿则自若,故术、附合用,而去皮中之水。注家往往有言驱里湿安中等说,恐失经旨。言若大便坚,小便自利,则前证大便利,小便不利可知也。今里湿即去,唯遗表湿,去桂则风亦去。不言风去之候者,以“去桂”二字包之也。

释难

一服觉身痹 森氏《考注》云“即附子瞑眩之候，说得而明了，其为生附炮制之效可知也”。

其人如冒状 即一时服用较多剂量的附子剂，出现诸如头目眩晕等症状，古称之为“瞑眩”。《尚书·说命》有“药弗瞑眩，厥疾弗瘳”之训。

按语

三阳主外而三阴主内，外有太阳、阳明、少阳不同，此即为风湿在太阳之表，兼有阳气不足，且无少阳、阳明的证治，故治用桂枝附子汤。桂枝降冲逆，有通利小便的作用，若“大便坚，小便自利”即不适用，故去桂加白术，而成术附子汤。大量白术有通便之功，如近代魏龙骧先生善用白术治便秘，其云：“余治便秘，概以生白术为主力，少则一二两，重则四五两……不必通便而便自爽。”①

桂枝附子汤与《伤寒》桂枝去芍药加附子汤的药物组成一样，但剂量不同，主治病症亦异，于此可窥仲景用药之法度。

身体疼烦若兼少阳，可治用柴胡桂枝汤，《伤寒》云“伤寒六七日，发热，微恶寒，支节烦疼，微呕，心下支结，外证未去者，柴胡桂枝汤主之”；若兼阳明，可治用白虎桂枝汤，本书《疟病篇》有谓“温疟者，其脉如平，身无寒但热，骨节疼烦，时呕，白虎加桂枝汤主之”。

原文

风湿相搏，骨节疼烦，掣痛不得屈伸，近之则痛剧，汗出短气，小便不利，恶风不欲去衣，或身微肿者，甘草附子汤主之。方

甘草二两（炙） 附子二枚（炮，去皮，破） 白术三两[1] 桂枝四两（去皮）

上四味，㕮咀，以水六升，煮取三升，去滓，温服一升，日三服。初服得微汗则解；能食、汗止复烦[2]者，将服五合；恐一升多者，宜服六七合为始[3]。《千金》云：身痹者，加防己四两；悸气、小便不利，加伏苓三两；既有附子，今加生姜三两[4]。

校勘

［1］白术三两：邓本作“白术二两”。

［2］汗止复烦：《伤寒》《玉函》同本文；邓本作“汗出复烦”。

［3］始：邓本作“妙”。

［4］“《千金》云：身痹者，加防己四两；悸气、小便不利，加伏苓三两；既有附子，今加生姜三两”一句，邓本无。

---

① 魏龙骧．医话四则［J］．新医药学杂志，1978（4）：9-10.

名家选注

李氏《广注》 经云：湿家一身尽疼，又太阳中风体痛。此骨节疼烦掣痛，风则伤卫，湿流关节也。风气疏泄，故汗出短气。中风表虚，故恶风着衣。小便不利，湿内壅也。身肿，湿外薄也。主此汤温经以祛风湿。白术补脾胜湿。桂枝发表祛风。甘草养正缓邪。附子性走而不守，浮、中、沉无所不至，昔人谓“能引发表药，逐在表之风邪；引温暖药除中外之寒湿”是也。

森氏《考注》 此条比前条则为风湿共盛，骨节疼烦，汗出短气，恶风不欲去衣，共为风证；掣痛不得屈伸，近之则痛剧，小便不利，身微肿，共为湿证。“骨节疼烦”云云，比前条“身体疼烦不能自转侧”则尤甚。此方甘、附、术、桂只四物，不用姜枣者，盖风湿涩滞之甚者，不宜急治，故不假姜枣之佐使，而四君相共合力，回阳温经，则风湿自解也。

山田氏《集注》 此证即苓桂术甘汤去苓加附者。甘草，《玉函》作“三两”，宜从。少气者，栀子甘草豉汤主之。《千金方》妇人中风，安心汤方后，胸中少气者，益甘草。又呕吐半夏汤方后，少气加甘草。兹知甘草主短气，以能补中焦之气也。凡本条证，比之前条，更属剧证，而表里稍虚，汗出恶风，不欲去衣者，表阳虚也。短气者，里气虚也。但重于前条，故用单刀直入法，然带虚则不得不减附子而倍甘草。

丹波氏《述义》 按伤寒表证大端有二，曰太阳病，曰少阴病直中，顾湿家亦不过如此。盖其太阳证治，麻黄加术汤等条是已。如前条及此条，俱系表虚寒证，虽湿邪持久，犹是少阴直中之类。而桂枝附子汤、术附汤、甘草附子汤，亦犹麻黄附子细辛甘草二汤及附子汤之例矣。

释难

近之则痛剧 钱潢《伤寒溯源集》谓“即烦疼之甚也。疼而烦甚，人近之则声步皆畏，如动触之，而其痛愈剧也”。

按语

李氏、森氏、山田氏所释甚明。《述义》将治疗风湿的麻黄加术汤与甘草附子汤、桂枝附子汤、术附汤，类比为太阳病麻黄汤与少阴病麻黄附子细辛汤、麻黄附子甘草汤，尤见巧思。

甘草附子汤，方中用术，一方面祛湿消肿，一方面固表止汗。方中不用姜、枣者，意取单刀直入法，以治风湿之急性疼痛。山田氏认为“甘草主短气，以能补中焦之气”，言之在理。

此外，甘草附子汤及前文桂枝附子汤、术附子汤，可与《伤寒》真武汤、附子汤等治身痛方对看，以参仲景用药之法。

原文

太阳中热者，暍是也。其人汗出恶寒，身热而渴，白虎加人参汤主之。方一方白虎汤主之。

知母六两　石膏一斤（碎，绵裹）　甘草二两[1]　粳米六合　人参三两

上五味，㕮咀，以水一斗，煮米熟，汤成，去滓，温服一升，日三服。

校勘

[1]"甘草二两"本无，据邓本补入。

名家选注

喜多村氏《疏义》 此章中暍之正证，殆属阳实者也。邪之伤人，不论风寒暑湿，无不从皮毛而入，故曰太阳中热。暍者，夏月暑热中之邪气也，故以"中热"二字通解"暍"字之义。暑邪客于表，所以汗出恶寒。津液伤于中，所以身热而渴。白虎加人参汤乃清肃之剂，以涤暑热生津液也。

森氏《考注》 中热者，即中暑之义。石膏有解散一切热郁之功，而其热不在表不在里，在肌肉之间者，石膏能散除之。黑字（编者按：森氏所谓"黑字"，即《证类本草》中的阳刻黑字，一般认为非《神农本草经》的原文。）云"三焦大热皮肤热"可以证矣。盖在三焦肌肉之热，多是其人水饮过多，邪热结于饮中之所为。石膏解饮热最效，大小青龙、竹叶石膏汤皆解痰热之义也。知母清热润燥之最者，佐石膏慓悍之力，以治烦渴热闷之证也。暑热直入于胃，故加粳米令胃气不衰惫，以生津液，与桂枝汤方后用热粥，其理相同。

按语

此为暍病之正治。暍，即中暑。暑热中表，故身热。热迫津液外出，故汗出、口渴。暑热伤气且津液外泄，故恶寒，然此恶寒多见于背恶寒，而非全身恶寒。治用白虎加参汤，石膏、知母清热，人参、甘草、粳米益气生津。本文可与《伤寒》"伤寒无大热，口燥渴，心烦，背微恶寒者，白虎加人参汤主之"对看。

白虎汤、白虎加参汤，适用于暍病初起；若病情进一步加重至神昏，则不可用之。如本书《杂疗方》云："凡中暍死，不可使得冷，得冷便死，疗之方。屈草带，绕暍人脐，使三两人更溺其中，令温。亦可用热泥土屈草，亦可扣瓦椀底按及车缸以着暍人脐上，取令溺，不得流去。此谓道路穷，卒无汤，当令人溺其中。欲使多人溺，取令温。若汤，便可与之，不用泥及车缸，恐此物冷。暍既在夏月，得热泥土，暖车缸，亦可用也。"

原 文

太阳中暍，身热疼重而脉微弱，此以夏月伤冷水，水行皮中所致也，瓜蒂汤[1]主之。方
瓜蒂二七枚
上一味[2]，以水一升，煮取五合，去滓，顿服。

校 勘

［1］瓜蒂汤：邓本作“一物瓜蒂汤”。
［2］上一味：邓本作“上剉”。

名家选注

李氏《广注》 中暍，邪在表，故身热；伤冷水，故身疼重；暑伤气，气虚，故脉微弱也。瓜蒂气味苦寒，治身面四肢浮肿，散皮肤中水气，苦以泄之也。

森氏《考注》 瓜蒂味苦，能通达郁滞，无所不至。故驱逐全身之水气令利下，但暴病实满者宜之。虚弱久病尤可禁之耳。本条瓜蒂一味汤法，正与本草白字所说相合，注家皆知瓜蒂散之为吐剂，而不知瓜蒂汤之为下剂，何不讲《本草》之如此其甚哉！

类方参要

《肘后》治大热行极，及食热饼，竟饮冷水过多，冲咽不即消，仍以发气，呼吸喘息方。大黄、干姜、巴豆，等分。末，服半钱匕，若得吐下，即愈。若犹觉停滞在心胸，膈中不利者。瓜蒂二分，杜蘅三分，人参一分。捣，筛，以汤服一钱匕，日二三服，取吐为度，效。

《外台》引《古今录验》宫泰说：李将军儿得病，喘息甚难，并数上气呼吸，疗之不差，遂亡。本由食饼后乃饮水得之，服五味汤不差，此辈皆死。是后乃有婢得之，行极而渴饮水多，此为所发起同，与五味汤亦不差。然后小差，泰因此与三物备急药半钱，吐下得差。由此思惟病之所由，以冷水入肺及入肠，寒热不消化，结聚逼迫于胃口，故令其呼吸乏，气息不得下过，谓喘而上气息数也，宜吐下之亦可，与三物瓜蒂散吐之。三味吐散，宫泰以疗上气呼吸喘逆方。瓜蒂三分，杜蘅三分，人参一分。上药捣筛，为散。以温汤服一钱匕，老小半之。

《辅行诀》启喉以通肺气，治过食难化之物，或异品有毒，宿积不消，毒势攻注，心腹痛如刀搅。赤小豆、瓜蒂各等分。共为散，每用咸豉半升，以水二升，煮豉取一升，去滓。内散一匕，顿服，少顷当大吐则差。

按语

注家对此条文颇有争议。《辑义》认为“此方与证不对，恐是错出。《伤寒》《玉函》《脉经》并不载，可以为佐证矣”；喜多村氏《疏义》亦云“瓜蒂汤方与证不对，是必传写有讹，今且存疑矣”。李氏、森氏等则从暑湿或阴暑释之。

夏月暴饮冷或入冷水，容易出现喘满等症，如《外台》引《古今录验》记载的官泰医案。因饮用冷水诱发的喘息，吐下则解，方用三物备急散或三味吐散。

此外，郝万山教授曾讲述宋孝志先生以栀子豉汤治疗夏月过饮冷水导致过敏性哮喘的医案，栀子豉汤亦有一定的催吐作用，可见以吐法或下法治疗夏月伤冷水导致的相关病症是行之有效的。所以本条文用瓜蒂汤治疗夏月伤冷水导致的“身热疼重而脉微弱”并非不可能。

原文

太阳中暍，发热恶寒，身重而疼痛，其脉弦细芤迟，小便已，洒洒然毛耸，手足逆冷。小有劳，身即热，口开，前板齿燥。若发其汗，则恶寒甚；加温针，则发热甚；数下之，则淋甚。

名家选注

山田氏《集注》 古人多言暑兼湿，今味本条证，不必不兼湿。故中暑之药，多用术苓者，兹知清暑益气汤，虽非为本条设者，而验之病者，未属不补仲景方之缺。尤氏亦注本条云，虽名中暍，而实兼湿邪。又云，暑虽阳邪，而气恒与湿相合，阳求阴之义也。学者宜审焉。

森氏《考注》 暍病谓之中暍，犹风病谓之中风也。暑热正证，直中于脾胃，故表里纯热，与风温证病机相同，所以用白虎也。此条证为阴阳俱虚，暑邪炽盛，则清暑益气、黄芪汤之类宜酌用也。

释难

前板齿燥 《述义》云“郑玄《易通卦验》注‘太阳脉起足少指端至前两板齿’，暑热之邪侵犯太阳，故见此症”。

按语

前已论中暍治法，此则论其主要症候及治疗禁忌。中暍之病有类似太阳恶寒、发热、身疼痛等症，但伤津耗气为其大数。病不在太阳且非风寒，故不能发汗、温针；津液多有耗损而为淋，故不能下之。虽症候类似但病因病机相异，故治当有别。

注家认为此证可用东垣清暑益气汤,《脾胃论》清暑益气汤方如下:黄芪(汗少减五分)、苍术(泔浸,去皮)、升麻以上各一钱,人参(去芦)、泽泻、神曲(炒黄)、橘皮、白术以上各五分,麦门冬(去心)、当归身、炙甘草以上各三分,青皮(去白)二分半,黄柏(酒洗,去皮)二分或三分,葛根二分,五味子九枚。上件同㕮咀,都作一服,水二大盏,煎至一盏,去渣大温服,食远。剂之多少,临病斟酌。

此外,《疏义》认为可用人参五苓散或生脉散加香薷。亦可参考。

百合狐惑阴阳毒病脉证并治第三

论一首　证三条　方一十二首

文献导读

狐病

天回医简《脉书·下经》　西风，……，善悲，不乐，善[畏]而恶声音，疑于病狐，忘（妄）詈不别亲[疏]。

狐，[状]隐，徒少腹痛。

惑

《左传》　晋侯求医于秦。秦伯使医和视之，曰："疾不可为也。是谓：'近女室，疾如蛊。非鬼非食，惑以丧志。良臣将死，天命不祐。'"公曰："女不可近乎？"对曰："节之。先王之乐，所以节百事也，故有五节，迟速本末以相及，中声以降，五降之后，不容弹矣。于是有烦手淫声，慆堙心耳，乃忘平和，君子弗听也。物亦如之，至于烦，乃舍也已，无以生疾。君子之近琴瑟，以仪节也，非以慆心也。天有六气，降生五味，发为五色，徵为五声，淫生六疾。六气曰阴、阳、风、雨、晦、明也。分为四时，序为五节。过则为菑，阴淫寒疾，阳淫热疾，风淫末疾，雨淫腹疾，晦淫惑疾，明淫心疾。女，阳物而晦时，淫则生内热惑蛊之疾。今君不节不时，能无及此乎？"

按　语

《金匮》之前文献，未见百合病、阴阳毒的相关记载。距仲景较近的魏晋之际王叔和所著《脉经》载："百合之为病，……，其脉微数，百脉一宗，悉病，各随证治之。"至隋·巢元方著《病源》载"百合病者，谓无经络百脉，一宗悉致病也"，对于该病具体为何尚无详解。后世注家以百合主治该病，故名百合病。百合病，其症候或然不定，难以如其他疾病可归纳为某一脏腑类病症，故以百脉皆病定义之，如《病源》言"谓无经络百脉，一宗悉致病"，以百脉合病称之。百合之象，犹如百脉合而归一，有通利二便，养津除热之功效，故以百合类比此百脉皆病之疾。

山田氏《私考》云："百合狐惑二病，盖古有而今无之病。说者或谓伤寒虚劳大病已后有斯疾，《千金方》或谓气病，要牵合传会，未尝有的经所言者。愚谓痘麻霉毒，而古无今有，又本书黄汗古有而今无。吾尝到上州高崎，莫不患疟痢者，在江户则甚稀。相隔仅二十六里，而犹如斯况。世隔千岁，运气非一，即为古有而今无，亦何足怪乎？然有证类此病，而运用此方，是医人当试，不在此例。要之，强合今之病，恐非仲景之意。”其《集注》再申之：“百合病，《巢源》题以‘伤寒百合候’，《千金》隶之‘伤寒劳复’下，并谓伤寒虚劳大病之后，变成此疾。兹知百合病，发与伤寒后也甚明著。尤氏谓‘伤寒热病前后见之’者，诚不诬。然而斯疾今不可考，后人或云《内经》解㑊证。或云与劳瘵同形状，或云心神涣散证。或云气病。并臆揣不可从。”山田氏之论，公允可取。

天回医简所载狐多指时隐时现、腹痛为主要表现，与后世“狐疝”等较为吻合，并有狐之阳瘅、阴胀、阳胀，以及直狐、气狐等不同分类，但与《金匮》中以神志、精神、孔窍病变等表现为主的“狐惑”之“狐”不尽相同。除《金匮》及传世古籍相关传本外，“惑”作为疾病名称，未见相关记载。然《五十二病方》《病源》等有“蜮”“螟”等致病毒虫的记载。其致病与“晦淫惑疾”较贴近，但后世注家阐释狐惑病时，多以狐之特性比喻“狐惑”之发作性及疾病特点。

至于为何百合病、狐惑病、阴阳毒合篇论之？诚如《述义》所说：“百合、狐惑、阴阳毒三病，考之《巢源》《千金》，多系伤寒后所变，此其所以合为一篇欤。”

百合病、狐惑病、阴阳毒，究竟是什么病？虽有相关文献，却难以考证。钱超尘先生针对仲景书的流传史，尝言：“（仲景书）不可不考，不考学术无源；不可深考，深考资料全无。学者知纷繁歧异即是，则可别具只眼，择善而从。”① 之于百合病、狐惑病、阴阳毒的研究，亦当如是观。《述义》云：“百合、狐惑，注家或谓在后世为某病，然其说竟属牵凑，实不能知其为何证。如阳毒、阴毒，就唐宋诸书考之，则殆是三阳合病，与少阴直中之类。然仲景不举之《伤寒》中，则知是别一种证，而亦未明其为今之某病也。然则三病也者，古特有而今绝无者耳。痘疹创于东汉，脚气盛于晋唐，风会变迁，理之所然，岂何疑于古今之有殊乎。”此不失为中肯之说。盖三病，古有今无，难以穷究。读者但就其治则、治法领会大意，灵活运用诸治方为善。

原文

论曰：百合病者，百脉一宗，悉致其病也，意欲食复不能食，常默默，欲得卧复不能卧[1]，欲出行复不能行[2]，饮食或有美时，或有不用闻食饮臭时[3]，如寒无寒，如热无热，口苦，小便赤。诸药不能治，得药则剧吐利，如有神灵者[4]。身形如和[5]，其脉微数。每溺时头痛者，六十日乃愈；若溺头不痛，淅然者，四十日愈；若溺快然，但头眩者，二十日愈。其证或未病而预见，或病四五日而出，或病二十日，或一月微见者，各随证治之。

校勘

［1］欲得卧复不能卧：《脉经》同本文；邓本作“欲卧不能卧”。

［2］欲出行复不能行：《脉经》作“欲得出行而复不能行”；邓本作“欲行不能行”。

［3］不用闻食饮臭时：邓本无“饮”字。

---

① 钱超尘，温长路．张仲景研究集成［M］．北京：中医古籍出版社，2004：171.

［4］如有神灵者:《外台》引仲景《伤寒论》作“如有神灵所加也”。

［5］身形如和:《外台》引仲景《伤寒论》作“身体仍和”。

名家选注

丹波元胤《药雅》 百合之为病,内不侵藏府,外不注筋骨,唯邪居于周身百脉中,一切合为患。《灵枢·海论》曰:“血海有余,则常想其身大,怫然不知其所病。血海不足,亦常想其身小,狭然不知其所病。”盖病在血分,徐而不显,莫的觉其所苦,故其于饮食起卧寒热之际,倏然变替,无证可凭。唯其可征者,口苦小便赤,及溺时头痛,脉之微数耳。夫血受邪则津伤味变,故口苦也。溺者,血之余,故小便赤也。溺时头痛脉微数者,邪在血分之候也。是以正治之法,主以百合地黄汤。其方地黄和百合煎汁,取其能入脉中以清血热矣。

森氏《考注》 脉者,血管也。百合病者,盖血中有余热不解,为种种变证者是也。但其病不在藏府,在血脉中,而水饮为之结聚,故荏苒虽引日月,不至于死也。今验之病人,伤寒后不起,引日不愈,而不至于死证者,往往有之,妇人最多,为其血证可知耳。《药雅》已云“邪在血分之候”可从矣。

释难

百脉一宗 一般因心主血脉、肺朝百脉而将“百脉一宗”阐释为百脉皆病,若断句为“百合病者,百脉一宗悉致其病也”,如《病源》“百脉一宗悉致病也”、《脉经》“百脉一宗悉病”更能体现该病是人体百脉皆病或百脉一齐致病。尤氏《心典》即云“百脉一宗者,分之则为百脉,合之则为一宗”。

得药则剧吐利 亦可作“得药则剧,吐利”,即服药后“意欲食复不能食,常默默,欲得卧复不能卧”等症状加重,同时伴见呕吐、下利。此处得药为何?如参考《病源》《脉经》《千金》等所载该病为“伤寒”后而患,以下、汗、吐为主要治法而以大黄、麻黄等药,可推测此处“得药”当为麻、桂、附、大黄等。

按语

此是百合病总纲,论述了该病的临床表现、病位、病机、预后等。“口苦,小便赤,脉微数”是百合病的主要特征,可伴见寒热往来或不调、饮食、情绪、睡眠、行为、味觉、嗅觉异常或反复等肢体、官窍为主的症候。

百合病在其他传世古籍中未见记载,《病源》《要方》《外台》云:“百合病多因伤寒虚劳大病之后不平复,变成斯疾也。”百合病或为伤寒后遗病症之一。周氏《金匮玉函经二注》说:“是病多从心主,或因情欲不遂,或因离绝菀结,或忧惶煎迫,致二火郁之所成。”饭田鼎《金匮要略方论考证》云:“《肘后方》以生地黄疗男女虚损,《神农经》地黄条有‘治伤中’,今配百合以生地黄,其因可知。按百合,乃房劳过度之谓,取其因以名其病,与其药名相合者,偶然耳。”他们认为百合病或由情志不遂或饮食房事等调护失宜所生。

百合病病位或在血脉，或在心肺，森氏《考注》言“盖病在血分，徐而不显”，魏荔彤《本义》谓“百合病者，肺病也。肺主气，肺病则气病，气病则脉病，可以递言也”。如依《金匮》体例，该部分位于伤寒之后，脏腑之病之前，应为血脉之病。

病性方面，《金匮要略注评》云：“百合病的形成，既可在热病之后，余热耗损心肺阴液而成；也可由情志不遂，郁结化火消烁阴液而成。”对于治法，程门雪《金匮篇解》说：“其治法专以滋润为主”。

百合病的预后，以小便与头痛、眩晕的轻重程度判断。对于相应的预后时间，是临床观察的结果还是受数术思想影响所致，待考。

此外，《病源》《要方》《外台》有百合病的另一论述，其云：“恶寒而呕者，病在上焦也，二十三日当愈。其状腹满微喘，大便硬，三四日一大便，时复小溏者，病在中焦也，六十三日当愈。其状小便淋沥难者，病在下焦也，四（一作“三”）十三日当愈。”此是从三焦论治百合病，与本篇甚异。

汗、吐、下是秦汉时期治外感类疾病的通用方法，若以此通用治法治百合病，即多出下文百合病汗后、下后、吐后等诸条。

原文

治百合病[1]，发汗后者[2]，百合知母汤[3]。方

百合七枚（擘）　知母三两（切）

上二味[4]，先以水洗百合，渍一宿，当白沫出，去其水，更以泉水二升，煮[5]取一升，去滓；别以泉水二升煮知母，取一升，去滓；后合和重煎，取一升五合，分温再服。

校勘

［1］治百合病：《要方》同本文；邓本作“百合病”。

［2］发汗后者：《要方》作“已经发汗之后，更发者”；《外台》引仲景《伤寒论》作“发汗已，更发者”。

［3］百合知母汤：《要方》同本文；邓本作“百合知母汤主之”，《外台》引仲景《伤寒论》同邓本。

［4］邓本无“二味”。

［5］煮：邓本作“煎”。本篇下同，不再出注。

名家选注

尤氏《心典》　人之有百脉，犹地之有众水也，众水朝宗于海，百脉朝宗于肺，故百脉不可治，而可治其肺。百合味甘平微苦，色白入肺，治邪气，补虚清热，故诸方悉以之为主，而随证加药治之。用知母者，以发汗伤津液故也。

森氏《考注》　百合治百合病，与豚卵主奔豚，钟乳治乳同理。百合重匡之根，以治百脉宗合之病也。盖百合通利水血，尤有奇功者，其百片重合之根以达血脉千派之中之义在焉耳。百合病，经发汗后，津液大亡，而宿饮在中，荏苒不散，饮血中含蓄余热，久久不了了，其证或呕或腹满微喘，或小便淋沥，并皆水饮所为也。知母配百合，直入于水血中，而引导水血。盖滋润不燥之物，能引水导湿，与牛膝门冬同理。乃去旧血而生新血，导浊水而生清水之药也。

山田氏《集注》 百合病本不当发汗吐下，若发汗则伤其津液，所以用知母而滋营卫之阴。乃知发汗吐下皆系误治。下仿此。

类方参要

《小品》治妊妇日月未至，欲产方。捣知母和蜜为丸，如梧子，服一丸，痛不止，更服一丸。

《要方》治妊娠头痛壮热，心烦呕吐，不下食方。生芦根一升，知母四两，青竹茹三两，粳米五合。右四味，㕮咀，以水五升煮取二升半，稍稍饮之。尽更作，差止。

按 语

本条是百合病误用发汗的主治。盖百合病本为虚、热、里证，虽有“如寒如热”等看似邪在表的症候，亦不当发汗。有云此指因发汗不当而致百合病，即百合病为汗法不当或汗后病复的伤寒变证，似不合文义，郭雍《伤寒补亡论》有详辩，可参。

百合知母汤以百合养阴清热，知母清热除邪，更以泉水下热护阴。百合，《本经》言“味甘，平。主邪气腹胀，心痛，利大小便，补中益气”，《别录》云“主除浮肿，胪胀，痞满，寒热，通身疼痛，及乳难喉痹肿，止涕泪”；其有泄热、通利二便及补中益气的作用，与百合病虚热之病机相符。百合，百瓣一蒂，如人百脉一宗，命名取治如是。知母，《本经》谓“味苦，寒。主消渴热中，除邪气，肢体浮肿，下水，补不足，益气”，知母多用其泻热之功而起到助产、止痛、止渴、除燥之目的，如白虎汤类方。泉水，《证类本草》言其“味甘，平，无毒。主消渴，反胃，热痢热淋，小便赤涩。久服却温，调中，下热气，利小便，并多饮之”。

百合浸泡一宿除沫另煎煮，可能与其含有生物碱等可致下利相关。

原 文

治百合病[1]，下之后者[2]，百合滑石代赭汤[3]。方

百合七枚（擘） 滑石三两（碎，绵裹） 代赭如弹丸一枚（碎，绵裹）

上三味[4]，先以水洗百合，渍一宿，当白沫出，去其水，更以泉水二升，煮取一升，去滓；别以泉水二升，煮滑石、代赭，取一升去滓；后合和重煎，取一升五合，分温再服。

校勘

［1］治百合病：《要方》同本文；邓本作“百合病”。

［2］下之后者：《要方》作“已经下之后更发者”；《外台》引仲景《伤寒论》作“下之已更发者”。

［3］百合滑石代赭汤：《要方》同本文；邓本作“滑石代赭汤主之”，《外台》引仲景《伤寒论》同邓本。

［4］“上三味”邓本无。

名家选注

李氏《广注》 热在脉而不在腑，下之则热邪入里，协热遂利而下焦不固，故加滑石之分利者，泌水谷以分阴阳，代赭石之重涩者，镇下焦而固虚脱。

森氏《考注》（代赭）此物与滑石稍同其质，滑石专以滑利为功，而散漫走于气分。代赭以清解为能，而镇坠入于血分。此合用二物，其义在于清解下后余热，以健脾土耳。魏氏以为涩，非其义也。徐氏云：“加之泉水，以泻阳，而阴气自调也。”

山田氏《集注》 下后气浮越，故镇坠其气，且泻其热于小便。

类方参要

《医心》引《广济方》疗患淋来积年，比医疗不能得愈，或十日、五日一发，即有可时，今年因病更频数，二十日来不定，饮子方。桑白皮六分，通草、百合各八分，白茅根一分。上四味，细剉，以水四升，煮取二升，去滓，温下前散药。口干渴，含之亦得也。

按语

百合病，口苦、小便赤、饮食味觉异常是其特征性症候，然其为虚热，而非实热。虚热若以大黄、芒硝等下之，则有下利之患。百合病主证未变，但已属下焦，故以滑石、赭石清利固涩以治。

百合具有通利二便的作用，《广济方》用百合、桑白皮、通草、茅根等功效类似药物以组方治疗积年难治淋病，取药皆是色白之品似与肺主色白，为水之上源有关。

原文

治百合病[1]，吐之后者[2]，百合鸡子汤[3]。方

百合七枚（擘） 鸡子黄一枚

上二味，先以水洗百合，渍一宿，当白沫出，去其水，更以泉水二升，煮取一升，去滓；内鸡子黄，搅令调，分温再服[4]。

校勘

［1］治百合病：邓本作“百合病”。
［2］吐之后者：《要方》《外台》引仲景《伤寒论》作“吐之已更发者”。
［3］“百合鸡子汤”后，邓本多出“主之”。
［4］搅令调，分温再服：邓本作“搅匀，煎五分，温服”。

名家选注

尤氏《心典》 本草鸡子安五脏，治热疾，吐后脏气伤而病不去，用之不特安内，亦且攘外也。

森氏《考注》 鸡子治血中烦热有奇效。《外台》引《小品》“鸡子汤疗发汗后二三日不解，头痛肉热。方麻黄甘草二味，以水二升扣鸡子白，令置于水内，合和令匀，内药复搅令和，上火煎之，勿动。煎一升，适寒温顿服之。盖覆汗出，粉傅之，有效。《古今录验》《备急》同。”又“《集验》疗伤寒五六日，斑出以后汤。方猪胆三合，鸡子一枚，苦酒三合合煎，分两服，取汗出为效。文仲、《备急》《千金》同。”又“张文仲、葛氏疗伤寒及温病头痛壮热，脉盛，始得一二日。方破鸡子一枚着冷水半升中，搅令相得，别煮一升水令沸，以鸡子水投其汤中，急搅调，适寒温顿服，覆取汗。《备急》同。”又《伤寒论·少阴篇》“治心中烦不得卧者，黄连阿胶汤”“治咽疮不能语声不出者，苦酒汤”并用鸡子，与此同理。

类方参要

《肘后》治卒心痛方。苦酒一杯，鸡子一枚，着中合搅，饮之。好酒亦可用。

《肘后》治伤寒及时气温病，及头痛，壮热，脉大，始得一日。鸡子一枚，着冷水半升，搅与和，乃复煮三升水极令沸，以向所和水，投汤中，急搅，令相得，适寒温，顿服，取汗。

《外台》引《范汪》疗汤火灼疮方。破鸡子，取白涂之。

《外台》引《集验方》治妊娠血下不止，名曰漏胞，血尽子死方。鸡子（十四枚，取黄）以好酒二升煮，使如饧，一服之。

《医心》引《集验方》治伤寒，吐，虚羸欲死方。鸡子十四枚，以水五升，煮取二升，乃内豉四合，复煮两三沸，去豉，分再服。

按语

百合病见有“意欲食复不能食……饮食或有美时，或有不用闻食饮臭时”等邪在胃中、膈上之候，医者若不解其阴损热盛的基本病机，而以“其在上者，因而越之”的原则用涌吐之剂，亦致“得药则剧”之变局。救误之法在于抓基本病证与辨证相兼顾，以百合之本，鸡子除热调中安内，《本经》谓“除热火疮，治痫痉”，《伤寒》黄连阿胶汤治“心中烦，不得卧”，即取鸡子除热安中之效。类方中鸡子以除热之功而治心痛、发热、痈、疮等，可参考应用。

原文

治百合病，不经吐、下、发汗，病形如初者，百合地黄汤[1]。方

百合七枚（擘） 生地黄汁一升

上二味，先以水洗百合，渍一宿，当白沫出，去其水，更以泉水二升煮取一升，去滓；内地黄汁，煮取一升五合，分温再服。中病勿更服，大便当如漆。

校勘

［1］百合地黄汤：《要方》同本文；邓本作“百合地黄汤主之”，《外台》引仲景《伤寒论》同邓本。

名家选注

赵氏《衍义》 若不以吐、下、发汗，未有所治之失，病形得如初者，但佐之生地黄汁，补血凉血，凉则热毒消，补则新血生，蕴积者，行而自大便出，如黑漆矣。

森氏《考注》 生地黄汁尤冷利，用之在加减如何耳。张元素曰：“地黄生则大寒而凉血，血热者须用之。”王好古曰“生地黄治心热，手足心热，入手足少阴厥阴，能益肾水，凉心血，其脉洪实者宜之”是也。此用百合煎汁和生苄汁者，专在于凉解血热而通利二便。方后云“大便当如漆”，可以征矣，便是中病之候也。大便如漆者，即是下败血瘀血也。

释难

大便当如漆 一时服用大量的地黄，即出现大便色黑如漆之候。

类方参要

《肘后》治伤寒时气温病方。生地黄三斤，细切，水一斗，煮取三升，分三服。

《肘后》附《外台》治天行毒病，衄鼻，是热毒，血下数升者。好墨末之，鸡子白，丸如梧子，用生地黄汁，下一二十丸，如人行五里，再服。

按语

百合病具有寒热不定、饮食反复、小便异常，甚至神志恍惚等症候，对于阳热盛而阴津耗伤之病，除热养阴是其主治。前诸条论其变证之法，此条为其本证论治，百合、生地皆具此功效。生地有凉血补益养精之效,类方亦取此用,虽非百合病,但如病机方证符合者,可参用。

原文

百合病,一月不解,变成渴者,百合洗。方

百合一升

上一味,以水一斗,渍之一宿,以洗身。洗已,食煮饼,勿与盐豉也。

名家选注

浅田氏《杂病论识》 盖余热经月不解,则郁于胃以成渴,乃虽郁胃,始终百脉一宗,而为治法之纲,故用百合渍水,灌皮毛,以清气血。《素问》云:其外有邪者,渍形以为汗是也。

山田氏《私考》 百合既今无之病,故其证甚可疑,如变成渴者,百合洗方主之,注家以肺主皮毛之义强之。夫今所见之病,有渴亦焉可洗身乎?其今无之病,断然可知。

释难

煮饼 《伤寒总病论》云:"煮饼是切面条汤煮水淘过,热汤渍食之。"浅田氏《杂病论识》言:"面团当煮熟者,谓之煮饼。"

类方参要

《医心》引《徐伯方》治痈疖方。捣百合根敷之,食之亦得蒸。

按语

由《伤寒》"病在阳,应以汗解之,反以冷水潠之,若灌之,其热被劫不得去,弥更益烦,肉上粟起"可知,外以水喷洒、灌洗等是古人治疗热病的方法之一,与现代处理发热用酒精擦浴、湿巾外敷等类似。百合病是百脉一宗致病而来,病进一月而渴盛,说明热愈盛津愈伤,人体百脉外达腠理皮毛内通脏腑,治血脉可通脏腑,因此用百合外洗以除血脉中热的方法以治疗内外皆热之证。百合外用泻热治痈疖,其外洗亦可除热。

原文

渴不差[1],栝蒌牡蛎散主之。方

栝蒌根　牡蛎(熬)等分

上二味,杵为散[2],饮服方寸匕,日三服。

校勘

[1] 渴不差:《医心》《要方》《外台》同本文,并接于前条;邓本作“百合病,渴不差者”。

[2] 上二味,杵为散:邓本作“上为细末”。

名家选注

尤氏《心典》 病变成渴,与百合洗方而不差者,热盛而津伤也。栝蒌根苦寒,生津止渴,牡蛎咸寒,引热下行,不使上烁也。

森氏《考注》 柴胡桂姜汤,治寒热心烦,亦合用栝蒌根牡蛎,与此同理,盖是蒌根过于润利,故配牡蛎则相须而奏效,蒌根清热而润利,牡蛎清热而引水,遂有止渴利尿之效也。

类方参要

《要方》治伤寒鼻衄,肺间有余热故也,热因血自上不止,用此方。牡蛎一两半,石膏一两六铢。上二味治下筛,酒服方寸匕,日三四。亦可蜜丸,服如梧子大,用治大病差后小劳便鼻衄。

《医心》引《集验方》治乳无汁方。取栝蒌根切一升,酒四升,煮三沸,去滓,服半升,日三。

按语

药物作散,以酒或白饮冲服,是秦汉时期常用的服药方法,此方即是。

《伤寒》小青龙汤方后加减“若渴,去半夏,加栝蒌根三两”、小柴胡汤方后加减“若渴,去半夏,加人参合前成四两半,栝蒌根四两”、本书《中风篇》三黄汤“渴加栝蒌根三分”、本书《消渴篇》“小便不利者,有水气,其人若渴,栝蒌瞿麦丸主之”及本书《疟病篇》“疟病发渴者,与小柴胡去半夏加栝蒌汤”,可见仲景用栝蒌根,主要是止渴。牡蛎,《别录》谓“微寒,无毒。主除留热在关节荣卫,虚热去来不定,烦满,止汗,心痛气结,止渴”,其也有止渴之效。栝蒌根、牡蛎,二药相伍,止渴之力更宏,《伤寒》柴胡桂枝干姜汤、牡蛎泽泻散,亦用此组合。

原文

治百合病,变发热一作发寒热,百合滑石散[1]。方

百合一两(炙)　滑石三两

上二味,杵为散[2],饮服方寸匕,日三服。当微利者,止,勿服之,热则除[3]。

校勘

［1］百合滑石散：邓本作“百合滑石散主之”。

［2］上二味，杵为散：邓本作“上为散”。

［3］“热则除”后，《要方》更有“一本云治百合病，小便赤涩，脐下坚急”。

名家选注

尤氏《心典》 病变发热者，邪聚于里而见于外也。滑石甘寒，能除六腑之热。得微利，则里热除而表热自退。

《金鉴》 百合病，如寒无寒，如热无热，本不发热，今变发热者，其内热可知也。故以百合滑石散主之，热从小便而除矣。

按语

《要方》云“一本云治百合病，小便赤涩，脐下坚急”，据此可知百合滑石散之主证。

《伤寒论·辨脉法》：“问曰：病有洒淅恶寒而复发热者，何？答曰：阴脉不足，阳往从之；阳脉不足，阴往乘之。……阴气上入阳中，则洒淅恶寒也，……，阳气下陷入阴中，则发热也。”发热为邪正相争阴阳往来之候。百合病内热盛阴津伤是其基本病机，泻热养阴是主要治法，在里之热可用清利方法，滑石具有通利泻热的功效，符合此处邪热在里的病机，后世六一散治暑湿也是取其通利以导热下行的作用。方用百合养阴除热、滑石通利泻热下行，相使为用。

此外，《要方》在本文后有“治百合病变腹中满痛。方但取百合根，随多少，熬令黄色，捣筛为散，饮服方寸匕，日三，满消痛止”，疑似《金匮》之佚文。此用百合治疗腹满痛，合于《本经》“百合主邪气腹张”之言。

原文

百合病见于阴者，以阳法救之；见于阳者，以阴法救之。见阳攻阴，复发其汗，此为逆[1]；见阴攻阳，乃复下之，此亦为逆[2]。

校勘

［1］复发其汗，此为逆：《脉经》作“复发其汗，此为逆，其病难治”。

［2］乃复下之，此亦为逆：《脉经》作“乃复下之，此亦为逆，其病难治”。

名家选注

森氏《考注》 此章察百合病来路源由之要领，“百合病”三字为冒头之辞。见于阴者，以阳法救之者，言初病疫时，见阴寒证者，以阳热之药方治法救之则愈也。见于阳者，以阴法救之者，言初病疫时见阳热证者，以阴冷之药方治法救之则愈也。故其见阳热证者，宜攻治其阴水而益之。今医反发其汗，以亡其阴水，此为治之逆，所以成百合病也。前文所云“发汗后者”，即是也。又其见阴寒之证者，宜攻治其阳气而温之。今医复下之，反亡其胃阳，此亦为治之逆，前文所云“下之后者”“吐之后者”并是也。盖百合病多是自是二逆而成，故于此明之，其不经汗吐下及一月不解者，亦付录之，百合之治方尽在于此耳。《外台》引《小品》其文稍多，其义稍足，可从也。

浅田氏《杂病论识》 此论百合病之治则也，见于阴、见于阳，犹言发于阴、发于阳，但发与见义异。发者，病始发起也。见者，曾有所病而新见证也。然无所校其见何证，始以前条拟之。发热者，乃见于阳之类也，其治亦适矣。盖见于阳则调其阴以治阳；见于阴则和其阳以治阴。《素问》云：用阴和阳，用阳和阴，是其法也。若夫见阳而攻其阴，则阳不得解；见阴而攻其阳，则阴不得解，复从汗下之，所以为逆也。纲例所谓得药则剧者，抑亦在犯此禁耶？《脉经》阳法作阴法，阴法作阳法。

按　语

疑难条文之一。此论述百合病治则及禁忌，但阴阳具体指何意，诸注家多以随文演绎而未能明言。

盖阴阳之于中医应用广泛，所指众多，可以指代寒热虚实等病性、表里内外之病位、脉之持法位形，以及气血津液、脏腑经络等。对于此处阴阳具体含义的理解，当参考仲景《伤寒》及百合病特征，如浅田氏所云仲景阴阳首言疾病之发于阳发于阴，但阴阳指寒热还是病位，需要根据其所在条文以理解。百合病具有寒热、饮食、情志等症候，但是口苦与小便赤是其主要特征，可见其并无明显表证。病位、病情皆有阴阳之分，如病为里为寒为虚则为阴，当以温补养阳等方药治之为救阳；如病为热为实则为阳，则以泻热养阴方药治之为救阴。阳证本为阴损，而攻逐其阴则阴更损；阴证本为阳弱，而攻逐其阳则阳更弱，是犯虚虚实实之戒，为逆。发汗泄下虽耗津液但阳亦随津外泄，此警示医者在百合中治疗中要预防津液的耗伤，存津液也是仲景治疗疾病的重要理念与原则之一。

然《外台》引《小品》云：“凡百合病，见于阴而以阳法攻之，其阴不得解也。复发其汗，此为逆，其病难治。见于阳而以阴法攻之，其阳不得解也。复下之，其病不愈。”《要方》言：“百合病见在于阴，而攻其阳，则阴不得解也。复发其汗，为逆也。见在于阳而攻其阴，则阳不得解也。复下之，其病不愈。”刘芸睿、贾春华依《小品》《要方》的记载，认为此“阴阳”指表里，“百合病见于阴者，即见里证，需攻其阴，用下法治之；百合病见于阳者，需攻其阳，用汗法治之”①。《医心》引《太素经》云：“病先起于阴者，先治其阴，而

① 刘芸睿，贾春华．“百合病见于阳者，以阴法救之”条文考辨[J]．浙江中医药大学学报，2023，47(7)：789-792.

后治其阳；先起于阳者，先治其阳，而后治其阴，皆疗其本也。"如此则与本文之义相反。

古医籍中百合病医案较少。郭雍在《伤寒补亡论》中说："然少时见先生言以百合汤治一仆病得愈，是时雍未甚留意，不解仔细看症。虽见其似寒似热，似饥似饱，欲行欲卧，如今百合之症，又自呼其姓名，有终夕不绝者，时至醒时问之，皆去不知。此症殊不可晓，岂所谓如有神灵所加者乎，恐人有如是症者，因笔于此后。"

张氏《医通》也记载一则疑似百合病的医案："石顽治内翰孟端士尊堂太夫人，因端士职任兰合，久疏定省，兼闻稍有违和，虚火不时上升，自汗不止，心神恍惚，欲食不能食，欲卧不能卧，口苦小便难，溺则洒淅头晕，自去岁迄今，历更诸医，每用一药，辄增一病。用白术则窒塞胀满，用橘皮则喘息怔忡，用远志则烦扰哄热，用木香则腹热咽干，用黄芪则迷闷不食，用枳壳则喘咳气乏，用门冬则小便不禁，用肉桂则颅胀咳逆，用补骨脂则后重燥结，用知、柏则小腹枯瘪，用芩、栀则脐下引急，用香薷则耳鸣目眩，时时欲人扶掖而走，用大黄则脐下筑筑，少腹愈觉收引，遂致畏药如蝎，惟日用人参钱许，入粥饮和服，聊藉支撑。交春虚火倍剧，火气一升则周身大汗，神气骎骎欲脱，惟倦极少寐，则汗不出而神思稍宁。觉后少顷，火气复升，汗亦随至，较之盗汗迥殊，直至仲春中浣，邀石顽诊之。其脉微数，而左尺与左寸倍于他部，气口按之，似有似无。诊后，款述从前所患，并用药转剧之由，曾遍询吴下诸名医，无一能识其为何病者。石顽曰：此本平时思虑伤脾，脾阴受困，而厥阳之火，尽归于心，扰其百脉致病，病名百合，此证惟仲景《金匮》言之甚详。本文原云：诸药不能治，所以每服一药，辄增一病，推百合地黄汤为之专药，奈病久中气亏乏殆尽，复经药误而成坏病，姑先用生脉散加百合、茯神、龙齿以安其神，稍兼萸、连以折其势，数剂稍安，即令勿药，以养胃气，但令日用鲜百合煮汤服之，交秋天气下降，火气渐伏，可保无虞。迨后仲秋，端士请假归省，欣然勿药而康。后因劳心思虑，其火复有升动之意，或令服左金丸而安。嗣后稍觉火炎，即服前丸，第苦燥之性，苦先入心，兼之辛燥入肝，久服不无反从火化之虞，平治权衡之要，可不预为顾虑乎？"①

一些关于百合病的现代医案报道，多是症见百合病的部分症候，即参考百合病的治法与治方治之。

原文

狐惑之为病，状如伤寒[1]，默默欲眠，目不得闭[2]，卧起不安。蚀于喉为惑，蚀于阴为狐，不欲饮食闻食臭[3]，其面目乍赤、乍黑、乍白。蚀于上部则声喝一作嗄，甘草泻心汤主之。方

甘草四两（炙） 黄芩 人参 干姜各三两 黄连一两 大枣十二枚（擘） 半夏半升（洗）

上七味，㕮咀，以水一斗，煮取六升，去滓再煎。温服一升，日三服。

① 张璐．张氏医通［M］．王兴华，张民庆，刘华东，等，整理．北京：人民卫生出版社，2006：257.

校勘

［1］状如伤寒:《脉经》《外台》引仲景《伤寒论》作“气如伤寒”。
［2］目不得闭:《脉经》同本文;《外台》引仲景《伤寒论》作“目瞑不得眠”。
［3］闻食臭:《脉经》《外台》引仲景《伤寒论》同本文;邓本作“恶闻食臭”。

名家选注

魏氏《本义》 狐惑病,虫病也。虫因热生,热因虚生,然则狐惑者,阴虚血热之病也。

丹波氏《辑义》 狐惑,牙疳、下疳等疮之古名也,近时惟以疳呼之。下疳即狐也,蚀烂肛阴;牙疳即惑也,蚀咽腐龈,脱牙穿腮破唇。每因伤寒病后,余毒与湿䘌之为害也。或生斑疹之后,或生癖疾下利之后,其为患亦同。

森氏《考注》 狐惑病者,后世所云霉毒,其为湿热流注之证无疑矣。《病源》云:“皆由湿毒气所为也”,可从。《千金》作“温毒气”者,盖“温”“湿”字形相似而讹也。盖其证与伤寒甚相似,故次于百合病后欤?所云状如伤寒,默默欲眠,目不得闭,卧起不安者,与少阳症相类,故用甘草泻心汤。此方即小柴胡之去柴胡加黄连,以干姜代生姜者。盖小柴胡汤证而属湿热,故用黄连清血湿中毒热,黄芩为佐,自余五味和胃除湿之药也。

释难

狐惑 或为狐蜮。《说文解字》:“蜮,短狐也。似鳖,三足,以气射害人。”《周礼·秋官》:“掌除水虫。”《康熙字典》:“《诗·小雅》为鬼为蜮。亦作䘌。《春秋·庄十八年》秋有蜮。《五行传》曰:如鳖,三足,生于南越,一名射影。在水中,人在岸上,影见水中,投人影,则杀之,故曰射影,或谓含沙。射人,入皮肌,其创如疥。《汉旧仪》曰:魊,鬼也。魊、䘌古字通。”可见,狐惑本是一意或为相互注解之词,在流传中字体混淆而成一词,若以“狐狸”之狐体现该病时发时止之特征,盖大多疾病皆有此表现,不能称之为狐惑。狐惑病,即是因感染狐蜮虫毒而得之病,与下文所载其病变部位及治法方药相应。

类方参要

《要方》治狐惑汤方。黄连、薰草各四两。右二味㕮咀,白醋浆一斗渍之一宿,煮取二升,分为三服。

《要方》治连月饮酒,咽喉烂,舌上生疮方。大麻仁一升,黄芩二两(《肘后》用黄柏)。上二味末之,蜜和丸,含之。

按语

《病源》云:“夫狐惑二病者,是喉、阴之为病也。初得状如伤寒,或因伤寒而变成斯病。其状，默默欲眠，目瞑不得眠，卧起不安。虫食于喉咽为惑，食于阴者为狐。恶饮食，不欲闻食臭，其人面目翕赤、翕黑、翕白。食于上部其声嗄，食于下部其咽干。此皆由湿毒气所为也。”依“虫食于喉咽为惑，食于阴者为狐”所言，狐惑即一种虫病。《病源》同时记载湿䘌病候，其云：“其状，不能饮食，忽忽喜睡，绵绵微热，骨节沉重，齿无色，舌上尽白，细疮如粟。若上唇生疮，是虫食五脏，则心烦懊；若下唇生疮，是虫食下部，则肛门烂开；甚者腑脏皆被食，齿下上龈悉生疮，齿色紫黑，利血而湿，由水气也。”观狐惑病与湿䘌病在“不能饮食，忽忽喜睡”“蚀于肛”等症候上，颇多相似。不同之处，狐惑为虫食于喉咽；而湿䘌为虫食于上下唇。

虫者，湿热所生，然根在脾胃虚弱，故治当清热除湿，健运脾胃。仲景治用甘草泻心汤，方以黄连、黄芩合半夏，清热除湿；人参、甘草、大枣、干姜，健运脾胃。

临证可以“默默欲眠，目不得闭，卧起不安”为眼目，用甘草泻心汤治疗伴见心下痞硬的失眠；或以“蚀于喉为惑，蚀于阴为狐”为眼目，用甘草泻心汤治疗顽固性口腔溃疡或白塞综合征；更有以“狐惑”之精神不定为眼目，用甘草泻心汤治疗梦游病者。

甘草泻心汤是临床高频使用方剂之一，可参《伤寒》甘草泻心汤条文应用。

原文

蚀于下部则咽干，苦参汤洗之。

名家选注

李氏《广注》 下部，即前阴也。虫蚀之，则津液竭于下，而咽喉干于上。凡虫生于湿热，苦参气味苦寒，苦以燥湿，寒能胜热，故主杀虫。

山田氏《集注》 肺与大肠为表里，下部之湿犯上，故咽干，而比之声喝则颇轻，是波及上部也。

按语

李氏、山田氏所释简明扼要。《病源》更云：“食于下部其咽干，此皆由湿毒气所为也。”

苦参汤方，《金匮》缺。庞安时《伤寒总病论》记载苦参汤：“苦参半斤，槐白皮四两，野狼牙根四两。上锉，以水五升，煎三升半，洗之。”

喜多村氏、山田氏、森氏认为苦参汤或只是一味苦参煮汤外洗，云“然以理推之，用苦参一味为佳。用苦参一味治龋齿，见于《史记·仓公传》，亦取乎清热杀虫”。

原文

蚀于肛者，雄黄熏之。方

雄黄一味，为末，筒瓦二枚合之，烧，向肛熏之。

名家选注

赵氏《衍义》 蚀于肛，湿热在下。二阴虽皆主于肾，然肝脉循于肛，肛又为大肠之门户，大肠金也，湿热伤之，则木来侮，是以虫蚀于此焉。雄黄本主𧏾疮，杀虫，又有治风之义，故用熏之。

类方参要

《外台》引《集验》疗㾦疮方。雄黄一两，黄芩二两，松脂二两，发灰如弹丸大。上四味，以白膏与松脂合擣，以敷疮上。

《外台》引《深师》疗天行䘌虫食下部生疮，雄黄兑散方。雄黄半两，青葙子三两，苦参、黄连各三两，桃仁一两半（去皮尖及两仁，熬）。上五味，合擣筛，绵裹如半枣核大，内下部。亦可米汁服方寸匕，日三服。忌猪肉、冷水及热面、炙肉、蒜等物。

按　语

雄黄，《本经》云"味苦，平、寒。主寒热鼠瘘恶疮，疽痔死肌，杀精物、恶鬼、邪气、百蛊毒，胜五兵"；《别录》谓"主治疥虫，䘌疮，目痛，鼻中息肉，及绝筋，破骨，百节中大风，积聚癖气，中恶，腹痛，鬼疰，杀诸蛇虺毒，解藜芦毒，悦泽人面"。古籍中常用雄黄外熏或外用以治恶疮。

原　文

病者脉数，无热，微烦，默默但欲卧，汗出。初得之三四日，目赤如鸠眼；七八日，目四眦黑，若能食者，脓已成也。赤小豆当归散主之。方

赤小豆三升（浸令芽出，暴干）　当归三两

上二味，杵为散，浆水服方寸匕，日三服。

名家选注

尤氏《心典》 脉数微烦，默默但欲卧，热盛于里也；无热汗出，病不在表也；三、四日目赤如鸠眼者，肝脏血中之热，随经上注于目也。经热如此，脏热可知，其为畜热不去，将成痈肿无疑。至七、八日目四眦黑，赤色极而变黑，则痈尤甚矣。夫肝与胃，互为胜负者也，肝方有热，势必以其热侵及于胃，而肝既成痈，胃即以其热并之于肝，故曰：若能食者，知脓已成也。且脓成则毒化，毒化则不特胃和而肝亦和矣。赤豆、当归乃排脓血除湿热之良剂也。

李氏《广注》 当归治恶疮而和血。赤豆，心之谷也，色赤，入血分，其性下行，主散血排脓。浆水，即酸泔水也，或云煮粟米饮酿成，能解烦渴，以味酸也，能化滞物，以其米味之变也，亦犹神曲、麦芽，既经酝造，能消食耳。

森氏《考注》 此条盖说狐惑，而专详明狐病证治也。脉数汗出者，前条所云状如伤寒也。无热微烦者，所云卧起不安也。默默但欲卧者，所云默默欲眠，目不得闭也。三四日目赤如鸠眼，七八日目四眦黑者，所云其面目乍赤、乍黑、乍白也。此条再举前条之不足而重申明之也。若能食者，脓已成也。前文云不欲饮食，恶闻食臭，此已经七八日，故其目眦黑色，至于此若能食则知内热已解，脓亦已成也。肛中成脓者，即内痔也。凡痔疾霉毒之类，一切属血中湿热之病，往往有如此证候，则狐惑之为霉毒也，弥明也。

释难

浆水 《说文》云“浆，酢浆也”。元·贾铭《饮食须知》“浆水”条记载：“炊粟米熟，投冷水中浸五六日，成此水。浸至败者损人。同李食，令霍乱吐利，醉后饮，令失音。妊妇食之，令儿骨瘦。水浆尤不可多饮，令绝产。”浆水，即将粟米煮熟后，投入冷水发酵而成。其味甘、酸，气微温，无毒，具有消食止渴，调和脏腑的功效。森氏《伤寒论考注》云：“浆水有清浊二种，浊者为白酒，即白截浆是也。清者为浆水，即清浆水是也。共为淡味物，其味严厚者为酸醋，即苦酒是也。已泲（编者按：即过滤酒的渣滓）而未清澄者为白酒，已泲而清澄者为浆水也。酸醋制法自别，见《齐民要术》。……用清浆水者，取于驱逐水饮之意。凡水饮停畜必腐败为酸味，酸味以逐饮亦通因通用也。”

类方参要

《肘后》治下部卒痛，如鸟啄之方。赤小豆、大豆各一丌，合捣，两囊贮，蒸之令熟，更互坐，即愈。

《要方》治妊娠数堕胎方。赤小豆末，酒服方寸，日二。亦治妊娠数月月水尚来者。

按语

《脉经》《要方》《伤寒总病论》将此文编入“狐惑”，故知此条文亦是论述狐惑之证治。尤氏《心典》谓“注家有目为狐惑病者，有目为阴阳毒者，要之亦是湿热蕴毒之病，其不腐而为虫者，则积而为痈。不发于身面者，则发于肠脏，亦病机自然之势也。仲景意谓与狐惑阴阳毒，同源而异流者，故特论列与此欤”，似不妥。

狐惑之病以侵袭人体官窍为主，眼目亦为官窍之一，此处提示狐惑病过程中未必不可伴随其他官窍的病变，但因其证而处方。赤小豆，《本经》云“下水，排痈肿脓血”；须注意，使用赤小豆时，要“浸令芽出，暴干”后入药，取其升发破脓之象。当归，《本经》谓“治咳逆上气，温疟，寒热洗洗在皮肤中，妇人漏下绝子，诸恶疮疡，金创，煮饮之”。二者皆入血分，当归养血活血扶正气，赤小豆排脓清利水湿予邪出路。

此外，《脉经》于本条后更有“病人，或从呼吸上蚀其咽，或从下焦蚀其肛阴，蚀上为惑，蚀下为狐。狐惑病者，猪苓散主之”一条。疑是《金匮》佚文。《图经》引张仲景“治黄疸病及狐惑病，并猪苓散主之。猪苓、茯苓、术等份，杵末，每服方寸匕，与水调下”。盖猪苓散者，即猪苓、茯苓、术三味，取清热利湿之用，以治狐惑。

原文

阳毒之为病[1]，面赤斑斑如锦文，喉咽痛，唾脓血，五日可治，七日不可治[2]。阴毒之为病，面目青[3]，身痛状如被打，喉咽痛，死生与阳毒同[4]。升麻鳖甲汤并主之。方

升麻二两　当归一两　蜀椒一两（汗）　鳖甲如手大一片[5]（炙）　甘草二两（炙）　雄黄半两（研）

上六味，㕮咀，以水四升，煮取一升，去滓，顿服之，老小再服，取汗。阴毒去雄黄、蜀椒[6]。《肘后》《千金》：阳毒用升麻汤，无鳖甲，有桂；阴毒用甘草汤，无雄黄。

校勘

［1］“阳毒之为病”后，《脉经》更有“身重腰背痛，烦闷不安，狂言，或走，或见鬼，或吐血下痢，其脉浮大数”。

［2］“七日不可治”后，《脉经》更有“有伤寒一二日便成阳毒，或服药吐、下后变成阳毒，升麻汤主之”；邓本多出“升麻鳖甲汤主之”。

［3］阴毒之为病，面目青：《脉经》作“阴毒为病，身重背强，腹中绞痛，咽喉不利，毒气攻心，心下坚强，短气不得息，呕逆，唇青面黑，四肢厥冷，其脉沉细紧数”。

［4］身痛状如被打，喉咽痛，死生与阳毒同：《脉经》作“身如被打，五六日可治，至七日不可治也。或伤寒初病一二日，便结成阴毒。或服药六七日以上至十日，变成阴毒，甘草汤主之”；邓本作“如被杖，咽喉痛，五日可治，七日不可治，升麻鳖甲汤去雄黄蜀椒主之”。

［5］如手大：邓本作“手指大”。

［6］邓本无“阴毒去雄黄、蜀椒”。

名家选注

丹波氏《辑义》《巢源》云：“夫欲辨阴阳毒病者，始得病时，可看手足，指冷者是阴，不冷者是阳。又云：阳毒者，面目赤，或便脓血；阴毒者，面目青而体冷。若发赤斑，十生一死；若发黑斑，十死一生。”《千金》亦云：“阳毒，狂言，或走，或见鬼，或吐血下利，其脉浮大数。阴毒，短气不得息，呕逆，唇青面黑，四肢厥冷，其脉沉细紧数。”由此观之，阳毒乃不得不用活人阳毒升麻汤及化斑汤之属，即后世所谓阳斑也，阴毒乃不得不用庞氏附子饮、霹雳散、正阳丹之类，即后世所谓阴斑也，而以升麻鳖甲汤一方主之者，可疑。董氏无一验之说（编者按：即董西园《医级》所云“但每遇此症，按法施治，曾无一验，凡遇此证，多以不治之证视之”），觉不诬矣。

森氏《考注》　阴毒阳毒共为一种之疫气，热毒尤甚之病也。《千金》卷九辟温第二治肝心脾肺肾府藏温病，阴阳毒各证有各方。可参考矣。《外台》卷一引华佗曰：

"胃若实热致此为病,三死一生,此辈皆多不愈。胃虚,热入烂胃也。乳热微者赤斑出,剧者黑斑出。赤斑出者五死一生,黑斑出者十死一生。但论人有强弱,病有难易,攻效相倍耳。过日不以时下之,热不得泄,亦胃烂斑出矣。"又卷三引《病源》文同,并可以征也。茝庭先生曰:"宇都宫有手束柳荣者,曰彼地有一种疫,其证热不甚,初四肢发紫黑斑如黑痣,爪之无血色,渐及于胸腹,饮食稍进,二便自可,起步自若,逐日委顿,遂至不救,或有便秘者,诸治无效,间有用既济汤或参附类而愈者。小儿多瘥,大人皆不治,盖是阴毒之类。近来时气病中时见现如此斑者,亦此类耳。"升麻汤中之蜀椒妙在于鼓舞阳毒,令发达肌表,而大热有毒之品,不得不必与阳毒相煎迫,故加所畏之雄黄,而制蜀椒之猛势。欲使药气自调和,是与大小柴胡汤用为使之半夏同理。陶隐居云:"相反为害,深于相恶者。谓彼虽恶我,我无忿心,犹如牛黄恶龙骨,而龙骨得牛黄更良,此有以制伏故也。"可以证矣。注家不称此义,漫拟别方,殊误。至徐洄溪始疑之,云:"蜀椒辛热之品,阳毒用,而阴毒反去之,疑误。"《兰台轨范》可谓卓见也。

按语

此条记述阴阳毒证治。关于阴阳毒的含义,《黄帝内经》等医经典籍中未见其名,后世注家大致从阴阳偏盛、症候表现之阴阳以阐释。《病源》云"夫欲辨阴阳毒病者,始得病时,可看手足指,冷者是阴,不冷者是阳……阳毒者,面目赤,或便脓血;阴毒者,面目青而体冷",阴阳毒,或只是言症候不同。

阴阳毒的病因,《金匮》不详。《脉经》言:"有伤寒一二日便成阳毒,或服药吐、下后变成阳毒……或伤寒初病一二日,便结成阴毒。或服药六七日以上至十日,变成阴毒"。据此,阴阳毒亦为伤寒之变证。森氏《考注》谓"阴毒阳毒共为一种之疫气,热毒尤甚之病",似亦可从。

治疗上,主治药物以升麻、鳖甲、雄黄、蜀椒解毒杀虫为主,因其病在血分,加当归以养血等治疗。但升麻鳖甲汤,可否治此阴阳毒,注家多持怀疑态度,如喜多村氏《疏义》云"诸家注释,皆悬拟之说,竟无实见,是予所以不敢注,而有俟后贤学者,熟读玩索,必知予言之不妄也矣"。

升麻,《别录》云"主蛊毒,入口皆吐出。中恶腹痛,时气毒疠,头痛寒热,风肿诸毒,喉痛口疮",是治疗咽喉痛的要药。《伤寒》治疗"伤寒六七日,大下,寸脉沉而迟,手足厥逆,下部脉不至,喉咽不利,唾脓血,泄利不止者"的麻黄升麻汤,亦配合使用升麻治疗喉咽不利。

朱黎红、潘俊杰将升麻鳖甲汤的方证归纳为:"病程较长,反复发作,夜间加重,多伴有皮损或面红目赤、咽痛、消渴等。紧扣阴血亏虚、肝风痰瘀久郁的病机是拓展升麻鳖甲汤临床应用的关键。"① 供参。

---

① 朱黎红,潘俊杰.升麻鳖甲汤临证思考[J].浙江中医药大学学报,2020,44(1):77-79,83.

疟病脉证并治第四

证二条　方六首

文献导读

《左传·昭公十九年》（公元前523年）夏，许悼公疟。五月戊辰，饮太子止之药卒。太子奔晋。书曰："弑其君。"君子曰："尽心力以事君，舍药物可也。"

《周礼·天官》 春时有痟首疾，夏时有痒疥疾，秋时有疟寒疾，冬时有嗽上气疾。

《素问·生气通天论》 夏伤于暑，秋为痎疟。

周家台秦简《病方》 北乡（向），禹步三步，曰：嘑（呼）！我智（知）令某疟，令某疟者某也。若笱（苟）令某疟已，□□□□□言若。

张家山《脉书》 身塞〈寒〉热，渴，四节痛，为疟。

张家山《脉书》 少阳之脉，毄（系）于外踝之前廉，上出鱼股之外，出胁上，出耳前。其所产病：……胁痛，疟，汗出，节尽痛……

天回《脉书·下经》 凡寒气乍在乍亡者，风也；畜作有时者，疟也。……苦母，产于久疟，类承瘕、赤瘕，骨骨如匕枋。

天回《刺数》 疟病多卧。两胻阳明、少阳各五。

《素问·疟论》 黄帝问曰：夫痎疟皆生于风，其蓄作有时者何也？岐伯对曰：疟之始发也，先起于毫毛，伸欠乃作，寒栗鼓颔，腰脊俱痛，寒去则内外皆热，头痛如破，渴欲冷饮。

《素问·疟论》 夫寒者阴气也，风者阳气也，先伤于寒而后伤于风，故先寒而后热也，病以时作，名曰寒疟。帝曰：先热而后寒者何也？岐伯曰：此先伤于风而后伤于寒，故先热而后寒也，亦以时作，名曰温疟。其但热而不寒者，阴气先绝，阳气独发，则少气烦冤，手足热而欲呕，名曰瘅疟。

《释名》 疟，酷虐也。凡疾或寒或热耳，而此疾先寒后热两疾，似酷虐者也。

《说文》 疟，寒热休作。

按语

早在春秋战国时期，祖国医学对疟病已有所认识。如《左传》便记载有公元前523年许悼公病疟而亡这一事实。《周礼·天官》亦有"秋时有疟寒疾"之记录，这或是《内经》提出"夏伤于暑，秋为痎疟"的依据之一。先秦之前，还未发现疟病的有效治法，故多采用巫祝之术治疗。西汉时期则尝试以针刺治疗疟病，如天回医简《刺数》"疟病多卧。两胻阳明、少阳各五"及《素问·刺疟》等。

张家山《脉书》认为"身寒热,渴,四节痛,为疟",即发热恶寒伴见口渴、四肢痛的病症,是为疟病。《释名》《说文》释"疟"同此。由此可见,中医学是从症状学的角度定义疟病,并不同于现代医学认为的疟原虫感染。阅读中医古典医籍时尤须注意,同一疾病名称,在中医学及现代医学视野下的不同概念和内涵。张家山《脉书》同时指出疟病为少阳脉所产之病,这或是仲景从少阳论治疟病的理论源头之一。

天回《脉书·下经》所论"(寒气)畜作有时者,疟也",即寒气定时发作者为疟,此与张家山《脉书》云疟病"身寒热"相同。对此《素问·疟论》解释说"疟之始发也,先起于毫毛,伸欠乃作,寒栗鼓颔,腰脊俱痛,寒去则内外皆热,头痛如破,渴欲冷饮"。而《脉书·下经》"苦母,产于久疟"之说,是本篇所论"疟病,日久成疟母"的根源。

至于本篇所论瘅疟、温疟、牡疟(即《素问》"寒疟")与《素问·疟论》多同。

疟病,为中医学重要疾病之一,被列为"大病"之一。如《本经》云"夫大病之主,有中风伤寒,寒热温疟";《病源》云"大病者,中风、伤寒、热劳、温疟之类是也。此病之后血气减耗,脏腑未和,使之虚乏不足。虚乏不足,则经络受邪,随其所犯,变成诸病"。本篇论述疟病的证治及方药较简略,读者需参考《千金》《外台》《医心》等疟病的相关论治,以补充之。

原文

师曰[1]:疟脉自弦,弦数者多热,弦迟者多寒。弦小紧者下之差,弦迟者可温之,弦紧者可发汗、针灸也[2],浮大者可吐之[3]。弦数者风疾[4]也,以饮食消息止之[5]。

校勘

[1] 师曰:《外台》引张仲景《伤寒论》作"辨疟脉"。

[2] 弦紧者可发汗、针灸也:《脉经》作"脉紧数可发汗、针灸之";《外台》引张仲景《伤寒论》作"数紧者可发汗、针灸也"。

[3] 浮大者可吐之:《脉经》同本文;《外台》引张仲景《伤寒论》《要方》作"浮大者吐之差"。

[4] 风疾:《外台》引张仲景《伤寒论》同本文;《脉经》《要方》、邓本作"风发"。

[5] 饮食消息止之:《脉经》《要方》同本文;《外台》引张仲景《伤寒论》作"饮食消息之"。

名家选注

丹波氏《述义》 按此条就脉候以示疟病证治之纲领,盖疟是半表半里之病,其有表里证,亦少阳病邪之所派及,不比伤寒太阳阳明之情机,故其汗吐下亦与伤寒之治例不同。所言弦数者多热,即白虎加桂枝汤,柴胡去半夏加栝楼汤证也。弦小紧者下之差,鳖甲煎丸是也。弦迟者可温之,柴胡桂枝干姜汤是也。弦紧者可发汗,牡蛎汤是也。浮大者可吐之,蜀漆散是也。疗疟之法,实不能出于此数件矣。

喜多村氏《疏义》 此章疟病之总纲，乃因脉断证之法也。疟之为病，《内经》诸篇既论之详矣。故如其病因证候，亦不必悉言。唯其往来寒热，证属少阳，而少阳居于半表半里之地，其脉自弦，弦即疟病之正脉也。而邪有浅深剧易之异，人有虚实强弱之别，故弦脉则同，而所兼之状各殊矣。

释难

弦数者风疾也，以饮食消息止之 《辑义》谓："其义未清晰。"喜多村氏《疏义》说："疟病未有必不由于风热发作者，而疟之邪虽在少阳，而亦必关于胃，故以饮食消息之，亦治疟之一大关键也。此所以发明上文弦数之脉，并所以缴结前段诸脉证也。"森氏《考注》云："盖弦数者，疫疟之脉也。疫疟不啻服药，亦宜以饮食消息之为佳，疟邪在募原与湿共居，饮食亦是湿，故消息失宜，则或至于不救，最可戒也。"待考。

按语

丹波氏、喜多村氏所释甚明。可参。

以脉象定汗、下、吐、温等汤药治法，或为仲景所首创，此亦合于章题所言"脉证并治"。

《外台》引张仲景《伤寒论》于本条后更有："辨疟，岁岁发，至三岁发，连日发不解者，以胁下有痞也。疗之不得攻痞，但虚其津液。先其时发汗，其服汤已，先小寒者，渐引衣自覆，汗出小便利而愈。疟者病人形瘦，皮上必粟起。"此当是《金匮》佚文。

原文

问曰[1]：疟以月一日发，当以十五日愈。设不差，当月尽解也。如其不差，当云何？师曰：此结为癥瘕，名曰疟母，急治之，宜鳖甲煎丸[2]。方

鳖甲十二分（炙） 乌扇三分（烧） 黄芩三分 柴胡六分 鼠妇三分（熬） 干姜三分 大黄三分 芍药五分 桂枝三分（去皮） 葶苈一分（熬） 石韦三分（去毛） 厚朴三分 牡丹五分（去心） 瞿麦二分 紫威三分 半夏一分（洗） 人参一分 䗪虫五分（熬） 阿胶三分（炙） 蜂窠四分（熬） 赤消十二分 蜣蜋六分（熬） 桃仁二分（去皮尖，熬焦）

上二十三味，为末，取煅灶下灰一斗，清酒一斛五斗浸灰，候酒尽一半，着鳖甲于中，煮令泛烂如胶漆，绞取汁，内诸药煎，为丸如梧桐子大。空心服七丸，日三服。《千金》用鳖甲十二片，又有海藻三分，大戟一分，䗪虫五分，无鼠妇、赤消二味，以鳖甲煎和诸药为丸。

校勘

[1] 问曰：邓本作"病"。

[2] 此结为癥瘕，名曰疟母，急治之，宜鳖甲煎丸：《脉经》作"疟病结为癥瘕，名曰疟母，鳖甲煎圆主之"。

名家选注

李氏《广注》 肝藏血，凡痃癖癥瘕，皆肝经血液凝结之病。肝色青，鳖色亦青，能独入厥阴肝经而散瘕癖，故以之为君，柴芩清热，人参补虚，半夏散结，即小柴胡汤也，为伤寒半表里和解之剂，今治疟母，乃除风暑寒热之要药，以清其源之意也。桂枝发表，芍药和荣，即桂枝汤也，为中风解肌之方，今治疟母，乃外走表面内养阴，为彻表里和荣卫之要药。大黄、厚朴、桃仁，即伤寒桃仁承气汤，以治蓄血，今治疟母，为逐血攻痞之剂，再用阿胶养血，丹皮行瘀，其余䗪虫、赤硝、鼠妇、紫葳逐邪于血中，石韦、葶苈、瞿麦、乌扇、蜂房、蜣螂攻邪于气分，取煅灶下灰者，即用伏龙肝之意，以其得火土之气，用以温补脾气，为养正祛邪之法，煎以清酒，欲其行也。此治疟母祖方，不可易也。

森氏《考注》 素有宿疾痃癖症瘕之属，疟邪依宿疾不散解，遂引日月者往往有之，似与本文云“此结为症瘕”自异而不然。盖曰此结者，谓疟邪结宿疾所在之处也。曰为症瘕者，谓邪结宿疾之处，同为坚症固瘕之形也。非谓疟邪忽变为瘕之义。“此结”二字，可活看矣。（编者按：释“鳖甲煎丸”）此方自寓大小柴胡、桃仁承气及小承气、大黄牡丹汤等之意，毕竟为破血利水清热通气之药也。

类方参要

《肘后》老疟久不断者。常山三两，鳖甲一两（炙），升麻一两，附子一两，乌贼骨一两。以酒六升，渍之，小令近火，一宿成。服一合，比发可数作。

《肘后》治疟病方。鼠妇、豆豉二七枚，合捣，令相和。未发时，服二丸，欲发时服一丸。

《要方》桃仁散，治月经来绕脐痛，上冲心胸，往来寒热，如疟状。桃仁五十枚，䗪虫二十枚，桂心五寸，茯苓一两，薏苡仁、牛膝、代赭各二两，大黄八两。右八味治下筛，宿勿食，温酒服一钱匕，日三。

《要方》蜀漆丸，治劳疟，并治积劳，寒热发有时，似疟者。方：蜀漆、麦门冬、知母、白薇、地骨皮、升麻各三十铢，甘草、鳖甲、乌梅肉、萎蕤各一两，恒山一两半，石膏二两，豉一合。右十三味为末，蜜和，丸如梧子大，饮服十丸，日再服之，稍稍加至二三十丸。此神验，无不瘥也。加光明砂一两。

按 语

此论述疟病的周期性特征及疟母的治疗。疟病的预后具有十五日周期特征。如《病源》：“疟之发以时者，此是邪客于风府，循膂而下。卫气一日一夜常大会于风府，其明日日下一节，故其作也晏。此先客于脊背也，每至于风府则腠理开，腠理开则邪气入，邪气入则病作，此所以日作常晏也。”疟病的时间周期性特征与卫气及邪气所在位置相关，如以月初发病，十五日病当解。如未能缓解，一月当愈。超过一月，则有侵入营分，结为癥瘕，成为疟母的可能，需以鳖甲煎丸治疗。鳖甲煎丸内含桂枝汤、小柴胡汤、承气汤等三阳病主治方以及桃仁承气及小承气、大黄牡丹汤等之意。提示仲景考虑到疟病与营卫相关的病机、病位及所传变由来。

鳖甲煎丸的制剂比较特殊，先用清酒浸泡煅灶下灰，加入鳖甲煎煮至烂如胶漆，去渣取汁。用此鳖甲酒汁，煎煮其余的药物，作成如梧桐子大的药丸，空腹服用。

古籍中治疗老疟或劳疟的药方，常配合使用鳖甲，可见鳖甲煎丸中鳖甲具有关键作用。现代应用鳖甲煎丸治疗肝脏、卵巢肿瘤等形似癥瘕类疾病。

原文

师曰：阴气孤绝，阳气独发[1]，则热而少气，烦满[2]，手足热而欲呕，名曰瘅疟。若但热不寒者，邪气内藏于心，外舍分肉之间，令人消铄脱肉。

校勘

[1] 阳气独发，则热而少气，烦满：《外台》引张仲景《伤寒论》作“阳气独发，而脉微者，其候必少气烦满”。

[2] 烦满，邓珍本作“烦冤”。

名家选注

尤氏《心典》 此与《内经》论瘅疟文大同。夫阴气虚者，阳气必发，发则足以伤气而耗神，故少气烦冤也。四肢者，诸阳之本，阳盛则手足热也。欲呕者，热干胃也。邪气内藏于心者，瘅为阳邪，心为阳脏，以阳从阳，故邪外舍分肉，而其气则内通于心脏也。消烁肌肉者，肌肉为阴，阳极则阴消也。

森氏《考注》 邪气内藏于心者，言其邪气迫在膈膜上心藏之部位，非在心藏中之谓也。盖邪气与肺部之饮热相并，而内迫于心家，则邪火尤炽盛。然其实外舍分肉之间之热灼灼及于心部也，故令人消烁脱肉。消烁脱肉则津血殚尽，故名曰瘅疟也。

按语

此条文化裁自《素问·疟论》“其但热而不寒者，阴气先绝，阳气独发，则少气烦冤，手足热而欲呕，名曰瘅疟”及“瘅疟者，肺素有热气盛于身，厥逆上冲，中气实而不外泄，因有所用力，腠理开，风寒舍于皮肤之内、分肉之间而发，发则阳气盛，阳气盛而不衰则病矣。其气不及于阴，故但热而不寒，气内藏于心，而外舍于分肉之间，令人消烁脱肉，故命曰瘅疟”。

瘅疟即是因肺素有热，外有风寒而来，是以热为主、久病之疟。邪气“内藏于心”此心指内，非独言心脏之心。瘅疟之热“壮火食气”，热盛则耗气伤精而令人消烁脱肉，其治疗未见方，后世医家认为温疟可治用白虎汤类方，如陈修园等以竹叶石膏汤、白虎汤等石膏类方主治温疟，供参。

原文

温疟者，其脉如平[1]，身无寒但热，骨节疼烦，时呕[2]，白虎加桂枝汤主之。方

知母六两　甘草二两（炙）　石膏一斤（碎，绵裹）　粳米六合[3]　桂枝三两（去皮）

上五味，㕮咀，以水一斗二升，煮米熟，去滓，煎取三升，温服一升，日三服，汗出愈[4]。

校勘

[1] 温疟者，其脉如平：《脉经》作"疟但见热者，温疟也，其脉平"。

[2] 时呕：《脉经》《要方》作"时呕，朝发暮解，暮发朝解"。

[3] 粳米六合：邓本作"粳米二合"。

[4] 上五味，㕮咀，以水一斗二升，煮米熟，去滓，煎取三升，温服一升，日三服，汗出愈：《要方》作"上四味㕮咀，以水一斗二升煮米烂，去滓，加桂心三两，煎取三升，分三服，覆令汗，先寒发热汗出者愈"；邓本作"上剉，每五钱，水一盏半，煎至八分，去滓，温服，汗出愈"。

名家选注

丹波氏《述义》　按《内经》以先热后寒为温疟，仲景则以无寒但热为温疟，稍与上条瘅疟相近，盖是别发一义者，不宜援《内经》温疟为说矣。《内经》称"冬伤于寒，春必温病"，而仲景则曰"太阳病发热而渴，不恶寒者为温病"。知是"温疟"之"温"与"温病"之"温"实同其义。疟邪本在少阳，故时呕，此证则热邪熏胃者为甚，故身无寒但热，更就骨节疼烦视之，则犹有表邪在，故加桂枝于白虎汤中，以兼治表里。但其脉如平，诸注未莹。愚亦未曾遇此病，未由知其理，存而阙疑已。

喜多村氏《疏义》　此举温疟证治。其脉如平未详，诸注纷纭，皆属傅会。身无寒但热，乃前条但热不寒者是也。骨节疼烦即热邪在表也。时呕者，热邪干胃也。于是加桂枝于白虎汤中，以兼治表里，盖清凉中寓表发也。

森氏《考注》　其脉如平，谓其脉平也。犹心如悬，又云心悬。常如饥，又云常饥。肉如苛，云肉苛之例。详见《本草经》上品白蒿条下。盖此云如平者，不弦之谓，平脉是也。痰饮篇云"支饮亦喘而不能卧，加短气，其脉平也"，亦谓不弦也。盖脉如平即无寒时也。但发热之间，朝发暮解，暮发朝解，其解之时无寒而脉如平也。石膏辛寒，散解饮热之药也。饮热太盛则发热有期，为朝发暮解。其解之时，其脉如平，其发之时，脉必浮滑洪长，服白虎汤汗出后，遂为先寒发热之证，乃温疟之变证，复为寒疟之正证也。

释难

其脉如平　《脉经》为"其脉平"。山田氏《九折堂·金匮》言："凡仲景举脉证，舍其常而故举可怪、可疑者不一而足，此其一也。痰饮篇‘支饮，其脉平’，下利篇大承气汤条‘下利，三部脉皆平’，皆与此同义。其他如脉浮缓用大青龙汤，无表里证用大承气汤，不渴、无大热用越婢汤之类，不可枚举，学者勿胶柱则可。”大塚敬节《金匮要略研究》认为：“脉象似乎平稳，但因疟脉当弦，故有弦之迹象，故曰如平。”脉平可理解为脉与病不相符或脉无其他特异性变化者。

类方参要

《肘后》治温疟不下食。知母、鳖甲（炙）、常山各二两，地骨皮三两，切，竹叶一升，切，石膏四两。以水七升，煮二升五合，分温三服。忌蒜、热面、猪、鱼。

《医心》引《通玄》云：温疟者，吸吸发热而少寒，心闷面赤发自心方。石膏半斤（研，绵裹），知母三两，地骨皮三两，玄参三两，淡竹叶一升，猪苓三两。水九升，煮取三升，分三服，相去如六七里。

《医心》引《集验方》治疟，或间日发，或夜发者方。秫米百粒，石膏八两（碎），恒山三两，竹叶三两。凡四物，切，以水六升，渍药，覆一宿，明旦煮取二升，分三服，取未发前一食顷第一服，取临欲发第二服，当一日勿洗手足及漱口，勿进食饮。取过时不发乃洗澡进食也。并用余药汁涂五心及胸前头面，药滓置头边。此方从来旧用，神验。

按语

《述义》指出仲景所论温疟异于《素问》甚是。仲景虽言“撰用《素问》《九卷》”，但在《素问》《九卷》的基础上，更有创新发展，如仲景为“三阴三阳”赋予了新意，仲景书中屡见此例。

临证时，常见脉证不合的情形。疟病虽以脉弦为常，但并非所有疟病皆呈现弦脉。仲景书中不少条文脉象与症候不相符，反而证实这是仲景是对临床实际情况的真实记录。山田氏云“凡仲景举脉证，舍其常而故举可怪、可疑者不一而足”，确是卓见。

此处温疟症见“身无寒但热”，故治用白虎汤；症见“骨节疼烦，时呕”更加用一味桂枝。桂，《本经》云“治上气咳逆，结气，喉痹吐吸，利关节，补中益气”，其有下气降逆、温筋通脉之功。晋唐方书中，治疗温疟方，亦多是白虎汤类方。

森氏《考注》认为此方的煎服法，当取《要方》的记载，即“以水一斗二升煮米烂，去滓，加桂心三两，煎取三升，分三服，覆令汗，先寒发热汗出者愈”，并认为这部分内容“是仲景之原文，宜从而正”。

原文

疟多寒者，名曰牡疟，蜀漆散主之。方

蜀漆（洗去腥）　云母（烧之三日三夜）　龙骨等分

上三味，杵为散，未发前，以浆水服半钱[1]，温疟加蜀漆半分，临发时服一钱匕。一方：云母作云实。

校勘

[1] 未发前，以浆水服半钱：《外台》引仲景《伤寒论》作“先未发前一炊，清酢浆水和半钱服，临发时更服一钱”；《要方》作“先未发一炊顷，以酢浆服半钱，临发服一钱”。

名家选注

丹波氏《述义》 云母龙骨性用，注家所说似未明晰，考之《本草》，亦未见有治疟之能，窃以为此二味及牡蛎俱有解水结之功，故与蜀漆相配，能豁疟痰也。《肘后方》曰“老疟久不断者，末龙骨方寸匕，先发一时，以酒一升半煮三沸，及热尽服，温覆取汗，便即效”；《千金翼》曰“疗痰饮头痛，往来寒热。方常山一两，云母粉二两。右二味为散，熟汤服方寸匕，吐之止。若吐不尽更服”；并与此方其意相似。又刺疟篇次注曰：“先其发时，真邪异居，波陇不起，故可治。过时则真邪相合，攻之则反伤真气，故曰失时。”盖得此说而此方服法，义益明矣。

森氏《考注》 先寒后热者，疟之正证，故《素问》谓之寒疟，《周礼》谓之疟寒疾。然则以多寒者为纯正证，因名曰牡疟，乃为刚雄之谊，谓其邪蟠结，未得汗解，其势酷虐，故谓之牡疟，非牝牡之义也。至于尤怡曰“内伏心间。心，牡藏也，故名牡疟”则臆解极矣。牡疟考别有成书，此举大略耳。蜀漆辛平，散胸中饮结，云母镇坠邪热，龙骨清热解结，除心下伏饮。三味合力，透达募原，则驱饮逐邪，一时截断。发前用散药，其意尤妙。浆水解已见于“狐惑”中，亦温散水毒之义也。

类方参要

《要方》治小儿潮热，蜀漆汤方。蜀漆、甘草、知母、龙骨、牡蛎各半两。右五味，㕮咀，以水四升煮取一升，去滓，一岁儿少少温服半合，日再。

《医心》引《僧深方》治三十年疟，龙骨丸神方。龙骨四分，恒山八分，附子三分，大黄八分。凡四物，治筛，鸡子和，发前服七丸如大豆，临发服七丸。

《外台》引深师疗久疟难断，香豉丸方。香豉一分（熬），常山七分，蜀漆十分，附子一分（炮），大黄二分（好者）。右五味，捣下筛，蜜和。发日早服五丸如梧子，须臾又服五丸。发晚者，至发可三四服，令其得吐为佳。欲不即断畏吐者，但则长将久服，无不差也。忌生葱、生菜、猪肉。

《外台》引《延年》疗疟，常山丸方（裴上庶送）。常山四分，青木香四分（南者），蜀漆一分，牡蛎二分，煅大黄二分，乌梅肉一分（熬），丹砂二分（研），豉二分（熬），知母二分，鳖甲二分（炙），麻黄一分，去节。上十一味，捣筛，蜜和为丸，丸如梧子。未发前粥饮服五丸讫，微吐后，须臾任食，至欲发更服十丸。忌苋菜、生血物、生葱、生菜、油腻。

敦煌古医书考释《不知名医方第一种》疗缠尸骨蒸，疮在脚，蜀漆丸主之，渐瘦并小儿壮热方。恒山二两，麻黄二两，甘草二两，知母二两，杏仁二两，牡蛎二两，蜀漆一两，大黄三两，黄芩二两。下筛，蜜和为丸，丸如梧子大，□□□□一服五丸，日三，忌鱼□猪等肉，顷畅方。

按语

牡疟，宋版《外台》同此，明·程敬通本《外台》作“牝疟”。明清注家多以程敬通本《外台》“牝疟”，释说“牝，阴也，无阳之名，故多寒名牝疟”。喜多村氏《疏义》认为“牝”讹“牡”，当去牝疟为正。山田氏《九折堂·金匮》及森氏《考注》认为牡疟是旧文。程敬通本《外台》改“牡疟”为“牝疟”，似不可取。然不论是牡疟亦或牝疟，除《金匮》之外，俱不见于相关记载，存疑待考。

蜀漆，《本经》谓“味辛平，生川谷。治疟及咳逆寒热，腹中癥坚痞结，积聚邪气，蛊毒鬼注”；《集注》云“味辛，平、微温，有毒。治胸中邪结气吐出之。生江林山川谷，及蜀汉中，恒山苗也。五月采叶，阴干”；即常山苗，是古人常用治疟药之一。龙骨，古人亦用于治疟，如《肘后方》“老疟久不断者，末龙骨方寸匕，先发一时，以酒一升半煮三沸，及热尽服，温覆取汗，便即效”及《要方》蜀漆汤、《僧深方》龙骨丸，皆配合使用龙骨。云母，《本经》谓“治身皮死肌，中风寒热如在车船上，除邪气，安五脏，益子精，明目”，其有一定的祛风解热作用。三药相合，共奏祛饮化痰，截疟清热之功。

附　　方

原文

治牡疟，牡蛎汤[1]。方

牡蛎四两（熬）　麻黄（去节）四两　甘草二两（炙）　蜀漆（洗去腥）三两

上四味，㕮咀，以水八升，先煮蜀漆、麻黄，去上沫，得六升，内诸药，煮取二升，去滓，温服一升，吐则勿更服。见《外台》。

校勘

[1] 治牡疟，牡蛎汤：邓本作“牡蛎汤 治牡疟”。

名家选注

丹波氏《述义》　然愚尝用治疟，夜间发及热甚无汗者，服后不吐而汗，稍稍邪解就愈。尤氏以谓外攻之力较猛者，信矣。

森氏《考注》　牡蛎解结，蜀漆吐出之，麻黄发汗之，甘草和胃，亦驱饮逐邪之法，而为截疟之方，其用之亦在未发之前可知也。《外台》此方在蜀漆散前，可从。

类方参要

《外台》引仲景《伤寒论》牡疟多寒者，名牡疟，牡蛎汤主之。方：牡蛎四两（熬），麻黄四两（去节），甘草三两（炙），蜀漆三两（若无用常山代之）。上四味，切，以水先洗蜀漆三遍，去腥，以水八升，煮蜀漆及麻黄，去沫，取六升，内二味，更煎取二升，去滓。温服一升，即吐，勿更服，则愈。忌海藻、菘菜。

《要方》牡疟者多寒，牡蛎汤主之。方：牡蛎、麻黄各四两，蜀漆三两（无，以恒山代之），甘草二两。右四味，先洗蜀漆三过去腥，㕮咀，以水八升煮蜀漆、麻黄，得六升，去沫，乃内余药，煮取二升，饮一升，即吐出，勿复饮之。

按语

此条文出自《外台》引仲景《伤寒论》，当为仲景书中所固有，故林亿等人附录于此。丹波元坚曾用此方治疟，“服后不吐而汗”，而病稍解，可见本方以发汗为主。

原文

疟病发渴者，与小柴胡去半夏加栝蒌汤[1]。方

柴胡八两　人参　黄芩　甘草（炙）各三两　栝蒌根四两　生姜二两（切）　大枣十二枚（擘）

上七味，㕮咀，以水一斗二升，煮取六升，去滓，再煎取三升，温服一升，日三。见《外台》。《经心录》治劳疟。

校勘

[1] 疟病发渴者，与小柴胡去半夏加栝蒌汤：邓本作“柴胡去半夏加栝蒌汤治疟病发渴者，亦治劳疟”。

名家选注

赵氏《衍义》《内经》谓：渴者，刺足少阳。此证胃土被木火之伤，则津液涸而燥渴，故用柴胡、黄芩治木火，人参、甘草补胃，栝蒌生津益燥，姜、枣发越荣卫。若劳疟由木火盛，荣卫衰，津液竭者，亦治以此。

喜多村氏《疏义》《外台》引张仲景《伤寒论》云：“疟发渴者，与小柴胡去半夏加栝蒌汤。《经心录》疗劳疟，出第十五卷中。”疟之邪属少阳，而柴胡又为表里两解之剂，故为治疟之主方。其发渴者，邪热干胃，消耗津液，故去半夏之辛燥，加栝蒌根清热生津止渴，则疟邪去而自愈。此方攻补兼施，故亦治劳疟。

类方参要

《外台》引仲景《伤寒论》又疟发渴者，与小柴胡去半夏加瓜蒌汤方。柴胡八两，黄芩三两，人参三两，大枣十二枚（擘），甘草三两（炙），生姜三两，瓜蒌根四两。上七味，切，以水一斗二升，煮取六升，去滓，更煎取三升。温服一升，日三。忌海藻、菘菜。（《经心录》疗劳疟。并出第十五卷中。）

《要方》疟而发渴者，与小柴胡去半夏加栝蒌根汤方。柴胡八两，黄芩、人参、甘草、生姜各三两，大枣十二枚，栝蒌根四两。右七味㕮咀，以水一斗二升煮取六升，去滓，更煎取三升，温服一升，日三。

按语

此条文出自《外台》引仲景《伤寒论》，当为仲景书中所固有，故林亿等人亦附录于此。

原文

柴胡桂姜汤方 此方治寒[1]多微有热，或但寒不热，服一剂如神，故录之[2]。

柴胡八两　桂枝三两（去皮）　黄芩三两　栝蒌根四两　牡蛎（熬）　甘草（炙）　干姜各二两

上七味，㕮咀，以水一斗二升，煮取六升，去滓，再煎取三升，温服一升，日三。初服微烦，汗出愈[3]。出《伤寒论》。

校勘

[1] 治寒：邓本作“治疟寒”。

[2] 故录之：邓本无。

[3] 汗出愈：邓本作“复服汗出愈”。

名家选注

俞氏《法律》 此症之寒多热少，或但寒不热，非不似于牡疟，而微甚则大不同。仲景不立论，只附一方，且云“服一剂如神”，其邪之轻而且浅，从可识矣。盖以卫即表也，营即里也，胸中之阳气，散行于分肉之间。今以邪气痹之，则外卫之阳，反郁伏于内守之阴，而血之痹者，愈瘀结而不散，遇卫气行阳二十五度而病发。其邪之入营者，既无外出之势，而营之素痹者，亦不出而与阳争，所以多寒少热，或但有寒无热也。小柴胡汤，本阴阳两停之方，可随疟邪之进退以为进退者，加桂枝、干姜，则进而从阳，痹著之邪，可以开矣，更加牡蛎以软其坚垒，则阴阳豁然贯通，而大汗解矣，所以服一剂如神也。

丹波氏《述义》 按此方，宋人取而附此，盖有所据也。今依治疟，如神之言，殆不虚诬。太阳下篇所用，系于太少并病而兼饮结者。

按语

《述义》云“今依治疟，如神之言，殆不虚诬”;《胡希恕金匮要略讲座》亦提及一位在江西行医的医者以此方加减治疟疾，疗效甚佳；故文中所谓“服一剂如神”，是真实语。

大塚敬节在其《金匮要略研究》中指出，本方是“柴胡剂中最接近于阴证的药方，可用于一般杂病中作为柴胡加龙骨牡蛎汤虚证者”，对此方功效及临证鉴别可谓独具认识，对于服药后的反应，刘渡舟指出“微烦是阳复的机转，为药已中病”，供参考。

柴桂姜汤方是临床高频使用方剂之一，读者需结合《伤寒》“伤寒五六日，已发汗而复下之，胸胁满，微结，小便不利，渴而不呕，但头汗出，往来寒热，心烦者，此为未解也，柴胡桂枝干姜汤主之”之论，以参柴桂姜汤之妙用。

中风历节病脉证并治第五

论一首　脉证三条　方一十一首 脚气附

文献导读

中风

《素问·风论》 饮酒中风，则为漏风。入房汗出中风，则为内风。新沐中风，则为首风。

《难经·五十八难》 伤寒有五，有中风，有伤寒，有湿温，有热病，有温病，其所苦各不同。中风之脉，阳浮而滑，阴濡而弱。

《伤寒》 太阳病，发热，汗出，恶风，脉缓者，名为中风。太阳中风，阳浮而阴弱，阳浮者，热自发，阴弱者，汗自出，啬啬恶寒，淅淅恶风，翕翕发热，鼻鸣干呕者，桂枝汤主之。

《汉书·叙传》 道病中风，既至，以侍中光禄大夫养病，赏赐甚厚，数年未能起。

偏枯

《素问·生气通天论》 汗出偏沮，使人偏枯。

《素问·阴阳别论》 三阳三阴发病，为偏枯痿易，四肢不举。

《素问·通评虚实论》 凡治消瘅仆击，偏枯痿厥，气满发逆，甘肥贵人，则高梁之疾也。

《灵枢·热论》 偏枯，身偏不用而痛，言不变，志不乱，病在分腠之间，巨针取之，益其不足，损其有余，乃可复也。痱之为病也，身无痛者，四肢不收，智乱不甚，其言微知，可治；甚则不能言，不可治也。病先起于阳，后入于阴者，先取其阳，后取其阴，浮而取之。

《灵枢·刺节真邪》 虚邪偏客于身半，其入深，内居荣卫，荣卫稍衰，则真气去，邪气独留，发为偏枯。

《灵枢·九宫八风》 故圣人避风，如避矢石焉。其有三虚而偏中于邪风，则为击仆偏枯矣。

骨痹

天回医简《逆顺五色脉藏验精神》 骨痹者，痛而穜（肿）而寒热，塞〈寒〉则痛甚，热则烦心。不寒而徒热，必为☐者，此得之湿与寒。

《素问·长刺节论》 病在骨，骨重不可举，骨髓酸痛，寒气至，名曰骨痹。

按语

中风，有多重含义。一是中于风邪之谓，如“饮酒中风”“入房汗出中风”等；再是作为伤寒之一，以发热，汗出，恶风，脉缓为症候特征。而本篇所论以半身不遂、㖞僻不遂、肌肤不仁、重不胜、不识人、舌难言、口吐于涎为症候特点的中风，似指偏枯。偏枯，症见偏四肢不举，身偏不用而痛，甚则不能言，与本篇中风症候颇为相近。

历节，不见于《金匮》之前的文献，或为仲景所拟定的新病名。其症候特点与骨痹相近。

中风得之于风，历节亦与风邪有密切关系，故仲景合篇论之。

原文

夫风之为病，当半身不遂，或但臂不遂者，此为痹。脉微而数，中风使然。寸口脉浮而紧，紧则为寒，浮则为虚，寒虚相搏，邪在皮肤。浮者血虚，络脉空虚，贼邪不泻，或左或右，邪气反缓，正气即急，正气引邪，㖞僻不遂。邪在于络，肌肤不仁；邪在于经，即重不胜；邪入于府，即不识人；邪入于藏，舌即难言，口吐于涎。

名家选注

丹波氏《辑义》 㖞僻不遂，《内经》所谓偏风偏枯。《巢源》有风口㖞候，又有风偏枯、风身体手足不随、风半身不随等候。即《外台》以降，所谓瘫痪风也。肌肤不仁，《巢源》有风不仁候云：其状搔之皮肤如隔衣是也。重不胜，《巢源》有风腲腿候云：四肢不收，身体疼痛，肌肉虚满，骨节懈怠，腰脚缓弱，不自觉知。又有风亸曳候云：筋肉懈惰，肢体弛缓不收摄。盖此之类也。不识人，《内经》所谓击仆，《巢源》有风癔候云：其状奄忽不知人，喉里噫噫然有声，即卒中急风是也。舌难言，《内经》所谓瘖痱，《巢源》有风舌强不得语候云：脾脉络胃夹咽，连舌本散舌下，心之别脉，系舌本，今心脾二藏受风邪，故舌强不得语也。由以上数义观之，正知此条，乃是中风诸证之一大纲领也。

森氏《考注》 偏枯证正为正虚邪实之候，盖止虚血通不为不遂之半身，其脉必微弱缓大。其正虚血滞为不遂之半身，其脉必浮数沉实。今验之病人往往如此，此云脉微而数，后条云脉浮而紧，其义并同，而指左右脉不同耳。后条（编者按：即本条）所云“或左或右，邪气反缓，正气反急”，可以征矣。夫风之为病，当半身不遂，是《风论》所云“偏枯”也。脉微而数，中风使然。言风病者是中风邪之病，其脉微者，浮弱之谓，正虚之候。数者，沉实之谓，邪实之候也。“或但臂不遂者，此为痹”一句，为客文，以明风痹二病相似而不同，所以《内经》有风痹二论之义也。《汉志·经方》有《五藏六府痹十二病方》三十卷、《风寒热十六病方》二十六卷。“遂”“随”音义皆通，“不随”“不遂”互相通用。（编者按：释“邪在于络……口吐于涎”）总书邪之在皮肤、络脉、经脉、府、藏之次第，以申明病势之浅深也。

释 难

脉微而数 丹波氏《辑义》云:"'脉微而数'可疑,今验风病,多脉浮大而滑,而或数或不数。"此或本于《脉经》"头痛,脉滑者,中风,风脉虚弱也"之论。

不仁 森氏《考注》云"不仁者,上古之俗呼,《本草》所云:死肌是也,后世谓之麻木。"

按 语

中风偏枯与痹证有密切联系。痹,时为偏枯的前兆,如《风科集验名方·中风杂论》言"凡人初觉大指、次指麻木不仁,或不能为用,三年内必有中风之疾。宜先服愈风汤、天麻丸各一料,是以圣人治未病也。凡风未中之人,于一二日前足睡,忽觉肢体酸重瘴,痹良久自解,此乃中风之候也"。故仲景于首节,鉴别中风偏枯与痹证。

"浮者血虚,络脉空虚",提示中风偏枯的根本原因在于正气虚弱。

邪在皮肤、邪在于络、邪在于经、邪入于府、邪入于藏,言中风偏枯的传变顺序是"皮—络—经—腑—脏"。此合于《素问·皮部论》"百病之始生也,必先于皮毛,邪中之则腠理开,开则入客于络脉,留而不去,传入于经,留而不去,传入于腑,廪于肠胃",以及《素问·阴阳应象大论》"故邪风之至,疾如风雨,故善治者治皮毛,其次治肌肤,其次治筋脉,其次治六府,其次治五藏。治五藏者,半死半生也"。

原 文

大风,四肢烦重,心中恶寒不足者,侯氏黑散主之[1]。方《外台》治风癫

菊花四十分 白术十分 细辛三分 茯苓三分 牡蛎三分(熬) 桔梗八分 防风十分 人参三分 矾石三分(熬) 黄芩五分 当归三分 干姜三分 芎䓖三分 桂枝三分(去皮)

上十四味,杵为散,酒服方寸匕,日一服,初服二十日,温酒下之。禁一切鱼肉大蒜,常宜冷食,六十日止,即药积在腹中不下也,热食即下矣,冷食自能助药力。《外台》有钟乳、礜石各三分,无桔梗。

校 勘

[1] 大风,四肢烦重,心中恶寒不足者,侯氏黑散主之:邓本作"侯氏黑散治大风,四肢烦重,心中恶寒不足者"。

名家选注

山田氏《集注》 黑散之为意,正在心下痰饮,何者?茯术桂即苓桂术甘汤也。牡蛎、黄芩、干姜、桂枝，即柴胡姜桂汤之半也。菊茯防参，即后世钩藤散也。由是考之，治痰厥之剂也。白术、茯苓、当归、川芎，后世抑肝散也。恶寒不足者，言危罹之甚，所谓寒心是也。盖胸中蓄淡饮，今肝胆之气郁滞，故如斯。风邪结淡饮，令气血上郁于脑，不分布四肢，故可属四肢沉重。考其原由，中于风之甚，故题大风黑散也者。即驱头风，除痰饮，滋肝血，补脾胃之剂，而可用后世所谓心气不定，洋医所谓脑神经病矣。其方之主药在于菊花，故其量最大，宜着眼于此矣。

森氏《考注》 大风其义不一，《生气通天论》云“虽有大风苛毒，弗之能害”者，是谓在天地间之风。《骨空论》云“大风颈项痛刺风府”“大风汗出灸譩譆”者，是谓在人身中之风，与此云大风同义。凡云大风、云大邪、云大气、云大贼，共皆斥风邪而言也。此证邪气来侵身内，其人渐深，然其人宿饮素多，故其证四肢烦重。烦重者，不痛但重，以此为苦恼之谓也。乃与烦疼、疼烦同文例。心中恶寒不足，柳洴先生曰：“心中恶寒，不知何状，恐是当作恶寒、心中不足。”此说似是而非矣。心中恶寒者，谓余处不恶寒，只心中恶寒者，衣襟之间勑色憎寒之证。即是心中阳气不足也。毕竟邪气留连在水血中而不去者，本是胃虚，胃虚故水血不利，邪气因入，荏苒不除，为此诸证也。如其脉状次条所云“迟缓”是也。此方人参、归、芍补血，细辛、桂、菊益气而祛风湿，术、苓、桔、防、专去水湿，而黄芩清血热之余，矾石蠲水畜之淤，牡蛎属解水血中凝滞之邪毒。干姜助参有温中补气之功，以上十四味为散酒服者，令药气细细达肌骨间之意也。初服二十日以为一期，禁一切鱼肉大蒜者，以减消药气也。常冷食者，谓药以酒服，热食亦添热，却令药气分散不留。

释难

大风 一云“麻风”，如《素问·长刺节论》“病大风，骨节重，须眉堕，名曰大风”。此处或指中风偏枯，如浅田宗伯《杂病论识》云：“大风字见于《素问》，然不一概指中风而言。此似指涎潮卒倒之后而言者。或曰：‘大风’谓‘风引’之甚也。”

黑散 黑散名义未详，疑因其方中含黑色的矾石而命名。秦汉、晋唐时期的药方，常见以方中药物的颜色而命名者，如六物青散、华佗赤散等。

类方参要

《外台》引《古今录验》侯氏黑散，疗风癫。方：菊花四十分，防风、白术各十分，茯苓、细辛、牡蛎（熬）、钟乳（研）、礜石（泥裹，烧半日，研）、人参、干姜、桂心、芎䓖、当归、矾石（如马齿者，烧令汁尽，研）各三分，黄芩五分。上十五味，捣合下筛。以酒服方寸匕，日三。忌桃李、雀肉、胡荽、青鱼鲊、酢物、生葱、生菜。

按语

此条文，邓本作“侯氏黑散治大风，四肢烦重，心中恶寒不足者”，注家多因其悖于仲景方“经证在前、方在后”的体例，而认为此方是林亿等人校正《金匮》时，所附入唐人方。然观吴迁本所载，经证在前、药方在后，合于仲景方之体例，此方当是仲景书原有。附方格式，邓本多作"某方书，某方治某病"，而吴迁本则作"治某某病，某方，见某书"，二者比对，不难发现，吴迁本较邓珍本，更合于仲景书的原貌。周琦曾如将吴迁本与邓珍本整体对校，亦可发现两个版本间有较大差异，"这些差异表现在书名、方名、目录、段落位置、篇章位置、小字注文、药物剂量、药物炮制、方剂制法等各个方面。从这些不同之处可以看出，邓珍本确实对其所据宋本蓝本进行了大量的改编工作，而反观吴迁本，从文辞到体例，似更为近古"①。

《病源》记载"然寒食药者，世莫知焉，或言华佗，或曰仲景。考之于实：佗之精微，方类单省，仲景经有侯氏黑散、紫石英方，皆数种相出入，节度略同；然则寒食草、石二方，出自仲景，非佗也"，部分注家据此怀疑侯氏黑散，为寒食散类方而非中风家方。侯氏黑散，为服食之药，方后云有冷填肠胃之说，自无异议，但其亦有治风之功。

丁光迪认为侯氏黑散方中，菊花用至四十分，《本经》称其治"诸风，头眩肿痛，目欲出，泪出、皮肤死肌"。防风用至十分，《本经》谓其主"大风，头眩痛恶风，风邪目盲无所见，风行周身，骨节疼痹，烦满"。这两味显然是主药。芎䓖亦治风，《本经》谓治"中风入脑头痛，寒痹筋挛缓急"。《别录》谓其"除脑中冷动，面上游风去来，目泪出，多涕唾，忽忽如醉"。细辛善治暗风卒倒，不省人事（《世医得效方》）；《本经》谓治"头痛脑动，百节拘挛，……久服明目利九窍"。桂枝祛风，开腠理，温经通脉，更为张仲景所推崇。集合诸药而用之，是集中祛风、搜风和熄风各方面力量，使其发挥协同作用，充分发挥治风的疗效，重点突出，所以能治"大风四肢烦重"②。

云南来春茂善用侯氏黑散治疗眩晕、头重、脑冷、颜面麻痹、眼目病、半身不遂、胸痹等病症，且认为"凡人年过五十岁以后，自觉手指或单侧上下肢半身发麻或木，经常头目眩晕，上重下轻，行动飘然不稳，皆为中风先兆，倘再加言语謇涩，唇舌发麻，中风为期不远，少则一二月，长则一年之内，如能服用本方，将息得宜，尚可防止"（《来春茂医话》）。由是观之，侯氏黑散亦是中风家方。

此外，《金匮玉函经·证治总例》云："若四肢病久，风冷发动，次当用散，散能逐邪风湿痹，表里移走，居无常处者，散当平之。"侯氏黑散治疗大风，正合于此意。

原文

寸口脉迟而缓，迟则为寒，缓则为虚，荣缓则为亡血，卫缓则为中风。邪气中经，则身痒而瘾疹。心气不足，邪气入中，则胸满而短气[1]。

校勘

［1］此条吴本不录，见于《脉经》、邓本。

① 柳长华．中医百部经典（第一辑）：金匮要略方论［M］．四川：巴蜀书社，2022.

② 朱世增．丁光迪论内科［M］．上海：上海中医药大学出版社，2009：352.

名家选注

丹波氏《述义》 荣缓卫缓二句，是双关文法，上句是客词，下句是主词，对举以为荣虚卫虚之辨。缓字承上文，犹言虚，荣缓言尺中缓者荣必虚，卫缓言寸口缓者卫必虚，卫虚故中风也。荣缓一句本不干中风，而注家牵合为说，未免舛错。

森氏《考注》 荣缓则为亡血者，言荣分尺中之脉缓者，是荣血乏少之候也。若荣血充满，则尺中脉必紧实。今乘营卫之处而风邪中之，故发为身痒、瘾疹也。所云“邪气中经”者，即邪气入营卫经脉之中也，是为血中受邪之症。所云“心气不足”者，言心胸间宗气之不足，故水饮留滞，邪气入在此中，故为胸满短气之证，故云“邪气入中，则胸满而短气”也。乃与《素问·四时刺逆从论》所云“阳明有余，病脉痹，身时热不足，病心痹”同理，所云不足病心痹者，此云“心气不足，邪气入中，则胸满而短气”是也，宜并看矣。其人胃气壮实，则邪入于血中，发为痒疹；胃气衰弱，则邪入在于心胸水饮中，乃为胸满短气也。

按语

丹波氏、森氏所释已详。概言之：人之正气稍虚则邪气入亦浅，正气虚多则邪气入亦深，邪之浅深在其正气虚之多少。内不虚，邪气不深入，发为身痒等病；心气不足，则邪气内入，发为胸满短气等疾。

原文

风引除热主瘫痫汤[1]。方

大黄　干姜　龙骨各四两　桂枝三两（去皮）　甘草（炙）　牡蛎（熬）各二两　凝水石[2]　滑石　赤石脂　白石脂　石膏　紫石英各六两

右十二味，杵，粗筛，以韦囊盛之，取三指撮，井华水三升煮三沸，去滓，温服一升。《深师》云：治大人风引、少小惊痫瘛疭，日数十发，医所不疗，除热方。《巢源》：脚气宜风引汤。

校勘

［1］风引除热主瘫痫汤：《幼幼新书》引《金匮要略》同本文；邓本作“风引汤 除热瘫痫”。

［2］凝水石：邓本作“寒水石”。

名家选注

喻氏《法律》 用大黄为君，以荡涤风火热湿之邪矣，随用干姜之止而不行者以补之，用桂枝、甘草以缓其势，用诸石药之涩以堵其路。而石药之中，又取滑石、石膏清金以伐其木，赤白石脂浓土以除其湿，龙骨、牡蛎以收敛其精神魂魄之纷驰，用寒水石以助肾水之阴，俾不为阳亢所劫。更用紫石英以补心神之虚，恐主不安，则十二官皆危也。明此以治入藏之风，游刃有余矣。何后世以为石药过多，舍之不用，而用脑、麝以散其真气，花蛇以增其恶毒。智耶愚耶，而不解矣。

张氏《千金方衍义》 续命、风引汤祛风外散，紫石散引风内泄，故用大黄兼甘草、桂心、滑石、石膏以化风热，干姜以为反谍，使火无拒格之虞，紫石英、寒水石以润血燥，赤白石脂、龙骨、牡蛎复补其空，绝风火复来之路也。

喜多村氏《疏义》 本方寒热错杂之剂，然寒凉之品殊多，崔氏（编者按：此为《外台》引《崔氏》紫石汤，详见“类方参要”。）“镇心除热”四字，于此方尤为亲切。尤氏曰“方中有姜、桂、石脂、龙、蛎者，盖以涩驭泄，以热监寒也”，此说亦当。《巢源》云“脚气脉微弱，宜服风引汤二三剂”，盖脚气热盛，有冲心之势，或当用之，但非脉微弱者之所宜也。

山田氏《私考》 今所见中风兼痫者十中有七，古人制方甚有深意。余尝治四十许人，心气郁郁、口眼㖞斜、言语蹇涩、手足痹者，以柴胡加龙骨牡蛎汤与之，凡五月许全愈，窃谓合风引汤之意。

释难

风引 张璐《千金方衍义》云“风引者，风淫末疾，而四肢引动也”，即如风中之牵引而挛急。

瘫痫 瘫痪、癫痫之意。楼氏《纲目》作“癫痫”，丹波元简《辑义》从之。观《崔氏》所载张思惟医案，症见形似瘫痪的“半身挛缩”，故“瘫痫”或不误。

韦囊 韦，去毛熟治的柔软兽皮。朱骏声《说文通训定声》：“兽皮之韦可以束枉。戾相违背，故借以为皮韦。按，熟曰韦，生曰革。”韦囊，即用皮革所制的盛药器，一则可令药气不外泄，二则便于携带。

三指撮 用三根手指撮取之意，出土秦汉医方常见词语之一。

井华水 水井中平旦第一汲者，古人常用此水炼诸药石。

类方参要

《外台》引《崔氏》疗大人风引，少小惊痫瘈疭，日数十发，医所不能疗，除热镇心，紫石汤方。紫石英、滑石、白石脂、石膏、寒水石、赤石脂各八两，大黄、龙骨、干姜各四两，甘草（炙）、桂心、牡蛎（熬）各三两。上十二味，捣筛，盛以韦囊，置于高凉处，大人欲服，乃取水二升，先煮两沸，便内药方寸匕，又煮取一升二合，滤去滓，顿服之，少小未满百日，服一合，热多者日二三服，每以意消息之。紫石汤本无紫石英，紫石英贵者可除之。永嘉二年，大人、小儿频行风痫之病，得发例不能言，或发热，半身挛缩，或五六日，或七八日死，张思惟合此散，所疗皆愈。忌海藻、菘菜、生葱。

《要方》已服续命汤，口开，四肢尚未好定，而心中尚不除者，紫石汤主之。方在下第五篇，紫石煮散是也。紫石煮散：治大人风引，小儿惊痫瘈疭，日数十发，医所不药者方。紫石英、滑石、白石脂、凝水石、石膏、赤石脂各六两，大黄、龙骨、干姜各四两，甘草、桂心、牡蛎各三两。上十二味，治下筛，为粗散，盛以韦囊，悬高凉处，欲用取三指撮，以新汲井水三升，煮取一升二合，大人顿服，未百日儿服一合，未能者，绵沾着口中，热多者日四五服，以意消息之。

按语

出土秦汉时期的医方，无严格意义上的方名，常作“某病方”，如“伤寒四物方(《居延汉简》)”“恶病大风方(武威医简)”“治百病通明丸方”等，而“风引除热主瘫痫汤方”之名，与出土医方之名，甚近之。《崔氏》《千金》作“紫石汤”，是取方中主药为名，合乎魏晋之后的方剂命名之例。邓本颠倒“风引除热主瘫痫汤方”作“风引汤除热瘫痫”，颇失古貌。

由《崔氏》张思惟的医案，可知此方确有治疗瘫痫之效。当代医家焦树德先生常用此方“治疗血压高、体盛便秘、头昏欲作中风者，可以起到预防中风的作用，也用于治疗脑血管病(中风)后遗半身不遂，并能预防‘复中’(第2次或第3次中风)，均起到了理想的效果”(《方剂心得十讲》)。有持桂里(日本江户时代医家)在其《方舆貌》中记载了使用该方治疗瘫痫的经验，其云:“余尝治洛西一士人，年弱冠余，患此症已久。头面歪斜，手足挛缩，其状异形奇态恰如傀儡，二三年来群医尽其技而未瘥。最后请余诊治，即予此汤。十余日其制引半减，四五十日，诸症尽去，恢复如常，人皆惊叹。用此方救活小人惊痫、瘈疭日数十次发者不知几何人矣。”大塚敬节用此方治疗难治性癫痫，亦验。

原文

病如狂状，妄行，独语不休，无寒热，其脉浮，防己地黄汤主之[1]。方

防己一分　桂枝三分(去皮)　防风三分　甘草二分(炙)

上四味，㕮咀，以酒一杯，浸之一宿，绞取汁，取生地黄二斤，㕮咀，蒸之如斗米饭久，以铜器盛其汁，更绞地黄等汁，和分再服。

校勘

[1] 病如狂状，妄行，独语不休，无寒热，其脉浮，防己地黄汤主之：邓本作“防己地黄汤治病如狂状，妄行，独语不休，无寒热，其脉浮”。

名家选注

森氏《考注》 病发狂妄语，无寒热者，血中湿热壅闭之所作，所云心肾二气不相交，血热侵心家故尔。无寒热者，谓无外感也。如《虚劳篇》“男子脉虚沉弦，无寒热”，《胸痹篇》“平人无寒热”，《血病篇》“病人面无血色，无寒热”“病人胸满，唇痿舌青口燥，但欲漱水不欲咽，无寒热”，《妊娠篇》“妇人得平脉阴脉小弱，其人渴不能食，无寒热，名妊娠”一并同义也。其脉浮者，血中湿热，与真气相争，有上逆之势，故令脉浮也。凡血中伏热上冲者，有波上加风之趣，故其脉必浮数也。此方四物，桂、防专主表散，己、甘专主里解，且二防同用者，乃与深师续命汤，《录验》《延年》小续命汤同理。盖桂、甘走血，能降冲逆，己、风入水以利壅滞。加生地黄汁，凉解妄行之血热。然亦甚过于凉，故用酒渍之，温凉得适。且令药势贯通水血中之意也。其四味酒渍，绞取汁，汁一也。生苄蒸气露汁，汁二也。绞地黄取露了滓汁，汁之三也。以此三汁相合，和分再服、此证狂谵、固属内热、则为冷服可自知。方后不云分温，而但云分再服者，可以征也。

浅田氏《杂病论识》 此举中风狂走之证治也。狂走谵语身热脉大者，为属阳明；今无寒热，其脉浮者乃知血虚生热，邪并于阳而然也。《后汉书・朱浮与彭宠书》云“伯通独中风，狂走”，此以狂为中风，后世狂风、风狂、心风等之称，盖有所由。

类方参要

《要方》治语狂错，眼目霍霍，或言见鬼，精神昏乱，防己地黄汤方。防己二两，生地黄五斤（别切，勿合药渍，疾小轻用二斤），甘草二两，桂心、防风各三两。上五味，㕮咀，以水一升渍之一宿，绞汁，著一面，取其滓著竹箦上，以地黄著药滓上，于三斗米下蒸之，以铜器承取汁，饭熟，以向前药汁合绞取之，分再服。

按 语

浅田氏《方函口诀》云：“此方治老人男女，因老耄而妄语狂走者。《金匮》虽属于中风，实则失心风之类也。一老妇，面目手足微肿，心气不乐，对人辄落泪愁伤，他无余证，用此方而全愈。”近代医家宋孝志善用此方，方中地黄最多用至150克，其云“防己地黄汤对病如狂、似癫之证效如桴鼓”，又云“防己地黄汤有启智开悟之功，此乃病家愈后之感悟，非吾辈之能先知也”①。李晓林等人总结防己地黄汤证的症状特点为“沉默痴呆，语无伦次，多疑善虑，彻夜难寐，多动易怒，甚或躁扰不宁，狂妄打骂。西医之躁狂抑郁症、精神分裂症、更年期精神病及某些器质性精神病，只要有此特点，均可选用本方化裁”②。

原 文

头风摩散。方

大附子一枚（炮，去皮）　盐等分

上二味为散，沐了，以方寸匕摩疢上，令药力行。

---

① 高齐民．高齐民先生经方临床经验集［M］：北京：中医古籍出版社，2019：128.

② 李晓林，王玉芬．宋孝志教授应用防己地黄汤经验［J］．北京中医药大学学报，1996（02）：41-42.

名家选注

张氏《医通》 头风摩散治中风喎僻不遂，专取附子以散经络之引急，食盐以治上盛之浮热。《千金》借此治头面一切久伏之毒风也。

森氏《考注》 “头风”又曰“风头”，如“风温”又曰“温风”，“烦躁”又曰“躁烦”之例。头风亦有寒热虚实治法不同，其风寒湿毒入头中，留血脉而不散者，用此附、盐二味散药，沐后摩之，以温散凝冷之血，使经脉流通，故痛苦顿愈也。

释难

头风 《说文》“头，首也”，头风或即首风。《素问·风论》言：“首风之状，头面多汗恶风，当先风一日则病甚，头痛不可以出内，至其风日则病少愈。”

类方参要

《风科集验名方》附子摩头散，治因沐头中风，多汗恶风。当先风一日而病甚，头痛不可以出，至日则少愈，名曰首风。大附子一枚，盐各等分。上为细末，沐了用二三钱摩头上，令药力行，痛止。

按语

武威医简治千金膏药方（蜀椒、川芎、白芷、附子），方后云“头痛风涂之，以三指摩”，此是“摩法治风”之先。头风摩散或承此，而增损之。

《三国志·华佗传》记载：“魏太祖苦头风。每发，心乱目眩。召华佗常在左右。佗针膈，随手而愈。”曹操常为头风所苦。华佗以针灸治之。2009年，河南安阳发掘曹操墓，其中出土有一件石枕，其背面刻铭曰“魏武王常所用慰项石”。相关人员研究认为，其作用相当于辅助针灸治疗头疼的“温熨”疗法。此与头风摩散以温法治头痛相合。

古人常用盐治风。如《和齐汤法》有“治风痹汗出方”，药用“水三石，陈粟三斗，盐三斗，煮之，每酿水一石，粟、盐各一斗，三沸三裹（酿），前美食，齐（济）取亓（其）汁，浴之，已，复美食，毋令汗出”。《风科集验名方》记载：“湖南押衙颜思退传。头风掣疼，蜡二斤，盐半斤，相和于鏭罗中，镕，令相入，捏作一兜盔，势可合脑大小，搭头至额，头痛立止。”

此外，敦煌出土古医书有“摩风膏，主一切风”，藉此可观摩法治风之旧，原文如下，供参：

摩风膏，主一切风。丹参一斤（折之内白者好拭去土），蜀椒三升（去合口及内黑子生用），芎䓖二两（去皮），蜀大黄二两（去皮），八角蜀附子大者三十枚（去皮生用），巴豆三十枚（去皮心生用），白芷二两（去皮称）。七物，切，以三年酢于铜器中浸一宿，以成消猪膏四升，用苇薪煎三上三下，去滓，置新瓦瓮子中，好盖头，勿令尘始入，少少取，向火炙痛处摩之。日三度，疾愈止摩。禁如初法。

原文

寸口脉沉而弱，沉即主骨，弱即主筋，沉即为肾，弱即为肝，汗出入水中，如水伤心，历节黄汗出，故曰历节。

名家选注

尤氏《心典》 案后水气篇中，黄汗之病，以汗出入水中浴，水从汗孔入得之。合观二条，知历节、黄汗为同源异流之病，其瘀郁上焦者则为黄汗，其伤筋骨者则为历节也。

丹波氏《述义》 按历节黄汗之辨，尤氏为确。徐氏曰“黄汗重在肿，历节重在痛”，亦是。今更审之，曰黄汗出，曰肢节疼痛，曰发热，皆是二病所俱有。然历节之黄汗，特在痛处（曰“历节黄汗出”是）。黄汗之汗，出于周身（曰“汗沾衣，色正黄，如柏汁”是）。历节之肿，多止下部（曰“脚肿如脱”，曰“独足肿大”是）。黄汗之肿，及于遍骸（曰“四肢头面肿”，曰“身肿”是）。历节之痛，转历诸节（其名可征）。黄汗之痛，必不转历（曰“骨节疼痛”，曰“腰髋驰痛”，曰“身疼重”是）。且其胸中窒，如痛久不愈，必致痈肿等证，实黄汗之所独，而历节则无此瘀郁之态也。但近时未见黄汗病，赤未见历节有黄汗出者，姑就文义而论之已。

森氏《考注》 此条说出历节、黄汗水血受湿之旨来，盖全身之水液其原在肾，今受湿邪，故骨节疼痛。全身之血液其本属肝，今受湿邪，故黄汗出。脉沉者，湿邪著骨，为肾经之疾。脉弱者，湿邪在筋脉，为肝经之病，筋骨受湿，故令历节疼痛。黄汗自出，故名曰历节。此病得之汗出后入水中，而其水伤心经。心经伤湿，则延及肝经肾经，所以历节痛、黄汗出也。此但云“历节”，而不云“痛”，盖“历节”二字，既为病名。不云“痛”，痛在中也。

释难

如水伤心 丹波氏《述义》云“如水伤心，注家就心主汗为解。然汗出入水中，恐不遽伤及心。且历节是筋骨间病，固不干心脏，仍疑心字有讹。或曰：心主血脉，伤心，犹言伤血脉。亦属臆说”。

按语

丹波氏别历节、黄汗之异同，甚详。森氏释历节、黄汗之病因、病机，亦明。但诚如丹波氏《述义》云“近时未见黄汗病，赤未见历节有黄汗出者”，只能就文义而阐发之。

然目前资料所示，仲景之前无此“历节”“黄汗”等病名，历节、黄汗之病，或为仲景所自拟。晋唐时期，常将历节称为“历节风”。《病源》云：“历节风之状，短气，白汗出，历节疼痛不可忍，屈伸不得是也。由饮酒腠理开，汗出当风所致也。亦有血气虚，受风邪而得之者。风历关节，与血气相搏交攻，故疼痛。血气虚，则汗也。风冷搏于筋，则不可屈伸，为历节风也。”历节得之于汗出当风，此或为仲景将中风、历节合章论之的原因。

原文

趺阳脉浮而滑，滑则谷气实，浮则汗自出。

名家选注

程氏《直解》 趺阳，胃脉也，诊在冲阳，滑则为实，浮则为风，风则令汗出，亦历节之脉。

森氏《考注》 前条并举历节、黄汗二证，此再明黄汗出者，因胃气之实也。盖趺阳脉滑者，谷气内实，谷气内实者，必有外越之势，所以浮而滑也。则血中之湿郁为汗而自出，此特明黄汗之脉也。

喜多村氏《疏义》 此就趺阳示其脉也。滑则阳盛之诊，故谷气实。浮则表热之候，故汗自出。谷气，胃气也。窃疑此章条末有脱落，故文意不贯，不可强解也。

按语

疑难条文之一。程氏认为此示历节之脉，森氏认为此明黄汗之脉。备参。

原文

少阴脉浮而滑[1]，弱则血不足，浮即为风，风血相搏，即疼痛如掣。

校勘

［1］浮而滑：邓本作“浮而弱”，《脉经》同。当从。

名家选注

森氏《考注》 少阴肾经以太溪为诊处，此脉以弦浮缓见为调脉。今浮而弱，弱则血不足，浮则为风。盖血不足之处，风湿乘之，风血相搏即疼痛如掣也。前条举趺阳脉，以明黄汗属胃家湿热之义。此条又举少阴脉，以明历节系肾部虚弱，则心肾二气共不足之理。

尤氏《心典》 趺阳、少阴二条合看，知阳明谷气盛者，风入必与汗偕出，少阴血不足者，风入遂著而成病也。

山田氏《九折堂・金匮》 凡病必先诊寸口而后及趺阳、少阴，固其所。而间有举寸口而不及趺阳、少阴者，盖别无脉状之可论者，则趺阳、少阴不必言也。若夫举趺阳、少阴而不及寸口，则是“握足不及手”必无此理。而本经残脱，往往突然举趺阳脉而不及寸口，其错脱可推而知。特消渴、水气、黄疸三篇有寸口、趺阳合论者，是古色之仅存者。学者当据以覆正全书，乃此三章合以为一条，不然不啻文意不贯通，竟不可知其脉状属何病。注家唯尤氏特云“趺阳、少阴二条合看，知阳明谷气盛者，风入必与汗偕出，少阴血不足者，风入遂著而成病也”。尤此就能知合二条为一，惜不知合三条为一。

按语

疑难条文之一。以山田氏之论，需将“寸口脉沉而弱”“趺阳脉浮而滑”及“少阴脉浮而弱”等三条合而观之。备参。

原文

盛人脉涩小，短气，自汗出，历节疼，不可屈伸，此皆饮酒汗出当风所致。

名家选注

山田氏《集注》 盛人脉当洪大而反涩小，是表所风湿遏，而脉不能舒畅也。短气者，表阴而里气不能通也。自汗者，邪迫于肌肤，而腠理不密，犹越婢汤之自汗。盖邪之入则因正虚，然后郁而属实也。

森氏《考注》 前条说历节虚证，此条特举实证也。言肥盛之人，其脉宜滑大，今反涩小者，血中湿热闭塞极者也。注家多以为虚脉，非是。短气者，因于湿闭者也。血汗者，即黄汗也，黄汗者，血热郁结之所作，故又名曰“血汗”也。俞、徐、宋三本俱不误。他本作“自汗”者皆误矣。历节疼不可屈伸者，亦血热、湿热、风热所为，其因在于饮酒汗出受风邪之所为，黄芪桂芍苦酒汤、《千金》防风汤之类，宜撰用。或曰“自汗”作“血汗”者似误字。“血汗”字面为新奇，且前文云“浮则汗自出”，则此亦宜作“自汗出”也。然以余观之，则汗自出者谓黄汗。疼痛如掣者，谓历节。此合二条而明黄汗、历节共皆因饮酒当风之所为，其人盛满充实亦有如此者也。乃“此皆”二字斥血汗、历节二证而书矣。若作“自汗出”，亦是谓黄汗证也。

按语

森氏依俞、徐、宋三本“自汗”作“血汗”，并详释其医理。《脉经》、邓本、吴本皆作“自汗”，故“自汗”并不误。然森氏认为此条为历节实证，颇见深思。可从。

原文

诸肢节疼痛，身体魁瘰[1]，脚肿如脱，头眩短气，温温欲吐，桂枝芍药知母汤主之。方

桂枝四两(去皮) 芍药三两 甘草二两(炙) 麻黄二两(去节) 生姜五两(切) 白术五两 知母四两 防风四两 附子二两(炮,去皮,破)

上九味,㕮咀,以水七升,煮取二升,去滓,温服七合,日三服。

校勘

[1] 魁瘰:邓本作“魁羸”;《脉经》同吴本。

名家选注

丹波氏《辑义》 历节,即《痹论》所谓行痹、痛痹之类,后世呼为痛风(溪有《痛风论》,见于《格致余论》,知是元以降之称),《三因》《直指》称白虎历节风是也(白虎病,见于《外台》引《近效》云:其疾昼静而夜发,发即彻髓酸疼,乍歇,其疾如虎之啮,故曰白虎病。此即历节风也,而别为一证,悉非)。盖风、寒、湿三气杂至,合而所发,痛久则邪盛正弱,身体即尫羸也。痹气下注,脚肿如脱,上行则头眩短气,扰胃则温温欲吐,表里上下皆痹,故其治亦杂糅,桂、麻、防风发表行痹,甘草、生姜和胃调中,芍药、知母和阴清热,而附子用知母之半,行阳除寒,白术合于桂、麻,则能祛表里之湿,而生姜多用,以其辛温,又能使诸药宣行也。与越婢加术附汤,其意略同。

丹波氏《述义》 肢节疼痛,身体魁瘰,脚肿如脱,三证叠言者,亦犹麻黄汤身疼、腰痛、骨节疼痛之例。且此云脚肿如脱,次条云独足肿大者,言寒湿下注,下部特浮,其久不愈者,往往变为鹤膝风,亦湿滞所致耳。又短气与甘草附子汤证短气同机。

释难

魁瘰 丹波氏《述义》云:“《尔雅》枹遒,木魁瘣。注谓树木丛生,根枝节目,盘结磈磊。《释文》瘣郭,卢罪反。邢昺曰:魁瘣读若磈磊。据此,魁瘰盖《尔雅》之魁磈。谓疼痛之处,盘结磈磊也,正与病证相协。磊亦作磥,其义可见耳。”

类方参要

《要方》防风汤,治身体四肢节解如堕脱,肿按之皮陷,头眩短气,温温闷乱,欲吐者。方:防风、白术、知母各四两,生姜、半夏各五两,芍药、杏仁、甘草、芎䓖各三两,桂心四两。上十味,㕮咀,以水一斗煮取三升,分四服,日三夜一。

《外台》引《古今录验》防风汤,主身体四肢节解疼痛如堕脱,肿,按之皮急一作陷,头眩短气,温温闷乱,如欲吐。方:防风、桂心、知母各四两,白术、生姜各五两,芍药、甘草各三两(炙),附子二枚(炮)。上八味,切,以水一斗,煮取三升,分为三服。忌生葱、猪肉、海藻、菘菜、桃李、雀肉等。

按语

知母，《本经》云“治消渴热中，除邪气，肢体浮肿，下水，补不足益气”，其消肿、益气，合于本方证之“脚肿如脱”。

大塚敬节云：“该方用于关节慢性风湿性疾病，以身体瘦弱、病患关节肿胀如树瘤者为指征。恶心欲吐这一症状，就我个人经验来说，多不具备，没必要列为应用指征。……虽然条文记述为关节重度肿胀不可屈伸时使用，实际上病情不到如此严重地步使用也有良效(《金匮要略研究》)。”可参。

广州中医药大学陈纪潘等人以本方为基础方，研发通痹宁（又名“通痹灵”，组成为桂枝、白芍、知母、防风、炙麻黄、白术、水牛角、玉竹、制乳香、制没药、蜈蚣、制马钱子、制川乌、生姜、甘草等），用于风湿、类风湿性关节炎的治疗，疗效甚佳。陈慎吾曾以桂枝芍药知母汤治疗下颌关节疼痛①，可谓善用此方者。

原文

味酸则伤筋，筋伤则缓，名曰泄；咸则伤骨，骨伤则痿，名曰枯；枯泄相搏，名曰断泄。荣气不通，卫不独行，荣卫俱微，三焦无所御，四属断绝，身体羸瘦，独足肿大，黄汗出，胫冷；假令发热，便为历节也[1]。

校勘

［1］此条吴本不录，见于《脉经》、邓本。

名家选注

森氏《考注》 此条证言饮食之毒，令气血溢滞，谓之内湿，加之以外湿，则或为发热历节之证也。凡筋者以伸缩得宜为用，今筋伤则伸而缓弱，名之曰“泄”者，泄是漏泄之义。筋之用，收缩为主，今缓纵不收，故谓之泄也。骨者以润滋为用，今骨伤则痿弱，名之曰“枯”者，枯是干枯之义。骨之用，滋养为主，今筋缓纵不能养骨，骨不得滋养，故谓之枯也。筋骨俱伤，故曰“枯泄相搏”。名曰“断泄”者，泄是血泄，谓发热黄汗。断是气断，谓身体羸瘦，四属断绝也。此条说所以为黄汗、历节之理甚详明，宜活看矣。

喜多村氏《疏义》 此辨黄汗、历节之异，而明其有自饮食失节及荣卫衰弱者也。寸口脉沉而弱，肾主水，骨与之合，故脉沉者病在骨也。肝藏血，筋与之合，血虚则脉弱，故病在筋也。《内经》云“谨和五味，骨正筋柔，血气以流，腠理以密”，此因五味不调，味过于酸，则伤于肝，肝主筋，而肝伤则筋亦伤，筋伤则纵缓不收，血亦不敛，故名曰泄。味过于咸，则伤肾，肾主骨，而肾伤则骨亦伤，骨伤则髓不满，痿弱内干，故名曰枯。

---

① 张炳厚．医林怪杰张炳厚［M］．北京：中国中医药出版社，2016：348.

释难

四属 即四肢，如森氏云："尤（尤在泾）以四属为四肢，此说本于徐彬《论注》，为可从。而程林改'四属'作'四肢'，妄断极矣。《平脉法》又有'四属断绝'之文，注云'四属者，谓皮肉脂髓。俱竭，宗气则衰矣'。此似以皮肉脂髓为四属，故成注云'四属者，皮肉脂髓也'。而其实似不然，言皮下有肉，肉下有骨，骨上有脂，骨中有髓，此四者失养，则四肢解堕不为用，是因宗气之衰弱而然，故曰'皮肉脂髓。俱竭，宗气则衰矣'。非以'皮肉脂髓'为'四属'之谓也。盖'四属'与'四维'同义，'四维'见《素问·生气通天论》。"

按语

森氏、喜多村氏所释甚明。

原文

病历节，疼痛不可屈伸，乌头汤主之。方[1]

乌头五枚（㕮咀，以蜜二升，煎取一升，即出乌头） 甘草（炙） 麻黄（去节） 芍药 黄芪各三两[2]

上五味，㕮咀四味，以水三升煮取一升，去滓，内蜜煎中，更煎之，服七合。不知，尽服之。

校勘

［1］"乌头汤主之方"后，邓本多出"治脚气疼痛，不可屈伸"。

［2］药物顺序，邓本作"麻黄、芍药、黄芪、甘草、乌头"，且甘草缺剂量。

名家选注

丹波氏《述义》 此方，比之桂芍知母汤，其力更烈，治历节初起急剧证，功效不可言。

喜多村氏《疏义》 此治寒湿、历节之正法也。寒湿客于肌肉筋脉之间，而历节疼痛遂致不可屈伸也，此当乘其邪未固着，以速温发之，故以乌头汤主之。此麻黄附子甘草汤之变制。麻黄通阳，出汗散邪而开痹著。乌头配麻黄，驱寒而散湿。芍药养血，甘草和中，黄芪祛湿。且以蜜制乌头之毒，并缓其急也。

类方参要

《要方》大枣汤，治历节疼痛。方：大枣十五枚，黄芪四两，附子一枚，生姜二两，麻黄五两，甘草一尺。右六味，㕮咀，以水七升煮取三升，服一升，日三服。

按语

邓本"治脚气疼痛,不可屈伸"一句,丹波元简认为是后人所添入。观吴本无此九字,丹波氏所论,颇是。此方主用乌头,且注明需蜜煎煮,此如张氏《医通》所云:"乌头善走入肝,逐风寒,故筋脉之急者,必以乌头治之。然以蜜煎,取缓其性,使之留连筋骨,以利其屈伸,且蜜之润,又可益血养筋,兼制乌头燥热之毒。"

原文

治脚气冲心方[1]

矾石二两

上一味,以浆水一斗五升,煎三五沸,浸脚良。

校勘

[1] 治脚气冲心方:邓本作"矾石汤治脚气冲心"。

名家选注

丹波氏《辑义》《千金》论脚气云:"魏周之代,盖无此疾,所以姚公《集验》殊不殷勤,徐王撰录未以为意。"《外台》苏长史云:"晋宋以前,名为缓风,古来无脚气名。"由此观之,此方亦是宋以前人所附,非仲景原方明矣。

森氏《考注》 脚气之称,仲景时已有之,只其书湮晦不出于世,故孙真人时,脚气之论以深师为最古,而深师所论多是仲景遗文,亦未可知矣。所谓"江南诸师秘仲景要方不传"者,是也。

浅田氏《杂病论识》 脚气亦风湿热之所使。矾,味酸能入骨除热,故浸脚则无上攻心。盖风湿之气,从下受,使下渗而去,则其热除。长沙之旨,可谓深矣。

类方参要

《金匮要略·杂疗方》救卒死而壮热者方。矾石半斤,水一斗半,煮消以渍脚,令没踝。

按语

此条文具有一定的争议性。此方是否为仲景原方?森氏、浅田氏持肯定之说。丹波氏则认为仲景时代无脚气,此方是宋以前人所附,非仲景原方。

广州市老中医杨干潜前辈受《金匮》以矾石汤治脚气冲心的启发,以白矾60克,米泔水一大煲,煮热至白矾溶化后,趁温没双足,用治高血压。观察30例,绝大部分均有降压效果，一般血压可降 10～20mmHg。但必须用米泔水效果才好，出于仓促未能找到米泔水，单用白矾 60 克，开水溶浸，有些体瘦病人用后自觉侧中不适，后基古方用洗米水煮溶再治，又无此感觉。机理有待探讨[①]。杨嘉在杨干潜经验的基础上，用粘米粉取代“浆水”，加热水浸脚，对绝大部分高血压病患者能取得即时疗效，其头痛、头晕、胸闷足冷等症状得到相应缓解，有效率达 85%[②]；并指出“脚气冲心是指脚气病而见心悸气喘呕吐诸病者，是因湿气上冲心肺引起，矾石即明矾，有除湿收敛之功，故脚气冲心用矾石煎水浸脚，是导湿下行，收敛心气。虽然脚气不同于高血压，但心主血脉，明矾清热消痰，燥湿坠浊。典型高血压体型多属肥盛之人，肥人多痰湿，而‘风淫末痰’，‘末’即四肢末梢，又‘厥从足起’，温足防厥，正合契机”[③]。

附　方

原 文

续命汤，治中风痱，身体不能自收，口不能言，冒昧不知痛处，或拘急不得转侧。姚云：与大续命同，兼治妇人产后去血者，及老人小儿。方

麻黄三两（去节）　桂枝（去皮）　当归　人参　石膏（碎，绵裹）　干姜　甘草（炙）各三两　芎䓖一两　杏仁四十枚（去皮尖）

上九味，㕮咀，以水一斗，煮取四升，去滓，温服一升，当小汗，薄覆脊，凭几坐，汗出则愈，不汗更服。无所禁，勿当风。并治但伏不得卧，咳逆上气，面目洪肿。见《古今录验方》。《范汪》云：是仲景方，欠两味。

名家选注

丹波氏《述义》　此方即大青龙汤变方，而尤氏所谓攻补兼施者已。中风邪气本轻，但以血气衰弱殊甚，故招其侮，大抵表候为内证所掩，往往使人难于辨认。盖续命汤发表补虚，对待为方，实为中风正治之剂，而推其立方之旨，则亦足以明中风所因之理，学者岂可不深味乎。

喜多村氏《疏义》　此方《外台》引《古今录验》《《范汪》方》（编者按：详见下文“类方参要”）主病及用水升数，煮取多少并同，汪云是仲景方。汪为东晋人，则知此亦仲景方，故宋人附于此也。而名续命者，王氏子接曰“续命有却病延年之功”。考《通鉴》晋安帝义熙元年，以卢循为广州刺史，循遗刘裕益智粽，裕报以续命汤。所谓续命汤不知指此方否也？

---

① 杨干潜 . 发掘一味治急症中药——白矾［J］. 新中医，1985（11）：46，52.

② 杨嘉 . 改良矾石汤外治高血压［J］. 实用医学杂志，1998（2）：142.

③ 杨嘉 . 改良矾石汤外治高血压［J］. 中医杂志，1998（1）：57.

类方参要

《外台》引《古今录验》续命汤，治中风痱，身体不能自收，口不能言，冒昧不知人，不知痛处，或拘急不得转侧。姚云与大续命同，兼疗产妇大去血者，及老人小儿。方：甘草（炙）、桂心、当归、人参、石膏（碎，绵裹）、干姜各二两，麻黄三两（去节），芎䓖一两，杏仁四十枚（去皮尖两仁）。上九味，㕮咀，以水一斗，煮取四升。服一升，当小汗，薄覆脊，凭几坐，汗出则愈，不更服，无所禁，勿当风。并疗但伏不得卧，咳逆上气，面目洪肿。忌海藻、菘菜、生葱。《范汪方》主病及用水升数、煮取多少并同。汪云：是仲景方，本欠两味。

《要方》续命煮散，主风无轻重，皆主之。方：麻黄、芎䓖、独活、防己、甘草、杏仁各三两，桂心、附子、茯苓、升麻、细辛、人参、防风各二两，石膏五两，白术四两。右十五味，粗筛下，以五方寸匕内小绢袋子中，以水四升和生姜三两，煮取二升半，分三服，日日勿绝。慎风冷，大良。吾尝中风，言语蹇涩，四肢痑曳，处此方，日服四服，十日十夜服之不绝，得愈。

原文

治中风，手足拘急，百节疼痛，烦热心乱，恶寒，经日不欲饮食，三黄汤。方

麻黄（去节）五分　独活四分　细辛二分　黄芪二分　黄芩三分

上五味，㕮咀，以水六升，煮取二升，去滓，分温三服。一服小汗，两服大汗。心热加大黄二分，腹满加枳实一枚，气逆加人参三分，悸加牡蛎三分，渴加栝蒌根三分，先有寒加附子一枚。见《千金》。

名家选注

喜多村氏《疏义》 此汤以三黄为名，用麻黄、黄芪、黄芩三味也，乃麻黄附子细辛汤之变制。去附子加独活、黄芪、黄芩者，独活去风，黄芪固表，因烦热心乱，故加黄芩。然不用附子、石膏而代细辛、黄芩，殆中风表发之轻剂，亦温凉错用之意也。方中以几分为剂，方后附加减法，恐皆不出于仲景，殆似经后人改窜者。《千金》题以张仲景三黄汤，《千金翼》云此仲景方神秘不传，即是宋臣校正此书，所以录而附于此也。

森氏《考注》 此证邪气在筋脉骨节间，与水血相搏之所致。其手足拘急，百节疼痛者，邪入血中也。烦热心乱者，邪入水中也。凡水中加邪，则水饮沸腾，迫近于心家，故作此症。恶寒者，亦是饮闭之恶寒，阳气不达于肌表之所为。终日不欲饮食者，邪热波及胃口之所为。以上并本方之所主。若舌苔黄干者加大黄，腹满者邪入肠胃与食饮滞留也。枳、黄二味，承气之意也。气逆者胃气不振，水饮上逆也。加人参者与小柴胡、三泻心同意。悸者水饮内畜也，加牡蛎以解水结也。渴者邪热侵胃，加蒌根以润胃中也。先有寒者、素平内有寒饮也。加附子以散寒饮也，盖此方得汗而愈。若实热者加枳实，以为内外双解之治。若虚寒者加参、附，以从补元温经之法。悸、渴共是饮闭之症，故以解结滋润为主也。

类方参要

《要方》治中风，手足拘挛，百节疼痛，烦热心乱，恶寒，经日不欲饮食方，仲景三黄汤方。麻黄三十铢，黄芪十二铢，黄芩十八铢，独活一两，细辛十二铢。右五味，㕮咀，以水五升煮取二升，分二服，一服小汗，两服大汗。心中热加大黄半两；胀满加枳实六铢；气逆加人参十八铢；心悸加牡蛎十八铢；渴加栝蒌十八铢；先有寒加附子一枚。此方秘不传。

原文

治风虚，头重眩，苦极，不知食味，暖肌补中，益精气，术附子汤[1]。方见风湿中，见《近效》。

校勘

［1］此条，邓本作"《近效方》术附子汤　治风虚头重眩，苦极，不知食味，暖肌补中，益精气。白术二两，附子一枚半（炮，去皮），甘草一两（炙）。上三味，剉，每五钱匕，姜五片，枣一枚，水盏半，煎七分，去滓，温服"。

名家选注

丹波氏《辑义》《外台·风头眩门》所载《近效》白术附子汤，有桂枝而无生姜、大枣。上四味，切，以水六升，煮取三升，分为三服，日三，初服得微汗即解。能食，复烦者，将服五合以上愈。此本仲景《伤寒论》方，即是甘草附子汤也，而此所载，去桂加术附子汤，且煎法及分两，宋人所改，不知何以差谬如此，盖孙奇等失之不检也。

森氏《考注》《外台》引"《近效》白术附子汤，疗风虚头重眩苦极，不知食味，暖肌补中益精气"，此语恐是后世运用之治验，尝治如此证而有效，故有此文。此文《近效》运用之文，而非仲景原文可知矣。宋人以此方为仲景方，以此语并为仲景语，误编入此篇中也。风虚头眩者，肾气先虚，风邪遂入，水道不通，致此头重而眩苦极不可忍之证。此证风湿虽为患，以肾虚水寒为原，故用术附汤。补中益气暖肌，则风湿之邪得微汗而解也。

类方参要

《金匮要略·痉湿暍》术附子汤方：附子三枚（炮，去皮，破），白术四两，生姜三两（切），甘草二两（炙），大枣十二枚（擘）。上五味，㕮咀，以水六升，煮取二升，去滓，分温三服。

《外台》引《近效》白术附子汤，疗风虚头重眩，苦极不知食味，暖肌补中益精气。又治风湿相搏，骨节疼痛，不得屈伸，近之则痛剧，汗出短气，小便不利，恶风不欲去衣，身体微肿者。方：白术三两，附子二枚（炮），甘草二两（炙），桂心四两。上四味，切，以水六升，煮取三升。分为三服，日三。初服得微汗即解。能食复烦者，将服五合以上愈。忌海藻、菘菜、猪肉、生葱、桃李、雀肉等。

按语

术附子汤，吴本言“方见风湿中”，即本书《痉湿暍篇》术附子汤，由附子、白术、生姜、甘草、大枣组成。吴本又云“见《近效》”，《近效》白术附子汤，由白术、附子、甘草、桂组成。《痉湿暍篇》术附子汤与《近效》白术附子汤，是两首不同的药方。“方见风湿中，见《近效》”的校语，显然误认二方相同。邓本虽言《近效方》术附子汤，虽所附药方的药物剂量经后人改变，但其药物组成近于《痉湿暍篇》术附子汤，而非《近效方》术附子汤，邓本亦混淆《金匮要略·痉湿暍》术附子汤与《近效方》术附子汤。至于此条文中的术附子汤，究竟是哪一首药方，鉴于文献的错乱，暂难明确。

山田氏《集注》言：“今人中风阳虚，或头眩者，连用真武汤有效，颇与本方意近。”可参。

原文

治脚气上入，少腹不仁，服八味丸。方[1]

干地黄八两　署预　山茱萸各四两[2]　泽泻[3]　茯苓　牡丹皮各三两　桂枝（去皮）　附子（炮，去皮）各一两[4]

上八味，末之，炼蜜和丸如梧桐子大，酒下十五丸[5]，日再服，加至二十五丸。见《崔氏》。

校勘

［1］治脚气上入，少腹不仁，服八味丸方：邓本作“《崔氏》八味丸治脚气上入，少腹不仁”；《外台》引《崔氏》作“若脚气上入少腹，少腹不仁，即服张仲景八味丸方”。

［2］山茱萸四两：《外台》引《崔氏》作“山茱萸五两”。

［3］泽泻三两：《外台》引《崔氏》作“泽泻四两”。

［4］桂枝（去皮）、附子（炮，去皮）各一两：《外台》引《崔氏》作“附子二两（炮），桂心三两”。

［5］酒下十五丸，日再服，加至二十五丸：《外台》引《崔氏》作“酒服二十丸，渐加至三十丸”。

名家选注

尤氏《心典》　肾之脉，起于足而入于腹，肾气不治，湿寒之气，随经上入，聚于少腹，为之不仁，是非驱湿散寒之剂所可治者，须以肾气丸补肾中之气，以为生阳化湿之用也。

森氏《考注》 肾气丸者，令肾气下降上腾之丸药也。理中汤方后云："脐上筑者，肾气动也。"所云肾气动者，肾气与水饮相搏而动于脐上也。盖肾气者，肾水为病气，犹水气、脚气之气也。《圣惠方》云："名地黄丸，能伐肾邪，皆君药也。宜加减用。"所云伐肾邪者，肾气丸之名义在于此也。

浅田氏《杂病论识》 因前有矾石汤等，后人附以此方也。后藤敏曰"此方和调下焦不利之要药，后人以为补火益肾之剂，可笑矣"。

原文

治肉极，热则身体津脱，腠理开，汗大泄，厉风气，下焦脚弱，越婢加术汤。方

麻黄六两（去节） 石膏半斤 生姜三两（切） 甘草二两（炙） 大枣十五枚（擘） 白术四两

上六味，㕮咀，以水六升，先煮麻黄再沸，去上沫，内诸药，煮取三升，去滓，分温三服。恶风，加附子一枚，炮。见《千金》。

名家选注

丹波氏《辑义》 《外台》引《删繁·肉极论》曰"凡肉极者，主脾也，脾应肉，肉与脾合，若脾病则肉变色"云云，"脾风之状，多汗，阴动，伤寒，寒则虚，虚则体重怠惰，四肢不欲举，不欲饮食，食则咳，咳则右胁下痛，阴阴引肩背，不可以动转，名曰厉风"是也。又案，《千金·肉极门》不见方，云"方见七卷中"，而今考之七卷中，《脚气门》所载越婢汤，有附子，故《外台·肉极门》引《千金》，亦有附了。煎法后云"一名起脾汤"，而《脚气门》越婢汤方后注云"此仲景方，本云越婢加术汤"又无附子。胡洽云：若恶风者，加附子一枚，多冷痰者，加白术。盖孙奇等，彼是凑合所录，故与《外台》有少异焉。

森氏《考注》 此方加术附以治风痹脚弱者，原出《胡洽方》，真人采用之耳。宋人以此方为仲景方，并以此治验为仲师书，以入附方中，为无确证。然胡居士已用之，则其传来久矣。乃在今日可采用之最者也。但此主治文，非仲师旧文也必矣。

浅田氏《杂病论识》 "厉"本暴恶风之厉风气，犹言甚风气，后世所谓脚肿风也。……下焦脚弱，似为厉风言，然历节及中风，有风热大盛汗出津亡者，俱可用也。

类方参要

《要方》治肉极，热则身体津液脱，腠理开，汗大泄，厉风气，下焦脚弱，越婢汤（方出第七卷中）。

《要方·卷第七·风毒脚气》越婢汤，治风痹脚弱。方：麻黄六两，石膏半升，白术四两，大附子一枚，生姜三两，甘草二两，大枣十五枚。上七味，㕮咀，以水七升先煮麻黄再沸，掠去沫，入诸药煮取三升，分三服。覆取汗。

血痹虚劳病脉证并治第六

论一首　证九条　方一十首

文献导读

血痹

《和齐汤法》 治血痹。肩（屑）白莶（蔹）、勺（芍）药、节华、姜、圭（桂）、小椒（椒）、朱（茱）臾（萸）等，并合。取三撮，入美酒一升中，先餔食畲（饮）之，日三。三日知，五日已。

《和齐汤法》 治【暴】血，血痹。涶（唾）曰啧者三，祝曰：尤非尤，奚出来？即以手大母（拇）指两按之，卷（倦）而｛亻禾｝〈休〉，三而已。

《灵枢·九针论》五邪 邪入于阳，则为狂；邪入于阴，则为血痹。

虚劳

天回《脉书·下经》 伤中，少腹要（腰）脊皆痛，不可举重，不可甚饥甚饱，弱（溺）赤，得之内。……伤中，要（腰）脾（髀）脊痛，得之四据为事。

武威医简 白水侯所奏治男子有七疾方。何谓七疾，一曰阴寒，二曰阴痿，三曰苦衰，四曰精失，五曰精少，六曰橐下养湿，☐不卒，名曰七疾，令人阴物小，橐下养湿，搔之黄汁出，☐远行小便时难，溺□赤黄泔白，剧便赤脓，余酒☐苦恿，膝胫寒，手足热且烦，卧不安床，涓目泣出，□下常恿，温温下溜旁急时苏者□□□□阴☐有病如此，名为少伤，何已□□□尚□☐伏下☐已汴□孙□内伤除□□□其坐则 应中☐见□□□惊骇□酒大乐，久坐不起，□便不☐，有病如此，终古毋子，治之方。活（栝）蒌根十分，天雄五分，牛膝四分，续断四分，□□五分，昌蒲二分，凡六物皆并冶合和，以方寸匕一，为后饭，偷（愈）。久病者，卅日平复，百日毋疾苦。建威耿将军方。良，禁，千金不传也。

武威医简 治东海白水侯所奏方。治男子有七疾及七伤，何谓七伤，一曰阴寒，二曰阴痿，三曰阴衰，四曰橐下，湿而养，黄汁出，辛恿，五曰小便有余，六曰茎中恿如林（淋）状，七曰精自出，空居独怒，临事不起，起，死玉门中，意常欲得妇人，日甚者更而苔轻重，时腹中恿，下弱旁光，此病名曰内伤□。桔梗十分，牛膝、续断、方风、远志、杜仲、赤石脂、山朱臾、柏实各四分，肉从容、天雄、署与、蚍☐凡十五物，皆并冶合☐。

按语

"血痹"之名，已见于天回《和齐汤法》，且其治血痹方与本篇黄芪桂枝五物汤，在核心药物上多重叠。提示仲景论治血痹的方药，或许承自更为早期的经验。

虚劳，《金匮》之前的传世文献中，亦未见载。然虚劳与出土文献中的“七疾”“七伤”“伤中”，在症候表现方面，颇多重合。七疾、七伤中的“阴寒”“精自出”与《金匮》“劳之为病……阴寒精自出”同；七疾、七伤中的“膝胫寒，手足热且烦，卧不安床”合于《金匮》“劳之为病……手足烦”；七疾、七伤中的“小便时难，溺□赤黄泔白”“小便有余”见于《金匮》“男子面色薄者……小便不利”；七疾、七伤中的“有病如此，终古毋子”与《金匮》“男子脉浮弱而涩……为无子”，并无二致；七疾、七伤中的“意常欲得妇人”，与“梦交”近似。《金匮》强调“虚劳”男子易患，如其云“夫男子平人，脉大为劳，极虚亦为劳”“男子面色薄者，主渴及亡血”“男子脉虚沉弦，无寒热，短气里急，小便不利，面色白，时目瞑兼衄，少腹满，此为劳使之然”“男子脉微弱而涩，为无子，精清冷”“男子平人，脉虚弱细微者，善盗汗也”。此出土文献论七疾、七伤为男子所有，也是相合的。而“虚劳腰痛”与“伤中，少腹要（腰）脊皆痛，不可举重，不可甚饥甚饱，弱（溺）赤，得之内”，在病候上，也是近似的。所以，本篇中的“虚劳”与早期“七疾”“七伤”“伤中”存在密切的关系。

原文

问曰：血痹病从何得之？师曰：夫尊乐[1]人，骨弱肌肤盛重[2]，因疲劳汗出，卧不时动摇，加被微风，遂得之[3]。但以脉自微涩，在寸口、关上小紧，宜针引阳气，令脉和，紧去则愈。

校勘

[1] 尊乐：邓本作“尊荣”，《病源》作“忧乐”，《圣惠》作“优乐”。

[2] 盛重：《圣惠》作“充盛”。

[3] “遂得之”后，《要方》有“形如风状”四字。

名家选注

张氏《医通》 辛苦劳动之人，皮腠致密，筋骨坚强，虽有风寒湿邪，莫之能客。惟尊荣奉养之人，肌肉丰满，筋骨柔脆，素常不胜疲劳，行卧动摇，或遇微风，则能痹着为患，不必风寒湿之气杂至而为病也。……夫血痹者，即《内经》所谓在脉则血凝不流，仲景直发其所以不流之故。血既痹，脉自微涩。然或寸或关或尺，其脉见小急之处，即风入之处也。故其针药所施，皆引风外出之法也。

丹波氏《辑义》 《五藏生成篇》曰：卧出而风吹之，血凝于肤者为痹。王注：痹，谓㾬痹也。（《广韵》音顽，《巢源》《千金》，间有顽痹之文，知“顽麻”之“顽”，原是“㾬”字。此即血痹也。）而《易通卦验》曰：太阳脉虚，多病血痹。郑玄注：痹者气不达，未当至为病。盖血痹之称，昉见于此。《千金》云：风痹游走无定处，名曰血痹，后世呼麻木者即是。《活人书》云：痹者闭也，闭而不仁，故曰痹也，本出于《中藏经》。

释难

骨弱肌肤盛重，因疲劳汗出 有云“重”字当接下读，作“骨弱肌肤盛，重因疲劳汗出”。重因，赵本作“重困”，即累困。若“重”字接上读，则作“肌肤盛重，因疲劳汗出”。盛重，即重盛，义同“充盛”，文义较胜。

卧不时动摇 即卧起不时，《素问》所谓“起居无节”。动摇者，一云卧时辗转不安，如唐宗海言“卧时或辗转帐幄”。一云为房事之隐喻，如曹颖甫认为“入房汗出，全身动摇”。

但以脉自微涩，在寸口、关上小紧 有云“在寸口”当接上读，作“但以脉自微涩在寸口，关上小紧”。

按语

“因疲劳汗出，卧不时动摇，加被微风，遂得之”与“交接过度，汗如珠子，屈伸转侧，风生被里，精虚气竭，风邪入体，则病缓弱为跛蹇”（《医心》引《玉房秘诀》），二句虽所述疾病不同，但语义相近。故血痹可能与房劳有一定关系，此或亦是仲景将血痹、虚劳合篇论之的缘故之一。

《病源》云：“血痹者，由体虚，邪入于阴经故也。血为阴，邪入于血而痹，故为血痹也。其状形体如被微风所吹。此由忧乐之人，骨弱肌肤盛，因劳疲汗出，卧不时动摇，肤腠开，为风邪所侵也。”尊荣人，若劳疲汗出或卧起不节、房事汗出，则腠理开泄，风邪乘虚而入于血分，则为血痹。脉涩，提示营血凝滞；寸口、关上小紧，提示风寒在表。此时可用针刺引导阳气，以通行凝滞之营血、温散在表之风寒。“针引阳气”的具体手法，仲景不详。后世学者有用梅花针扣刺患部，直至皮肤潮红以促进局部的血行；亦有针刺督脉上的腧穴如陶道、大椎等，以行阳气。

原文

血痹阴阳俱微，寸口、关上微，尺中小紧，外证身体不仁，如风状[1]，黄芪桂枝五物汤主之。方

黄芪三两　芍药三两　桂枝三两（去皮）　生姜六两（切）　大枣十二枚（擘）

上五味，㕮咀，以水六升，煮取二升，去滓，温服七合，日三服。一方有人参。

校勘

［1］如风状：《脉经》作“如风状”，邓本作“如风痹状”。

名家选注

尤氏《心典》 不仁者，肌体顽痹，痛痒不觉，如风痹状，而实非风也。以脉阴阳俱微，故不可针而可药，经所谓阴阳形气俱不足者，勿刺以针而调以甘药也。

释 难

阴阳俱微 一云阴阳指脉法，浮取及寸部为阳，沉取及尺部为阴。一云阴阳指营卫，卫为阳，营为阴。

类方参要

《要方》黄芪汤治血痹，阴阳俱微，寸口关上微，尺中小紧，外证身体不仁，如风状。方：蜀黄芪、人参、芍药、桂心各二两，大枣十二枚，生姜六两。上六味，㕮咀，以水六升煮取二升，服七合，日三服尽。

按 语

《千金》有“血痹病……形如风状”，《病源》有“血痹……其状形体如被微风所吹”。由是观之，“外证身体不仁，如风状”，似胜。

黄芪桂枝五物汤即桂枝汤去甘草加黄芪、倍生姜。桂枝汤法，生姜用三两，此方多至六两，盖“生姜味辛，专行脾之津液，而和营卫药中用之，不独专于发散”（《辑义》）。方中黄芪，取之托阳逐邪，亦不取峻补（《述义》）。黄芪桂枝五物汤的立方之意，盖同前文所云“引阳气”。

据条文所言“身体不仁”，医家常将黄芪桂枝五物汤灵活运用于躯体或颜面感觉麻痹的治疗。

原 文

夫男子平人，脉大为劳，极虚亦为劳。

名家选注

喜多村氏《疏义》 小岛学古曰：脉大则浮大中空，无力之脉，极虚者，虚弱微细，将绝之谓也，是盖劳脉之大纲耳。下文云“脉浮”者，里虚也，又云“脉虚沉弦”，又云“劳之为病，其脉浮大”，又云“脉浮弱而涩，为无子”，又云“夫精家脉极虚芤迟”，又云“得诸芤动微紧，男子失精”，又云“脉虚弱微细，喜盗汗”，又云“人年五六十，其脉大”，又云“脉沉小迟名脱气”，又云“脉弦而大，弦则为减，大则为芤，减则为寒，芤则为虚，虚寒相搏，此名为革”，皆不外于浮大与极虚也。

李氏《广注》 平人者，形如无病之人，经云“脉病人不病者”是也。劳则体疲于外，气耗于中。脉大非气盛也，重按必空濡，乃外有余而内不足之象，脉极虚则精气耗矣。盖大者，劳脉之外暴者也；极虚者，劳脉之内衰者也。

按语

此概言男子虚劳之脉，脉极大与极虚，并为虚劳之诊。所谓“虚脉”，《脉经》云“虚脉，迟大而软，按之不足，隐指豁豁然空”。

原文

男子面色薄者，主渴及亡血。卒喘悸，脉浮者，里虚也。

名家选注

浅田氏《杂病论识》 此条重举虚劳之色脉证候，以论定之也。面色薄，即谓颜色浅淡、无光润，是其人尝患消渴及诸失血之疾。以津液不足为主，故逼喉而为喘，冲心而为悸。卒者，忽见忽已之义，有时发此证也。脉浮，谓浮虚。盖渴者津液之竭也，亡血乃血虚故。总归之于里虚而已。

按语

浅田氏所释甚明。此条文可与现代医学的贫血病相参。

原文

男子脉虚沉弦，无寒热，短气里急，小便不利，面色白，时目瞑兼衄，少腹满，此为劳使之然。劳之为病，其脉浮大，手足烦，春夏剧，秋冬差，阴寒精自出，酸削不能行[1]**。**

校勘

[1]《脉经》、邓本将“男子脉虚沉弦……此为劳使之然”与“劳之为病……酸削不能行”分作两条，本文则合而论之。

名家选注

喜多村氏《疏义》 脉虚沉弦，阴阳不足之诊也。无寒热，既非外感，亦似非虚劳。然短气面白，时瞑兼衄，乃上焦虚而血不荣也。里急，小便不利，少腹满，乃下焦虚而气不行也。凡详此脉证，乃虽无寒热，而因劳为病无疑，故曰“此为劳使之然”。脉大为劳，而更见浮象，是其阴有亏而虚阳上泛，故脉浮而大也。手足烦者，四肢为诸阳之本，劳则阳耗阴虚而生内热，故手足烦也。春夏属阳时，故阴虚之病殊剧，秋冬属阴时，故阴虚之病稍瘥。上盛下虚，故阴中寒而精自泄。阴寒者，阴冷也，乃七伤之一，详见《巢源》。精既出夺，必益虚寒，脚胫酸软、瘦削而不可行也。

山田氏《九折堂·金匮》 按本经多用补阳之剂，盖虚劳多于男子而少于妇人，故其证率皆系肾部伤损，精气虚乏，不如骨蒸、传尸之男女并有之也。《王函经·证治总例》曰“男子病者，众阳所归，常居于燥，阳气浮动，强力施泄，便成劳损，损伤之病，亦众多矣”，此可以见男子多虚劳病也。又《消渴篇》男子消渴小便及多以饮一斗小便一斗，肾气丸主之;《黄疸篇》男子黄，小便自利，当与虚劳小建中汤。沈明宗注《消渴篇》曰“男子二字，是指房劳伤肾，火旺水亏而成消渴者”，沈说甚是。

释难

目瞑 一云“瞑”“眩”通用，目瞑，即目眩，后文有云“夫失精家，少腹弦急，阴头寒，目眩”（丹波氏《述义》）。一云“瞑，翕目”，即合眼、闭眼之意（郭霭春《金匮要略校注语译》）。

阴寒 又云“阴冷”，即阴头寒，如下条所云“少腹弦急，阴头寒”。此为男子七疾、七伤之一，武威医简中白水侯所奏治男子有七疾方，何谓七疾，一曰阴寒及治东海白水侯所奏方治男子有七疾及七伤。何谓七伤，一曰阴寒。盖肾主精髓，开窍于阴，阴虚阳弱，血气不能相荣，故使阴寒。

酸削 酸，酸痛；削，软弱；酸削，即酸软疼痛。

按语

男子虚劳，常阳气浮越，症见手足烦热。春夏气主生、主长，此时会加重人体阳气浮越之势，故手足烦热等症，春夏则剧；秋冬气主收、主藏，此时会克制人体阳气浮越之势，故手足烦热等症，秋冬则缓解。

原文

男子脉微弱[1]而涩，为无子，精清冷[2]。一作冷。

校勘

[1] 微弱：《脉经》作“微弱”，邓本作“浮弱”。

[2] 精清冷：邓本作“精气清冷”，《脉经》同。

名家选注

尤氏《心典》 精气交亏，而清冷不温，此得之天禀薄弱，故当无子。

朱氏《正义》 脉浮大，为下焦阴虚。若脉浮弱而涩，则下部之真火益衰。男子之精，赖真火以为运行，故能生生不息。今火衰则生气已亡，精清气冷，安望有子耶。

喜多村氏《疏义》 此以脉断无子也。男子精气溢泻，阴阳和，故能有子。今脉浮弱而涩也，为真阳不足之诊，故必精气清冷，而令无子也。《巢源》七伤候，六曰“精液清”；又虚劳无子候曰“丈夫无子者，其精清如水，冷如冰铁，皆为无子之候”，并与此条互发。

按语

少、弱、畸精子症即属于中医学中的“精寒”。

原文

夫失精家，少腹弦急，阴头寒，目眩[1]一作目眶痛。发落。脉极虚芤迟，为清谷、亡血、失精[2]。

校勘

［1］目眩：《脉经》《病源》作“目眶痛”。

［2］邓本合“夫失精家，少腹弦急……失精”与“脉得诸芤动微紧，男子失精……主之”为一。本文、《脉经》则分为二。

名家选注

朱氏《正义》 失精家由于阳虚不能统摄者居多。阳虚不运，则阴寒凝聚，故少腹弦急与阴头寒也。肾肝同源，窍于目，华于发，精气不充，则目眩而发落矣。脾受气于下焦，火虚则脾无阳运而清谷，脾不统血而亡血，脾气下陷而失精矣。按其脉，非特极虚，而且芤迟，是合大与极虚之脉象，久久失治之增变也。

喜多村氏《疏义》 失精家谓肾阳大泄，不固精者也。少腹弦急，下焦虚而寒凝也。阴头寒，阳气衰也。目弦，精气亏也。发落，血本竭也。若诊其脉极虚而芤迟者，当知极虚为劳。芤则亡血，迟则为寒，故有清谷、亡血、失精之证也。

浅田氏《杂病论识》 失精家之少腹弦急与桃核承气汤之少腹急结相似而大异。失精家之少腹弦急常从少腹，引阴头弦急，且昼夜思色立泄，男女正同。

释难

清谷 李彣曰“清谷者，大便完谷不化而出，此乃命门火衰，不能生土所致也”。

按语

《病源·虚劳失精候》对本条文发挥言：“肾气虚损，不能藏精，故精漏失。其病小腹弦急，阴头寒，目眶痛，发落。诊其脉数而散者，失精脉也。凡脉芤动微紧，男子失精也。”

浅田氏引迁本崧指出“此一条分为三段，则明了易解。自‘失精家’至‘发落’一义；自‘脉极’至‘失精’一义；自‘脉得’至‘主之’一义，不然则三‘失精家’字，似无着落”（《杂病论识》）。此认识合于吴本、《脉经》之记载。

原文

脉得诸芤动微紧，男子失精，女子梦交通[1]，桂枝加龙骨牡蛎汤主之。方

桂枝（去皮） 芍药 生姜（切）各三两 甘草二两（炙） 大枣十二枚（擘） 龙骨 牡蛎（熬）各二两

上七味，㕮咀，以水七升，煮取三升，去滓，分温三服。《小品》云：虚羸浮热汗出者，除桂，加白薇、附子各三分，故曰二加龙骨汤。

校勘

[1] 梦交通：邓本作“梦交”；《脉经》亦作“梦交通”。

名家选注

尤氏《心典》 脉得诸芤动微紧者，阴阳并乖而伤及其神与精也，故男子失精，女子梦交。沈氏所谓劳伤心气，火浮不敛，则为心肾不交，阳泛于上，精孤于下，火不摄水，不交自泄，故病失精，或精虚心相内浮，扰精而出，则成梦交者是也。徐氏曰“桂枝汤，外证得之解肌去邪气，内证得之能补虚调阴阳，加龙骨、牡蛎者，以失精梦交为神情间病，非此不足以收敛其浮越也”。

浅田氏《杂病论识》 女言梦交而不谓精者，与男子异文耳。是以阴吹正喧、玉门不闭、时自漏精者，用之效。芤者浮大，即微之反；动者鼓掣，即紧之反，盖芤动与微紧自是二脉，则上文脉大为劳，极虚为劳之意，故下一“诸”字也。“诸”，凡也，不限之辞，尤氏以为一脉者非也。（编者按：此本于《述义》）。四脉皆虚候，失精家宜诊得此四脉以施治。

释难

梦交通 《病源》云“邪热乘于肾，则阴气虚，阴气虚则梦交通。肾藏精，今肾虚不能制于精，故因梦而泄”。

类方参要

《医心》引《玉房秘诀》治数梦交，失精方。龙骨、牡蛎、甘草、桂各三两，大枣一枚。水六升，煮取二升半，分三服。

《外台》引《小品》龙骨汤，疗梦失精，诸脉浮动，心悸少急，隐处寒，目眶疼，头发脱者，常七日许一剂，至良。方：龙骨、甘草（炙）各二分，牡蛎三分（熬）、桂心、芍药各四分，大枣四枚（擘），生姜五分。上七味，切，以水四升，煮取一升半，分再服。虚羸浮热汗出者，除桂，加白薇三分、附子三分炮，故曰二加龙骨汤。忌海藻、菘菜、生葱、猪肉、冷水。

《外台》引《深师》桂心汤，疗虚，喜梦与女邪交接，精为自出。方（一名喜汤）：桂心、牡蛎（熬）、芍药、龙骨、甘草（炙）各三两，大枣三十枚（一方十枚），生姜五两。上七味，㕮咀，以水八升，煎取三升，去滓，温分三服。忌海藻、菘菜、生葱。

按语

桂枝加龙骨牡蛎汤中，桂枝汤调和营卫，龙骨、牡蛎收敛浮阳。若伴见手足烦热、汗出者，可去桂枝增入白薇与少量附子。此方及二加龙骨汤是治疗遗精、滑精、阳痿等男子病症的常用方剂。近代医家祝味菊在此方基础上，提出温潜法，即用附子、干姜、肉桂等配合磁石、龙骨、牡蛎、珍珠母、石决明，治疗虚阳上浮，心神外越的失眠、高血压等病证。

尾台榕堂《类聚方广义》论述桂枝加龙骨牡蛎汤证治甚详，其云："禀性薄弱之人，色欲过多，则血精诚耗，身体羸瘦，面无血色，身常有微热，四肢倦怠，唇口干燥，小腹弦急，胸腹动甚，其穷，不死而何待？长服此方，严慎闺房，保啬调摄，则可以肉骨回生矣。妇人心气郁结，胸腹动甚，寒热交作，经行常愆期，多梦惊惕，鬼交漏精，身体渐就羸瘦，其状恰似劳瘵。孀妇、室女，情欲妄动不遂者，多有此证，宜此方。"临床可参。

原文

天雄散亦主之[1]。方

天雄三两（炮，去皮）　白术八两　桂枝六两　龙骨三两

右四味，杵为散，酒服半钱匕[2]，不知，稍增之。

校勘

［1］天雄散亦主之：邓本无"亦主之"。

［2］"酒服半钱匕"后，邓本多出"日三服"。

名家选注

丹波氏《辑义》《外台》载《范汪》疗男子虚失精，三物天雄散。即本方，无龙骨。云"张仲景方，有龙骨，文仲同"。知是非宋人所附也。天雄，《本草》大明（编者按：即《日华子本草》）云："助阳道，暖水藏，补腰膝，益精。"

朱氏《正义》 平人之脉，一见芤动微紧脉象，便以脏气虚寒论，男子知其失精，女子知其梦交，通阳固阴，斯为要务，此桂枝加龙牡汤所为神也。若果阴寒之至，另立天雄散法，要非此方所能为功也。然使真阴亏损，亡血失精，二方皆非其任矣，须知之。须用八味肾气丸法。

类方参要

《医心》引《葛氏方》治男女梦与人交接，精便泄出，此内虚积滞，邪气感发，治之方。龙骨二分，术四分，桂二分，天雄一分。捣末，酒服五分匕，日三。

《外台》《范汪》疗男子虚失精，三物天雄散方。天雄三两（炮），白术八分，桂心六分。上药捣下筛。服半钱匕，日三，稍稍增之。忌猪肉、冷水、桃李、雀肉、生葱。

按语

黄竹斋指出“男子失精，女子梦交，桂枝加龙骨牡蛎汤主之”下，当云“天雄散亦主之”。观吴本所载，黄氏所论甚确。

尾台榕堂《类聚方广义》“天雄散”条云：“老人腰冷，小便频数，或遗溺，小腹有动者。或阴痿病，脐下有动，或小便兼白浊者，严禁入房。服此方不过一月，必有效。作汤用反良。”浅田宗伯《勿误药室方函口诀》则曰：“桂枝加龙骨牡蛎汤之属阴寒者。一人常苦阴囊冷，时精汁自出者，此方为丸药，长服而愈。”据临床报道，此方可用于治疗遗精、阳痿、前列腺炎、不育症、少弱精子症等。

但须注意天雄散中的天雄有毒，若炮制不当，作散服用，容易引发中毒。20世纪30年代，日本植物学界硕学之士白井光太郎博士，因长期服用自制天雄散中的附子并未炮制处理，且用量颇大，不幸引起急性中毒而死亡。

此外，如朱氏《正义》所言，桂枝加龙骨牡蛎汤与天雄散不适用于真阴亏损、亡血失精之证。

原文

男子平人，脉虚弱细微者，善盗汗也。《脉经》云：盗汗出也。

人年五六十，其病脉大者，痹侠背行，苦肠鸣，马刀侠瘿者，皆为劳得之。《脉经》云：人年五十六十，其脉浮大者。

脉沉小迟，名脱气，其人疾行则喘喝，手足逆寒，腹满，甚则溏泄，食不消化也。

脉弦而大，弦则为减，大则为芤，减则为寒，芤则为虚，虚寒相搏，此名为革，妇人则半产、漏下，男子则亡血、失精。

上四条，古本并无，邓氏所编《金匮方》却有之，今依补入，并见《脉经》第八卷《虚劳脉证第六》。

按语

“右四条，古本并无，邓氏所编《金匮方》却有之，今依补入，并见《脉经》第八卷《虚劳脉证第六》"为吴迁校注文字。依吴迁所载,此四条非《金匮要略方》原有,邓本或从《脉经》摘录至于此。

原文

虚劳,里急,悸,衄,腹中痛,梦失精,四肢酸疼,手足烦热,咽干口燥,小建中汤主之。方

桂枝三两(去皮) 芍药六两 甘草二两(炙) 生姜三两(切) 大枣十二枚(擘) 胶饴一升

上六味,㕮咀,以水七升,先煮五味,取三升,去滓,内胶饴令消,温服一升,日三服。呕家不可服此汤,以甜故也。《千金》疗男女因积冷气滞,或大病不复常,苦四肢沉重,骨肉痠疼,吸吸少气,行动喘乏,胸满气急,腰背强痛,心中虚悸,咽干唇燥,面体少色,或饮食无味,胁肋腹胀,头重不举,多卧少起,甚者积年,轻者百日,渐致瘦弱,五藏气竭,则难可复常,六脉俱不足,虚寒乏气,少腹拘急,羸瘠百病,名曰黄芪建中汤,又有人参二两。

名家选注

丹波氏《述义》 按此条即虚劳之正证,实属流丧太过,虚火上亢者。筋失所养,故里急。血脉衰乏,故悸(悸即动筑,验之病者,知其非心动)。血随火上,故衄。寒盛于下,故腹中痛。下元不固而心神不宁,故失精。血道涩滞,故四肢酸疼(犹桂枝加芍药生姜人参新加汤证,身疼痛之理)。虚阳外泛,故手足烦热,上焦液枯,故咽干口燥。皆是莫不自阴虚所致,阴虚故不与阳谐,是以用小建中汤和调阴阳。盖桂枝汤营卫均和,而此方则倍芍药专滋其阴以配于阳,为虚劳正对之治矣。

浅田氏《杂病论识》 冒曰"虚劳",概虚劳之证,非谓虚劳之证止于此也。里急,腹内拘急之义。《巢源·虚劳里急候》云"劳伤内损,故腹里拘急也"是也。《难经》丁注"以里急为腹痛",非。悸,据《伤寒论》则似斥心中悸而言。悸、衄、失精、酸疼、烦热,当血气妄行之所致。咽干口燥,亦系津液乏少,非有火。后人以此方为阴虚火旺之治,误矣。此方当在脉弦大虚证之时,若脉已细数,则决非此汤之所能治也。呕家云云以下,《伤寒论》文,乃系后人补填,徐彬、沈三氏删之是。喻昌曰:"用法者贵立于无过之地,宁但呕家不可用建中之甘,即服甘药微觉气阻气滞,更当虑甘药太过令人中满,早用橘皮、砂仁以行之可也。不然甘药又不可恃更将何所恃哉?"吾邦山胁玄飞又以建中汤治呕,盖悬断其人别无一方可进也,为医者不须不识此理矣。又按桂枝龙骨牡蛎汤即桂枝汤加龙牡;小建中汤即桂枝汤加胶饴;黄芪建中汤即加黄芪也。可见以一桂枝汤出入加减,无往不利也,然则杂病亦不出伤寒范围,谁谓仲师精于外感而遗内伤乎哉?

山田氏《集注》 云和阴阳之剂则可,用为治阴虚之剂则似不妥。大凡诸吐衄亡血证,皆气伤而不能摄血之所致,非阴火上逆之义。小建中汤即补阳之剂,但倍一味芍药,然后调停阴阳之意始全矣。

释难

梦失精 即前文所言“梦交通”“失精”之简文。

类方参要

《肘后》凡男女因积劳虚损，或大病后不复，常若四体沉滞，骨肉疼酸，吸吸少气，行动喘惙，或小腹拘急，腰背强痛，心中虚悸，咽干唇燥，面体少色，或饮食无味，阴阳废弱，悲忧惨戚，多卧少起。久者积年，轻者才百日，渐至瘦削，五脏气竭，则难可复振。治之汤方：甘草二两，桂三两，芍药四两，生姜五两（无者，亦可用干姜），大枣二七枚。以水九升，煮取三升，去滓，纳饴八两，分三服。间日复作一剂，后可将诸丸散耳。加黄芪二两，人参二两，为佳。若患痰满，及溏泄，可除饴耳。

《辅行诀》建中补脾汤，治脾虚，肉极，羸瘦如柴，腹中拘急，四肢无力。方：甘草二两（炙），大枣十二枚（擘），生姜三两（切），黄饴一升，芍药六两，桂枝二两。右六味，以水七升，煮取三升，去滓。内饴，更上火，令消已，温服一升，日尽之。

《要方》内补当归建中汤，治产后虚羸不足，腹中疠痛不止，吸吸少气，或苦小腹拘急，痛引腰背，不能饮食，产后一月日得服四五剂为善，令人丁壮。方：当归四两，芍药六两，甘草二两，生姜六两，桂心三两，大枣十枚。上六味，㕮咀，以水一斗煮取三升，去滓，分三服，一日令尽。

《要方》治肺与大肠俱不足，虚寒乏气，小腹拘急，腰痛，羸瘠百病，小建中汤方。大枣十二枚，生姜三两，甘草二两，桂心三两，芍药六两。上五味，㕮咀，以水八升煮取三升，去滓，内糖八两，煮二沸，分二服。

按语

丹波氏、浅田氏所释医理甚明。浅田氏云“脉弦大虚证之时，若脉已细数，则决非此汤之所能治”，诚经验之谈。虽“呕家不可服此汤”，但亦非绝对之言。

小建中汤以“羸瘦如柴，腹中拘急”为眼目，所谓“腹中拘急”，即时可见腹直肌像两条棒一样绷突于肚脐两侧。此方适用于体质弱的人，特别是小儿多用。

《苏沈良方》云：“（小建中汤）此药治腹痛如神，然腹痛按之便痛，重按之却不甚痛，此是气痛。重按则愈痛而坚者，当自有积也。气痛不可下，下之则愈甚，此虚寒证也。此药偏治腹中虚寒，补血，尤治腹痛。”

浅田氏《勿误药室方函及口诀》云：“此方治中气虚之腹中引痛者。凡古方书所云‘中’者，皆指脾胃，建中即建立脾胃之意。……此为血液枯燥而腹皮拘急，强按之并无抵力，如按琴弦者也。积聚腹痛等证皆可用建中汤，以濡润血脉，缓和急迫之气。全腹无力，腹内处处有凝滞者，用此方有效。后世之十全大补汤、人参养荣汤等皆由此方而来。实寓补虚调血之妙也，临证广为运用。”

原文

虚劳里急，诸不足，黄芪建中汤主之。方

黄芪　桂枝（去皮）　生姜（切）各三两　芍药六两　甘草二两（炙）　大枣十二枚（擘）　胶饴一升

上七味，㕮咀，以水七升，先煮六味，取三升，去滓，内胶饴令消，温服一升，日三服。《集验》：呕者加生姜；腹满去枣，加茯苓一两半；及疗肺，虚损不足，补气，加半夏三两。

名家选注

和久田氏《腹证奇览》 诸不足者，气血均不充足之谓也。黄芪有伸张正气于肌表，而回复其津液之能。诸肌表之不足者，皮肤干而不润，卫气不固其腠理，津液由自汗或盗汗而消失。黄芪能伸正气，回津液，固密其腠理，则瘀水自回降，小便通利，滑肌肤而得润泽。黄芪虽云治自汗、盗汗，然皆由正气之不足，故不可以此为主能也。余之用黄芪，不必汗之有无，但得肌表乏正气者，即不误矣。

浅田氏《勿误药室方函口诀》 此方主小建中汤之中气不足，腹里拘急，而带诸虚不足者，故加黄芪也。仲景之黄芪，大抵为托表、止汗、去水之用，此方可知亦以外体不足为目的也。此方虽用于虚劳之证，腹皮贴于背，无热而咳者，然或有微热者，或汗出者，无汗者，俱可用之。

释难

疗肺，虚损不足，补气，加半夏三两　山田氏《集注》云："《外台·肺虚劳损门》《删繁》建中汤疗肺虚损不足补气方，即黄芪建中汤加半夏五两。本条所载全与《删繁》之法同。程氏云'茯苓能止咳逆，故疗肺虚不足，补加半夏未详'。此以'肺虚损不足'文为茯苓之证，以'补气'文为半夏之证，甚谬。盖加半夏之全方，能治肺虚损不足、补气也，非一味半夏治肺虚损之证也。"

类方参要

《辅行诀》大阳旦汤，治凡病汗出不止，气息惙惙，身劳力怯，恶风凉，腹中拘急，不欲饮食，皆宜此方。若脉虚大者，为更切证也。黄芪五两，人参、桂枝、生姜各三两，甘草（炙）二两，芍药六两，大枣十二枚，饴一升。上七味，以水一斗，煮取四升，去滓。内饴，更上火，令烊已。每服一升，日三夜一服。

《外台》引《古今录验》建中黄芪汤，疗虚劳短气，少腹急痛，五脏不足。方：黄芪三两，甘草三两（炙），桂心三两，生姜一斤（薄切），饴糖半斤，大枣十二枚（擘）。上六味，切，以水一斗，煮取三升，去滓，下糖。温服一升，日三。忌海藻、菘菜、生葱。

《外台》引《删繁》建中汤，疗肺虚损不足，补气。方：黄芪、芍药各三两，甘草（炙）

二两，桂心三两，生姜六两，半夏五两(洗)，大枣十二枚(擘)，饴糖十两。上八味，切，以水八升，煮取三升，分为三服。忌羊肉、饧、海藻、菘菜、生葱。

《外台》引《深师》疗虚劳，腹满食少，小便多，黄芪建中汤。方：黄芪三两，甘草三两(炙)，大枣三十枚，桂心二两，芍药四两，生姜四两，人参二两，半夏一升(洗)。上八味，切，以水一斗，煮取三升，去滓，分三服。忌海藻、菘菜、羊肉、饧、生葱。

《外台》引《必效》疗虚劳，下焦虚冷，不甚渴，小便数，黄芪建中汤。方：黄芪三两，桂心二两，人参二两，当归二两，芍药三两，生姜八两，胶饴八两，大枣三十枚。上八味，切，以水一斗，煮七味，取三升，去滓，下饴烊销，分三服。若失精，加龙骨一两、白蔹一两。忌生葱。

《要方》坚中汤，治虚劳内伤，寒热呕逆，吐血。方：糖三斤，芍药、半夏、生姜、甘草各三两，桂心二两，大枣五十枚。上七味，㕮咀，以水二斗煮取七升，分七服，日五夜二。(《千金翼》无甘草、桂心，有生地黄)

《要方·卷第十九·补肾第八》收录有建中汤、大建中汤、前胡建中汤、黄芪建中汤、黄芪汤、乐令建中汤等以健脾补肾为主的建中汤系列方剂，文繁不录。

按语

《灵枢·邪气藏府病形》"阴阳形气俱不足，勿取以针而调以甘药也"；《灵枢·终始》"阴阳俱不足，补阳则阴竭，泻阴则阳脱，如是者，可将以甘药，不[愈]，可饮以至剂"；《灵枢·九针论》"形苦志苦，病生于咽喝，治之以甘药"；阴阳俱不足之证，不可以针石而需服用甘药，此即黄芪建中汤之属。

方后加减方，有云为后人所加注释，无甚意义。然山田业广认为方后加减法"古义往往存其中，有发人之意思者，此宜为一种古本草看之则佳"其汇集魏晋隋唐医方的加减法，撰成《药性古义》一书，可资参考。

《辅行诀》大阳旦汤即黄芪建中汤加人参，并云"若脉虚大者，为更切证也"，据此可知黄芪建中汤证的脉象特点。

原文

虚劳腰痛，少腹拘急，小便不利者，八味肾气丸主之。方见脚气中。

名家选注

丹波氏《述义》 此证阴虚颇重，而无上炎之势，故纯补下元，而无取于建中和谐之。盖茯苓、泽泻，或引接桂、附，以达下焦，如消渴所用，是也。或藉力桂、附，以通水淤，如转胞所用，是也。今如此条，则引接通利，俱兼取之矣。五苓散之桂，或以发表，或以散寒。药与病对，其方则一。而其用有异者，是仲景方法之妙致也。先兄绍翁曰："牡丹皮之性，较诸桃仁、虻、蛭，则不唯其力之缓。若单与之，难以溃坚破瘀。盖其为功，唯是行血通经。仍以配于桃仁、大黄，可增除涤之力；合于当归、地黄、阿胶等，能引滋液和血之品而荣养阴分；故参之补泻之药，未有所碍，复足以赞其不逮矣。”此说能阐前古之秘。

浅田氏《杂病论识》 此津夜之不约，卒小腹畜水气者也。按虚劳下《千金方》有“不足大渴欲饮水”七字，《肘后》亦载本方云“此是张仲景八味肾气丸方，大伤饮水，腰痛，小腹急，小便不利”，宜从。桂枝加龙骨牡蛎汤曰“少腹弦急”，小建中汤曰“里急”，今曰“少腹拘急”，其证亦甚似。此虽均曰“虚劳”，而病专在下部。与上条诸证迥然不同，宜用此丸，以利下焦之气。此方亦治脚气，乃驱邪水以益正水之法也，盖张氏治虚劳以建中、肾气者，皆取诸温补之义。《抱朴子》云“今医家通明肾气之丸，内补五络之散，骨填枸杞之煎，黄芪建中之汤，将服之者，皆致肥丁”，殆是义，亦足以证古意矣。

类方参要

《肘后备急方·治虚损羸瘦不堪劳动方第三十三》干地黄四两，茯苓、薯蓣、桂、牡丹、山茱萸各二两，附子、泽泻一两。捣蜜丸，如梧子，服七丸，日三，加至十丸。此是张仲景八味肾气丸方，疗虚劳不足，大伤饮水，腰痛，小腹急，小便不利。又云：长服，即去附子，加五味子，治大风冷。

《要方》八味肾气丸，治虚劳不足，大渴欲饮水，腰痛，小腹拘急，小便不利。方：干地黄八两，山茱萸、署预各四两，泽泻、牡丹皮、茯苓各三两，桂心、附子各三两。上末之，蜜丸如梧子，酒下十五丸，日三，加至二十五丸。（仲景云：常服去附子，加五味子。姚公云：加五味子三两，苁蓉四两。张文仲云：五味子、苁蓉各四两。《肘后方》云：地黄四两，附子、泽泻各一两，余各二两）

《要方》肾气丸，主肾气不足，羸瘦日剧，吸吸少气，体重，耳聋眼暗，百病。方：桂心四两，干地黄一斤，泽泻、署预、茯苓各八两，牡丹皮六两，半夏二两。上七味，末之，蜜丸如梧子大，酒服十丸，日三。

《元和纪用经》八味丸，补五藏，和六府，通畅血脉，温中清上，安魂定魄，助心养肺，下气生津，止惊悸、劳劣、吐血、衄血、咯血、便血、血崩、血涩、血痹、血寒。久服延年保神，助筋骨髓，利耳目，生精血，坚齿、益发、实脑、厚肠，消除万病，通润三焦，和畅百脉，荣养固身。肾枯消渴，脚气入腹，小腹不仁尤宜。干生地黄八两，薯蓣、山茱萸各四两，泽泻、茯苓（去皮）、牡丹皮各三两，黑附子（炮炙）、桂各二两。上末，炼蜜，丸如桐子大，酒下十五粒，日再服。加至二十五粒，空腹，忌三白。

《翼方》十味肾气丸，主补虚。方：桂心、牡丹皮、泽泻、薯预、芍药各四两，玄参、茯苓、山茱萸各五两，附子三两（炮，去皮），干地黄八两。上一十味，捣筛为末，炼蜜和，丸如梧子，以酒服二十丸，稍加至三十丸，以知为度。

《医心》引《范汪方》开心薯蓣肾气丸，治丈夫五劳七伤，髓极不耐寒，眠即胪胀，心满雷鸣不欲饮食。虽食心下停痰不能消，春夏手烦热，秋冬两脚凌冷虚，多忘，肾气不行，阴阳不发，绝如老人服之，健中补髓填虚、养志、开心、安藏、止泪、明目、宽胃、益阴阳、除风、去冷、无所不治。方：苁蓉一两，山茱萸一两（或方无），干地黄六分，远志六分，蛇床子五分，五味子六分，防风六分，茯苓六分，牛膝六分，菟丝子六分，杜仲六分，薯蓣六分。凡十二物，捣下筛，蜜丸如梧子，服廿丸，日二夜一。若烦心即停减之。

按语

肾气丸中地黄、丹皮补血活血；山茱萸、薯蓣共有强阴之功；茯苓、泽泻俱为利溲之物；桂、附同辛温，而桂专走表，利关节，附自入里，坚肌骨。八药合用，共奏补五脏、和六腑、通畅血脉、助筋骨髓之效。丹皮，是晋唐医家常用治疗腰痛之药，如《别录》云“丹皮主头腰痛”。故因虚劳，腰痛、下腹拘挛、小便排出不利，正为肾气丸主治之证。

肾气丸具有强化肝肾功能的作用，故辨证为肝肾亏虚的病症，皆可考虑使用本方。不过，肾气丸中主药是地黄，服用时，可能会出现腹泻、食欲减退、呕吐、腹痛等症状，故脾胃虚弱的患者，应谨慎使用。

原文

虚劳诸不足，风气百疾，薯预丸主之。方

薯预三十分　当归　桂枝（去皮）　曲　干地黄　大豆黄卷各十分　甘草二十八分（炙）　人参七分　芎䓖　芍药　白术　麦门冬（去心）　杏仁（去皮尖，熬）各六分　柴胡　桔梗　茯苓各五分　阿胶（炙）各七分　干姜三分　白蔹二分　防风六分　大枣百枚（为膏）

上二十一味末之，炼蜜和丸如弹子大，空腹酒服一丸，一百丸为剂。

名家选注

喻氏《法律》　虚劳不足之病，最易生风、生气，倘风气不除，外证日见有余，中藏日见虚耗，神头鬼脸，不可方物，有速毙而已。故用此方除去其风气，兼培补其空虚也。

程氏《直解》　风气百疾，非辛甘不足以散之。薯蓣、桂枝、黄卷、柴胡、白蔹、干姜、桔梗、防风之辛甘以去风邪。风行于身，则津液枯槁，故用阿胶、杏仁、麦冬、大枣之湿药以润之。曰虚，曰劳，曰诸不足，则脏腑气血俱不足也。气厚者为阳，人参、白术、甘草所以养阳。味厚者为阴，地黄、当归、芍药、川芎所以养阴。茯苓渗诸邪，酒曲行药势，服百丸而成大剂也。

山田氏《集注》　此方，古方之理中汤、桂枝汤、芎归胶艾汤，后人之四君子汤、四物汤之加减者，要以补脾胃属主，故薯蓣、甘草、大枣之铢两特多，而大调气血。更以曲、豆卷利胃气，以参、冬助阿胶之滋阴，以杏仁利气，更以柴胡、桔梗、白蔹、防风，疏风兼利气也。炙甘草汤、苓桂术甘汤之意亦在焉。

释难

风气　《辑义》云：“风气，盖是两疾。《唐书》张文仲曰‘风状百二十四，气状八十，治不以时，则死及之’是也。”

类方参要

《外台》引《古今录验》大薯蓣丸，疗男子五劳七伤，晨夜气喘急，内冷身重，骨节烦疼，腰背强痛引腹内，羸瘦不得饮食，妇人绝孕，疝瘕诸病，服此药令人肥白，补虚益气。方：薯蓣五分，大黄六分，前胡三分，茯苓二分，人参二分，杏仁三分（熬，去皮尖），当归十分，桔梗二分，防风二分，黄芩八分，麦门冬八分，甘草五分（炙加二分），五味子四分，干地黄十分，枣一百颗，芍药四分，石膏四分（研），泽泻八分，阿胶四分（炙），白术二分，干姜四分，桂心四分，干漆三分，黄芪五分。上二十四味，捣筛，蜜和，丸如梧桐子。空腹以酒下三十丸，日再。忌猪肉、冷水、桃李、雀肉、海藻、菘菜、生葱、芜荑。

《要方》治头目眩冒，心中烦郁，惊悸狂癫，薯预丸方。薯预二十八分，桂心、大豆黄卷、鹿角胶各七分，当归、神曲、人参、干地黄各十分，防风、黄芩、麦门冬、芍药、白术各六分，甘草二十分，柴胡、桔梗、茯苓、杏仁、芎䓖各五分，白蔹、干姜各三分，大枣一百枚（取膏）。上二十二味，末之，合白蜜、枣膏，丸如弹丸，先食服一丸，日三服。

《要方》大薯预丸，主男子、女人虚损伤绝，头目眩，骨节烦痛，饮食微少，羸瘦百病。方：薯预、人参、泽泻、附子各八分（《古今录》作茯苓），黄芩、天门冬、当归各十分，桔梗、干姜、桂心各四分，干地黄十分，白术、芍药、白蔹（《古今录》作防风）、石膏、前胡各三分，干漆、杏仁、阿胶各二分，五味子十六分，大豆卷五分（《古今录》作黄芪），甘草二十分，大枣一百枚，大黄六分。上二十四味，末之，蜜和枣膏，捣三千杵，丸如梧子，酒服五丸，日三，渐增至十丸。

按 语

“百疾”“百病”“万病”等屡见于秦汉、晋唐医方之主治。如湖南尚德街木牍医方“治百病通明丸方”、《千金》“耆婆万病丸”等。

机体如房屋，虚即漏风，治疗则需补虚祛风。之于薯蓣丸，一方面用薯蓣、阿胶、大枣、麦冬、地黄、芍药、川芎、当归、人参、白术、茯苓、甘草等益气养血以“补漏”；一方面用杏仁、柴胡、桔梗、干姜、白蔹、防风、曲、大豆黄卷疏通气血以祛风。方中薯蓣、甘草分量尤重。《本经》云“薯蓣，治伤中，补虚羸，除寒热邪气，补中，益气力，长肌肉。久服耳目聪明，轻身不饥延年”；“甘草，治五脏六腑寒热邪气，坚筋骨，长肌肉，倍力，金创，尰，解毒。久服轻身延年”，二者皆有“益气力，长肌肉”之功，合乎虚劳“不足”之证。后世八珍汤、十全大补丸等名方，实由此方引申而成。

当代经方学者黄煌教授认为“薯蓣丸可用作强壮剂，主治以消瘦、神疲乏力、贫血为特征的虚损状态，患者常有消瘦、贫血貌、疲惫无力、头晕眼花、心悸气短、食欲不振、骨节酸痛、大便不成形、容易反复感冒等表现”，临证可参。

原 文

虚劳虚烦不得眠，酸枣汤主之。方

酸枣仁二升　甘草一两（炙）　知母二两　茯苓二两　芎䓖二两

上五味，㕮咀，以水八升煮酸枣人，得六升，内诸药，煮取三升，去滓，分温三服。《深师》有生姜二两。

名家选注

张氏《医通》　虚烦者，肝虚而火气乘之也。故特取枣仁以安肝胆为主，略加芎䓖调血以养肝，茯苓、甘草培土以荣木，知母降火以除烦。此平调土木之剂也。

尤氏《心典》　人寤则魂寓于目，寐则魂藏于肝。虚劳之人，肝气不荣，则魂不得藏，魂不藏故不得眠。酸枣仁补肝敛气宜以为君；而魂既不归容，必有浊痰燥火乘间而袭其舍者，烦之所由作也，故以知母、甘草清热滋燥；茯苓、川芎行气除痰。皆所以求肝之治，而宅其魂也。

释难

虚烦　《辑义》云："虚烦，空烦也，无热而烦之谓；《千金·恶阻》半夏茯苓汤主疗空烦吐逆；《妇人良方》作虚烦，可证。"山田氏《九折堂·金匮》云："虚烦者，谓心下无痞鞕苦满等证而烦。盖以用清热之药观之，心下则未必无热，而表热之有无不可拘也。《伤寒论》栀子豉汤证云'心下濡者，为虚烦也'；《明理论》云'虚烦者，心中郁郁而烦也'，兹知虚烦属心下也。"二说皆通。

类方参要

《外台》引《延年》酸枣饮，主虚烦不得眠。方：酸枣仁一升，茯神二两，人参二两，生姜三两。上四味，切，以水五升，煮取一升二合，去滓，分再服。忌酢物。

《外台》引《延年》茯神饮，疗心虚不得睡，多不食，用此方。茯神四两，人参三两，橘皮二两，甘草一两半（炙），生姜二两，酸枣仁一升。上六味，切，以水一斗，煮取二升，去滓，分三服。忌海藻、菘菜、酢物。

《外台》深师小酸枣汤，疗虚劳不得眠，烦不可宁者。方：酸枣仁二升，知母二两，生姜二两，甘草一两（炙），茯苓二两，芎䓖二两。上六味，切，以水一斗，煮酸枣仁减三升，内药，煮取三升，分三服。一方加桂二两。忌海藻、菘菜、酢物。

《外台》深师酸枣汤，疗伤寒及吐下后心烦乏气，昼夜不眠。方：酸枣仁四升，麦门冬一升（去心），甘草二两（炙），蝭母二两（知母也），茯苓二两，芎䓖二两，干姜三两。上七味，切，以水一斗六升，煮酸枣取一斗，去枣内药，煮取三升，去滓，温分三服。忌海藻、菘菜、大醋。

《要方》酸枣汤，治虚劳烦扰，奔气在胸中，不得眠。方：酸枣仁三升，人参、桂心、生姜各二两，石膏四两，茯苓、知母各三两、甘草一两半。上八味，㕮咀，以水一斗先煮酸枣仁，取七升，去滓，下药煮取三升，分三服，日三。

《要方》大酸枣汤，主虚劳烦悸，奔气在胸中，不得眠。方：酸枣仁五升，人参、茯苓、生姜（切）、芎䓖、桂心各二两，甘草（炙）一两半。上七味，㕮咀，以水一斗二升煮枣仁，取七升，去滓，内诸药煮取三升，分三服。

按语

酸枣仁，《别录》云“主治烦心不得眠，脐上下痛，血转，久泄，虚汗，烦渴，补中，益肝气，坚筋骨，助阴气，令人肥健。”茯苓，《本经》云“主胸胁逆气，忧恚惊恐悸……久服安魂养神，不饥延年”；知母“主消渴热中，补不足，益气”。酸枣仁汤适用于血气虚燥，心火亢而失眠者。晋唐医家在酸枣仁汤的基础上，或加人参补气；或加石膏、麦冬清热；或加半夏、橘皮、桂心降逆；以治疗虚劳之失眠；《济生》归脾汤亦自此方化裁而出。吉益东洞尝用此方治愈一例昏昏不醒如死状的病人，可谓圆机活法。此外，有本方证病者，往往有以眩晕为主诉者，当注意。

原文

五劳虚极羸瘦，腹满不能饮食，食伤，忧伤，饮伤，房室伤，饥伤，劳伤，经络荣卫气伤，内有干血，肌肤甲错，两目黯黑，缓中补虚，大黄䗪虫丸主之。方

大黄十分（蒸）　黄芩二两　甘草三两（炙）　桃仁一升（去皮尖，熬）　杏仁一升（同上法）　芍药四两　干地黄十两　干漆一两（熬）　虻虫一升（去翅足，熬）　水蛭一百枚（熬）　蛴螬一升（熬）　䗪虫半升（熬）

上十二味，末之，炼蜜和丸，小豆大，酒饮服五丸，日三服。

名家选注

张氏《医通》　举世皆以参、芪、归、地等为补虚，仲景独以大黄䗪虫等补虚，苟非神圣，不能行是法也。夫五劳七伤，多缘劳动不节，气血凝滞，郁积生热，致伤其阴，世俗所称干血劳是也。所以仲景乘其元气未漓，先用大黄、䗪虫、水蛭、虻虫、蛴螬等蠕动啖血之物，佐以干漆、生地、桃杏仁行去其血，略兼甘草、芍药以缓中补虚，黄芩以开通热瘀，酒服以行药势。待干血行尽，然后纯行缓中补虚收功。

丹波氏《述义》　此条证即后世所谓劳瘵也。据程注“五劳虚极”一句，是一章题目。羸瘦腹满，不能饮食是其证候。食伤、忧伤、饮伤、房室伤、饥伤、劳伤是其所因。盖有一于此诸因，皆足以致经络营卫气伤，而血脉凝积以致内有干血，遂为五劳虚极。更有肌肤甲错、两目黯黑二证，俱为干血之征。盖其脉数蒸热，亦可概知也。五劳，言五脏劳。盖忧伤、劳伤，以劳心肝。食伤、饮伤、饥伤，以劳脾。房室伤，以劳肾。而诸劳之极，又必劳肺。且此条所言，不是五劳兼备者。盖言有一所伤，而劳一脏，以致经络营卫气伤，遂为此病。

释难

两目黯黑　眼周色黑。

缓中补虚　一云“大黄䗪虫丸以下干血，干血去，则邪除正旺矣，是以谓之缓中补虚”（程氏《直解》）；又云“缓中焦之里急，补劳极之虚损”（徐氏《论注》）。

按语

张氏所释方义与丹波氏所释医理，简明通透。

《玉函·证治总例》云“圆能逐沉冷，破积聚，消诸坚癥，进饮食，调营卫”，即大黄䗪虫丸之属。瘀血日久，阴分渐耗，结为干血。治疗虽需活血逐瘀，然干血，非润药难解、非虫类药难通。故方中重用地黄，配合干漆、桃仁、杏仁、芍药等濡润性的活血药以润之；以䗪虫、虻虫、水蛭、蛴螬等虫类活血药以通之。方中地黄量最大，大黄为其 1/4（1两 =4 分），体现针对顽固性的瘀血，需攻补兼施，但以补为主。

当代经方学者陈雁黎先生善用此方，其经验如下：

本方经常用于“五劳七伤虚极”所致的黑眼圈、目光暗淡、皮肤干燥、痤疮、腰痛、月经失调、子宫肌瘤、卵巢囊肿、早期肝化、痔疮、肛裂等症。服用本丸药时，可针对其兼证选用适当方剂煎汤服之。

本方证在妇科病中应用广泛，多用于月经失调，临床常见：中年妇女，常年情志不舒，肝郁气滞，月经逐渐减少，色暗有血块，月经周期延长，腰酸腹痛，进而乳房胀痛（乳腺增生），皮肤头发干燥掉头发增多。彩超检查：有子宫肌瘤、卵巢囊肿、子宫内膜增厚、宫颈腺囊肿。若病程长，可见颜面黑垢，或煤黄，或黄褐斑，或蝴蝶斑或黑眼圈（颜面色素沉着），烦躁疲乏，经常便秘。此时此证，非大黄䗪虫丸治之莫属也，疗效甚好。

临床观察，初服本丸药后，若有腹痛，大便次数增多，注意有黑便及黏液排出，为瘀血欲去之明证，不必惊愕，继续服药则无此现象。有的病人服药后，双手背黑、手掌皮肤干燥起皮明显好转，说明末梢循环改善。还有病人用药后，皮肤变白，饭量增多，体重增加，验证了仲景“缓中补虚”之论（《胡希恕伤寒论方证辨证》）。

附　　方

原文

虚劳不足，汗出而闷，脉结心悸，行动如常，不出百日，危急者，一十一日死，炙甘草汤主之一云：复脉汤。**方**

甘草四两（炙）　桂枝（去皮）　生姜（切）各三两　麦门冬（去心）半升　麻仁半升　人参二两　阿胶二两　大枣三十枚（擘）　生地黄一斤（切）

上九味，㕮咀，以酒七升，水八升，先煮八味，取三升，去滓，内胶消尽，温服一升，日三服。见《千金翼》。

名家选注

丹波氏《述义》 此方，仲景滋阴之正方，而《千金翼》文出于仲景，必有其征，故宋人取附于此也。《医学入门》称一切滋补之剂，皆自此方而变化之者，其言为当。盖此方，炙甘为君，生姜、大枣为臣，地黄、麻仁、阿胶、麦门为佐，专以滋阴润燥为务。然惧其黏腻凉湿，不利中土，故人参、桂枝为使。更用清酒，并以扶护元阳，旁宣达诸药之力。与肾气丸之桂、附，救肾中之阳，其趣似异而实同。如后世滋阴诸方，徒衷合群队凉润之品，诚非知制方之旨者矣。徐氏曰："后人只喜用胶、麦等，而畏姜、桂，岂知阴凝燥气，非阳不能化耶。此言得之。"又按地黄，此方及大黄䗪虫丸、肾气丸等比之他药，分两殊多，盖以体重之故，不必君药之谓。

喜多村氏《疏义》 此治虚劳气血不足之方也。言虚劳不足，阴阳气血共不足也。汗出者，阳虚无以卫外也。汗出而闷者，津枯无以内荣也。阳虚故脉结，津枯故心悸。虽动作如常，非常也。盖根本既竭，岂有枝叶不立槁者乎？是以缓者不出百日而危矣，急者十余日而澌矣。百日、十一日，盖举大数而言，不必拘也。旧注一云复脉汤，考《千金翼》，此方标以复脉汤，而注云仲景名炙甘草汤，乃宋人所以附存于此也。

原 文

治冷劳，又主鬼疰，一门相染，獭肝散。方

獭肝一具，炙干，末之，水服方寸匕，日三服。见《肘后》，恐非仲景方[1]。

校 勘

[1] 见《肘后》，恐非仲景方：邓本无。

名家选注

朱氏《正义》 獭为阴邪之兽，而肝独应月增减，是得太阴之正气。其性独温故宜于冷劳。又主鬼疰一门相染者，以阴入阴，以邪逐邪，同气相求之义也。

喜多村《疏义》 此方《肘后》不治冷劳，而其主鬼疰文亦与《本经》异，岂宋人别有所据而附于斯危？

类方参要

《肘后》尸疰、鬼疰病者，葛云：即是五尸之中尸疰，又挟诸鬼邪为害也。其病变动，乃有三十六种至九十九种，大略使人寒热、淋沥、恍恍、默默，不的知其所苦，而无处不恶，累年积月，渐就顿滞，以至于死。死后复传之旁人，乃至灭门。觉知此候者，便宜急治之。獭肝一具，阴干，捣末，水服方寸匕，日三。一具未瘥，更作。姚云：神良。

《要方》治百邪鬼魅方。水服獭肝末，日三。

《图经》张仲景有治冷劳獭肝丸方。又主鬼疰，一门相染者，取肝一具火炙之，水服方寸匕，日再。

《图经》崔氏治九十种蛊疰及传尸、骨蒸、伏连殗殜、诸鬼毒疠疫等獭肝丸。

按语

《药性论》云“獭肝，君。味咸，微热，无毒。能治上气咳嗽，劳损疾，尸疰，瘦病。其骨治呕哕不止”；孟诜云“獭肝，主疰病。相染一门悉患者，以肝一具火炙末，以水和方寸匕服之，日再服”；日华子云“獭肝，治虚劳并传尸劳疾”。

大塚敬节《金匮要略研究》转引有持桂里《方舆輗》使用獭肝散的经验，其云：“《肘后》獭肝散治疗冷劳又主鬼注一门相染。虽言治冷劳但应不拘寒热，虽以传尸为目的，但并不限于传尸，亦可用于所有劳病。但若用迟则不达非速用则不效。亦可用于小儿疳劳。此方在《金匮》中用散剂，但以丸剂为宜。……后世方书中此方亦用于热劳，方知对冷热均有效。但此方并无特定目的之症，应概而用之。传尸与劳不同之处多为无明显寒热，而为内虚者。獭用于传尸宜早，迟则不效。较之使用獭肝，使用獭全身更佳。……传尸用灸无效。传尸病除獭肝丸外无治疗方法。亦可兼用獭全体，如此而不愈则死。”供参。

肺痿肺痈咳嗽上气病脉证并治第七

论一首　脉证四条　方一十八首

文献导读

肺痿

《素问·痿论》 ……肺热叶焦，则皮毛虚弱急薄，著则生痿躄也。……帝曰：何以得之？岐伯曰：肺者，脏之长也，为心之盖也，有所失亡，所求不得，则发肺鸣，鸣则肺热叶焦……

肺痈

《素问·大奇论》 肺之雍，喘而两胠满。

咳嗽上气

张家山《脉书》 在肺，为上气咳。

天回医简《刺数》 咳上气。两辟（臂）阳明各五，若也〈心〉落（络）。

《和齐汤法》 治咳。取紫蒐（菀）十只，陈肉醬（酱）以完（丸）之，大如羊矢。服吞之，始吞一，不知，吞二，不知，吞三。

《和齐汤法》 治沓咳。蒐（菀）二只，则（前）一果（颗），皆屑（屑），七分之；以所常溲涂完（丸）之，以为七完（丸）；燔一使赤，卒（淬）一入淳酒中，歙（饮）□之。一曰，取屏前弱（溺）涂，丸之五十，燔令火，卒（淬）之美酒中，酓（饮）之。

《和齐汤法》 治上气。美酒二斗半，椊（卒）饴半斗，枣半斗，此（紫）蒐（菀）五井〈幵-栞〉，圭（桂）二尺，姜五果（颗），彘煎脂半升，父且（㕮咀）；段（煅）亓（其）圭（桂）、姜、蒐（菀）；壁（擘）亓（其）枣，合。分以为三分，置一分，炊令沸，止火，入一分。凡三分，济取亓（其）汁，酓（饮）之。

武威医简：治久咳上气，喉中如百虫鸣状，卅岁以上方。茈胡、桔梗、蜀椒各二分，桂、乌喙、姜各一分，凡六物，皆冶，合和，丸白密（蜜），大如樱桃，昼夜含三丸，稍咽之。甚良。

武威医简：治久欬逆上气汤方。茈菀七束，门冬一升，款东〈冬〉一升，橐吾一升，石膏半升，白□一束，桂一尺，蜜半升，枣卅枚，半夏十枚，凡十物，皆父且，半夏毋父且，洎水斗六升，炊令六沸，浚去宰，温饮一小桮，日三饮，即药宿当更沸之，不过三四日逾。

按语

肺痿、肺痈，俱不见于《金匮》之前的文献。《素问·痿论》“肺热叶焦”，疑似本篇肺痿，然二者症候，不尽相同。“肺热叶焦”表现为“皮毛虚弱急薄”；而肺痿以咳吐浊唾涎沫为主症。《素问·大奇论》“肺之雍”，疑似本篇“肺痈”。

“咳嗽上气”则已见于张家山《脉书》、天回《刺数》《和齐汤法》、武威医简等早期文献中。上气，一从部位来说，指上焦心肺之气，《灵枢·大惑》：“上气不足，下气有余，肠胃实而心肺虚”。二指证名，指肺气上逆，症见呼多吸少，气息急促。咳嗽上气以咳嗽气喘，不得卧，喉中有痰鸣为主要证候。其中《和齐汤法》、武威医简治疗咳嗽上气的药物如紫菀、款冬、桔梗、桂、姜、石膏、麦门冬等，亦见于本篇麻黄射干汤、小青龙加石膏汤、桔梗汤、麦门冬汤等医方。

由于肺痿、肺痈、咳嗽上气，这三种病证的病变部位均在肺部，均有咳嗽、喘逆等症状，且三者多互相影响，所以合此三病为一篇。《脉经》更将“痰饮咳嗽病”与本篇与合二为一，作《平肺痿肺痈咳逆上气淡饮脉证》，提示咳嗽上气多因饮邪而发。

原文

问曰：热在上焦者，因咳为肺痿。肺痿之病，何从得之？师曰：或从汗出，或从呕吐，或从消渴，小便利，数又被快药下利[1]，重亡津液，故得之。

校勘

［1］小便利，数又被快药下利：《脉经》作“小便利数，或从便难，数被快药下利”；邓本作“小便利数，或从便难，又被快药下利”。

名家选注

山田氏《集注》 汗出者，伤表阳之液。呕吐者，伤中焦之液。消渴、小便利者，伤里之阴。便难而快药利之者，伤下焦之液。其人本乏津液，而今更伤其津液，所以谓之重亡津液也。

喜多村氏《疏义》 原其所由，或汗出津自外泄，或呕吐津自上越，或消渴而小便利数，津自中耗，或肠枯便难，强被快药，津自下竭也。凡此数端，皆足以亡津液而致燥热，肺虚且热，则为痿也。此其所由来虽似不同，然推溯其源，则未尝不自亡津液也，故仲景历历详叙，以示人如此。

释难

快药 指大黄类的泻下药。《周书·姚僧垣传》：“梁武帝，因发热欲服大黄。僧垣曰：大黄乃是快药，至尊年高不可轻用，帝弗从，几至委顿。”

按语

肺痿，即肺气痿弱不用，如《病源》所云：“肺主气，为五脏上盖。气主皮毛，故易伤于风邪。风邪伤于腑脏，而血气虚弱，又因劳役大汗出之后，或经大下而亡津液，津液竭绝，肺气壅塞，不能宣通诸脏之气，因成肺萎也。”肺痿缘由津液因汗出外泄、呕吐上越、消渴、小便利数而中耗，津亏便秘又被快药下利，重亡津液肺虚且热，久咳耗气伤阴，肺叶（气）痿弱而得。

原文

问曰：寸口脉数，其人咳，口中反有浊唾涎沫者何？师曰：此为肺痿之病。若口中辟辟燥，咳即胸中隐隐痛，脉反滑数，此为肺痈。咳唾脓血，肺数虚者[1]为肺痿，数实者为肺痈。

校勘

［1］肺数虚者：邓本、《脉经》作“脉数虚者”，当从。

名家选注

喜多村氏《疏义》 数为热，咳而吐浊唾涎沫者，是其人上焦有热，肺中津液为热所迫而上溢也，故乃为肺痿之病。肺痿得之亡津液，故脉数虚；肺痈得之热蓄结，故脉数实。二证共热在上焦，故脉数则所同，而虚实不均也。《脉经·肠痈篇》：脉滑而数，数则为热，滑则为实。滑则主荣，数则主卫，荣卫相逢则结为痈，热之所过则为脓也。案此论肠痈，而脉之滑数则相同也。

浅田氏《杂病论识》 脉数以热在上焦也，浊唾涎沫概言稠痰白沫。凡论中谓痰者，非后世所谓痰，即指饮而言。谓浊唾、谓浊涕者非后世所谓唾沫，即指稠痰而言，不可混同（编者按：此本于《述义》）。今言“反”者，对亡津液也。下“反”字亦同义。……肺部已结痈，则热毒已出于口，故辟辟焉而干燥也。隐隐，深痛貌，《后汉书·邓皇纪》注云“隐，痛也”，是谓咳则触动其痈，胸中隐隐乎为痛，下文“咳唾脓血”即其候也。盖肺痿得之于亡津液，故脉数虚。肺痈得之热蓄结，故脉数实；是为二证之辨，诸家徒以气血辨痿与痈者，误矣。

释难

口中辟辟燥 山田氏《九折堂·金匮》云“辟辟，无润泽之貌。《素问·平人气象论》‘辟辟如弹石曰肾死’王注‘辟辟如促，又坚也’；又《玉机真藏论》‘真肾脉至，搏而绝，如指弹石辟辟然’”。

脉反滑数 肺痿“口中反有浊唾涎沫”，此则于脉谓之“反”，互文以示其不同。山田氏《九折堂·金匮》云：“痿之与痈，不啻口中润燥不同，虚实全不均，乃知脉亦必不同，而数脉则同，故曰反。”

咳唾脓血，肺数虚者为肺痿，数实者为肺痈 肺痿亦有唾血，如《外台》引许仁则论曰：“肺气嗽，经久将成肺痿，其状不限四时冷热，昼夜嗽常不断，唾白如雪，细沫稠黏，喘息气上，乍寒乍热，发作有时，唇口喉舌干焦，亦有时唾血者。”咳唾脓血，为肺痈、肺痿的共同见症，此时需通过脉诊以鉴别之，数虚者为肺痿，数实者为肺痈。一说“咳唾脓血”接上读，作“脉反滑数，此为肺痈，咳唾脓血”，亦通。

按语

肺痿以久咳，口中黏痰或泡沫样痰，伴或不伴气短，脉虚而数为特征，如《脏腑经络先后病篇》云“息张口短气者，肺痿唾沫”。肺痿与肺痈，均有咳唾脓血，但有津液亏虚于上焦之虚热与痈脓蓄结于肺之实热之别，脉象则一虚一实。

原文

问曰：病咳逆，脉之何以知此为肺痈？当有脓血，吐之则死，其脉何类？师曰：寸口脉微而数，微则为风，数则为热，微则汗出，数则恶寒。风中于卫，呼气不入，热过于荣，吸而不出。风伤皮毛，热伤血脉，风舍于肺，其人则咳，口干喘满，咽燥不渴，唾而浊沫[1]，时时振寒。热之所过，血为凝滞，畜结痈脓，吐如米粥，始萌可救，脓成则死。

校勘

[1] 唾而浊沫：邓本作“时唾浊沫”。

名家选注

浅田氏《杂病论识》 此亦设问答论肺痈之由，因风热畜结不解也。咳逆者，咳而气逆上也；“吐之”，谓随咳逆而见。……上条云脉滑散，今复云微数，非脉相反。滑数者已成之脉，微数者初起之脉；因痈之早晚少异耳（编者按：此本于张氏《医通》）。呼气不入，吸而不出，乃言其呼吸促迫，难出难入，竟不出入也。二“过”字，当作“至”字。《吕氏春秋·异宝》“五员过于吴”，注云“过，犹至也”（编者按：此本于《述义》），祇同义。虽咽燥渴，不饮水者，是热在肺而不在胃故也。“始萌”谓肺伤尚浅；“脓成则死”谓肺已坏；盖示人图治于早，晚则噬脐无及也。此条以“风热”二字拆为三叹而说来：启上“微则为风”四句；中“风则中于卫”四句；末“风伤皮毛”八句；反复重沓，凿凿言其所由，以使人知为汗出、为恶寒、为呼吸不利、为咳喘唾沫等证，皆不出于一“风热”上也。

释 难

风舍于肺　舍，住、止之意，即风邪停留于肺。

按 语

浅田氏所释，甚明。肺痈的关键在于风热畜结成脓。条文中列呼吸不利、咳口干等候，皆在阐发风壅酿热成脓之大旨。

原 文

上气，面浮肿[1]，肩息，其脉浮大不治，又加利尤甚。

校 勘

［1］浮肿：《要方》作“胕肿”。

名家选注

浅田氏《杂病论识》　此条论肺胀不治之症也，《千金》收之于咳嗽中，可以征焉。上气谓喘；面浮肿，以喘逆也。肩息，息摇肩也。脉浮大上盛之候，下利下虚之候。盖肩息、浮大，俱气无已剧，病上脱之兆。又加之以下利，下脱之证，所以云“尤甚”也。《脉经》“上气”有“夫病吐血，喘咳上气，其脉数，有热，不得卧者，死”十八字，似可从。

释 难

肩息　即抬肩呼吸。吸气时两肩上耸，是呼吸困难的表现。

按 语

上气而面目浮肿，即肺气壅逆之甚，而至肩为动摇，“夫脉者……大则病进（《素问·脉要精微论》）”，喘甚而见脉浮大，是上脱之兆，故属不治。《医心》引《葛氏方》云：“上气喘嗽，肩息不得卧，手足逆冷，及面浮肿者，死。”其补充有“手足逆冷”，可参。

原 文

上气，躁而喘者，属肺胀，欲作风水，发汗则愈。

名家选注

丹波氏《辑义》 肺胀一证，诸家未有云后世某证者，考下文云“肺胀，咳而上气”，又云“咳而上气，此为肺胀”，由此观之，即后世所谓呷嗽、哮嗽之属。《巢源》云“痰气相击，随嗽动息，呼呷有声，谓之呷嗽”，《本事续方》云“哮嗽如拽锯”，是也。

喜多村氏《疏义》 此释肺胀证治。上气喘急而且烦躁者，风寒痰涎壅塞，肺气上逆奔迫也。然有肺气壅逆，不得通畅水道，水即泛滥皮肤，故曰“欲作风水”。治宜发汗驱风，从表而出，水即下渗，即小青龙加石膏之证也。

按语

《素问·病能论》云“《下经》者，言病之变化也。”《素问·脉要精微论》则载：“帝曰：病成而变何谓？岐伯曰：风成为寒热，瘅成为消中，厥成为巅疾，久风为飧泄，脉风成为疠，病之变化，不可胜数。”所谓“病之变化”，即疾病之间的转化。肺胀欲作风水，亦是“病之变化”之一例。临床可观察到，支气管哮喘长期反复发作和感染可并发肺水肿。

此外，编者认为上气、躁而喘似是心肺疾病急性加重期。此时可伴见全身水肿，即有用小青龙加石膏汤的机会。这也与本条肺胀欲作风水及后文“肺胀，咳而上气，烦躁而喘，脉浮者，心下有水，小青龙加石膏汤主之”相合。

原文

肺痿，吐涎沫而不能咳者，其人不渴，必遗溺，小便数。所以然者，以上虚不能制下故也，此为肺中冷，必眩[1]，甘草干姜汤以温其病[2]。方

甘草四两（炙） 干姜二两

上二味，㕮咀，以水四升，煮取一升半，去滓，分温再服，服汤已，小温覆之。若渴者，属消渴[3]。

校勘

[1] 此为肺中冷，必眩：《外台》引《伤寒论》作“此为肺冷，必眩”；《脉经》作“此为肺中冷，必眩，多涎唾”，邓本同。

[2] 温其病：《脉经》作“温其脏”，《外台》引《伤寒论》同；邓本作“温之”。

[3] 若渴者，属消渴：《外台》引《伤寒论》同本文；邓本作“若服汤已，渴者，属消渴”。

名家选注

朱氏《正义》 犹是肺痿也，而又寒热之分。前云上焦有热，因咳为肺痿。是燥热烁金，肺液干涸而痿，故用润燥滋干方法，以俟津回液转，而肺气渐次充实。此条是中气虚寒，清阳不振而痿，犹之天寒地冻，草木为之枯槁，不得不用甘温扶土以生金一法。是甘草、干姜二品，即治痿之神圣也。若温之而渴，则上焦之寒虽去，而遗尿小便数，下焦之结热依然，竟属消渴症矣，又安得不于下焦是图乎？

浅田氏《杂病论识》 肺痿有寒热之分，故上条言热在上焦，此条言此为肺中冷。今肺痿证具，而不咳不渴，乃知无热也。夫上焦有热则当小便赤涩而不能多，今反小便数或遗尿，是其人上焦阳气虚，而不能制约下焦也。头眩多涎唾者，经云“上虚则眩”，又云“上焦有寒，其口多涎”也。今主以此方者，与“大病差后，喜唾者”主以理中丸，意略同。服汤，谓服甘草干姜汤。若温之而转渴、小便数者，非肺痿，乃消渴也，治属消渴。盖不举其治方，以有白虎、猪苓、八味丸等之略也。

释难

渴者，属消渴 丹波氏《述义》云“按稻元熙曰：若服汤已渴者属消渴，是假设之辞，与吴茱萸汤条，得汤反剧者属上焦也同例”。

类方参要

《伤寒论》伤寒脉浮，自汗出，小便数，心烦，微恶寒，脚挛急，反与桂枝欲攻其表，此误也。得之便厥，咽中干，烦躁，吐逆者，作甘草干姜汤与之，以复其阳。甘草干姜汤方：甘草四两（炙），干姜二两。右二味，以水三升，煮取一升五合，去滓。分温再服。

《肘后》治卒乏气，气不复报，肩息方。干姜三两，㕮咀，以酒一升，渍之。每服三合，日三服。治肺痿，咳嗽吐涎沫，心中嗢嗢，咽燥而不渴者。甘草二两，以水三升，煮取一升半，分再服。……又方：甘草二两，干姜三两，枣十二枚。水三升，煮取一升半，分为再服。

《僧深方》治猝下血，蒲黄散方。甘草一分，干姜一分，蒲黄一分。凡三物，下筛，酒服方寸匕，日三。

按语

此条文为肺中冷证，异于前文所言“热在上焦”。注家多将“热在上焦”称为热肺痿，此肺中冷证称之为冷（寒）肺痿，朱氏、浅田氏所释甚明。此虽言“肺中冷”，实则胃阳不足。胃阳土虚，不能制水，故小便数。甘草干姜汤，用干姜、甘草，补土固虚，温胃散寒。甘草干姜汤药后，强调“小温覆之”，意在保温散寒。

甘草干姜汤功在“复阳”，是仲景经方的核心方剂之一，四逆汤、白通汤、理中丸、肾着汤等，即是在其基础上增损而成。

“渴者，属消渴”一句，有注家依据《素问·气厥论》云“心移寒于肺，肺消，肺消饮一溲二，死不治”，认为是指肺痿服温药后转属消渴，当随证调之；唐宗海言：“或服汤渴者，又为饮一溲二之下消证，亦非肺痿也。视服甘草干姜汤后的反应，辨别是否为消渴。”丹波氏认为是假设之辞，似可取。

原文

咳而上气，喉中水鸡声，射干麻黄汤主之。方

射干十三枚（一法三两） 麻黄四两（去节） 生姜四两（切） 细辛三两 紫菀三两 款冬花三两 五味子半升 半夏大者八枚（洗。一法半升） 大枣七枚（擘）

上九味，㕮咀，以水一斗二升，先煮麻黄两沸，去上沫，内诸药，煮取三升，去滓，分温三服。

名家选注

朱氏《正义》 风邪挟痰上阻肺窍，会厌不得宣通，故喉中介介作水鸡声。散邪开结，无逾此方矣。按麻黄、生姜横开肺邪于表，射干、紫菀、半夏直开肺邪于下，咳而上气可立解矣。但肺脏最娇，久受邪困，用药毋容或苟，款花以保之，五味以敛之，大枣以补之，祛邪养正，美善兼至。

丹波氏《述义》 本篇用麻黄者四方，宜为二义看。注家皆谓其证内饮挟外邪，故用麻黄发其表，是一义。今验肺胀证，多是宿饮为时令触动者，而不必具表候，则其用麻黄，适取发泄肺中郁饮，亦犹麻杏甘石汤之意，是一义。盖勿拘一隅可也。

喜多村氏《疏义》 此揭肺胀属实者之证治。咳而上气，谓咳则气上冲逆也。如水鸡声者，谓水与气相触激而为声，在喉中连连不绝也。射干麻黄汤主之者，利肺气以散壅逆也。此于小青龙汤方内去桂枝、芍药、甘草，加射干、紫菀、款冬花、大枣，用生姜易干姜。考《本草》白字，射干“主咳逆上气，喉痹，咽痛”；紫菀“主咳逆上气，胸中寒热结气”；款冬花“主咳逆上气，善喘，喉痹”。则此方所主专利喉咽，散逆气，以为宣发肺邪之用尔。

释难

水鸡 丹波氏《辑义》云：“水鸡二种，《本草》苏颂云：鼃（编者按：即蛙），即今水鸡是也；又《司马相如传》颜注：庸渠，一名水鸡，即《本草》所谓鵁也。此云水鸡，盖指鼃而言，取其鸣声连连不绝耳。”今有学者认为水鸡是南阳地区一种传统儿童玩具，由劣等陶土经人工捏制成公鸡或小鸟的形状，根据哨子的原理内部掏空，然后放入窑内烧制而成。儿童玩时注水入其腹内，吹其尾部，其声漉漉，恰似喉中痰鸣。

类方参要

《外台》引《深师》疗上气，脉浮咳逆，咽喉中水鸡鸣，喘息不涌，呼吸欲死，麻黄汤方。麻黄八两（去节），射干二两，甘草四两（炙），大枣三十颗。上四味，切，以水一斗，先煮麻黄三沸，去上沫，内诸药，煮取三升，分三服。已用甚良。忌海藻、菘菜等。

《外台》引《深师》疗肺气不足，咳嗽上气，牵绳而坐，吐沫唾血，不能食饮，补肺溢汤方。苏子一升，桑白皮五两，半夏六两（洗），紫菀、人参、甘草（炙）、麻黄（去节）、五味子、干姜、杏仁（去尖皮、两仁者）各一两，细辛一两半，桂心三两，款冬花一两，射干一两。上十四味，切，以水一斗二升，煮取三升。分五服，日三夜再。忌海藻、菘菜、羊肉、饧、生葱、生菜。

按语

“喉中水鸡声”，形似哮喘痰鸣音，射干麻黄汤亦常用于哮喘。

射干麻黄汤中的麻黄，可发散外邪，又可发泄肺中郁饮，更可平喘。射干、半夏，下气止咳，且治咽痛。《抱朴子·至理篇》有“款冬、紫菀，可以治咳逆”的记载，紫菀、款冬是秦汉魏晋时期治疗咳嗽的常用药物。细辛、干姜、五味子，则是仲景治疗咳嗽的高频组合，如《伤寒》真武汤方后注云“若咳者，加五味子半升、细辛一两、干姜一两”。此方虽用生姜，其功似干姜。诸药合和，共奏散寒化饮、宣肺止咳之效。《深师》补肺溢汤，在此方的基础上，更加苏子、桑白皮、人参等，以治疗“肺气不足，咳嗽上气”。

原文

咳逆，气上冲[1]，唾浊[2]，但坐不得卧[3]，皂荚丸主之。方

皂荚一挺[4]（刮去皮，炙焦，去子[5]）

上一味，末之，蜜丸梧桐子大，以枣膏和汤服三丸[6]，日三夜一服。

校勘

[1] 气上冲：邓本作“上气”，《千金》《外台》《图经》同。

[2] 唾浊：《图经》同吴本；邓本作“时时唾浊”，《千金》《外台》同。

[3] 不得卧：《千金》《外台》《图经》同本文；邓本作“不得眠”。

[4] 一挺：《外台》同本文；《千金》、邓本作“八两”。

[5] 炙焦去子：《外台》作“去皮子，炙”；邓本作“用酥炙”。

[6] 三丸：《外台》作“一丸”。

名家选注

张氏《医通》 火热之毒，结聚于肺，表之、里之、清之、温之，曾不少应。坚而不可攻，惟此无坚不入，聿成荡涤之功，不可以药之微贱而忽诸（编者按：此本于《医门法律》）。若因外感所触而成，当取用《千金》桂枝去芍药加皂荚汤最佳，足可补仲景之未逮也。

喜多村氏《疏义》 此前证之更剧者。咳逆上气，时时唾浊者，稠痰黏沫，填满胸中，故但坐不得眠矣。皂荚能开壅滞而驱痰逆，主用此丸，可以一扫胸中瘀浊也。《本草》墨字：皂荚除咳嗽囊结。盖皂荚涤痰浊，除宿垢，故用此一味，以膏和汤服，殆与十枣汤同义。此用枣膏蜜丸者，峻药缓攻，方为有制之师也。

类方参要

《外台》引《古今录验》疗鼻窒塞不得喘息，皂荚散方。皂荚（去皮子，炙）、菖蒲各等分。上二味，末，以绵裹塞鼻中，暮卧之时，乃著甚良。

《外台》引《必效》疗病喘息气急，喉中如水鸡声者，无问年月远近方。肥皂荚两挺，好酥一两。上二味，于火上炙，去火高一尺许，以酥细细涂之，数翻覆，令得所，酥尽止，以刀轻刮去黑皮，然后破之，去子皮筋脉，捣筛，蜜和为丸。每日食后，服一丸如熟豆，日一服讫，取一行微利。如不利时，细细量加，以微利为度。日止一服。忌如药法。

《要方》治咳嗽，胸胁支满，多唾上气方。白糖五合，皂荚末方寸匕。上二味，先微暖糖令消，内皂荚末合和相得，先食服如小豆二丸。

按 语

本条较射干麻黄汤证咳喘更重，兼有逆气上冲，满闷、烦闷尤甚。使用皂荚为丸祛痰导滞。《证类本草》云："皂荚：味辛、咸，温。有小毒。主风痹死肌邪气，风头泪出，利九窍，杀精物。疗腹胀满，消谷，除咳嗽，囊结，妇人胞不落，明目，益精。"

邓本记载皂荚需"用酥炙"。有学者认为皂荚坚硬，不易研末，故先以牛羊乳所制成的油酥炙之，使其变得干脆易碎，便于制成丸剂。结合敦煌出土文献《不知名医方第十三种》："若涎唾多，坐卧不得者，并涂之。饧一两，酥一两，蜜一两，腊半两。以上☒，上以清酒半升相和，煎令腊消散，即得服，顿服弥佳☒。"及《日华了本草》："牛酥，凉。益心肺，止渴嗽，润毛发，除肺痿，心热并吐血。"可知，在丸中使用酥炙有止咳、润燥之效。《外台》中取皂荚刺激性作用以通鼻窍，可考。

原 文

上气[1]，脉浮者，厚朴麻黄汤主之。方

厚朴五两（炙）　麻黄四两（去节）　石膏如鸡子大（碎）　杏仁半升（去皮尖）　干姜二两　细辛二两　小麦一升　五味子半升　半夏半升（洗）

上九味，㕮咀，以水一斗二升，先煮小麦熟，去滓，内诸药，煮取三升，去滓，温服一升，日三服。

校 勘

［1］上气：邓本作"咳而"。

名家选注

李氏《广注》　咳者，水寒射肺也。脉浮者，停水而又挟风以鼓之也。麻黄去风散肺逆，与半夏、细辛、干姜、五味子、石膏同用，即前小青龙加石膏为解表行水之剂也。然土能制水，而地道壅塞，则水亦不行，故用厚朴疏敦阜之土，使脾气健运而水自下泄矣。杏仁下气去逆，小麦入心经，能通火气，以火能生土助脾而共成决水之功也。

朱氏《正义》 咳均属肺病，而亦有表里之别。表主于风，里主于饮，而脉之浮沉应之。浮用厚朴、麻黄，沉用泽漆、紫菀，治法较然矣。

丹波氏《述义》 水饮上迫，脉必带浮，不必拘表证有无。此二方证，均是上焦蓄饮，而以脉浮沉为别者。盖以势之剧易，及水饮上迫与内结之异耳。注家特就邪为分，殆非通论。此方证，系寒饮迫肺而无风寒外候。故于小青龙汤中去桂枝，以厚朴降逆为君，其佐用杏仁，亦犹桂枝加厚朴杏子汤之例。况配以石膏，其驱饮之力更峻。

类方参要

《要方》咳而大逆上气，胸满，喉中不利，如水鸡声，其脉浮者，厚朴麻黄汤方。厚朴五两，麻黄四两，细辛、干姜各二两，石膏三两，杏仁、半夏、五味子各半升，小麦一升。上九味，㕮咀，以水一斗二升煮小麦熟，去麦内药，煮取三升，去滓，分三服，日三。

《要方》治噫，止唾血方。石膏四两（碎），生姜（切）、麻黄（去节）、五味子各二两，小麦一升，厚朴（炙）、半夏（洗）、杏仁（去皮尖、双仁）各三两。上八味，㕮咀，以水一斗煮麻黄，去上沫，内诸药煮取二升五合，分再服。

按语

此条文过简似阙，《要方》所载，疑是正文。厚朴麻黄汤以胸满，喉中不利，如水鸡声为主要症状。方由小青龙加石膏汤去桂枝、芍药、甘草、加厚朴、杏仁、小麦而成。不用桂枝，提示虽有表证但轻微，增入厚朴、杏仁治胸满、咳喘，仲景《伤寒》有“太阳病，下之微喘者，表未解也，宜桂枝加厚朴杏子汤”之例。小麦，《别录》云“味甘，微寒，无毒。主除热，止躁渴咽干，利小便，养肝气，止漏血、唾血。”《要方》“治噫止唾血方”乃厚朴麻黄汤去细辛，其所主治正是“唾血”，故厚朴麻黄汤或有“唾血”之见症。李氏认为小麦“通火气，以火能生土，助脾祛水”，亦可从。

朱氏“表主于风，里主于饮，而脉之浮沉应之”解释厚朴麻黄汤之脉浮。而丹波氏反对之，认为“水饮上迫，脉必带浮，不必拘表证有无”，厚朴麻黄汤与后文“脉沉者，泽漆汤主之”的区别在于水饮上迫与内结，水饮上迫则脉浮，水饮内结则脉沉。二说皆有理，今并存。

原文

脉沉者[1]，泽漆汤主之。方

泽泻[2]三斤（以东流水五斗，煮取一斗五升） 半夏半升（洗） 紫参五两（一作紫菀） 生姜五两（切） 白前五两 甘草三两（炙） 黄芩三两 人参三两 桂枝三两（去皮）

上九味，㕮咀，内泽漆汁中，煮取五升，去滓，温服五合，至夜尽[3]。

校勘

[1] 脉沉者:《要方》作“夫上气,其脉沉者”。
[2] 泽泻:邓本作“泽漆”,《要方》同,当从。
[3] 至夜尽:《要方》作“日三夜一”。

名家选注

李氏《广注》 脉沉为水,以泽漆为君者,因其功专于消痰行水也。水性阴寒,桂枝行阳气以导之。然所以停水者,以脾土衰不能制水,肺气逆不能通调水道,故用人参、紫参、白前、甘草补脾顺肺,同为制水利水之方。黄芩苦以泄之,半夏、生姜辛以散之也。泽漆,即大戟苗也,生时摘叶,有白汁,故以为名。紫参主心腹积聚,散邪逐瘀。

丹波氏《辑义》 《千金》泽漆汤“治上气,其脉沉者”。本篇亦似脱“上气”二字,且考《本草》紫参不载治嗽之能,其作紫菀者,似是。白前,《本草别录》云:甘微温无毒,治胸肋胁逆气,咳嗽上气,呼吸欲绝。

丹波氏《述义》 泽漆,本草白字,称味苦微寒,主大腹水气,四肢面目浮肿;黑字称利大小肠,盖此方主证。水饮内结,故有须于利水之品也。陈藏器曰“千里水及东流水,味平无毒,主病后虚弱”,然则此方所用,在熟淡不助内饮已。又煮取五升,温服五合,至夜尽,是一日十服,他方莫有此例,《千金》似是。然古之五升,即今之五合,古之五合,即今之五勺。以今推之,日服五合,未必为多,岂东垣所谓“在上者不厌频而少”之谓乎?

山田氏《私考》 射干麻黄汤、小青龙加石膏汤、厚朴麻黄汤、泽漆汤之辨,此数方大略似同而实异,盖古人立方之精意,宜于此等处细细互勘,始得其肯綮。射干麻黄汤,宣散清肺之剂兼润里,比之小青龙加石膏,发解甚轻而润肺过之,乃不似青龙温燥之剂也。而小青龙治溢饮心下有火,温散表之力过多,加以石膏而益发达肺水饮之郁闭,盖大青龙之轻而温散者矣。厚朴麻黄汤颇与小青龙加石膏同,而降气之功居多,不如其桂麻并用而专于表也。特泽漆汤与前三方大异,此专治里而不治表,其桂枝生姜取宜通里气,乃利水清膈之剂,勿泥人参、桂、姜而为温剂。

类方参要

《要方》夫上气,其脉沉者,泽漆汤方。泽漆三斤(细切,以东流水五斗煮取一斗五升,去滓澄清),半夏半升,紫菀(一作紫参),生姜、白前各五两,甘草、黄芩、桂心、人参各三两。上九味,㕮咀,内泽漆汁中,煮取五升,一服五合,日三夜一。

按语

此条文亦过简,可据《要方》补入“上气”。《脉经·平三关病候并治宜》亦有“寸口脉沉，胸中引胁痛，胸中有水气，宜服泽漆汤”的记载，亦可补充泽漆汤“胸中引胁痛”等病症。

胡家草场简牍医方有“泽桼（漆），其叶类柳，赤茎，折之，其汁白而出茎中，居好生水畔若泽旁”的简文，《别录》泽漆：“一名漆茎，大戟苗也。”陶弘景注释：“是大戟苗，生时摘叶有白汁，故名泽漆，亦能啮人肉。”是知，在东晋之前泽漆即大戟苗，仲景泽漆汤中所用泽漆，亦当是大戟苗。

方中有东流水煎煮泽漆，与茯苓桂枝甘草大枣汤用甘澜水及大半夏汤“以水一斗二升，和蜜扬之二百四十遍”等同，取不助水势之意。

泽漆汤“煮取五升”，每次温服五合，一天一夜服完，即需服用十次。而《千金》作“日三夜一”，只服用四次，则药物剩余多半，不合方之原意。秦汉时期，1 升≈200ml；1 合≈20ml，每次服用 5 合，即 100ml，服用 5 升，亦不过 1 000ml 左右，约等于成年人的每日摄水量。

原文

大逆上气，喉咽不利，止逆下气者，麦门冬汤主之。方

麦门冬七升[1]（去心） 半夏一升（洗） 人参二两 甘草二两[2]（炙） 粳米三合[3] 大枣十二枚（擘）

上六味，㕮咀，以水一斗二升，煮取六升，去滓，温服一升，日三夜一服。

校勘

[1] 麦门冬七升：《要方》作“麦门冬汁三升”；《外台》作“二升，去心”。

[2] 人参二两、甘草二两：《外台》同本文；《要方》作“人参、甘草各三两”。

[3] 粳米三合：《外台》同本文；《要方》作“粳米二合”。

名家选注

张氏《医通》 此胃中津液干枯，虚火上炎之证。凡肺病有胃气则生，无胃气则死。胃气者，肺之母气也。故于竹叶石膏汤中，偏除方名二味，而用麦冬数倍为君，兼参、草、粳米以滋肺母，使水谷之精微，皆得上注于肺，自然沃泽无虞。当知火逆上气，皆是胃中痰气不清，上溢肺隧，占据津液流行之道而然，是以倍用半夏，更加大枣，通津涤饮为先，奥义全在乎此。若浊饮不除，津液不致，虽日用润肺生津之剂，乌能建止逆下气之绩哉。俗以半夏性燥不用，殊失仲景立方之旨（编者按：此本于《医门法律》）。

浅田氏《杂病论识》 此对肺胀咳逆上气而论肺痿咳逆上气也。……大逆者，气大逆上也，上气谓呼吸促迫，《灵枢》有“大气上逆”字，亦互文义同。咳逆上气、咽喉不利，谓为喘、为咳，咽喉为之不爽利也。咽喉不利虽颇似厚朴麻黄汤证，其实属津液枯燥，故不至为如水鸡声也。止逆下气，即服后之例，系倒笔法。此方《肘后》以治“肺痿，咳唾涎沫不止，咽燥而渴”（编者按：《辑义》云“《肘后方》麦门冬汤，治肺痿咳唾，涎沫不止，咽燥而渴。方同”,然传世本《肘后》并无麦门冬汤。存疑待考。)。《圣济》“治肺痿小便数,五味子汤方”,亦于本方去半夏加五味子、款冬、桂、桑白皮,益可以征肺痿之证治焉。

浅田氏《勿误药室方函口诀》 此方(麦门冬汤)《肘后》云通用于肺痿,咳唾涎沫不止,咽燥而渴者,为的治也。《金匮》有“大逆上气”句,虽漫然不确,盖肺痿、顿嗽、劳嗽、妊娠咳逆等证,有大逆上气之意味。若用之,则有大效,故此四字,有简古之深旨存焉。小儿久咳,此方加石膏,有妙验。咳血,此方加石膏,虽为先辈之经验,但有变为肺痿者,因用石膏过久,则有不食脉减之虞,故若用《外台》麦门冬汤类方之意,加地黄、阿胶、黄连,则适合而能奏效。又仿《圣惠》五味子散意,加五味、桑白皮,则咳逆甚者有效。又老人津液枯槁,食物难以下咽,类似膈证者,亦可用之。又大病后,饮药嫌恶,咽下有喘气,如竹叶石膏汤证,无虚烦者,用之,皆咽喉不利之余旨也。

类方参要

《玉函》病后劳复发热者,麦门冬汤主之。麦门冬汤方:麦门冬七升,半夏一升,人参二两,甘草二两(炙),粳米三合,大枣十二枚。上六味,以水一斗六升,煮取六升,温服一升,日三夜一服。

《外台》引《深师》疗伤寒下后,除热止渴,五味麦门冬汤方。麦门冬(去心)、五味子、人参、甘草(炙)、石膏(碎)各一两。上五味,捣筛,三指撮,水一升二合,煮令沸,得四合尽服。忌海藻、菘菜。

按语

本方治疗肺胀、肺痿属虚热气逆而喘咳、咽喉不利证见者。麦门冬,《本经》谓“味甘平,生川谷。治心腹结气,伤中伤饱,胃络脉绝,羸瘦短气。久服轻身,不老不饥”。喻嘉言对麦门冬汤的立方之意,有精彩的论述,其云:“此于麦门冬、人参、甘草、粳米、大枣大补中气,大生津液队中,增入半夏之辛温一味,其利咽下气,非半夏之功,实善用半夏之功,擅古今未有之奇矣。”半夏,于夏季之半、一阴之气生时而生,秋后采收,内育秋收之性;麦冬,凌冬不凋,秉冬藏之气;二药配伍,合秋收冬藏之义,自具有降气之良效。

麦门冬汤以“大逆上气”为应用指征,如浅田氏认为“肺痿、顿嗽、劳嗽、妊娠咳逆等证,有大逆上气之意味。若用之,则有大效,故此四字,有简古之深旨存焉”,此论甚是。龙野一雄认为“气上逆是咳嗽频发、连续咳嗽而面红的状态”(《中医临证处方入门》)。此外,大塚敬节云“对于中风而眩晕、身体摇晃、不能利索地迈步行走者,使用麦门冬汤加石膏有很好的效果”(《金匮要略研究》)。

原文

肺痈,喘不得卧,葶苈大枣泻肺汤主之。方

葶苈(熬令黄色,捣丸如弹丸大) 大枣十二枚[1](擘)

上先以水三升煮枣,取二升,去枣,内葶苈煮取一升,顿服之。

校勘

[1] 大枣十二枚:《范汪方》《图经》作“大枣二十枚”。

名家选注

张氏《医通》 此治肺痈吃紧之方也。肺中生痈不泻其肺,更欲何待。然日久痈脓已成,泻之无益,日久肺气已索,泻之转伤。惟血结而脓未成,当亟以泻肺之法夺之。若一身面目浮肿,鼻塞清涕出,为表证未罢,当先与小青龙汤一剂,后乃服之。

浅田氏《杂病论识》 肺痈者,谓口中辟辟干燥,胸中隐隐作痛,脉数实也。而加喘不得卧者,是将成痈之候,比之前上气不得眠,更为危急。乘其痈结而脓未成,当急泻以救之。葶苈能下水,疏肺痈,正为的治之方。夫痈脓已成,出浊唾腥臭,是为桔梗白散之证也。

山田氏《集注》 皂荚丸,治浊痰粘著肺部,本方治痰饮壅遏上部,故彼则无喘,此则有喘,且皂荚辛温利痰,葶苈苦寒泻肺。魏氏以为类于皂荚丸之治,而从其急者,恐非。

类方参要

《外台》引《千金》疗支饮不得息,葶苈大枣泻肺汤方。葶苈子(熬令紫色,捣为丸,如弹丸大),大枣十二枚。上二味,先以水三升,煮大枣,得汁二升,内葶苈,煎取一升,顿服,三日一剂,可服三四剂。

《外台》引《崔氏》疗上气咳嗽,长引气不得卧,或遍体气肿,或单面肿,或足肿,并主之。葶苈子三升,微火熬,捣筛为散,以清酒五升渍之,冬七日,夏三日。初服如桃许大,日三夜一,冬日二夜二。量其气力,取微利一二为度。如患急困者,不得待日满,亦可以绵细绞,即服。

《医心》引《玄感传尸方》主肺痿咳嗽,上气不得卧,多粘唾等泻肺汤方。葶苈子三两(微火熬令紫色,捣如泥之),大枣二十枚(破),桑根白皮三两(切)。凡三味,以水三升煮枣及桑皮,取一升,去滓,纳葶苈子泥如弹丸许,搅令消散,更煮三分减一,调冷暖顿服之,良久,当吐恶物,微利一两行,如汤泼雪,即得安卧,神效。忌生冷、咸、酸、腥臭、油腻等。

按语

葶苈大枣泻肺汤,适用于肺痈初起之时,疏泄肺中壅遏之水饮,下气而平喘。但若痈脓已成,出浊唾涎沫,非葶苈大枣泻肺汤所能治。山田氏鉴别本方与皂荚丸的异同,甚详,可参。

原文

咳而胸满，振寒脉数，咽干不渴，时出浊唾腥臭，久久吐脓如米粥者，为肺痈，桔梗汤主之。方

桔梗一两[1]　甘草二两（炙）

上二味，㕮咀，以水三升，煮取一升，去滓，分温再服，则吐脓血也[2]。亦治喉痹[3]。

校勘

［1］桔梗一两：《要方》作“桔梗三两”。

［2］则吐脓血也：《要方》作“朝饮，暮吐脓血即愈”。

［3］亦治喉痹：邓本无。

名家选注

朱氏《正义》　邪结上焦，故胸满。火伏于里，故外振寒也。脉数咽干，邪火燔灼何等。但干而不渴者，以有浊唾时出故也。此痈脓已成，吐如米粥，若不急为排散，则肺叶溃尽，将成不救矣。惟以桔梗开结排脓，甘草清热解毒，极轻极清，为开上焦血痹之要药。

浅田氏《杂病论识》　此条与篇首第三条（编者按：即“始萌可救，脓成则死”一条）相发其义也。邪结上焦，故胸满。振寒与肠痈“复恶寒”同。《疮痈篇》云“脉数，此为肠内有痈脓”，又云“脉洪数者，脓已成”，亦同义。但振寒脉数，颇似表证而咽干不渴，以有浊唾时出故也。盖时出浊唾腥臭，将脓成也，用此方以吐其脓血则愈，所谓“始萌可救”是也。“久久吐脓如米粥者”，乃肺部溃尽之候，殆非此方之可庶机，所谓“脓成则死”是也。“桔梗汤主之”五字，宜入于“腥臭”之下而看之，今置之于句末者，系倒笔。《伤寒论》向有此文法，可以见耳。喻昌曰“《金匮》治法最精，用力全在未成脓之先，今人施于既成脓之后，其有济乎？”又按此条比前泻肺汤，一等重者也。岂桔梗汤轻剂之所能及乎？宜从《外台》作“桔梗白散”为当。《金鉴》曰“此治已成肺痈，轻而不死者之法也”，亦一说。

类方参要

《伤寒》少阴病，二三日，咽痛者，可与甘草汤。不差，与桔梗汤。桔梗汤方：桔梗一两，甘草二两。上二味，以水三升，煮取一升，去滓。温分再服。

《医心》引《僧深方》治肺痈经时不瘥，桔梗汤主之。方：桔梗三两，甘草、薏苡仁、败酱、干地黄、术各二两，当归一两，桑根皮一升。凡八物，切，以水一斗五升煮大豆四升，取七升汁，去豆纳清酒三升，合药煮三升半，去滓，服七合，日三夜再。禁生菜。

按语

疮痈，见振寒脉数，乃化脓之兆。桔梗，《药性论》云“破血，去积气，消积聚痰涎，主肺气，气促嗽逆”;《日华子》云“消痰破癥瘕，养血排脓”，有良好的排脓作用。

浅田氏认为桔梗汤适用于肺痈化脓“时出浊唾腥臭”之时，若“久久吐脓如米粥者”是死证，非本方所能治。似是。

原文

咳逆倚息[1]，此为肺胀，其人喘，目如脱状，脉浮大者，越婢加半夏汤主之。方

麻黄六两（去节） 石膏半斤（碎） 生姜三两（切） 大枣十五枚（擘） 甘草二两（炙） 半夏半升（洗）

上六味，㕮咀，以水六升，先煮麻黄，再沸，去上沫，内诸药，煮取三升，去滓，分温三服。

校勘

［1］咳逆倚息：邓本作“咳而上气”。

名家选注

尤氏《心典》 外邪内饮，填塞肺中，为胀，为喘，为咳而上气，以越婢汤散邪之力多，蠲饮之力少，故加半夏以辅其未逮。不用小青龙者，以脉浮且大，属于阳热证，故利辛寒，不利辛热也。

朱氏《正义》 风热相搏，壅于肺家血分，则为痈。阻于肺家气分，则为胀。胀而至于咳喘，目如脱状，则其气能上而不能下，可出而不可入，势孔迫矣。故用越婢加半夏，外内疏泄，即轻可去实之法也。脉浮而大，正合邪壅气分之象。

喜多村氏《疏义》 此论肺胀证治。咳而上气，此为肺胀，其证肩息而喘，目突如欲脱状，且脉浮大者，则邪热郁于上焦也，故与越婢汤散郁热，驱水饮，更加半夏以辅其力。案此方发上焦热郁，犹与麻杏甘石汤同义，注家以为发表，盖误矣。

释难

越婢 《外台》一云“起脾”，即发越脾气，通行津液之意。

类方参要

《外台》引仲景《伤寒论》又肺胀者，病人喘，目如脱状，脉浮大也。肺胀而咳者，越婢加半夏汤主之。方:大枣十五枚(擘),半夏半升(洗),生姜三两,麻黄六两(去节),甘草二两(炙),石膏半斤。上六味,切,以水六升,先煮麻黄三二沸,去沫,内诸药,煮取二升,去滓。温服八合,日三,不知更作之。忌海藻、菘菜、羊肉、饧。

按语

"咳逆倚息"即言呼吸急促,咳嗽频频,倚息难以平卧,结合"其人喘,目如脱状",似现代医学中呼吸衰竭,二氧化碳潴留的表现,此为肺胀之重症。由风热外感,水饮内作,内外合邪,以致肺气胀满,水饮挟热上逆而致的咳喘证,且喘重于咳。"脉浮大",浮主表,大为里热,故对于外邪内饮者,当用化饮、下气、止咳之法。本方清热重于化饮,故无桂、辛、姜、味。与下方心下寒饮之小青龙加石膏汤鉴别。当代常用于治疗慢性阻塞性肺疾病急性发作期,以及上腔静脉综合征等急重症。

"目如脱状"是本方之眼目,临证见咳嗽则目胀者,即可考虑用时越婢加半夏汤,如《医宗必读》记载:"社友孙芳其之女,久嗽而喘。凡顺气化痰、清金降火之剂,几乎无不遍尝,绝不取效。一日喘甚,烦躁,余视其目胀出,鼻则鼓扇,脉浮且大,肺胀无疑,遂投以此汤。一剂减,再剂愈。"

龙野一雄认为,越婢加半夏汤的咳嗽"为连续性的发'空空空'声的咳嗽,伴见颜面发红,眼睛用力睁开。咳嗽止后则挺胸深深吸气"(《中医临证处方入门》),亦可参考。

原文

肺胀,咳而上气,烦躁[1]而喘,脉浮者,心下有水[2],小青龙加石膏汤主之。方

麻黄(去节) 芍药 桂枝 细辛 甘草(炙) 干姜各三两 五味子 半夏(洗)各半升 石膏二两(碎)

上九味,㕮咀,以水一斗,先煮麻黄,减二升,去上沫,内诸药,取三升,去滓。强人服一升,羸者减之,日三服。小儿服四合。

校勘

[1] 烦躁:《要方》作"咽燥"。

[2] 心下有水:本篇附方作"心下有水气,胁下痛引缺盆";《要方》作"心下有水气,胁下痛引缺盆,设若有实者必躁,其人常倚伏"。

名家选注

尤氏《心典》 此亦外邪内饮相搏之证,而兼烦躁,则挟有热邪,麻桂药中,必用石膏,如大青龙汤之例也。又此条见证,与上条颇同,而心下寒饮,则非温药不能开而去之,故不用越婢加半夏,而用小青龙加石膏,温寒并进,水热俱损,于法尤为密矣。

山田氏《集注》 有烦躁,即所以加石膏,余并小青龙证也。小青龙汤,本辛温驱饮之药，加石膏者，其意虽似大青龙越婢加半夏，而观分两之多寡，则不得已而加之之意，瞭然于言外矣。

浅田氏《杂病论识》 此条见证与上颇同，而心下寒饮，非此方不能开而去之，故不与越婢加半夏汤而与此方也。今加石膏者，与大青龙汤同意，主烦躁也。《深师方》云"设若有实者必躁"也。盖麻杏甘石汤、厚朴麻黄汤、越婢加半夏汤、小青龙加石膏汤，皆麻黄石膏同用。麻黄发阳，石膏逐水，二味相藉，而驱饮之力更峻，不必取之于发表清热。盖此四方紧慢稍异，而其旨趣则大约相均。要在临证之际，随其剧易，以为审处耳（编者按：此本于《述义》）。

类方参要

《要方》咳而上气，肺胀，其脉浮，心下有水气，胁下痛引缺盆，设若有实者必躁，其人常倚伏，小青龙加石膏汤主之。方：石膏、干姜、桂心、细辛各二两，麻黄四两，芍药、甘草各三两，五味子一升，半夏半升。上九味，㕮咀，以水一斗先煮麻黄，减二升，下药煮取二升半，强人服一升，羸人减之，小儿四合。

按语

下文附方有"咳而上气，肺胀，其脉浮，心下有水气，胁下痛引缺盆，小青龙加石膏汤主之"，补充有"胁下痛引缺盆"的见症。《要方》云"若有实者必躁，其人常倚伏"，此即本方使用石膏之义。此外，《痰饮篇》治疗膈间支饮的木防己汤亦配合使用石膏，浅田宗伯《勿误药室方函口诀》云"膈间之水气非石膏不得坠下"，故小青龙加石膏汤，亦或为除膈间水饮而设。

附　方

原文

肺痿，涎唾多，心中温温液液者，炙甘草汤主之。方见虚劳门中，见《外台》。

名家选注

丹波氏《述义》 此方施之泛泛恶心者，必增呕逆。温温液液，盖别有义，未考。又此方证与麦门冬汤证相近，俱系滋养上焦之剂。

朱氏《正义》 中虚液涸，燥火挟饮，冲激上行，故心中有一种嘈杂不安景象。补虚润燥，无逾此方。

喜多村氏《疏义》 此方《外台》引仲景《伤寒论》（按：见下"类方参要"），则是系本经旧文。涎唾乃浊唾涎沫，即今之稠痰也。温温，《神效万全方》作蕴蕴。《外台》引深师犀角丸，恶风入腹，淫淫液液，流移无有常处。盖淫、温、蕴三字并通，此温温液液即心中愦愦无奈之状也。沈氏以为泛泛恶心之义，恐未允。炙甘草汤乃滋养上焦之剂，肺痿所以宜此方。

类方参要

《外台》引仲景《伤寒论》疗肺痿，涎唾多，心中温温液液者，炙甘草汤方。甘草四两（炙）生姜三两（去皮），人参二两，地黄一斤，阿胶三两（炙），大麻子仁半升，大枣四十枚，麦门冬半斤（去心），桂心二两。上九味，切，以美酒七升、水八升相和，先煮八物，取四升，绞去滓，内胶，上微火烊销。温服七合，日三夜一。

原 文

又甘草汤方

甘草（炙）二两

上一味，㕮咀，以水三升煮取一升半，去滓，分温三服。见《千金》。

名家选注

山田氏《九折堂·金匮》 此方本出于《肘后方》卷三，今考《千金》等其主治与炙甘草汤全同，是犹桔梗汤与桔梗白散主治相同之义。凡仲景一病用二方，而其主治全同者，不一而足。如五苓散、猪苓汤，桂枝去芍药加麻黄细辛附子汤、枳术汤，相同之义。其他曰“亦主之”者，不可胜计。是皆后人观其主治全同，而厌其烦，以“亦主之”三字代之而微义竟不可考。是坐苟且粗略之所致也。肺痿用甘草者甚多，甘草干姜汤用四两；炙甘草汤、生姜甘草汤亦皆用四两。兹知单甘草汤，亦当从《千金翼》作三两（按：见下“类方参要”）为是。而其功则取《别录》所谓“通经脉，利血气”；《大明》所谓“通九窍，利百脉”之义欤。

类方参要

《肘后》治肺痿，咳嗽吐涎沫，心中嗢嗢，咽燥而不渴者方。甘草二两，以水三升，煮取一升半，分再服。

《要方》治肺痿，涎唾多，出血，心中温温液液，甘草汤方。甘草二两。㕮咀，以水三升，煮取一升半，去滓，分三服。

《翼方》温液汤主肺痿，涎唾多，心中温温液液。方：甘草三两。右一味㕮咀，以水三升煮取一升半，分三服。

《外台》引《集验》疗肺痿，时时寒热，两颊赤气急方。童子小便，每日晚取之，去初末少许，小便可有五合，取上好甘草，量病人中指节，男左女上，长短截之，炙令熟，破作四片，内小便中，置于闲净处露一宿，器上横一小刀，明日平旦去甘草，顿服之，每日一剂。其童子勿令吃五辛。忌海藻、菘菜、热面。

按语

本方，《要方》多出“出血”二字，可从。

原文

肺痿，咳唾涎沫不止[1]，咽燥而渴[2]，生姜甘草汤主之。方

生姜五两（切） 人参二两 甘草四两（炙） 大枣十五枚（擘）

上四味，㕮咀，以水七升，煮取三升，去滓，分温三服。见《千金》。

校勘

[1] 咳唾涎沫不止：《肘后》作“咳嗽吐涎沫，心中嗢嗢”。

[2] 咽燥而渴：《肘后》作“咽燥而不渴”。

名家选注

丹波氏《述义》 此方亦治肺冷而萎，犹是甘草干姜汤之变方，沈氏说欠当。又“而渴”当作“不渴”为妥。

喜多村氏《疏义》 此亦治肺痿之方。《外台》引《集验》云“仲景《伤寒论》同”（编者按：见下“类方参要”）。此汤以生姜为君，专宣通阳气，人参、大枣乃所以补虚生津，用甘草者与前甘草汤同，故为肺痿津枯者之良法也。

山田氏《集注》 此方即吴茱萸汤之变方，唯以甘草代吴茱萸者，以甘草为肺痿之要品，且嫌吴茱萸之辛热降气，不宜上焦故也。观本方主治与分两，大略同于吴茱萸汤。

浅田氏《杂病论识》 此方系于热在上焦而萎者之治，其证与甘草干姜汤相反。彼则肺中冷，故不渴不咳；此则肺中热，故咳而渴。其以生姜代干姜加人参者，专在宜行滞气而生津液。沈氏以为炙甘草汤之变方，是。然其方缓漫，亦猝无捷效耳。

类方参要

《外台》引《集验》疗肺痿，咳唾涎沫不止，咽燥而渴方（一云不渴）。生姜五两，人参二两，甘草二两（炙），大枣十二枚（擘）。上四味，切，以水五升，煮取一升半，分再服。忌海藻、菘菜。

《外台》引《集验》疗肺痿，咳嗽涎沫，心中温温，咽燥而渴方（一云不渴）。生姜五两，甘草二两（炙），大枣十二枚（擘）。上三味，切，以水五升，煮取一升半，分再服。一方干姜三两代生姜。忌海藻、菘菜。

《医心》引《录验方》治血，生姜汤方。生姜五两，人参二两，甘草三两，大枣十枚，凡四物，㕮咀，以水三升，煮取一升半，分再服。

按语

《外台》记载仲景《伤寒论》中有此条文，此或是宋臣将此条文附于此的原因。

原文

肺痿，吐涎沫[1]，桂枝去芍药加皂荚汤主之。方

桂枝三两（去皮） 生姜三两（切） 甘草二两（炙） 大枣十二枚[2]（擘） 皂荚一枚（去皮子，炙焦）

上五味，㕮咀，以水七升，微微火煮，取三升，去滓，分温三服。见《千金》。

校勘

［1］吐涎沫：《要方》作“吐涎沫不止”。

［2］十二枚：邓本作“十枚”。

名家选注

喜多村氏《疏义》 此肺痿，其人必胸中有浊痰而为壅闭者，故用桂枝汤以通畅胸中阳气，更加皂荚以涤其瘀浊也。芍药非胸壅之所宜，故去之。此方《外台》不引仲景，宋人附于此，盖别有所据也。

山田氏《集注》 芍药利中下二焦，而不利上焦，故去；皂荚能去黏痰，故加。此方略有皂荚丸之意。徐云“兼上气不得眠者宜之”，是也。

类方参要

《要方》治肺痿，吐涎沫不止，桂枝去芍药加皂荚汤方。桂枝、生姜各三两，甘草二两，皂荚一挺，大枣十二枚。右五味，㕮咀，以水七升煮取三升，去滓，分三服。

《外台》引《千金》疗肺痿，吐涎沫，桂枝去芍药加皂荚汤方。桂心三两，甘草二两（炙），大皂荚一挺（去皮子，炙），生姜三两，大枣十二枚（擘）。上五味，切，以水七升，微火煮，取三升，分三服。忌生葱、海藻、菘菜。

原文

咳而胸满，振寒脉数，咽干不渴，时出浊唾腥臭，久久吐脓如米粥者，为肺痈，桔梗白散主之。方

桔梗三分　贝母三分　巴豆一分（去皮心，熬，研如脂）

上三味为散，强人饮服半钱匕，羸者减之。病在膈上者吐出[1]，在膈下者泻出，若下多不止[2]，饮冷水一杯则定。见《外台》。

校勘

［1］吐出：邓本作"吐脓血"。

［2］病在膈上者吐出，在膈下者泻出，若下多不止：引仲景《伤寒论》作"若病在膈上者必吐，膈下者必利，若利不止者"。

名家选注

丹波氏《述义》　此条与桔梗汤，证一而方异，盖所传之本不同也。然肺痈其脓稍成，正气随衰，峻猛之剂，恐不能堪。

浅田氏《杂病论识》　此即前桔梗汤证，而今用峻药者何也？盖此证危在呼吸，恐甘桔二物不胜其任，悠忽遂遗以祸。故确见病盛气实，当以此急救之，不得嫌其峻，坐以待毙也。本篇虽有葶苈大枣泻肺汤之设，但在水分而未能深入脓窠。于是乎用此方，开与其壅遏，或上或下，因势利导，乃逆流挽舟之治。医家之椎法，尤不可忽。

释难

在膈下者泻出　浅田氏《杂病论识》云："沈氏曰'病在膈下泻出'者，岂有肺痈在于膈下之理，是对肠痈脏毒亦可用此方而言也。或曰'隔上隔下者，犹云肓肓下，或泻胸膈中，上下内外脓尽除之义也'，亦备一说。"

类方参要

《肘后备方》治腹中冷癖，水谷癥结，心下停痰，两胁痞满，按之鸣转，逆害饮食方。巴豆三十枚（去心），杏仁二十枚（并熬），桔梗六分，藜芦四分，皂荚三分（并炙之）。捣，蜜和，丸如胡豆大。未食，服一丸，日二。欲下病者，服二丸，长将息，百日都好，瘥。

又方：贝母二两，桔梗二两，矾石一两，巴豆一两（去心、皮，生用）。捣千杵，蜜和，丸如梧子，一服二丸。病后，少少减服。

原文

治肺痈，苇汤方[1]

苇叶[2]（切）二升　薏苡人半升　桃人五十枚（去皮尖）　瓜瓣半升

右四味，以水一斗，先煮苇[3]得五升，去滓，内诸药煮取二升，分温再服[4]，当吐如脓。见《千金》。

校勘

[1] 治肺痈,苇汤:邓本作"《要方》苇茎汤治咳有微热,烦满,胸中甲错,是为肺痈"。

[2] 苇叶:《外台》引《伤寒论》同;《外台》引《古今录验》作"苇";邓本作"苇茎"。

[3] 先煮苇:邓本作"先煮苇茎"。

[4] 分温再服:邓本作"服一升"。

名家选注

山田氏《集注》 胸中有病,则表有微热,上焦之热,波及于中焦,则心中烦满;里有瘀血,则胸心甲错,犹大黄䗪虫丸、薏苡附子败酱散之甲错。凡本方,皆系排脓破瘀之品,特苇茎一味,清胸中之热,盖此证血未化脓之候,详看主治与诸药,则其义可见。《千金》又有肠痈汤即本方去苇茎,加牡丹皮,足以见一味去加乃有上下之别。先师兰轩先生尝谓苇茎汤,则上部之肠痈汤,其言甚妙。

释难

瓜瓣 《辑义》云:"瓜瓣,《圣惠方》作甜瓜子。《太平御览》引《吴普本草》'瓜瓣,瓜子也'。张氏《本经逢原》云'甜瓜子,即甜瓜瓣,为肠胃内痈要药。《千金》治肺痈有苇茎汤,肠痈有大黄牡丹汤,予尝用之,然必黄熟味甜者方不伤胃'是也。而《本草》马志云'诸方惟用冬瓜子,不见用甘瓜子者'。潘氏《续焰》改用丝瓜瓣,并不可凭也。"另可详参"大黄牡丹皮汤""按语"。

类方参要

《要方》治咳有微热,烦满,胸心甲错,是为肺痈方。苇茎(切)二升(以水二斗煮取五升,去滓),薏苡仁半升,瓜瓣半升,桃仁三十枚。上四味,㕮咀,内苇汁中,煮取二升,服一升,当有所见,吐脓血。

《外台》引《古今录验》疗肺痈,苇茎汤方。剉苇一升,薏苡仁半升,桃仁五十枚(去尖皮两仁者),瓜瓣半升。上四味,㕮咀,以水一斗,先煮苇令得五升,去滓,悉内诸药,煮取二升,分再服,当吐如脓。

原文

肺痈[1],胸满胀[2],一身面目浮肿,鼻塞,清涕出,不闻香臭酸辛,咳逆上气,喘鸣迫塞,葶苈大枣泻肺汤主之。用上方,三日一剂,可至三四剂。此先服小青龙汤一剂,乃进之。小青龙汤方[3]

麻黄（去节） 桂枝 细辛 甘草（炙） 干姜各三两 五味子 半夏（洗）各半升 芍药三两

右八味，㕮咀，以水一斗，先煮麻黄，减二升，去上沫，内诸药，煮取三升，去滓，温服一升。渴者去半夏，加栝蒌根三两；微利者去麻黄，加荛花一鸡子大，熬；噎者去麻黄，加附子一枚，炮；小便不利者，去麻黄，加茯苓四两；喘者去麻黄，加杏仁半升。

校勘

［1］本条文，《要方》《外台》接在“肺痈，喘不得卧，葶苈大枣泻肺汤”后。亦见于《脉经》，当是仲景原文。

［2］胸满胀：《脉经》同本文；《要方》作“胸胁胀”；《外台》作“胸胁胀满”。

［3］小青龙汤方：邓本作“小青龙方见咳嗽门中”，无后文药物组成及加减法。

名家选注

丹波氏《辑义》《千金》“胸”下有“胁”字；无“酸辛”二字。《外台》与本文同，唯“胸”下有“胁”字。《千金》《外台》，此条接于前泻肺汤条，“方见上”三字衍。自“三日一剂”至“乃进”二十字，《千金》之文，而《外台》引《千金》，无此二十字，方后云“仲景《伤寒论》，《范汪》同”。《脉经》亦载此条，明是仲景旧文，今列于附方之后者，必后人编次之误也。程氏、《金鉴》揭为原文，删注三十二字，为是。沈、魏、尤诸家，以为附方，盖不考耳。

喜多村氏《疏义》 痈在上焦，则胸胁胀满，气道内壅。皮毛外塞，故一身面目浮肿。鼻为肺窍，故鼻孔不利而不闻香臭酸辛。《外台》引苏游《传尸论》，鼻口干燥，不闻香臭。肺气壅滞则清涕渗出，以其气逆于上，则有喘鸣迫塞之证，比之喘不得卧，殆尤甚焉。亦以葶苈大枣泻肺汤者，乘其脓未成而泻之也。

浅田氏《杂病论识》 是亦论其脓未成者证治也。前条葶苈大枣汤治“肺喘不得卧”，其壅气仅攻于内也。此则壅气涉于表里，故有浮肿证。不闻香臭，痰喘家常态。盖味而曰“闻”者，古言乃尔。《家语》云“久而不闻其臭”，《列子》曰“易牙善闻味”，可以征焉。酸辛，诸家皆云“不闻香臭酸辛”也，是似系鼻而说。独刘栋曰“不分酸辛，是似属口而言，又有为酸鼻之义而说者，盖香臭属鼻，酸辛属口，细辨之，则自有其分矣”。是证虽涉表里，固一因非合病。注先服小青龙殆觉赘疣。

类方参要

《要方》治肺痈，胸胁胀，一身面目浮肿，鼻塞，清涕出，不闻香臭，咳逆上气，喘鸣迫塞，葶苈大枣泻肺汤主之。用前方，先服小青龙汤一剂，乃进之。小青龙汤方出第十八卷咳嗽篇中。

《外台》引《千金》又肺痈喘不得卧，葶苈大枣泻肺汤主之。兼疗胸胁胀满，一身面目浮肿，鼻塞清涕出，不闻香臭酸辛，咳逆上气，喘鸣迫塞方。葶苈（三熬令色紫），上一味，捣，令可丸，以水三升，煮擘大枣二十枚，得汁二升，内药如弹丸一枚，煎取一升，顿服。

原文

咳而上气，肺胀，其脉浮，心下有水气，胁下痛引缺盆，小青龙加石膏汤主之。[1]**方见上，并见《千金》。**[2]

校勘

[1] 此条文为吴本所有，不见于邓本。

[2]《要方》所载此条文多出“设若有实者必躁，其人常倚伏”。

奔豚气病脉证并治第八

论二首　方三首

文献导读

《灵枢·邪气藏府病形》 肾脉急甚为骨癫疾；微急为奔豚，沉厥足不收，不得前后。

《难经·五十六难》 肾之积，名曰贲豚，发于少腹，上至心下，若豚状，或上或下无时。久不已，令人喘逆，骨痿少气。以夏丙丁日得之。何以言之？脾病传肾，肾当传心，心以夏适王，王者不受邪，肾复欲还脾，脾不肯受，故留结为积。故知贲豚以夏丙丁日得之。

按语

唐·杨玄操注《难经》"奔豚"曰："此病状似豚而上冲心。又有奔豚之气，非此积病也，名同而疾异焉。"杨氏认为奔豚与奔豚气，名同而实异。此论一出，后世注《金匮》者对于《金匮》"奔豚气"与《难经》"奔豚"是否相同的问题产生了较多争议。如森氏云："考奔豚，盖古之俗言，奔豚之急呼为奔，凡自少腹上冲至咽喉之气病，名曰'奔'，又曰'奔豚'，又曰'奔豚气'，又曰'贲气'，又曰'气贲'。《五十六难》以其部位在少腹名之曰'肾积'，是以部位分五藏积名耳。据此则一切气上冲心胸之病，古谓'奔豚'也。"(《伤寒论考注》)。喜多村氏则云："按《难经》名'肾积为奔豚'，而论中奔豚乃《金匮》所谓奔豚气，名同而病异。故杨氏注《五十六难》云'又有奔豚之气，非此积病也'。前注不晓彼此，牵凑竟有心液虚而肾邪乘之说，未免刻舟求剑焉。"(《伤寒论疏义》)二人观点，截然相反。

至于"奔豚"之意。饭田鼎《金匮要略考证》云："奔者，急也。《释名》云'有急变之意'是也。独、豚、顿，同音通用。顿者，委顿之顿，壊也。《字典》云'自溃也'，皆合此病义矣。先辈多为《病源候论》所注误或以为奔突之豚或以为愤恚之豚者，非也。独刘栋云'状其状之暴猝也'得之。夫奔独者，因惊惕，卒然气上冲心而所作之病，忽然委顿，故谓之奔独。邦俗所谓'惊惕而积气上冲者'是也。或谓之卒厥，其甚而卒倒不知人事者谓之尸厥。《杂疗门》云'尸厥者，脉动而无气，气闭不通也'；《肘后方》云'卒厥上气，淹淹欲死，此谓奔豚病'，可以征矣。"饭田鼎认为奔豚与卒厥、尸厥，皆为卒然气逆之病，轻则为奔豚，重则是卒厥或尸厥。

奔豚之豚，有注家认为是江豚。然《外台》引《小品》奔豚汤云"上走时若群豚相逐憧憧"；《医心》引《小品》云"所言如奔豚之状者，是病人气如豚奔走，气息喘迫，上逆之状也。汤方用豮猪者，谓雄豚、㹠斗子是，先逐之，使奔之，然后杀取血及脏合药也"，可证奔豚之豚即“小猪”之意。不过崔仲平、郭秀梅另有新说，他们在校注森氏《枳园丛考·后记》时提出：“‘奔豚’也是一个联绵词，其义略同‘奔突’。其实与豚（小猪）是不相干的。那么奔豚是否可以认为是单音节‘奔’加上一个韵母相同的‘遯’而构成的呢？很可能。”备参。

本篇内容，《脉经》只有“贲豚病者，从少腹起，上冲咽喉，发作时欲死复止，皆从惊得。其气上冲，胸腹痛，及往来寒热，贲豚汤主之”及“师曰：病有贲豚，有吐脓，有惊怖，有火邪，此四部病皆从惊发得之”两条，且合于“胸痹心痛短气”篇，作《平胸痹心痛短气贲豚脉证》。可能晋唐期间的医者将“贲豚病者……贲豚汤主之”及“师曰：病有贲豚……此四部病皆从惊发得之”，从《平胸痹心痛短气贲豚脉证》析出，并从《伤寒》中补入“桂枝加桂汤”条及“茯苓桂枝甘草大枣汤”条，而组成《奔豚气病脉证并治》。

原文

师曰：病有奔豚，有吐脓，有惊怖，有火邪，此四部病皆从惊发得之。

名家选注

山田氏《九折堂·金匮》《脉经》特载此二条及贲豚汤条，盖他皆收之“可不可”之诸篇，故省之耳。而吐脓、惊怖、火邪三证无见，岂叔和时已残脱不可考耶？《惊悸篇》惊悸、火逆并收，而与瘀血、吐脓合论，似甚无伦次。疑此篇之错简在彼者。……《外台》引《小品》载下条有“肾间有脓”文义未详，然亦可以备吐脓之考证。《外台》“奔豚门”引《小品》云“肾间有脓”，古义暧昧虽不明了，而奔豚与吐脓，病机盖相类。因考《呕吐篇》首章“呕家有痈脓，不可治呕，脓尽自愈”，《疮痈篇》排脓散、排脓汤二方即此篇吐脓证治之错简；《惊悸篇》首章“寸口脉动而弱”条、半夏麻黄丸方即此篇惊怖证治之错简；火邪，桂枝救逆汤方即此篇火邪证治之错简；然后四部之目始全矣。

释难

火邪 仲景时期是一病名，以烦躁、便血为症候特征。如《伤寒论》言：“太阳病，以火熏之，不得汗，其人必躁，到经不解，必清血，名为火邪。”其多因以火针发汗，病人受惊恐而致。

此四部病皆从惊发得之 从，随行，相随，跟随，表示原因、途径，相当于“因”“由”等。此四病皆伴随有“惊”情志刺激或者情志的改变而致诱发或加重。

按语

本条文的疑难点在于吐脓与惊之间有无关系。注家观点有五：一云存在错简，因为本篇没有对吐脓的相关论述；二云移热而致，惊悸为肝病，肝移热于胃，胃受热则生痈脓；三云病人本自有蓄脓，因惊而发；四云火生惊脓，气逆而吐；五云惊恐令郁，痞坚化脓。

此外，奔豚证有从发汗及烧针得之者，未必"皆从惊发得之"。《外台》引《小品》有惊恐奔豚与忧思奔豚，后者即不关惊。《小品》所论惊恐奔豚与忧思奔豚如下：

黄帝问金冶子曰：惊为病，如奔豚，其病奈何？金冶子对曰：惊为奔豚，心中踊踊，如车盖惊，人所恐，五脏不定，食饮辄呕，气满胸中，狂痴欲走，闭眼谬言，开眼妄语，或张面目，不相取与，众师不知，呼有所负，奔豚汤主之。黄帝曰：善。

黄帝问金冶子曰：忧思奔豚，何以别之？金治子对曰：忧思奔豚者，气满支心，心下烦乱，不欲闻人之声，发作有时，乍差乍剧，吸吸短气，手足厥逆，内烦结痛，温温欲呕，众师不知，呼有触忤，奔豚汤主之。黄帝曰：善。

原文

师曰：奔豚病者，从少腹起，上冲咽喉，发作欲死，复还止，皆从惊恐得之[1]。

校勘

[1]"皆从惊恐得之"后，《外台》引《小品》更有"肾间有脓故也"。

名家选注

尤氏《心典》 前云惊发，此兼言恐者。肾伤于恐，而奔豚为肾病也。豚、水畜也，肾、水脏也，肾气内动，上冲胸喉，如豕之突，故名奔豚。亦有从肝病得者，以肾肝同处下焦，而其气并善上逆也。

丹波氏《辑义》 《灵·邪气藏府病形篇》云"沉厥奔豚，足不收不得前后"，盖本篇所论即是也。而《难经》名肾积为奔豚，然与此自别。故杨玄操注《难经》云：又有奔豚之气，非此积病也。名同而病异，可以见耳。后世有奔豚疝气之称（见于《和剂指南》《直指方》等），即《内经》所谓"冲疝"（出于《骨空论》）。疝病而为奔豚气者，张氏《医说》云"以肾气奔冲为奔豚，谓豚能奔逸，而不能远也"，此解得之。沈注云"状如江豚"，此说本于《丹溪心法》，决不可从。

浅田氏《杂病论识》 是为奔豚之纲领，从"小腹起"以下明冲之状也。"发作欲死，复还止"者言，病有止起，而起则欲死，正则复却愈也。"欲死"二字，与吴茱萸汤同语例，形容奔豚苦恼之状而言。《肘后》云"卒厥逆上气，淹淹欲绝，此谓奔豚病"即是也。末一句，又演"从惊发得之"之义也，今兼言恐者，更详轻重也。张子和曰"惊者为不自知故也，恐者为自知也"是矣。盖前条举其因，此条举其证，相对以详之也。

按语

尤氏、浅田氏所释医理甚明。丹波氏《辑义》认为奔豚之豚不可作"江豚"解，甚是。丹波同时指出"以肾气奔冲为奔豚，谓豚能奔逸，而不能远也"，此为奔豚之正意。此外，《外台》引《小品》补充本条文有"肾间有脓故也"。

原文

奔豚，气上冲胸，腹痛，往来寒热，奔豚汤主之。方

甘草（炙） 芎䓖 当归各二两 半夏四两（洗） 黄芩二两 生葛五两 芍药二两 生姜四两（切） 甘李根白皮（切）一升

上九味，㕮咀，以水二斗，煮取五升，去滓，温服一升，日三夜一服。

名家选注

张氏《医通》 气上冲胸腹痛者，阴邪上逆也，往来寒热者，邪正交争也，奔豚虽曰肾积，而实冲脉为患，冲主血，故以芎、归、芍、草、芩、半、生姜，散其坚积之瘀，葛根以通津液，李根以降逆气，并未尝用少阴药也。设泥奔豚为肾积，而伐肾之剂则谬矣。

尤氏《心典》 此奔豚之气发于肝邪者，往来寒热，肝脏有邪，而气通于少阳也。肝欲散，以姜、夏、生葛散之；肝苦急，以甘草缓之；芎、归、芍药理其血；黄芩、李根下其气。桂、苓为奔豚主药而不用者，病不由肾发也。

丹波氏《述义》 案此方证，挟有热邪，故不取桂枝之温，而用黄芩、生葛之凉。且既有半夏，故不再用茯苓、芎、归、芍药三味，以和其腹痛也。

类方参要

《医心》引《医门方》论曰，奔豚病者，从少腹起上冲喉咽，发作时欲死，皆从惊得之，疗奔豚气方。生葛根二十分，甘李根白皮切小一升。水九升，煮二升，分温三服，服相去八九里。

《外台》引《小品》奔豚汤，治虚劳五脏气之损，游气归上，上走时若群豚相逐憧憧，时气来便自如坐惊梦，精光竭不泽，阴痿，上引少腹急痛，而乍热赤色，喜怒无常，耳聋，目视无精光。方：葛根八两（干者），生李根（切）一升，人参三两，半夏一升（洗），芍药三两，当归二两，桂心五两，生姜一片，甘草（炙）二两。上九味，切，以水二斗，煮得五升，温服八合，日三，不知稍增至 升，日三。忌羊肉、饧、生葱、海藻、菘菜等。

《外台》引《小品》治手足逆冷，胸满气促，从脐左右起，郁冒者，奔豚汤方。甘草四两（炙），李根白皮一斤（切），葛根一斤，黄芩三两，桂心二两，栝蒌二两，人参二两，芎䓖一两。上八味，切，以水一斗五升，煮取五升，去滓，温服一升，日三夜再。忌海藻、菘菜、生葱。

《医心》引《小品方》师曰，病有奔豚，有吐脓，有惊怖，有火炙耶，此四部病皆从惊得之，所言如奔豚之状者，是病人气如豚奔走，气息喘迫，上逆之状也。汤方用豮猪者，谓雄豚、猢斗子是，先逐之，使奔之，然后杀取血及脏合药也。葛根奔豚汤方：葛根八两（干者），生李根一升（去皮），人参（三两），术肉（二两），半夏一升（洗，炙），芍药三两，当归二两，桂肉五两，生姜一斤，甘草二两。凡十物，以豚汁二斗，煮得五升，温服八合，日三。

《外台》引《集验》贲豚茯苓汤，疗短气，五脏不足，寒气厥逆，腹胀满，气贲走冲胸膈，发作气欲绝，不识人，气力羸瘦，少腹起腾踊如豚子，走上走下，驰往驰来，寒热，拘引阴器，手足逆冷，或烦热者。方：茯苓四两，生葛八两，甘草二两（炙），生姜五两，半夏一升（汤洗），人参三两，当归二两，芎䓖二两，李根白皮（切，升）。上九味，切，以水一斗二升，煮取五升。服一升，日三夜二服。忌羊肉、饧、海藻、菘菜、酢物等。

《伤寒总病论》动气在上，不可发汗，发汗则气上冲，正在心端，李根汤主之。半夏半两，桂枝、当归、芍药、黄芩、甘草、人参各一分，茯苓三分。粗末，每五钱水二盏，姜三片，甘李根白皮一团，如鸡子黄大，煎八分，通口，日三五服。

按语

奔豚汤所主之病症，张氏认为乃冲脉之患，尤氏认为是肝郁而致，非由肾积而发，故方中不用桂枝、茯苓等“伐肾邪”，可谓得本方之要旨。李根皮“大寒，主消渴，止心烦逆奔气”（《别录》）；葛根，清热、起阴气；二药是方中主药；《医门方》疗奔豚气方，即用二药治疗奔豚气。当归、川芎、芍药治腹痛；黄芩治往来寒热；半夏、生姜降逆气；诸药合用，清热降逆、缓急止痛。肝气挟热上逆的肩颈疼痛、高血压、咳嗽、哮喘、心悸、失眠、头痛等，即可参考使用本方，诚如浅田氏说：“此方治奔豚气之热证。不仅奔豚，妇人因感时气有热，有血气从少腹冲逆者，此方有效。……奔豚汤不仅治奔豚，亦可活用于其他疾病。”

《外台》引《小品》奔豚汤、《医心》引《小品》葛根奔豚汤、《外台》引《集验》贲豚茯苓汤、《总病论》李根汤等，为奔豚汤类方，可观奔豚汤主治范围。

原文

烧针令其汗[1]，针处被寒，核起而赤者，必发奔豚，气从少腹上冲心者[2]，灸其核上各一壮，与桂枝加桂汤[3]。方

桂枝五两（去皮） 芍药三两 生姜三两（切） 甘草二两（炙） 大枣十五枚（擘）

上五味，㕮咀，以水七升，煮取三升，去滓，温服一升。本云桂枝汤，今加桂满五两。所以加桂者，以能泄奔豚气也[4]。

校勘

[1] 烧针令其汗：邓本作“发汗后，烧针令其汗”。

[2] 气从少腹上冲心者：邓本作“气从小腹上至心”。

[3] 与桂枝加桂汤：邓本作“与桂枝加桂汤主之”。

[4] 邓本无“本云桂枝汤，今加桂满五两。所以加桂者，以能泄奔豚气也”。

名家选注

喜多村氏《伤寒论疏义》 此申明火逆奔豚之证治。烧针即温针也，亦劫汗法。盖风寒在表，医不用麻桂发汗而误以烧针取汗，针处孔穴不闭已，外被寒袭，火郁脉中，血不流行，故针处红肿而状如结核也。夫温针取汗，其汗亦为迅烈矣。故不但寒气外束而发核赤，火邪直郁于里而阳气不舒，必发奔豚也。夫针处被寒发为赤核，是将作奔豚之兆也。气从少腹上冲心，乃奔豚已发之象也，《脉经》曰“奔豚发于小腹上至心下”，如豚奔走之状。“灸其核上”者，即所以散外寒也，“与桂枝加桂汤”者，即所以泄郁阳也。灸曰“各一壮”，则知针不止一处。诸家以奔豚属肾，遂有邪犯太阳，本府引动肾寒之说，抑不知与经旨相矛盾也。此于桂枝汤中更加桂二两散外寒而泄火邪。盖桂枝能发越郁阳，故有泄奔豚气之效，兼灸其核上，即辅治之法也。

山田氏《私考》 发汗，又被烧针，表阳重伤，里阴失守，故阴气上攻，发奔豚也。本汤更加桂，所以助表阳而平里阴，柯氏所谓益火之阳而阴自平者，是。

森立之《伤寒论考注》 烧针令其汗者，是表邪已解也。但其针处被寒，核起而赤者，是发汗后卫阳之气不充实，故针处自受邪，谓之被寒也。所以然者，其人有宿疾，奔豚积聚之证。当是时，发汗亡阳，火气上逆，水气下凑，故发奔豚气，上冲心之证。本是大邪已去，但是火毒内攻发宿疾，故以发散火毒，舒畅阳气为主。据《医心》董暹及德贞常之言，则烧针之后，针处灸之，亦为定法也（《医心》记载：“德贞常曰：凡刺竟不得即灸，若拔针即灸者，内外热气相击，必变为异病也。若针处有肿核气起者至七日外不消然后灸之。”）。今灸其核上，及与加桂汤者，内药外灸发散火毒，使营卫通行之义也。方后云“以能泄奔豚气也”。泄者，言少腹水气得汗及小便，则欲上奔之气自安稳，所云“以温药和之”之义。

按语

喜多村氏、森氏所释，甚为详明。大塚敬节曾用此方“治疗平素有头痛的患者，取得显著效果。使用该方以明显气上冲为应用指征，腹部悸动剧烈，并且呈向上冲突的状态。多为神经性因素，如果出现发作性重度疼痛，则脉象浮数”（《金匮要略研究》），临证可参。

原文

发汗后，其人脐下悸者，欲作奔豚，茯苓桂枝甘草大枣汤主之。方

茯苓半斤　桂枝四两（去皮）　甘草一两（炙）　大枣十五枚（擘）

上四味，㕮咀，以甘澜水一斗，先煮茯苓，减二升，内诸药，煮取三升，去滓，温服一升，日三服。

作甘澜水法

取水三斗，置大盆内，以杓扬之，水上有珠子五七千颗相逐，取用之。

名家选注

喜多村氏《伤寒论疏义》 此申释汗后饮动之证治。盖其人素虚饮停，今因误汗阳更虚，而饮亦动脐下。悸者饮停下焦之征。欲作奔豚者，饮邪发动，奔豚欲作未作之间也，宜以苓桂甘枣汤制水饮泄奔豚矣。……此即桂苓术甘汤去术加枣、倍茯苓也。彼以水停中焦故用术，此水停下焦故倍茯苓；多用桂枝者，泄奔豚气也；更倍大枣者，辅甘草以裨中土也。方后“先煮茯苓”者，凡方中专重之药，法必先煮也。甘烂，乃甘平熟烂之义。盖水数扬，则烂然而轻甘，要取其不助水势兼不伤中土也。《金匮》治胃反呕吐半夏汤亦用之；而《灵枢》半夏汤以“流水十里以外者八升，扬之万遍，取其清五升”；其揆一矣。孙思邈曰“治五劳七伤、羸弱之病，煎药宜以陈芦劳水，取其水不强，其火不猛，亦是义也。或问本论他方，未见用之者，而此及胃反半夏汤特用甘烂水何也？曰：此乃上世遗方，仲师撰集，存其旧已宜，无异议焉。

山田氏《私考》 脐下悸，虽与心下悸不同，而阳虚水动则一耳。凡仲景用茯苓利水，其本因阳虚也，桂枝助阳而平阴，亦非伐肾之谓。

森立之《伤寒论考注》 此证盖经发汗，表邪一解后，其人有宿饮，今发汗过多，大亡阳气，水寒在下，欲作奔豚之机，已兆于此矣，是邪去饮存之证也。注家皆以为邪气未去之证，恐非是。《素问·举痛论》云：“寒气客于冲脉，冲脉起于关元，随腹直上，寒气客则脉不通。脉不通则气因之，故喘动应手矣。”所云“喘动应手”者，谓脐下悸也。寒气者，谓水寒之气也，非正指风寒邪气也。乃与此章同义，宜并考也。奔豚《医心》卷九旁训曰“也末奴也未比”，此谓积气作宿疾，因惊恐忧思而发起，不可全治也。……欲作奔豚者，言脐下悸动築築然，必欲发作奔豚气，病之机在于此也。《阳明篇》“欲作固瘕”“欲作谷疸”，《金匮》“此欲作水”，并皆用“欲作”二字。言必欲发作也。《中篇》云：“烧针令其汗，针处被寒，核起而赤者，必发奔豚。”“必发”二字与“欲作”二字，其义相同耳。今人往往有自疫后得疝、瘕固疾者，仲师预防之，欲使人先为之治，故举“欲作”二字，以示有其兆而未成其病也。此方茯苓为君。白字云“利小便”，黑字云“调藏气，伐肾邪”是也。桂枝为臣，白字云“上气咳逆结气，利关节”，黑字云“心痛胁痛，温筋通脉”是也。甘草、大枣为佐。“大枣主心腹邪气，安中养脾，助十二经，平胃气，通九窍，补少气少津，身中不足，和百药”“补中益气，强力”是也。盖四味合力，则使一切虚分水饮，下导利尿也。

按语

喜多村氏、森氏所释医理与方义，通透明了。

胸痹心痛短气病脉证并治第九

论一首　证一条　方一十首

文献导读

心痹

天回医简《脉书·下经》　心痹，心脊相直，寒而痛。

天回医简《脉书·下经》　匈（胸）瘕，北（背）膺痛端相当也，以及两夜（腋）振寒汗出，类心痹。

《和齐汤法》　治心痹。蜀林（椒）六分，少辛四分，圭（桂）、姜各二分，杏核中实、蕉荚各一分，合和，则（煎）半一分，并合和，以方寸匕取药，直（置）温酒中畬（饮）之。

心痛、暴心痛、心暴痛、真心痛

里耶秦简　治暴心痛方。令以□屋在□□□□□取其□草蔡长一尺，□□三，析，専（傅）之病者心上。

《和齐汤法》　治心暴痛。屑（屑）林（椒）覈（核）一升，以酒一杯畬（饮）之。

《素问·藏气法时论》　心病者，胸中痛，胁支满，胁下痛，膺背肩胛间痛，两臂内痛。

《灵枢·厥病》　真心痛，手足青至节，心痛甚，旦发夕死，夕发旦死。

按　语

天回医简《脉书·下经》云“心痹，心脊相直，寒而痛”，其疼痛性质类似“胸痛彻背，背痛彻心”，故早期文献中的心痹与《金匮》之胸痹，颇近。里耶秦简“暴心痛”，《天回医简》“心痹”“心暴痛”，《黄帝内经》“心痛”“真心痛”与本篇“心痛”相类。秦汉时期多认为“寒”是引发胸痛的主要病因，所以用药也多为蜀椒、附子、乌头、皂荚、肉桂、细辛、干姜等温热之品。

本篇“胸痹”“心痛”，是否为同一类病？山田氏《九折堂·金匮》言：“胸痹者概胃膈痛而言之，其所指阔。心痛者专指鸠尾下而言之，所指者隘。篇中冒以胸痹而更言心痛、心中痞可以见也。”丹波氏《述义》亦云：“本篇题云胸痹心痛，而首条则二证并论。其他诸条，皆为胸痹立方。心痛则仅乌头赤石脂丸一方已。故二证之辨，难就而可考。以臆测之，胸痹其痛颇泛，心痛其痛殊紧。胸痹则病浅，心痛则病深。盖二证中，更自有轻重之别，而其实似无大异同。故胸痹之方，足以治心痛。至真心痛，则固属不治，仲景略而不言，殆以此也。短气一证，病属上焦，故亦连类并及者欤。”二家之说，备参。

原 文

师曰：夫脉当取太过与不及，阳微阴弦，即胸痹而痛。所以然者，责其极虚也。今阳虚知在上焦，所以胸痹心痛者，以其阴弦故也。

名家选注

喜多村氏《疏义》 此释胸痹之脉。夫脉当取太过与不及而候病也，太过固病，不及亦然。阳微，寸口脉微也。阳得阴脉，为阳不足，上焦阳虚也。阴弦，尺中脉弦也，阴得阴脉，为阴太过也。弦主痛，今阳脉不足，而阴气太过，所以责求其人极虚也。阳虚在上部则胸痹，阴脉太过则阴干阳而心痛矣。痹者，闭也。或曰取太过之取字，与一难取寸口之取同义。

《金鉴》 脉太过则病，不及亦病，故脉当取太过不及而候病也。阳微，寸口脉微也，阳得阴脉为阳不及，上焦阳虚也；阴弦，尺中脉弦也，阴得阴脉为阴太过，下焦阴实也。凡阴实之邪，皆得以上乘阳虚之胸，所以病胸痹心痛。胸痹之病轻者即今之胸满，重者即今之胸痛也。李彣曰：《内经》云胃脉平者不可见，太过不及则病见矣。寸脉为阳，以候上焦，正应胸中部分，若阳脉不及而微，则为阳虚，主病上焦，故受病胸痹。尺脉太过而弦，则为阴盛，知在下焦，故上逆而为痛也。

释 难

太过、不及 《脉经》：“寸主射上焦，出头及皮毛竟手。关主射中焦，腹及腰。尺主射下焦，少腹至足。”“脉有太过，有不及，有阴阳相乘，有覆有溢，有关有格，何谓也？然：关之前者，阳之动也，脉当见九分而浮。过者，法曰太过；减者，法曰不及。遂上鱼为溢，为外关内格，此阴乘之脉也。关之后者，阴之动也，脉当见一寸而沉。过者，法曰太过；减者，法曰不及。遂入尺为覆，为内关外格，此阳乘之脉，故曰覆溢。是真脏之脉也，人不病自死。”可见，所谓太过与不及，是之寸尺两部脉而言，引申言之，阳微即寸不及，阴弦即尺太过之意，寸以候阳，尺以候阴，弦则为寒，所以胸痹之病，因上焦阳不足，下焦阴寒上乘所得。

按 语

本条讲述胸痹的基本病机和整体脉象。胸痹之病，缘于胸中阳气不足，下焦阴寒上逆，属阴盛阳衰之病症，故其脉象表现为“阳微阴弦”。

“今阳虚知在上焦，所以胸痹心痛者，以其阴弦故也”，本段从另一个角度阐明“阳微”和“阴弦”的辩证关系。仅有胸阳之虚，而无阴邪之盛，或仅有阴邪之盛，而无胸阳之虚，都不会发生胸痹心痛；进一步强调指出“阳微”和“阴弦”是胸痹心痛病机中不可缺少的两个方面，必须两者俱备，方可形成本病。

胸痹之病，多属本虚标实。若本虚为主，则以参芪补气；瘀阻则活血，可予血府逐瘀汤、丹参饮等。然机体之病症，无绝对之虚，亦无绝对之实。虚必兼实，实必兼虚。临证之时，需衡量虚实的侧重与急缓而制定不同的治疗方案。

原文

平人无寒热，短气不足以息者，实也。

名家选注

喜多村氏《疏义》 此言短气为胸痹中之一证。平人，无病之人也。无寒热，非表邪也。但短气不足以息者，此必邪在胸中，痹而不通，阻碍呼吸，当责其邪实于上焦也。案上文言责其极虚，此云实也，互相发明之词。盖短气有里虚内损，气不归源之证，而此则否，故云实。学者当融会而逆其意可矣。

释难

平人 一般认为"平人"指素无疾病，而突发疾病的人。

按语

本条的难点即在于"平人"二字。编者认为，在古文语义中，平人指素无疾病表现之人，因寒热为最突出的疾病症候，因此以寒热代症候，如喜多村直宽、吴谦等名家亦均认为应作此解。但是古代所谓"平人"，在现代各种检查手段介入下也可能被检查出尚无临床症状的疾病，在以症候和体征为主要诊断依据的时代，只要外无症候表现之人均被认为是平人。

此外，胡希恕先生以本条文为据，认为冠心病（胸痹心痛）多见邪实之证，常用大柴胡汤合桂枝茯苓丸治疗冠心病。

原文

胸痹之病，喘息咳唾，胸苦痛[1]，短气，寸口脉沉而迟，关上小紧数，栝蒌薤白白酒[2]汤主之。方

栝蒌实一枚（捣） 薤白（切）三两 白酒七升

上三味，同煮，取二升，去滓，分温再服。

校勘

［1］胸苦痛：邓本作"胸背痛"。

［2］白酒：《外台》引仲景《伤寒论》作"白截酒"。

名家选注

张氏《医通》 栝蒌性润，专以涤垢腻之痰。薤白臭秽，用以通秽浊之气，同气相求也。白酒熟谷之液，色白，上通于胸中，使药力上行极而下耳。

喜多村氏《疏义》 此辨明胸痹之证治。浊邪锢蔽上焦，故喘咳唾沫。阴寒痹着胸中，故胸背引痛而短气。沉迟属阳虚，故寸口脉沉而迟，所谓阳脉微也。小紧主阴寒，故关上见小紧，所谓阴脉弦也。数字疑衍文，当删去，迟与数反，无并见之理。栝蒌薤白白酒汤，即所以开痹行阳也。

释难

喘息咳唾 胸痹核心症候为胸背痛，此“喘息咳唾”，一般释为“阴邪上乘阳位，肺失宣降”；《肘后·治卒患胸痹痛方第二十九》记载有“咳嗽引痛”，为心绞痛发作常见伴见症候。

寸口脉沉而迟，关上小紧数 本条争议在于寸、关脉为何一迟一数，为何脉动频率截然不同？金寿山《金匮诠释》认为：“这一条是胸痹的典型症候和主方。这种症候的表现就是胸阳不宣，不通则痛的关系。寸口脉沉而迟，关上小紧数，一条脉中迟数不可以同见，但是，在古书上往往这样描述，古人不至荒谬若此。实际是这个“数”不是“迟数”的“数”，而是短促的形容词。临床所见，胸痹病的脉象，或慢或快，或弦或紧，但指下多数有短促感觉，这是胸痹脉象的特点。为什么会有这种特点，联系到胸痹的病机，就容易理解了。”备参。

类方参要

《肘后》胸痹之病，令人心中坚痞忽痛，肌中苦痹，绞急如刺，不得俯仰，其胸前皮皆痛，不得手犯，胸满短气，咳嗽引痛，烦闷自汗出，或彻引背膂，不即治之，数日害人，治之方。捣栝蒌大者一枚，切薤白半升。以白酒七升，煮取二升，分再服。亦可加半夏四两，汤洗去滑，则用之。

按语

“寸口脉沉而迟，关上小紧数”一句，《千金》《外台》均作“寸脉沉而迟，关上小紧数”。细究而言，“寸口脉”和“寸脉”还是有含义上的区别。“寸口脉”一般指“气口”而言，与“趺阳脉”“人迎脉”等相对，是对寸、关、尺的统称；“寸脉”，则专指“寸口脉”中“关”以上的部位。从该句的行文来看，后面的“沉而迟”与“小紧数”形成对应关系，那么前面也应该与“关脉”形成对应关系。而能与“关脉”形成对应关系的，应该是“寸脉”而不是“寸口脉”。

从本条对胸痹症状的描述不难看出，《金匮》所言胸痹与现代医学心绞痛有相似处，本篇中记载的栝蒌薤白白酒汤、栝蒌薤白半夏汤、乌头赤石脂丸等方，现也被广泛应用于冠心病的治疗，同时也有用于肺系疾病者。

栝蒌薤白白酒汤属于临床常用方剂，一般用于胸痛的治疗。但大塚敬节在《金匮要略研究》中提出，该方除治疗胸痛外，还可以用于治疗心源性哮喘。供参。

原文

胸痹不得卧，心痛彻背者，栝蒌薤白半夏汤主之。方

栝蒌实一枚(捣)　薤白(切)三两　半夏半升[1](洗，切)　白酒一斗

上四味，同煮，取四升，去滓，温服一升，日三服。

校勘

[1]半夏半升：邓本作“半夏半斤”。

名家选注

喻氏《法律》　胸痹之症，人所通患。仲景于《金匮》出十方以治之，然不明言也。盖胸中如太空，其阳气所过，如离照当空，旷然无外，设地气一上，则窒塞有加，故知胸痹者，阳不主事，阴气在上之候也。仲景微则用薤白、白酒以通其阳，甚则用附子、干姜以消其阴。以胸痹非同他患，补天浴日，在医之手眼耳。后世总不知胸痹为何病，昌特发明于乙集胸寒痹痛条下。文学钱尊王，胸中不舒者经年，不能自名其状，频以为虑。昌投以薤白汤，次日云一年之病，一剂而顿除，抑何神耶？昌不过以仲景之心法为法耳，何神之有？然较诸家之习用白豆蔻、广木香、诃子、三棱、神曲、麦芽等药，坐耗其胸中之阳者，亦相悬矣。

山田氏《集注》　不得卧，即条中之眼目，所以加半夏降逆气，疏痰饮。盖栝蒌薤白白酒汤，通阴气之凝，温胸中之寒。本方大意亦同，但散阴寒之功稍劣，而降逆逐饮之力颇倍，是所以减薤白而加半夏也。

类方参要

《小品》栝蒌子汤治胸痹。方：栝蒌子一枚，枳实三两，半夏四两(洗)，薤白三斤。凡四物，以水一斗，煮取四升，分四服，日三夜一。

《医心》引《录验方》治胸痛达背不得卧方。大栝蒌实一枚(捣)，薤白三斤(切)，半夏半升(洗)，生姜六两(切)。凡四物，切，以清白浆一斗，煮取四升，一服一升。

《要方》胸痹之病，喘息咳唾，胸背痛，短气，寸脉沉而迟，关上小紧数，栝蒌汤主之方。栝蒌实一枚，薤白一斤，半夏半升，生姜四两，枳实二两。上五味，㕮咀，以白截浆一斗，煮取四升，服一升，日三。

按语

本方在栝蒌薤白白酒汤的基础上加半夏一味，以加强全方化痰通痹之力，整体功效及主治证候与栝蒌薤白白酒汤相近，但从病机上来看，其痰湿结聚较栝蒌薤白白酒汤证更为严重，故其疼痛也更为明显和剧烈，组方上也更注重用化痰药的使用。

原文

胸痹，心中痞，留气结在胸，胸满，胁下逆抢心，枳实薤白桂枝汤主之。方

枳实（炙）四枚　厚朴（炙）四两　薤白（切）半斤　桂枝（去皮）一两　栝蒌实一枚（捣）

上五味，㕮咀，以水五升，先煮枳实、厚朴，取二升，去滓，内诸药，煮三沸，去滓，分温三服。

理中汤[1]亦主之。方

人参　甘草（炙）　干姜　白术各三两

上四味，㕮咀，以水八升，煮取三升，去滓，温服一升，日三服。

校勘

[1] 理中汤：邓本作“人参汤”。此条邓本在“枳实薤白桂枝汤主之”后。

名家选注

张氏《医通》　二汤，一以治胸中实痰外溢，用薤白桂枝以解散之。一以治胸中虚痰内结，即用人参理中以清理之。一病二治，因人素禀而施，两不移易之法也。

喜多村氏《疏义》　此亦胸痹证辨虚实以施其治也。心中痞气，留气结在胸中，正胸痹之病状也。胸满连胁下之气俱逆而抢心，则痰饮逆气为患可知。故用枳实薤白桂枝汤以行阳开结，温中降气也。若中气虚寒，虚气上逆者，用人参汤以温补中焦，则正气旺而邪气消，又治虚寒胸痹之一法也。案《外台》引仲景《伤寒论》疗胸痹理中汤，别标为一条，则学者当甄别而施治，不须含混也。

山田氏《金匮要略札记》《金匮》言“亦主之者”不一，本篇胸痹茯苓杏仁甘草汤主之，橘枳姜汤亦主之。痰饮篇短气茯桂术甘汤主之，肾气丸丸亦主之，又溢饮大青龙汤主之，小青龙汤亦主之；消渴篇小便不利，蒲灰散主之，石白鱼散、茯苓戎盐并主之；水气篇里水，越婢汤加术汤主之，甘草麻黄汤亦主之。盖见证同而其因则殊，仲景不揭其因之异同者，今学者思而得之，所谓引而不发也。水气篇桂枝去芍药加麻黄细辛附子汤，与枳术汤主治全同，而《脉经》不载其全文，唯作或枳术汤主之。因思枳术汤条，特存其旧面目，而他皆言“亦主之”者，后人苟且之见，厌其烦，遂以此三字，换全文者也。肺痿肺痈篇桔梗汤主治与《外台》桔梗白散全同，《千金》甘草汤主治与《外台》炙甘草汤全同者，皆此义也。

类方参要

《外台》引仲景《伤寒论》疗胸痹，理中汤方。人参三两，甘草三两（炙），白术三两，干姜三两。上四味，切，以水八升，煮取三升，去滓，温服一升，日三夜一，频服三剂愈。

《肘后》治胸胁痞满，心塞气急，喘急方。人参、术各一两，枳实二两，干姜一两。捣蜜和丸，一服一枚。若嗽，加栝蒌二两。吐，加牡蛎二两。日夜服五六丸，不愈更服。

《翼方》人参汤，主散发，诸气逆，心腹绞痛，不得气息，命在转烛。方：人参、枳实（炙）、甘草（炙）各九分，栝蒌根、干姜、白术各一两半。右六味，㕮咀，以水九升，煮取三升，分三服。若短气者，稍稍数服，无苦也，能如方者佳。冬月温食，胸腹热者便冷食，夏月冷食，以水服药，冷食过多腹冷者，作汤即自解便止。

《外台》引《崔氏》其年时行四五日，大下后或不下，皆患心中结满，两胁痞塞，胸中气急，厥逆欲绝，心起高胸，手不得近，不过二三日，辄便死殁，诸医用泻心汤，余用大小陷胸汤，并不得疗。重思此或者下后虚逆，而气已不理，而毒复上攻，毒气相搏，结于胸中，纵不下者，毒已入胃，胃中不通，毒还冲上，复搏于气，气毒相激，故致此病，疗之当先理其气，次下诸疾，思与增损理中丸方。人参二两，白术二两，甘草二两（炙），干姜六分（炮），栝蒌根二两，枳实四枚，茯苓二两，牡蛎二两（熬）。上八味，末之，以蜜和为丸，服如弹一丸，熟水下，不歇复服，余时用此，效的神速，下喉即折，续复与之，不过服五六丸，胸中豁然矣，用药之速，未尝见此。然渴者当加栝蒌，不渴除之。下者当加牡蛎，不下勿用。余因以告领军韩康伯、右卫毛仲祖、光禄王道豫、灵台郎顾君苗、著作商仲堪诸人，并悉用之，咸叹其应速，于时枳实乃为之贵。难者曰：伤寒热病，理中温药，今不解之以冷，而救之以温，其可论乎？余应之曰：夫今诊时行，始于项强敕色，次于失眠发热，中于烦躁思水，终于生疮下利，人齐于此耳。

按语

枳实薤白桂枝汤是在栝蒌薤白白酒汤的基础上减白酒，加厚朴、枳实、桂枝而成，加强了全方宽胸降气的作用。

至于本方煎服法中提到的应先枳实、厚朴，后煮其他药物的原因，大塚敬节《金匮要略研究》认为："枳实与厚朴均有缓解紧张的作用，所以，适宜使用该药的场合，以肌肉突出绷紧的状态多见。煎煮时先煎枳实、厚朴，意在煎煮时间长于其他药物。如葛根汤先煎葛根、麻黄亦为此意，而桂枝、生姜类含挥发性成分较多，推测煎煮时间过长则其成分容易挥发掉。"

《别录》记载九月、十月采枳实，知六朝之前的枳实是成熟果实，即今天的枳壳。枳实薤白桂枝汤不用温酸的白酒，或因有味酸之枳壳故。

关于理中汤治疗胸痹的机理，古今中外诸位医家均有讨论，如《圣济·卷第六十一·胸痹门》云："胸痹之病，其脉阳微而阴弦，阳虚则知在上焦，阴弦故令胸痹心痛。古方用理中汤，取缓其中气则可也。"曹颖甫《金匮发微》云："至于人参汤一方，乃服汤后调摄之方，而非胸痹正治，明者辨之。"大塚敬节在《金匮要略研究》一书中也叙述了一则使用理中汤治疗胸痛的医案："曾治疗一位怀疑为胸膜炎的瘦弱女性，主诉感觉从胃部插向胸部样疼痛，甚至影响呼吸，疼痛范围由左肩跨及胸部，腹肌绷张如棒状，非常痛苦。给予人参汤后很快得到缓解。由此明白了人参汤如何应用于胸痹证的场合。其病机应为胃中积聚的水、气上冲所致。"

原文

胸痹，胸中气塞，短气，茯苓杏仁甘草汤主之。方

茯苓三两　杏仁五十个（去皮尖）　甘草一两（炙）

上三味，吹咀，以水一斗，煮取五升，去滓，温服一升，日三服。不差，更合服。

橘皮枳实生姜汤[1]亦主之。方

橘皮一斤　枳实二两（炙）　生姜半斤（切）

上三味，吹咀，以水五升，煮取二升，去滓，分温再服。《肘后》《千金》云：治胸痹，胸中愊愊如满，噎塞习习如痒，喉中涩，唾燥沫。是也[2]。

校勘

［1］橘皮枳实生姜汤：邓本作"橘枳姜汤"；此条邓本在"茯苓杏仁甘草汤主之"后。

［2］"是也"二字邓本无。

名家选注

喜多村氏《疏义》　此举胸痹之轻证，以示其治也。胸中气塞、短气，较之胸背彻痛者为稍轻，然邪气痰饮阻塞胸膈则为同，故与茯苓杏仁甘草汤，以利气祛痰则愈矣。橘枳姜汤即行气化滞之剂，故亦主之。

山田氏《集注》　本方（茯苓杏仁甘草汤）盖治胸中有瘀血之胸痹，何以言之？《本草经》"杏仁，主产乳金疮"，是杏仁有治血之功，其不用桃仁者，岂不以杏仁能利上焦之气故耶。《三因方》鸡鸣散，用杏仁、大黄，以治从高坠下，及木石所压。又《千金方》被打门，治有瘀血者，其人喜忘，不欲闻人声，胸中气塞短气方，即本方。《外台》卷六，《删繁》疗下焦虚寒损，腹中瘀血，令人喜忘，不欲闻人声，胸中气塞而短气，茯苓丸方，即本方加人参、厚朴、干姜、黄芪、桂心、当归、芎䓖、干地黄。因考本方治胸中有瘀血之胸痹，橘枳姜汤治气滞之胸痹，当知前条由虚实而分其治，本条由气血而分其治，甚明著。注家所说，率模糊不明，要之暗中摸索，求之而不得者也。

类方参要

《要方》治有瘀血者，其人喜忘，不欲闻人声，胸中气塞短气方。甘草一两，茯苓二两，杏仁五十枚。上三味，吹咀，以水二升，煮取九合，分二服。

《外台》引仲景《伤寒论》胸痹之病，胸中愊愊如满，噎塞习习如痒，喉中涩，唾燥沫是也，橘皮枳实汤主之方。橘皮半斤，枳实四枚（炙），生姜半斤。上三味，切，以水五升，煮取二升，分再服。

《肘后》胸痹之病，令人心中坚痞忽痛，肌中苦痹，绞急如刺，不得俛仰，其胸前皮皆痛，不得手犯，胸满短气，咳嗽引痛，烦闷自汗出，或彻引背膂，不即治之，数日害人，治之方。橘皮半斤，枳实四枚，生姜半斤，水四升，煮取二升，分再服。

按语

茯苓杏仁甘草汤和橘皮枳实生姜汤虽然都可以治疗胸痹短气，但其病机不同。茯苓杏仁甘草汤的功效以降气利水为主，病机应属水饮郁结导致气逆不降，症状表现以短气为主；橘皮枳实生姜汤的功效以宽胸理气为主，病机应属气机郁结导致的胸气不舒，症状表现以胸闷为主。两方虽共列于同一条文，但在病机和使用上差别较大。如大塚敬节《金匮要略研究》认为："茯苓杏仁甘草汤方虽然很简单，但用于忽因某事节奏改变，身体不适，呼吸困难，气息如窒塞状，使顿服，多奏效。该方无特殊气味，平淡易服用。但橘皮枳实生姜汤却相反，味苦难以服用。""橘皮枳实生姜汤抑降聚集于上之邪气，若以虚实而论，则该方为实证，茯苓杏仁甘草汤为虚证。前一条的人参汤与枳实薤白桂枝汤则为阴阳之别，这里则为虚实之别。橘皮枳实生姜汤加人参、茯苓、白术则成茯苓饮，茯苓饮用于胃部也有物堵塞感，气、水积聚，无食欲等证候时。"临床使用时，应注意甄别。

橘皮枳实生姜汤的适证，可以参考"类方参要"所列《肘后》、《外台》引仲景《伤寒论》等文献所记载的内容。

原文

胸痹缓急者，薏苡仁附子散主之。方

薏苡仁十五两　大附子十枚（炮）

上二味，杵为散，服方寸匕，日三服。一云：服半钱匕。

名家选注

周氏《二注》 胸痹缓急者，痹之急证也。寒饮上聚心膈，使阳气不达，危急为何如乎。故取薏苡逐水为君，附子之辛热为佐，驱除寒结，席卷而下，又乌不胜任而愉快耶。

喻嘉氏《法律》 胸中与太空相似，天日照临之所，而膻中之宗气，又赖以苞举一身之气者也。今胸中之阳痹而不舒，其经脉所过，非缓即急，失其常度，总因阳气不运，故致然也。用薏苡仁以舒其经脉，用附子以复其胸中之阳，则宗气大转，阴浊不留胸际，旷若太空，所谓化日舒长，曾何缓急之有哉？

释难

缓急 丹波氏《述义》云："盖此缓急，主在急字，非或缓或急之谓。《史记·仓公传》：‘缓急无可使者。’《袁盎传》：‘一旦有缓急，宁足恃乎。’《游侠传》：‘且缓急人之所时有也。’俱是系于一时切迫之谓，此足以证焉。”可从。

类方参要

《外台》引《古今录验》疗胸痹，偏缓急，薏苡仁散方。薏苡仁一千五百枚，附子大者十枚（炮）。上二味，捣下筛，服方寸匕，日三，不知稍增之。忌猪肉、冰水。

《圣济》治卒苦烦攻胸痛，薏苡根饮方。薏苡根，上一味，㕮咀，如麻豆大，每服五钱匕，水一盏半，煎至一盏，去滓，温服。

《苏沈良方》治胸痹切痛。栀子二两，附子（炮）一两。上每服三钱，水一大盏，薤白三寸，同煎至五分，温服。泗州有人病岁余，百方不愈，服此，二服顿愈。

按语

薏苡仁，《本经》云：“味苦，微寒。主治筋急拘挛，不可屈伸，风湿痹，下气。”附子，《本经》谓：“味辛，温。主治风寒咳逆，邪气，温中，金创，破癥坚积聚，血瘕，寒湿，痿躄，拘挛，膝痛不能步行。”《别录》载：“味甘，大热，有大毒。主治脚疼冷弱，腰脊风寒心腹冷痛，霍乱转筋，下痢赤白，坚肌骨，强阴。又堕胎，为百药长。”

编者认为薏苡仁附子散之治胸痹急症，或其功在附子，而非薏苡仁。考后文治疗“心痛彻背”之乌头赤石脂丸，亦配伍有附子。附子散寒止痛，契合胸痹之病因病机；而薏苡仁，并无治疗胸痹之效。如上文《苏沈良方》“治胸痹切痛”方，药用附子与栀子，并不需薏苡仁。潘华信《附桂抗瘀血论》：明、清迄今，对附子、肉桂的认识和应用，局限于温阳散寒，这是偏狭之见。宋前本草如《本经》《别录》《集注》《药性论》《日华子本草》等俱认定附子、肉桂有活血化瘀的抗瘀血作用，所谓“破癥坚积聚，血瘕”，主心痛、胁风、胁痛、温筋通脉。现代实验室研究结论也支持古代医家的观点，说明附子、肉桂具有抗血凝的作用。

大塚敬节《金匮要略研究》一则医案记载供考：“曾于三四年前用该方治疗一妇人胸痛，患者多方医治未见效果，胸痛的方式也罕见，不仅疼痛，还可以听到‘嘎吱、嘎吱’的声音，似乎胸骨与肋骨分离的样子，不可思议。因服多种药物均无效，遂给予薏苡附子散。结果，患者说：‘大夫，服药后好了许多。’但并未完全治愈。由此感觉到，也存在适宜于薏苡附子散的胸痹证。”

原文

心中痞，诸逆心悬痛，桂枝生姜枳实汤主之。方

桂枝三两（去皮）　枳实五枚（炙）　生姜三两（切）

上三味，㕮咀，以水六升，煮取三升，去滓，分温三服。

名家选注

程氏《直解》 心中痞，即胸痹也。诸逆如胁下逆抢心之类，邪气独留于上，则心悬痛。

尤氏《心典》 诸逆，该痰饮、客气而言；心悬痛，谓如悬物动摇而痛，逆气使然也。

山田氏《札记》 盖本方与橘枳姜汤意略同。但一以橘皮利胸中之气，一以桂枝运胸中之阳，然而其为泄痞散气之剂则一也。

释难

心悬痛 悬痛，谓牵急而痛，《肘后》“心下牵急懊痛”可以为证。《病源》有“心悬急懊痛候”，《要方》有“腹满悬急”“心下悬急”之文，亦并悬牵通用之征也。

类方参要

《肘后》胸痹之病，令人心中坚痞忽痛，肌中苦痹，绞急如刺，不得俯仰，其胸前皮皆痛，不得手犯，胸满短气，咳嗽引痛，烦闷自汗出，或彻引背膂，不即治之，数日害人，治之方。枳实、桂等分。捣末，橘皮汤下方寸匕，日三服。仲景方神效。

《肘后》治心下牵急懊痛方。桂心三两，生姜三两，枳实五枚。水五升，煮取三升，分三服。亦可加术二两，胶饴半斤。

《要方》治心中痞，诸逆悬痛，桂心三物汤方。桂心二两，胶饴半斤，生姜二两。上，吹咀，以水六斗，煮取三升，去滓内饴，分二服。

按语

本方与橘皮枳实生姜汤相比，仅在于桂枝与橘皮的差异。细究其因，缘彼所治偏于理气，本方所治重在散寒。因此本方不用橘皮，而用散寒止痛、通阳宣痹力量更强的桂枝。本方与枳实薤白桂枝汤相比，差异在于薤白、厚朴、栝蒌和生姜。究其原因，彼是治痰气郁结导致的气逆胸满，此是治寒气留于心下导致的痞满悬痛。因此本方不需用栝蒌、薤白、厚朴利膈豁痰，而用生姜温中散寒。仲景用药灵活机变，一味药的加减足以影响整首方的功效和走向，宜细审之。

原文

心痛彻背，背痛彻心，乌头赤石脂丸主之。方

乌头（炮，去皮）一分　附子（炮，去皮）半两一法一分　赤石脂一两一法二分　干姜一两一法二分　蜀椒一两（汗）一法二分

上五味，末之，蜜丸如梧子大，先食服一丸，日三服。不知，稍增之。

名家选注

喻氏《法律》 心痛彻背，背痛彻心，乃阴寒之气，厥逆而上干者，横格于胸背经脉之间，牵连痛楚，乱其气血，紊其疆界，此而用气分诸药，则转益其痛，势必危殆。仲景用蜀椒、乌头，一派辛辣以温散其阴邪。然恐胸背既乱之气难安，而即于温药队中，取用干姜之泥、赤石脂之涩，以填塞厥气所横冲之新隧，俾胸之气自行于胸、背之气自行于背，各不相犯，其患乃除，此炼石补天之精义也。今人知有温气、补气、行气、散气诸法矣，亦知有堵塞邪气攻冲之窦，令胸背阴阳二气，并行不悖者哉？

喜多村氏《疏义》 此章释阴寒心痛证治。心背彻痛，前后相牵而痛，寒邪客于上焦，故用乌附椒姜辛热之药，同力协济，以振阳气而逐阴邪，更无他顾也。此方乌、附、椒、姜，皆一派大辛大热之品，四味相藉，以温中止痛。其用赤石脂者，意专在固涩，而且留恋诸药，以为奏效之地耳，诸家释为入心则凿矣。

类方参要

《外台》引《范汪》疗久心痛，乌头赤石脂丸方。赤石脂、干姜、桂心、椒（汗去闭口者及目）、乌头（炮）。上五味，等分，末之，蜜和丸如梧子，服三丸，日三，以知为度，赤石脂当取斑斑赤中者。

《外台》引《崔氏》疗心痛与冷气痛者，特相宜，乌头丸方。乌头三两（炮），附子三两（炮），赤石脂三两，蜀椒二两（去目及开口者汗），桂心二两，干姜二两。上六物，捣筛，蜜和为丸，痛发时温清酒服三丸如梧子，觉至痛处，痛则止，若不止加至五六丸，以知为度，若早朝服无所觉，至午时又服三丸。此方丹阳有隐士出山云得华他法，其疗略同，他云，若久心痛，每旦服三丸，稍加至十丸，尽一剂，遂终身不发。

《外台》引《肘后》疗常患心痛，不能饮食，头中疼痛，乌头丸方。乌头六分（炮），椒六分（汗），干姜四分，桂心四分。上四味，捣末，蜜丸，酒服如大豆四丸，稍稍增之。

《医心》引《僧深方》治心下支满痛，破积聚，咳逆，不受食，寒热喜噎方。蜀椒五分，干姜五分，桂心五分，乌头五分。上四物，冶合下筛，蜜和丸如小豆，先餔食，以米汁服一丸，日三夜一，不知稍增一丸，以知为度，禁食饮。

按语

《五藏风寒积聚篇》“心中寒者，其人苦病心如噉蒜状，剧者心痛彻背，背痛彻心，譬如蛊注”，同此。

赤石脂，《别录》载“味甘、酸、辛，大温，无毒。主养心气，明目，益精”。蜀椒，《本经》谓“味辛，温。主治邪气咳逆，温中，逐骨节皮肤死肌，寒湿痹痛，下气。久服之头不白”；《别录》云“久服开腠理，通血脉”。乌头、蜀椒、附子、干姜散寒止痛；赤石脂补养心气。本方以乌头、蜀椒、附子、干姜止痛，赤石脂补养心气。山田氏《集注》言：“凡赤者多入心，今加赤石脂一味，以固心阳之涣散，其妙不可言。”

大塚敬节《金匮要略研究》认为:"该方治疗慢性阴性患者,里寒甚,胸背痛,疼痛剧烈而难以控制者,有显著效果。曾治疗一位四十余岁妇人,血色极差,消瘦,患肢冷证,夏天也穿着布袜,暖炉不离身,主诉多年胸背痛,通透至背而剧烈,遂给予该丸,言服用十分钟、十五分钟后觉背部如火燃烧,约不到三十分钟,多年的胸背痛便无感觉了。"其经验,临证可参。

原文

治九种心痛方[1]

附子(炮,去皮)三两　巴豆(去皮心)一两(熬,研如脂)　生狼牙[2](炙令香)一两　人参一两　干姜一两　吴茱萸一两

上六味,末之,炼蜜和丸如梧子大,酒下。强人初服三丸,日一服[3];弱者二丸。兼治卒中恶,腹胀痛,口不能言;又治连年积冷,流注心胸痛,并冷肿上气,落马、坠车、血疾等,皆主之。禁口如常法。

校勘

[1] 治九种心痛方:邓本作"九痛丸治九种心痛"。

[2] 生狼牙:《千金》作"生狼毒"。

[3] 日一服:邓本作"日三服"。

名家选注

程氏《直解》　九痛者,一虫心痛,二注心痛,三风心痛,四悸心痛,五食心痛,六饮心痛,七冷心痛,八热心痛,九去来心痛。虽分九种,不外积聚、痰饮、结血、虫注、寒冷而成。附子、巴豆散寒冷而破坚积,狼牙、茱萸杀虫注而除痰饮,干姜、人参理中气而和胃脘,相将治九种之心痛。巴豆除邪杀鬼,故治中恶,腹胀痛,口不能言;连年积冷,流注心胸痛,冷气上冲。皆宜于辛热,辛热能行血破血,落马坠车,血凝血积者,故并宜之。

山田氏《九折堂·金匮》　凡云九者,举其大略,不必一一指其目,如其七疝、妇人三十六病。仲景以前无揭其细目者,《巢源》以下必充其目,盖非古义。犹孔子干七十二君,若一一求其国,遂属穿凿附会,学者能类而推之可也。

吴鞠通《温病条辨》《内经》有五脏胃腑心痛,并痰虫食积,即为九痛。心痛之因,非风即寒,故以干姜、附子驱寒壮阳;吴茱萸能降肝脏浊阴下行;生狼牙善驱浮风;以巴豆驱逐痰虫陈滞之积;人参养正驱邪,因其药品气血皆入,补泻攻伐皆备,故治中恶腹胀痛等证。

类方参要

《医心》引《僧深方》治三十年心痛,附子丸方。人参二两,桂心二两,干姜二两,蜀附子二两,巴豆二两。凡五物,下筛,蜜丸如大豆,先食服三丸,日一。神良。

《要方》九痛丸治九种心痛,一虫心痛,二注心痛,三风心痛,四悸心痛,五食心痛,六饮心痛,七冷心痛,八热心痛,九去来心痛,此方悉主之,并疗冷冲上气,落马堕车,血疾等。方:附子、干姜各二两,巴豆、人参、吴茱萸各一两,生狼毒四两。上六味末之,蜜和,空腹服如梧子一丸。卒中恶,腹胀痛,口不能言者,二丸,日一服;连年积冷,流注心胸者,亦服之,好好将息,神验。

按语

以含巴豆的药方治疗中恶、腹胀痛等急性病症,是古人行之有效的经验,当发掘运用之。

腹满寒疝宿食病脉证并治第十

脉证一十八条　方一十三首

文献导读

胀满

《韩诗外传》 人主之疾，十有二发，非有贤医，莫能治也。何谓十二发？痿、蹶、逆、胀、满、支、膈、盲、烦、喘、痹、风，此之曰十二发。贤医治之何？曰：省事轻刑，则痿不作；无使小民饥寒，则蹶不作；无令财货上流，则逆不作；无令仓廪积腐，则胀不作；无使府库充实，则满不作；无使群臣纵恣，则支不作；无使下情不上通，则隔不作；上材恤下，则盲不作；法令奉行，则烦不作；无使下怨，则喘不作；无使贤伏匿，则痹不作；无使百姓歌吟诽谤，则风不作。夫重臣群下者，人主之心腹支体也，心腹支体无疾，则人主无疾矣，故非有贤医，莫能治也。人皆有此十二疾，而不用贤医，则国非其国也。

疝

《说文·疒部》 疝，腹痛也。
《急就篇》 疝瘕癫疾狂失响。颜师古注云："疝，腹中气疾，上下引也。"

瘄

"瘄"字，《玉篇·疒部》曰："瘄，徒回切，下肿也。"《广韵·灰部》谓"瘄"指"阴病"。

按语

汉以前的"疝"与现代的"疝气"在定义上有所不同。前者的"疝"指腹痛病；现代的"疝气"则指体内器官或器官的一部分离开正常的解剖位置，通过先天或后天形成的薄弱点、缺损或孔隙进入其他部位。现代的"疝气"，在汉以前被称为"癞""積"或"瘄"等。

原文

趺阳脉微弦，法当腹满，不满者必便难[1]，两胠疼痛，此虚寒从下上也，当以温药服之。

校 勘

［1］必便难:《脉经》作“必下部闭塞,大便难”。

名家选注

徐氏《论注》 趺阳脉微弦,微者阳虚,弦者客寒,虚而受寒,腹焉得不满。《内经》曰:藏寒生满病。

喜多村氏《疏义》 此就诊趺阳辨因寒腹满者证治也,趺阳,胃脉也。微弦,其属阴脉,于法主胃寒腹满,寒气壅闭,大便必难。上引两胠而疼痛,此寒气自下而上逆也。不须用凉利之药,当以温药服之,盖桂枝加芍药及大黄汤等所主也。或曰宜大黄附子汤,亦通。案此寒实腹满证,而今言虚寒者,虚字客词,主寒而言也,经中多此例,宜活看。此章不满者三字,疑衍文也,当删去,其义始通。

按 语

此论腹满病位在脾胃,病性以虚、寒、逆为主,治疗当以温、降、通为主。趺阳主脾胃,脉微主虚,脉弦主寒,虚寒相抟,胁痛腹满。喜多村氏认为应予桂枝加芍药汤、桂枝加大黄汤、大黄附子汤等方治之,可参。

原 文

病者[1]腹满,按之不痛为虚;痛者为实,可下之。舌黄未下者,下之黄自去[2]。

校 勘

［1］病者:《玉函》作“伤寒”。

［2］“下之黄自去”后,《玉函》有“宜大承气汤”五字。

名家选注

尤氏《心典》 腹满按之不痛者,无形之气,散而不收,其满为虚;按之而痛者,有形之邪结而不行,其满为实。实者可下,虚者不可下也。舌黄者热之征,下之实去,则黄亦去。

丹波氏《辑义》 按《四十八难》曰:“外痛内快为外实内虚,内痛外快为内实外虚。”杨玄操注曰:“轻手按之则痛,为外实,病浅故也。重手按之则快,为内虚,病深故也。重手按之则痛,为内实,病深故也。轻手按之则快,为外虚,病浅故也。”凡人病,按之则痛者皆为实,按之则快者皆为虚也。《难经》本为有痛者立言,而玄操注亦与此条相发。

按语

此论腹满之虚实辨法。按之痛者，是脐内有实；按之不痛者，是脐中空虚。故其虚实，本指脐内而言，后引申为病性之分。

原文

腹满时减，复如故，此为寒，当与温药。

名家选注

尤氏《心典》 腹满不减者，实也；时减复如故者，腹中寒气得阳而暂开，得阴而复合也。此亦寒从内生，故曰当与温药。

喜多村氏《疏义》 此致虚寒腹满之辨也。腹满时减，复如故，则不似实热腹满减不足言之比，是断为寒。则当与以温药，而非攻下所任也。

按语

实性腹满为持续存在，虚性腹满则发作反复，虚者前已言虚寒从下上，治疗以温为主，下为禁忌，可与厚朴生姜半夏甘草人参汤等。按之疼痛，属实，用下法，可与厚朴三物、厚朴七物、大柴胡、大承气汤等；下之复满，属寒，与温药，可与附子粳米汤等。此为腹满的三个基本治法。

原文

病者痿黄，躁而不渴，胸中寒实，而利不止者死。

名家选注

尤氏《心典》 痿黄，脾虚而色败也。气不至，故燥；中无阳，故不渴。气竭阳衰，中土已败，而复寒结于上，脏脱于下，何恃而可以通之止之乎？故死。

喜多村氏《疏义》 此论胃寒下利之死证。病者痿黄，盖言黄色之无润泽者，痿与萎古通。徐氏曰：痿者，黄之黯淡者也。口燥而反不渴者，乃胸中寒邪坚凝为实也，而且利不止，则胃元下竭，阳气不守，温之无济，故死。案此以下四章，与腹满寒疝不相关涉，疑是他篇错简。或曰此条《脉经》列于《呕吐下利篇》，而胸中作胃中。《黄疸篇》云：腹满身黄，躁不得眠，属黄家。据之，此段必有讹字，是说有理。

按语

喜多村氏之言有理，考《脉经》《千金》腹满篇中均无此条，疑是下利篇之错简。痿黄者脾土衰败之象，躁者阴证，胸中寒实亦是阴证，下利不止则津液不固，阳随津泄，如《伤寒》“结胸证悉具，烦躁者亦死”“少阴病，吐利，躁烦，四逆者死”“伤寒发热，下利厥逆，躁不得卧者，死”等，下利不止与躁同见是预后不良的表现，皆纯阴故多死证或难治之证。《千金》有“舌黄燥而不渴”亦是阴证，或为此条舌象补充，供参。

原文

寸口脉弦者，即胁下拘急而痛，其人啬啬恶寒也。

名家选注

尤氏《心典》 寸口脉弦，亦阴邪加阳之象，故胁下拘急而痛；而寒从外得，与趺阳脉弦之两胠疼痛有别，故彼兼便难，而此有恶寒也。

魏氏《本义》 但胀满之病，又不尽因内起厥寒之气于下也，亦有外因寒湿之邪，凑合为患者，亦必于脉证间辨之。如诊之其人寸口脉弦者，知其胁下即有拘急而痛之证。何以言之？弦即紧也，紧即寒邪也，于寸口上部之脉见弦，知有外感之寒袭人，而与腹里平素厥寒之气相杂为患也。所以不待关部见弦，而胁下已拘急作痛，盖表里寒邪相固沍，而其人之阳虚气弱不待言矣。再谛之，其人必啬啬恶寒。寒在表，故恶寒；寒在里，故胁下拘急而痛。此又胀满病之另一因也，又不可不合表里而辨其脉证，方能兼理之不误。

按语

《痰饮咳嗽病篇》云：“脉双弦者，寒也，皆大下后喜虚，脉偏弦者饮也。”故本条之脉“弦”应为寒之“双弦”，而非饮之“偏弦”。腹满之病，寒为主因，但寒有表里虚实不同，此或可补前条寒从下上之病因，为寒自表受者。

原文

夫中寒家喜欠，其人清涕出，发热色和者，善嚏。

名家选注

尤氏《心典》 阳欲上而阴引之，则欠；阴欲入而阳拒之，则嚏。中寒者，阳气被抑，故喜欠；清涕出，发热色和，则邪不能留，故善嚏。

丹波氏《述义》 中字,金鉴为平声读,其他诸注,皆为去声读。盖此中寒家,言素禀阴脏,动易感寒者。然则二说并存为佳。

按语

中寒者,有表里之分,素有寒则腹满,表中寒则善嚏,或因中寒如《伤寒》之胸中寒而予以理中、四逆等,亦有桂枝人参汤者,此再言腹满之由来。

原文

中寒,其人下利,以里虚也。欲嚏不能,此人肚中寒一云:痛。

名家选注

李氏《广注》 上节中寒欠涕等证,其病在表;此下利欲嚏,其病在里。在表者,其寒浅,故色和善嚏,阳气欲通也。在里者,其寒深,欲嚏不能,则阳气未通,故知为肚中寒。

释难

欲嚏不能 诸家解释稍显牵强,应是因腹痛而不敢作嚏。

按语

《要方》:"凡瞻病者,未脉望之,口燥,清涕出,善嚏欠,此人中寒,其人下利,以里虚故也。欲嚏不能,此人腹中痛。"若依此则上二条当作一条,属下利篇错简,皆辨腹满寒因之表里。

原文

夫瘦人绕脐痛,必有风冷,谷气不行而反下之,其气必冲,不冲者心下则痞。

名家选注

程氏《直解》 此八条总揭腹满寒疝之脉,以趺阳寸口分主之也。盖腹满为脾胃病,故诊于趺阳。寒疝为营卫病,故诊于寸口。以其病皆本于阴寒,故脉俱弦,以弦为阴脉也。但腹满间有实热证,仲景教人用按法,用看舌法,且验其津液有无法。总之虚寒当温,实热当下,至温下两难施者,主死。毫厘千里之辨,不外趺阳脉弦中领会者也。至于寒疝,则但有寒邪,而无实热证,故寸口脉必弦。寸口为脏腑阴阳之会,营卫之所主,寒邪中人，必先犯卫，卫为阳，阳伤故拘急恶寒也。夫肺主卫，肺受邪，故发热清涕、喜欠而善嚏也，此皆寒邪之走表分者也。若因里虚而中阴寒，则必有下利腹痛，欲嚏不能之象。如腹痛而绕脐，此风冷客于太阴，脾伤不磨，故谷气不行。乃医者冒昧而反下之，于是邪传少阴，则动下焦之气冲，邪结高位而成心下痞，变患蜂起矣。孰谓太阴有可下之例耶？仲景总揭阴寒之脉象，概之曰脉弦，以弦则为减，正气减则邪气胜也。阴寒之证象，概之曰里虚，脏阴在里，肾为先天之本，脾为后天之本，二脏一虚，则阴寒得以乘之也。总揭治法，则曰温药。虽有实痛可下一条，要亦不离温下方法。后人一遇满痛等证，不论脉证，漫云痛无补法，妄肆攻下，其不致夭枉者几希矣。

按语

《太阳病篇》："太阳病下之后，其气上冲若，可与桂枝汤，若不上冲者，不可与之。""脉浮而紧，而复下之，紧反入里，则作痞。""病发于阳，而反下之，热入因作结胸；病发于阴，而反下之，因作痞也。"可见不当下而下之，易致气冲，甚则为痞、结胸等。体瘦之人体虚多见，脐周者肠道所行，胃肠以降为顺，虚寒所致脏腑失煦，大便寒结不能下，则见谷气不行。若不辨证，而贯以《阳明病篇》"病人不大便五六日，绕脐痛，烦躁，发作有时者，此有燥屎，故使不大便也"反下之，其虚益甚，客气上逆，发为气冲或痞证，此证或宜乌头桂枝汤等温药。

原文

病腹满，发热十日，脉浮而数，饮食如故，厚朴七物汤主之[1]。方

厚朴半斤（炙）　甘草三两（炙）　大黄三两　大枣十枚（擘）　枳实五枚（炙）　桂枝二两（去皮）　生姜五两（切）

上药㕮咀，以水一斗，煮取四升，去滓，温服八合，日三服。呕者加半夏五合；下利者，去大黄；寒多者，加生姜至半斤。

校勘

[1] 厚朴七物汤主之：《脉经》作"厚朴三物汤主之"，《要方》同。

名家选注

尤氏《心典》　腹满，里有实也；发热脉浮数，表有邪也。而饮食如故，则当乘其胃气未病而攻之。枳、朴、大黄所以攻里，桂枝、生姜所以攻表，甘草、大枣则以其内外并攻，故以之安脏气，抑以和药气也。

丹波氏《辑义》　《脉经》《千金》，以此条为厚朴三物汤主疗，而本方主疗云：治腹满气胀，恐是互误。

喜多村氏《疏义》　此示腹满证治也。然发热十日，脉浮而数，表有邪气，万无可下之理。况饮食如故，则非里实之诊。疑后人有错。注家牵强为说，未免纰缪。今审《脉经》云：腹满痛，厚朴七物汤主之。《本草图经》引仲景厚朴七物汤，主腹痛胀满。又《外台》引《千金》名厚朴七味汤，主腹满气胀，是却似仲景旧文。仍不敢注，姑阙疑以俟后贤。

按语

唐以前医籍均将“病腹满，发热十日，脉浮而数，饮食如故”作为厚朴三物汤的主证，而非厚朴七物汤。《金匮》言此是七物汤证，恐是错简，诸家强解为表里双解之剂，恐为将错就错、附会之说，可参《厚朴七物汤条辨》①。但也有现代医家应用此方的案例，如刘渡舟《金匮要略诠解》认为“本证是腹满兼见表热，里证重于表证，治宜厚朴七物汤，泄满散热，表里同解。本方即小承气汤合桂枝汤去芍药而成，以小承气汤峻泻肠中实热积滞，则腹满可去；以桂枝汤调和营卫，解散表热。因腹满不痛，故去芍药。此方泄满除热，为七里三表之治”，并载案例以示说明。

原文

腹中寒气，雷鸣切痛[1]，胸胁逆满，呕吐[2]，附子粳米汤主之。方

附子一枚（炮，去皮，破八片）　半夏半升（洗）　甘草一两（炙）　大枣十枚（擘）　粳米半升

上五味，㕮咀，以水八升，煮米熟，汤成去滓，温服一升，日三服。

校勘

［1］雷鸣切痛：《要方》作“胀满，肠鸣切痛”；《外台》作“胀，雷鸣切痛”。

［2］呕吐：《外台》无。

名家选注

朱氏《正义》　阳气闭塞，阴寒横逆，渎扰肠腑而为鸣痛，逆冲胸胁而为满、为呕吐。虚寒从下而上，满在胸胁，痛在腹中，正是邪高痛下之征。爰用附子温通三焦，以散阴寒，半夏降逆以止呕吐，粳米、甘、枣以扶持胃气，犹大建中之意也。然寒气充塞，治贵温通，无取人参、胶饴之守，且脾为稼穑之区，胃为仓廪之府，腹痛呕逆，脾胃伤极，用粳米所以承土德，培元气也。

山田业广《集注》　腹中寒气，本条之纲领。腹中本温，与寒相激，故雷鸣切痛，寒逆于上，故胸胁逆满呕吐，其实皆由胃阳不足，阴寒有余，是以制温寒扶胃之方而主之者也。余尝论竹叶石膏汤与本方宜对待，今载其说于兹，以备参商。竹叶石膏汤，治胃热

---

①　包伯航．厚朴七物汤条辨［J］．中医文献杂志，2017，35（05）：22-24.

而饮逆者之剂。附子粳米汤，治胃寒而饮逆者之方。病之寒热，药之温凉虽异，而其情则同。夫以石膏清胃中之热，以附子温胃中之寒，以半夏降上逆之饮，以人参、甘草、粳米与甘草、大枣、粳米，滋养胃气。兹知虽寒热温凉之不同，而其顾虑胃气之意，无所不至。不然则或甘草，或大枣，或参，或米，一二味而足耳，何须三味悉具乎哉。说者泛然以属一则清凉之剂，一则温热之剂，徒见石膏、附子二味，而始不知此二方扶持胃气之最者，可谓疏矣。

类方参要

《外台》引《仲景论》霍乱脐上筑者，以吐多故也，若吐多者，理中汤主之方。如前法加减，霍乱四逆，吐少呕多者，附子粳米汤主之。方：附子一枚炮去皮破八片，半夏半升洗完用，甘草一两炙，大枣十枚擘，粳米半升。上五味，切，以水八升，煮米熟，去滓，温服一升，日三。忌羊肉、猪肉、海藻、菘菜、饧。一方有干姜一两。

《医心》引《小品方》解急蜀椒汤。主寒疝心痛如刺，绕脐绞痛，腹中尽痛，白汗自出，欲绝方。蜀椒三百枚一方二百枚，附子一枚，粳米半升，干姜半两，大枣三十枚，半夏十二枚，甘草一两。凡七物，以水七升，煮取三升，汤成热服一升，不瘥复服一升。数用治心痛最良。

按语

此方《外台》引仲景《伤寒论》中霍乱四逆，吐少呕多一证，疑是《金匮》脱文，可备参。

原文

腹满脉数[1]，厚朴三物汤主之[2]。方

厚朴半斤(炙)　大黄四两　枳实五枚(炙)

上药㕮咀，以水一斗二升，先煮二味，取五升，内大黄煮取三升，去滓，温服一升。腹中转动更服，不动勿服[3]。

校勘

［1］腹满脉数：邓本作“痛而闭”；《脉经》作“腹满痛”；《图经》引张仲景治杂病作“腹胀脉数”。

［2］厚朴三物汤主之：《脉经》作“厚朴七物汤主之”，《图经》引张仲景治杂病，同。

［3］腹中转动更服，不动勿服：《要方》《图经》引张仲景作“腹中转动者勿服，不动者更服”；邓本作“以利为度”。

名家选注

喜多村氏《疏义》 此示里实痛证治也。痛而闭，则里气壅实可知，然不如腹满不减之太甚，故用厚朴三物汤主之，而不与大承气也。

按 语

此条似与厚朴七物汤条互误。详见厚朴七物汤条。

原 文

病腹中满痛[1]者，此为实也[2]，当下之，宜大柴胡汤[3]。方

柴胡八两　黄芩三两　芍药三两　半夏半升（洗）　枳实四枚（炙）　大枣[4]十二枚（擘）　生姜五两（切）

上七味，㕮咀，以水一斗二升，煮取六升，去滓，再煎取三升，温服一升。一方加大黄二两，若不加，恐不名大柴胡也[5]。

校 勘

[1] 病腹中满痛：《伤寒论》《脉经》《翼方》同本义；邓本作"按之心下满痛"。

[2] 此为实也：《翼方》《医心》作"为寒"。

[3] 宜大柴胡汤：《伤寒论》作"宜大承气、大柴胡汤"；《脉经》《要方》无。

[4] "大枣"前，邓本有"大黄二两"。

[5] "一方加大黄二两，若不加，恐不名大柴胡也"，邓本无。

名家选注

舒氏《广注》 要看"心下"（编者按：见邓本，吴本无此）二字。凡痛在腹中者，邪已入府，故宜大下。此满痛在心下，未全入府，邪热未深，故不用大承气而用大柴胡，于攻里之中仍兼和解之法。此心下与腹中有上下深浅之别也。

按 语

大柴胡汤不必有往来寒热之证，亦可单做攻下剂使用。

原 文

腹满不减，减不足言，当须下之，宜大承气汤。方见痉病中[1]。

校勘

[1] 邓本无"方见痉病中",多出"大承气汤方　大黄四两(酒洗),厚朴半斤(去皮,炙),枳实五枚(炙),芒硝三合。上四味,以水一斗先煮二物,取五升,去滓,内大黄,煮取二升,内芒硝,更上火微一二沸,分温再服。得下,余勿服"。

名家选注

魏氏《本义》 此条下又续一法,亦《伤寒论》中所载入阳明篇者。云:腹满不减,减不足言,当须下之,宜大承气汤。迨为前论中按之痛者为实,舌黄未下者言治乎!腹满不减,减不足言,按之而痛,舌上黄苔。实而有热,原有可下之法,故仲景又将《伤寒论》中治阳明之法移注于此,然究之下其热也,非下其胀也。胀之标可下,胀之本不可下也,亦不得已而用之法也。设下之而胀大减,不复胀,下之诚是矣;设下之而胀减,不旋踵而复如故,则前论中所谓此为寒,当与温药者也。安知下非真寒,上非假热乎?又在主治者详审其脉证矣。必脉见滑数,证见发热作渴,且能饮水,方可一下无疑也。此又余之推广仲景下法,无令致误者也。

按语

大柴胡与大承气汤均有攻下之效,《伤寒》亦兼而用之。《金匮》中将二者递列,可能是为了表示攻下力度上的强弱,对于大柴胡汤不能解决的腹满,需用大承气汤进一步攻下。故此二条宜视为递进关系:病腹中满痛者,此为实也,当下之,宜大柴胡汤;腹满不减,减不足言,当须下之,宜大承气汤。

原文

心胸中大寒痛[1],呕不能饮食[2],腹中寒,上冲皮起,出见有头足,上下痛而不可触近,大建中汤主之。方

蜀椒二合(汗)　干姜四两　人参二两

上三味,㕮咀,以水四升[3],去滓,内胶饴一升,微火煎取一升半,分温再服。如一炊顷,可饮粥二升许,更服,当一日食糜,温覆之。

校勘

[1] 大寒痛:《要方》作"大寒大痛"。

[2] "呕不能饮食"后,《要方》更有"饮食下咽自知偏从一面下流,有声决决然"。

[3] "以水四升"后,邓本有"煮取二升"。

名家选注

程氏《直解》 寒气客于心胸之间，则拒格饮食，故呕不能食也。寒气搏于肠胃之外，冲突出见于皮肤膜原之分，如有头足，其痛则近于外，故不可以手触近也。

喜多村氏《疏义》 此治心胸寒痛之法。心胸中大寒，谓腹中上连心胸大痛也。寒气阻格于肠胃之中，故呕逆而不能饮食也。寒气冲突于皮膜之外，故出见而如有头足，上下往来，痛而不可触近者。皆寒气坚凝于中之象，主以大建中汤温中散寒。案附子粳米汤条云腹中寒气，此条云心胸中大寒，此其病专在上焦，而且无厥逆下利等证，所以不用附子也。

按语

"心胸中大寒痛，呕不能饮食，腹中寒，上冲皮起，出见有头足，上下痛而不可触近"类似现代医学中的"胃痉挛"等胃肠病症，方中用较大剂量的蜀椒可解痉止痛。对于其腹证，大塚敬节认为"大建中汤腹证是腹部全无力气，看不见腹直肌，好像产妇生产后的腹部一样软弱无力，叩击之，则有时会出现缓慢的肠蠕动。大建中汤有特异性腹证，诊断并不困难。但是肠管蠕动不安、从腹壁可以观察到肠管运动，这些症候并非大建中汤证所独有。小建中汤、人参汤、真武汤、旋覆花代赭石汤等证也可以见到这样的腹证"；并提到汤本求真多以小柴胡汤于当归芍药散及大建中汤合用。

原文

胁下偏痛，发热[1]，其脉弦紧，此寒也。以温药下之，宜大黄附子汤。方

大黄三两　附子三枚（炮，去皮，破）　细辛二两

上三味，㕮咀，以水五升，煮取二升，去滓，分温三服。若强人，煮取二升半，分三服[2]。服后如人行四五里，进一服。

校勘

[1] 发热：《脉经》无此二字。

[2] 分三服：邓本作"分温三服"。

名家选注

尤氏《心典》 胁下偏痛而脉紧弦，阴寒成聚，偏著一处，虽有发热，亦是阳气被郁所致。是以非温不能已其寒，非下不能去其结，故曰宜以温药下之。

丹波氏《述义》 按此条证，固属寒实，故大黄、附、辛相合成剂，性味融和，自为温利之用。如附子泻心汤则其证表寒里热，故别煮附子而功则各奏，故同是附子、大黄并用，而立方之趣，迥乎不均。盖温利之剂，实以桂枝加大黄汤及此汤为祖，而温脾待诸汤，皆莫不胚胎于此二方矣。

按语

本方为温下剂之鼻祖。“发热”二字疑是衍文，若发热，当属柴胡汤证，不应以大黄附子汤治之。《脉经》无“发热”二字，疑是仲景原文。“胁下偏痛，其脉弦紧，此寒也”与前“寸口脉弦者，即胁下拘急而痛，其人啬啬恶寒也”相对，大黄附子汤是前条胁下拘急疼痛的正治之法，临床见胆囊、结肠、胰腺等部位的疾患，宜参考用之。如大塚敬节（《金匮要略研究》）认为：“大黄附子汤应用指征以寒邪郁闭为要点，所以并不限于单侧疼痛，左侧和右侧胁下同时疼痛的场合，以及下肢疼痛者、腰痛者均可使用。吉益南涯将该方与芍药甘草汤合方，命名为芍甘黄辛附汤，用于治疗类似坐骨神经痛的下肢疼痛病证。我临床曾用于治疗胆石症、尿路结石症、坐骨神经痛等，脉象并非必须为紧弦者，而以沉小、沉紧等沉脉多见。”

原文

寒气厥逆，赤丸主之。方

茯苓四两　半夏四两（洗）一方用桂　细辛一两《千金》作人参　乌头二两（炮，去皮）　附子二两（炮，去皮）　射罔一枚[1]（如枣大）

上六味，末之，内真朱为色，炼蜜和丸[2]如麻子大。先食，酒饮服一丸[3]，日再夜一服。不知，二丸为度[4]。

校勘

［1］邓本无“附子”“射罔”。

［2］炼蜜和丸：邓本作“炼蜜丸”。

［3］饮服一丸：邓本作“饮下三丸”。

［4］不知，二丸为度：邓本作“不知，稍增之，以知为度”。

名家选注

《金鉴》　此条之文之方，必有简脱，难以为后世法，不释。

喜多村氏《疏义》　此条证方不合，《脉经》亦无，是必传写有讹，《金鉴》疑之是矣。

山田氏《集注》《千金》收之痼冷积热门，半夏代桂心，更有附子、射罔，而主治全同。今用此四味，治寒疝有饮，腹中切痛，甚有奇验。《金鉴》云：此条之文之方，必有简脱，难以属后世法。程云，四逆汤辈，可选用之，不必拘泥。并谬。

按语

关于吴本和邓本关于赤丸记载的差异，张承坤、沈澍农先生在《〈金匮要略〉吴迁本与邓珍本对比研究》① 一文中已有说明，可考。

原文

寸口[1]脉弦而紧，弦则卫气不行，卫气不行即恶寒[2]，紧则不欲食，弦紧相搏[3]，即为寒疝[4]。寒疝绕脐痛，若发则白汗出，手足厥寒，其脉沉弦者，大乌头煎[5]主之。方

乌头十五枚[6]（熬黑，不㕮咀）

上一味，以水三升，煮取一升，去滓，内蜜二升，煎令水气尽，取二升。强人服七合，弱人服五合。不差，明日更服，慎不可一日再服。邓氏乌头大者五枚，十字必误也[7]。

校勘

［1］寸口:《脉经》《要方》同本文；邓本作“腹痛”。

［2］卫气不行即恶寒:《脉经》《要方》同本文；邓本作“即恶寒”。

［3］弦紧相搏:《脉经》《要方》同本文；邓本作“邪正相搏”。

［4］“即为寒疝”后，《脉经》《要方》更有“趺阳脉浮而迟，浮则为风虚，迟则为寒疝”。

［5］大乌头煎:《外台》引仲景《伤寒论》作“二物大乌头煎”。

［6］乌头十五枚:《要方》《外台》引仲景《伤寒论》同本文；邓本作“乌头大者五枚”。

［7］“邓氏乌头大者五枚，十字必误也”，此为吴迁注文。

名家选注

程氏《直解》 弦为痛，痛则气行于内而不卫于外，故外则恶寒。紧为寒，寒则不能以消谷，故不欲食，此寒邪在于腹中。如此若寒邪与正气相搏，结于下焦，则为寒疝。

喜多村氏《疏义》 此寒疝之总脉证也。弦与紧皆阴脉，弦主痛，紧主寒。而本条所云似相错，盖互文耳。弦则卫外之阳不行于身，故即恶寒。紧则胃内之阳不布于中，故则不欲食。内外寒气相合，邪正交争，是以脐腹疼痛，而发寒疝也。此沉寒痼冷，非雄猛健行直捣其巢穴，则不易建勋。乌头大热大毒，一味单行，乃足以破寒结矣，然恐其性过燥烈，故以蜜制之，而且云，强人服七合，弱人服五合，盖羸弱者不任药力，故减其服也。此既为峻剂，故不可一日再服。

---

① 张承坤，赵雅琛，沈澍农.《金匮要略》吴迁本与邓珍本对比研究［J］. 中医药文化，2019，14（01）：88-96.

按语

此方药简力专，只取乌头一味，以其大辛大热之性，专治腹中沉寒痼冷之疾。唯恐其毒副作用明显，故以白蜜辅之，缓和其性。现代医院、诊所不便用白蜜煎药，可减小处方中乌头的剂量，并配合甘草、黑豆减毒。本方后有吴迁小字注云："邓氏乌头大者五枚，十字必误也。"吴氏认为自己抄录的"乌头十五枚"有误，而邓珍本"乌头大者五枚"是正确的。然而检《外台》引仲景文也作"大乌头十五枚"，备参。

原文

寒疝，腹中痛，及胁痛里急[1]者，当归生姜羊肉汤主之。方

当归三两　生姜五两（切）　羊肉一斤

上三味，㕮咀，以水八升，煮取三升，去滓，温服七合，日三服。若寒多者，加生姜成一斤；痛多而呕者，加橘皮二两，术[2]一两。加生姜者，亦加水五升，煮取三升二合，服之。

校勘

［1］及胁痛里急：《外台》引仲景《伤寒论》作"引胁痛及腹里急"。

［2］术：邓本作"白术"。

名家选注

尤氏《心典》 此治寒多而血虚者之法。血虚则脉不荣，寒多则脉绌急，故腹胁痛而里急也。当归、生姜温血散寒，羊肉补虚益血也。

山田氏《集注》 无情之品，多入气分。有情之品，多入血分，是其大概也。

类方参要

《要方》当归汤治妇人寒疝，虚劳不足，若产后腹中绞痛。方：当归二两，生姜五两，芍药二两，羊肉一斤。上四味，㕮咀，以水八升，煮羊肉熟，取汁煎药，得三升，适寒温服七合，日三。

按语

本方与大黄附子汤均治胁痛拘急，其不同之处在于本方为治虚证而设，脉当虚涩；大黄附子汤为治实证而设，脉当弦紧。既往有不少注家认为当归生姜羊肉汤之腹痛多表现为绵绵作痛，但仲景明言"里急"，《要方》亦明言"绞痛"，可见其痛亦剧烈难忍，并不是想象中的“绵绵作痛”。因此，腹痛的虚实，还应以脉象和是否喜按来判断，不可单从疼痛的程度来判断。

原文

寒疝，腹中痛[1]，逆冷，手足不仁者，身疼痛[2]，灸刺诸药不能治，抵当乌头桂枝汤主之。方

乌头五枚（实者去角）[3]

上一味，以蜜二斤，煎减半，去滓，以桂枝汤五合解之，令得一升许，初服二合，不知即服三合，又不知，复更加至五合。其知者如醉状，得吐者为中病。

桂枝汤方

桂枝（去皮） 芍药 生姜各三两 甘草二两（炙） 大枣十二枚（擘）

上五味，㕮咀，以水七升，煮取三升，去滓。

校勘

[1] 腹中痛：《外台》引仲景《伤寒论》作“腹满”。

[2] 手足不仁者，身疼痛：邓本作“手足不仁，若身疼痛”。

[3] 五枚（实者去角）：邓本无。

名家选注

喜多村氏《疏义》 前大乌头煎证，寒气专盛于内，此则表里寒壅，故与桂枝相配以驱除寒邪，亦所以裨乎前方之不逮也。旧本本条后，更载桂枝汤方。考《外台》引仲景《伤寒论》用桂四两，云以水二升半煮桂，取一升，去滓，以桂汁和前蜜合煎之，得一升许云云，则是系单桂汤，乃知后人附五味方者误，今从删正焉。

程氏《直解》 乌头煎，热药也，能散腹中寒痛。桂枝汤，表药也，能解外证身腹。二方相合，则能达藏府，而利荣卫和血气，而播阴阳，其药势翕翕，行于肌内之间，恍如醉状，如此则外之凝寒已行，得吐则内之冷结将去，故为中病。

类方参要

《外台》引仲景《伤寒论》寒疝腹满，逆冷，手足不仁，若一身尽痛，灸刺诸药所不能治者，抵当乌头桂枝汤主之。方：秋乌头实中大者十枚（去皮，生用，一方五枚），白蜜二斤（一方一斤），桂心四两。上三味，先以蜜微火煎乌头减半，去乌头，别一处，以水二升半煮桂，取一升，去滓，以桂汁和前蜜合煎之，得一升许，初服二合，不知更服，至三合又不复知，更加至五合，其知如醉状，得吐者，为中病也。忌猪肉、冷水、生葱等。《范汪方》云：桂心三两，芍药三两，甘草二两炙，生姜三两切，大枣十二枚擘。上五味，切，以水七升，煮取三升，去滓，取五合，和前乌头蜜，令得一升，余并同前法服。

《要方》乌头汤主寒疝，腹中绞痛，贼风入腹攻五脏，拘急不得转侧，叫呼发作，有时使人阴缩，手足厥逆。方：乌头十五枚，芍药四两，甘草二两，大枣十枚，老姜一斤，桂心六两。上六味，㕮咀，以水七升，煮五物，取三升，去滓，别取乌头去皮四破，蜜二升微火煎，令减五六合，内汤中煮两小沸，去滓，服一合，日三，间食，强人三合，以如醉状为知，不知增之。

按语

阴寒盛于内，故见腹中痛；阳虚则外寒，故见手足逆冷、身体疼痹。此为表里俱寒之候，为阳虚阴盛所致，治宜表里双解。故仲景以乌头温其里寒，桂枝汤散其外寒，表里同治，其病自愈。本方在《外台》引仲景《伤寒论》中仅用乌头、桂枝两味，而乌头、桂枝、芍药、生姜、甘草、大枣六味者出《范汪方》，可备一说。

附　方

原文

乌头汤，主寒疝，腹中绞痛，贼风入腹攻五藏[1]，拘急不得转侧，叫呼[2]，发作有时，使人阴缩，手足厥逆。用上方，见《外台》。

校勘

［1］贼风入腹攻五藏：邓本作“贼风入攻五藏”，无“腹”字。
［2］叫呼：邓本无。

名家选注

丹波氏《述义》 按此方，《千金》外台所载。并与前方文有异。盖本是别方。林亿等以前有五味方，省之不录也。今从外台拈出于左。曰：乌头十五枚（炮）按《千金》云：《要略》五枚，芍药四两，甘草二两（炙），大枣十枚（擘），生姜一斤按《千金》作老姜，桂心六两。上六味切，以水七升，煮五味，取三升，去滓，别取乌头，去皮四破，蜜二升，微火煎令减五六合，内汤中两三沸，去滓，服一合，日三，间食，强人三合，以如醉状为知，不知渐增。忌海藻、菘菜、猪肉、冷水、生葱。深师同。

按语

乌头汤与前乌头桂枝汤相比，药物分量大于乌头桂枝汤。《外台》乌头汤：乌头十五枚(炮),芍药四两,甘草二两(炙),大枣十枚(擘),生姜一斤,桂心六两。言其绞痛、呼叫,提示疼痛程度或较前方为甚,用桂枝汤者,盖寒疝亦为营卫所病也,如小建中汤、大建中汤等,或可谓乌头汤、乌头桂枝汤主治小建中汤寒、痛更甚至者。四方效力可排序为小建中汤 < 大建中汤 < 乌头桂枝汤 < 乌头汤,其他如当归生姜羊肉汤、附子粳米汤等,间位其中。

原文

夫脉浮[1]而紧乃弦,状如弓弦,按之不移。脉数弦者,当下其寒。脉双弦而迟者,必心下坚。脉大而紧[2]者,阳中有阴,可下之[3]。

校勘

[1] 夫脉浮:《脉经》同本文;邓本作“其脉数”。

[2] 脉大而紧:《伤寒论》作“脉大而坚”。

[3] 此条,邓本在附方“乌头汤”之前。

名家选注

尤氏《心典》 脉数为阳,紧弦为阴,阴阳参见,是寒热交至也。然就寒疝言,则数反以弦,故其数为阴疑于阳之数,非阳气生热之数矣。如就风疟言,则弦反从数,故其弦为风从热发之弦,而非阴气生寒之弦者,与此适相发明也。故曰脉数弦者,当下其寒。紧而迟,大而紧亦然。大虽阳脉,不得为热,正以形其阴之实也。故曰阳中有阴,可下之。

丹波氏《辑义》 《辨脉法》云:脉浮而紧者,名曰弦也。弦者,状如弓弦,按之不移也。是与《脉经》合,则此条数作“浮”为是。

按语

《伤寒》:“脉有阴阳,何谓也?答曰:凡脉大、浮、数、动、滑,此名阳也;脉沉、涩、弱、弦、微,此名阴也。凡阴病见阳脉者生,阳病见阴脉者死。”《脉经》:“弦脉,举之无有,按之如弓弦状(一曰:如张弓弦,按之不移。又曰:浮紧为弦)”“脉何以知脏腑之病也?然:数者腑也,迟者脏也。数即有热,迟即生寒。诸阳为热,诸阴为寒。故别知脏腑之病也”。可见,浮紧者为弦为寒,弦者阴脉,兼数者为病在腑,腑者以通降为顺,病本寒,数者则在腑,故以下其寒。迟者在脏而主寒,寒结阳位者心下坚;若大者为阳脉主腑,兼有弦者,是腑有寒邪,以下为顺。

原文

寒疝腹中痛者,柴胡桂枝汤主之[1]。方

柴胡四两　黄芩　人参　芍药　桂枝(去皮)　生姜(切)各一两半　甘草一两(炙)　半夏二合(洗)　大枣六枚(擘)

上九味,㕮咀,以水六升,煮取三升,去滓,温服一升,日三服。

校勘

[1] 寒疝腹中痛者,柴胡桂枝汤主之方:邓本作"《外台》柴胡桂枝汤方治心腹卒中痛者"。

名家选注

魏氏《本义》 寒热杂合,邪热盛而应下里者,则篇中所载大柴胡证也;寒热杂合,寒邪在而应解表者,则此柴胡桂枝汤是也。又即乌头桂枝汤之义而分寒热之挟不同。有表邪而挟内寒者,乌头桂枝汤证也;有表邪而挟内热者,柴胡桂枝汤证也。正与《伤寒论》所言较同耳。故亦当附列,以备酌用也。以柴胡、桂枝、生姜升阳透表,人参、半夏、甘草、大枣补中开郁,黄芩、芍药治寒中有热杂合。此表里两解,寒热兼除之法也。

按语

《伤寒》:"伤寒六七日,发热,微恶寒,支节疼,微呕,心下支结,柴胡桂枝汤主之。"心下支结亦疼痛之轻者言,寒疝之病有表里虚实之异,治当辨证候与方药相合,此方可治伤寒之太阳少阳合病,亦治寒疝之腹中痛者,盖病不同而病机相同。

原文

卒疝[1],走马汤主之。方

巴豆二枚(去皮心,熬)　杏仁二枚(去皮尖)

上二味,取绵缠,槌令碎,热汤二合,捻取白汁饮之,当下。老小量之。通治飞尸鬼击病。并见《外台》。

校勘

[1] 卒疝,走马汤主之方:邓本作"《外台》走马汤治中恶心痛腹胀,大便不通"。

名家选注

浅田氏《杂病论识》 中恶即方后所谓飞尸、鬼击病之类,其证不与本篇相涉,恐宋人校正时,误引他文也,《外台》作卒得诸疝,少腹及阴中相引绞痛,白汗出欲死,此名寒疝，亦名阴疝，此即本篇旧面，宜改从……平川宗信以三物备急丸移于此，约此方原在于杂疗中，而其主治与走马汤有寒热标本之别，宜属寒疝之一证，此说有理，故录于此。

喜多村氏《疏义》 中恶、飞尸、鬼击三证，并详于《巢源》。心腹胀满，大便不通者，正气为邪壅塞不通也，故设此峻缺之剂，倏忽迅扫，大气一转，乃便通而病愈。详证用方，无不神效，所以有走马之名也。若须臾不救，生机殆熄，噬脐无及矣。

按语

疝、中恶、飞尸、鬼击皆以急性疼痛甚至绞痛为主要表现，如《病源》载："疝瘕之病，由饮食不节，寒温不调，气血劳伤，脏腑虚弱，受于风冷，冷入腹内，与血气相结所生。疝者，痛也""中恶者，是人精神衰弱，为鬼神之气卒中之也。夫人阴阳顺理，荣卫调平，神守则强，邪不干正。若将摄失宜，精神衰弱，便中鬼毒之气。其状：卒然心腹刺痛，闷乱欲死""飞尸者，发无由渐，忽然而至，若飞走之急疾，故谓之飞尸。其状：心腹刺痛，气息喘急胀满，上冲心胸者是也""飞尸者，是五尸中一尸也。其游走皮肤，贯穿脏腑，每发刺痛，变作无常，为飞尸也""鬼击者，谓鬼厉之气击著于人也。得之无渐，卒著如人以刀矛刺状，胸胁腹内绞急切痛，不可抑按，或吐血，或鼻中出血，或下血。一名为鬼排，言鬼排触于人也。人有气血虚弱，精魂衰微，忽与鬼神遇相触突，致为其所排击，轻者困而获免，重者多死"。病虽不同，但病因、病机及方药主治有部分相同，皆以服药后下利则痛患为主要评估依据，或现今诸急性内脏绞痛、肠套叠等病证有使用机会。

原文

问曰：人病有宿食，何以别之？师曰：寸口脉浮而大，按之反涩，尺中亦微而涩，故知有宿食，大承气汤主之。方见痉病中。

名家选注

沈氏《要略》 此以脉辨宿食，有虚实也。经云：五脏六腑之气味，皆出于胃，变见于气口。此寸口脉浮而大，乃胃气充溢之。按之反涩，尺中亦微而涩，即知胃中阳气过盛，营虚所致。恐津精血液，转盻涸竭，愈难开解，故当大承气汤下之矣。数为阳盛，滑为阴气有余，乃血实气壅，水谷为病，然数滑为实，当以味厚荡涤，则宿食能去，谓下之愈。

李氏《广注》 肠胃脉，不应在寸口，脉浮大，亦不主宿食。其知有宿食者，在按之反涩，尺中亦微而涩二句。盖涩者，津液闭结之脉，初觉浮大，按之反涩，则沉而涩矣，沉为在里，涩为气滞，又尺中正应大肠部分，亦微而涩，故知有宿食也。然宿食脉应滑大，今微涩者，何也？本经云：趺阳脉浮而涩，浮则胃气强，涩则小便数，浮涩相搏，大便则坚，其脾为约，麻仁丸主之。可与此参看。

按语

《病源》云:"宿食不消,由脏气虚弱,寒气在于脾胃之间,故使谷不化也。宿谷未消,新谷又入,脾气既弱,故不能磨之,则经宿而不消也。令人腹胀气急,噫气醋臭,时复憎寒壮热是也,或头痛如疟之状。寸口脉浮大,按之反涩,尺脉亦微而涩者,则宿食不消也。"宿食能致腹满,故列在同篇。也有学者认为宿食病全篇为王叔和新增,如郭霭春《金匮要略校注语译》:"本条无痞满燥实坚之症状,仅概言宿食;且浮大微涩之脉象,亦非可下之脉,而曰大承气汤主之,殊难索解?检《总录》卷四十四《宿食不消》十八方中,无一方用及大承气之药(有方曾用枳壳),可证大承气之未合。陆渊雷谓'此条亦见《伤寒论·辨可下病脉证并治法》,知是叔和文字,非仲景文字'其说可信。"但《脉经》论宿食之脉,多为滑数之象,此条言"尺中亦微而涩",有违常理。喜多村氏《疏义》认为"尺中亦微而涩六字难通,疑后人注文误混本文者,宜芟去为是"。

原文

脉紧者,如转索无常者,有宿食。

名家选注

魏氏《本义》 转索,宿食中阻,气道艰于顺行,曲屈傍行之象。

程氏《直解》 弦为寒,寒不杀谷,故有宿食。

按语

脉紧多主寒,寒则收引而谷道不行,如前所言瘦人绕脐痛,则风冷乘之而为谷道不行为腹满者,同义。

原文

脉紧[1]头痛[2],风寒,腹中有宿食不化[3]。一云:寸口脉紧。

校勘

[1] 脉紧:《脉经》作"寸口脉紧"。

[2] 头痛:《要方》作"即头痛"。

[3] 腹中有宿食不化:《脉经》《要方》作"或腹中有宿食不化"。

名家选注

尤氏《心典》 脉紧，头痛风寒者，非既有宿食，而又感风寒也；谓宿食不化，郁滞之气，上为头痛，有如风寒之状，而实为食积类伤寒也。仲景恐人误以为外感而发其汗，故举以示人曰“腹中有宿食不化”意亦远矣。

按语

此紧脉所主外寒与宿食之鉴别，紧为寒致脉道收引挛急之象，外则头痛风寒之证，内则宿食腹满疼痛之证。

原文

脉数而滑者，实也。此有宿食，下之愈，宜大承气汤[1]。方见痉病中。

校勘

[1] 本文，《脉经》作：“脉滑而数者，实也，有宿食，当下之。脉来滑者，为病食也。浮而滑者，宿食。”

名家选注

魏氏《本义》 滑与涩相反，何以俱为实宜下？滑者涩之浅，而实邪欲成未成者；涩者滑之深，而实邪已成者。故不论为滑为涩，兼大而见，则有物积聚，宜施攻治，无二理也。

按语

以上皆论宿食之脉，盖宿食多因饮食不节、胃肠不化、寒邪内侵等导致谷气不行滞留于胃肠之中而致病。前诸条寒者以温下之，此脉数滑者，提示热实，故宜予大承气汤下之。

原文

下利不欲食[1]者，有宿食故也，当下之，宜大承气汤。用上方。

校勘

[1] 不欲食：邓本作“不饮食”。

名家选注

程氏《直解》 伤食恶食，故不欲食，与不能食者自别。下利有此，更无别样虚证，知非三阴之下利，而为宿食之下利也，故当下之。

按 语

宿食滞留肠胃，上则不欲饮食，下则传导失司，故令“下利不欲食”。“大实有羸状”，其证虽似脾胃气虚，但脉象必滑数有力，宜通因通用，予大承气汤下之。

原 文

宿食在上管[1]，当吐之，可与瓜蒂散[2]。方

瓜蒂一分(熬黄) 赤小豆一分(熬)

上二味，杵为散，取一钱匕，以香豉一合，热汤七合，煮取汁，和散温服之[3]。不吐者少少加之，快吐乃止[4]。亡血虚家，不可与之。

校 勘

[1] 上管：邓本作“上脘”。

[2] 可与瓜蒂散：邓本作“宜瓜蒂散”。

[3] 取一钱匕，以香豉一合，热汤七合，煮取汁，和散温服之：邓本作“以香豉七合，煮取汁，和散一钱匕，温服之”。

[4] 快吐乃止：邓本作“以快吐为度而止”。

名家选注

丹波氏《辑义》《千金》云，凡病宿食在上脘，当吐之。脉数而滑者，实也，有宿食不消，下之愈。胃中有澼食冷物，即痛不能食，有热物即欲食。大腹有宿食，寒慄发热如疟；宿食在小腹者，当暮发热，明旦复止。

按 语

病在下焦则攻之，病在上焦则吐之。此为宿食留与上脘之证，当以吐法治之，可予瓜蒂散因势利导。

金匮要略·卷中

汉 张仲景述 晋 王叔和集 臣 林亿等诠次

五藏风寒积聚病脉证并治第十一

论一首 脉证二条 方三首[①]

文献导读

《天回医简》

心风，谯绝善怒，病甚则不可快也。

胃风，畲(饮)食不下，隔塞不通。

脾风，薄也，身醴(体)怡(怠)隋(惰)，不欲動(动)四支(肢)。

肺风，状榆然，多汗而恶寒，昼少善，莫(暮)日则病。

肝风，状变故，其色类土而干嗌口。

《素问·风论》

肝风之状，多汗恶风，善悲，色微苍，嗌干善怒，时憎女子。诊在目下，其色青。

心风之状，多汗恶风，焦绝，善怒吓，赤色，病甚则言不可快。诊在口，其色赤。

脾风之状，多汗恶风，身体怠墯，四肢不欲动，色薄微黄，不嗜食。诊在鼻上，其色黄。

肺风之状，多汗恶风，色皏然白，时咳短气，昼日则差，暮则甚。诊在眉上，其色白。

肾风之状，多汗恶风，面痝然浮肿，脊痛不能正立，其色炲，隐曲不利。诊在肌上，其色黑。

胃风之状，颈多汗恶风，食饮不下，鬲塞不通，腹善满，失衣则䐜胀，食寒则泄，诊形瘦而腹大。

按 语

从以上材料看，这种以"五脏＋病邪"格式命名的疾病，本质上是一种以五脏生理功能为基准，病邪性质为主要影响因素的辨证分型方法。而五脏在感受病邪后产生的不同病理生理变化、呈现不同临床表现，正是这种辨证方法的主要理论来源。然将何种病证归为风、何种病证归为寒的判断依据，需要进一步研究和探索。

本篇《脉经》作"平五脏积聚脉证"，无五脏中风、中寒、死脏、肝着、肾着等。而脏中风、中寒、死脏等，皆散布于《脉经·卷六》"五脏六腑"病证。

---

① 论一首 脉证二条 方三首：邓本作"论二首 脉证十七条 方二首"。

《述义》云:“本篇所谓中风、中寒,与伤寒中之中风、中寒不同;亦与半身不遂之中风自异。如《内经》五脏风,稍似相近,而其证未必契合。则知此别是一义,不宜彼此牵凑。且其于风与寒之旨,注家不敢辨晰,殊无可征验,姑阙其疑已。”《九折堂·金匮》言:“篇中详载四藏之中风、中寒,而缺肾一藏及脾中寒。有肝、肾着之目,而无余藏之着。肾着有甘姜苓术汤,而肝着缺旋复花汤方。积聚论止一条,又不载治法。今考《脉经》篇目既无‘风寒’字,篇中亦不载诸中风寒文,特有肺积、心积、脾积、肝积、肾积等及诸积诸条。夫既冒以‘五藏’字,则当有五脏积聚,宜参互彼此,以补订二书耳。要之,本经多错脱,叔和时既不能得其真本,宜后人之纷纭聚讼,竟无归一之说也。”二家之说,可参。

原文

肺中风者,口燥而喘,身运而重,冒而肿胀。

肺中寒者,吐浊涕。

名家选注

程氏《直解》 风为阳邪,中于燥金,则口燥,彭彭而喘咳,肺病也。《内经》曰:“肺调百脉”;又曰:“脏真高于肺,以行荣卫阴阳”。失其职而中于邪,则不能内溉脏腑,外输皮毛,血气不能归于权衡,则身运而重,运之甚者则冒,重之渐者则肿,故冒而肿胀。

《金鉴》 肺中寒邪,胸中之阳气不治,则津液聚而不行,故吐浊涎如涕也。

按语

《肺痿肺痈咳嗽上气篇》:“风伤皮毛,热伤血脉,风舍于肺,其人则咳,口干喘满,咽燥不渴。”故肺中风者,可见口燥而喘之证。肺朝百脉,主治节,肺脏中风则百节不利,故身运而重。风气上犯,或流行肌表,可见冒而肿胀之证。

肺主水之上源,寒中于肺则津液凝聚,化生痰浊,故吐浊涕。丹波元坚云:“古无痰字,云唾出如涕,谓吐粘痰也。据此,则浊涕即是粘痰,非鼻涕之谓也。”

原文

肺死藏,浮之虚,按之弱如葱叶,下无根者死。

名家选注

喜多村氏《疏义》 案此乃真藏之脉,故主死。《内经》曰:真肺脉至大而虚,如毛羽中人肤。又曰:来如物之浮,如风吹毛。又曰:但毛无胃。此是义也。

按语

肺位于脏腑最高，誉为华盖，若脉其状浮取虚空无力，重按弱若葱叶，下无根基者，是肺气将竭的危象，故预后不良。

原文

肝中风者，头目瞤，两胁痛，行常伛，令人嗜甘[1]。

校勘

[1]《脉经》"嗜甘"下有"如阻妇状"四字。

名家选注

程氏《直解》 伛者，不得伸也。《淮南子》曰：木气多伛。伛之义，正背曲肩垂之状，以筋脉急引于前故也。肝主风，风胜则动，故头目瞤动也。肝脉布胁肋，故两胁痛也。风中于肝，则筋脉急引，故行常伛。伛者，不得伸也。此肝正苦于急，急食甘以缓之，是以令人嗜甘也。

按语

肝开窍于目，风邪上扰，则头目为之动。胁为肝之所处，故肝中风则两胁痛。肝主筋，风中于肝则筋脉拘急，屈伸不利，故行常伛偻。肝苦急，急食甘以缓之，是以令人嗜甘。

原文

肝中寒者，两胁[1]不举，舌本燥，喜太息，胸中痛，不得转侧，食则吐而汗出也。《脉经》《千金》云：时盗汗，饮，食已吐其汁。

校勘

[1]两胁：邓本作"两臂"。

名家选注

魏氏《本义》 肝中寒者，两臂不举，筋骨得寒邪，必拘缩不伸也。舌本燥，寒郁而内热生也。喜太息，胸中痛者，肝为寒郁，则条达之令失，而胸膈格阻，气不流畅也。不得转侧者，两胁痛满急，辗转不安也。食则吐而汗出，肝木侮土，厥阴之寒侵胃，胃不受食，食已则吐，如《伤寒论》中厥阴病所云也；汗出者，胃之津液，为肝邪所乘，侵逼外越也，此俱肝藏外感之证也。

按语

肝主筋，中寒则收引两臂不举。肝经循喉咙之后，中寒则津液凝滞，故舌本燥。肝主调达，中寒则气机不畅，故喜太息。寒邪上乘，逆侮肺金，故胸中痛。枢机不利，故不能转侧。横犯胃腑，肝气上逆，故食吐汗出。

原文

肝死藏，浮之弱，按之如索不来，或曲如蛇行者死。

名家选注

尤氏《心典》《内经》云，真肝脉至，中外急，如循刀刃责责然，如按琴瑟弦。与此稍异，而其劲直则一也。

程氏《直解》 肝藏死，浮之弱，失肝之职，而兼肺之刑。按之不如弓弦而如索，如索，则肝之本脉已失。不来，则肝之真气已绝。或有蛇行之状，蛇行者，曲折逶迤，此脉欲作弦而不能，故曲如蛇行，其死宜矣。

释难

不来 沈澍农考证认为“不来”为“摆”的破读，即“按之如索摆”。

按语

肝死藏脉，其状浮取柔弱无力，重按则如索摆，或曲如蛇行，是肝气将竭的危象，故预后不良。

原文

肝著，其人常欲蹈其胸上，先未苦时，但欲饮热，旋覆花汤主之。臣亿等校：诸本旋覆花汤方本阙。

名家选注

尤氏《心典》 肝藏气血郁滞，著而不行，故名肝著。

按语

《脉经》有“肝主胸中，喘，怒骂。其脉沉，胸中必窒，欲令人推按之”之论，可与本文相发。

虽林亿等人按语说“旋覆花汤方本阙”，但后世医家以《妇人杂病篇》旋覆花汤（旋覆花、葱、新绛）治疗本证，常收良效，可参。

此外，《医林改错》血府逐瘀汤所治症目有“胸任重物”，并云“一女二十二岁，夜卧令仆妇坐于胸方睡，已经二年，余亦用此方，三副而愈。设一齐问病源，何以答之”，亦可与本文“其人常欲蹈其胸上”，互参。

原文

心中风者，翕翕发热，不能起，心中饥而欲食[1]，食即呕吐。

校勘

［1］心中饥而欲食：邓本作“心中饥”，无“而欲食”三字。

名家选注

程氏《直解》 心主热，中于风则风热相接，而翕翕发热，不能起。心中虽饥，以风拥逆于上，即食亦呕吐也。

按语

此与下“心中寒”二条，虽是言“心”，实则指“胃”“心”皆兼。

原文

心中寒者，其人苦病心如啖蒜状，剧者心痛彻背，背痛彻心，譬如蛊注，其脉浮者，自吐乃愈。

名家选注

舒氏《广注》 心属火，为寒气敛束，则火郁不得散，故心如啖蒜状，嘈杂不耐烦之意也。剧甚也，甚则心背彻痛，寒之极也。蛊症病宜吐，若脉浮，则病在上膈，故如蛊疰，自出寒气乃愈。然曰自吐，则不可强之使吐明矣。

按语

此可与《胸痹篇》“心痛彻背，背痛彻心，乌头赤石脂丸主之”互参。

原文

心伤者，其人劳倦，即头面赤而下重，心中痛而自烦，发热，当脐跳，其脉弦，此为心藏伤所致也。

名家选注

尤氏《心典》 其人若劳倦，则头面赤而下重。盖血虚者，其阳易浮，上盛者下必无气也，心中痛而自烦发热者，心虚失养而热动于中也。当脐跳者，心虚于上而肾动于下也。心之平脉累累如贯珠，如循琅玕，又胃多微曲曰心平，今脉弦，是变温润圆利之常而为长直劲强之形矣，故曰此为心藏伤所致也。

按语

心主神明属火，与肾水火相交，心不足则不耐劳倦而肾气动，心火为君火，君火不明则相火妄动，又心胃相近，古籍中心病多有胃病者，以上诸症，此亦脏腑生克理论对疾病传变阐释的影响。

原文

心死藏，浮之实如豆麻，按之益躁疾者死。

名家选注

程氏《直解》《内经》曰：真心脉至，坚而搏，如循薏苡子累累然。即浮之实如丸豆，按之益躁疾之脉。

按语

脉浮取节律紊乱且无胃气，无从容和缓之象，是心气将竭的危象，故预后不良。

原文

邪哭，使魂魄不安者，血气少也。血气少者，属于心。心气虚者，其人则畏，合目欲

眠，梦远行而精神离散，魂魄妄行。阴气衰者为癫，阳气衰者为狂。

名家选注

赵氏《衍义》 神之所任物而不乱者，由气血维持而养之以静也。若气血衰少，则神失所养而不宁。并神出入者谓之魂，守神之舍者谓之魄，神不宁则悲，悲则魂魄不安矣。心与目内外相关，目开则神存于心中而应宁，目合则神散于外而妄行，故畏合目。经云：阳盛则梦飞，阴盛则梦坠。今以虚不以盛，故梦远而不飞坠耳。

舒氏《广注》 此言肺、肝、肾三脏俱虚，而总之统于心虚也。《内经》云：肺藏魄，主气。肝藏魂，主血。肾藏精，主志。又云：肺主哭，精气并于肺则悲，并于肝则忧，并于肾则恐。而心则藏神，以心为君主之官也。心虚，则肺、肝、肾俱虚，因而魂魄不安，精、气、血皆竭，此主不明，则十二官危也。"其人则畏"以心舍空虚，神不守舍也。《经》云："五脏精华，上注于目。合目欲眠，精华去也。"梦远行者，心肾精神离散，肝肺魂魄妄行，故梦补寐中飘摇靡定也。阴气收敛，不能暴发，故阴衰为癫；阳气剽悍，易于发越，故阳衰为狂。然《内经》云："重阳者狂，重阴者癫。"与此阴衰阳衰相反，何也？盖彼云重阳重阴者，以邪气言；此云阴衰阳衰者，以正气言也。

释难

邪哭 莫文泉曰："《病源》中风门有惊、邪、狂、癫四证相类，而皆冠之以风，是古固有以'邪'为病名者。邪哭者，谓得邪病而哭，《病源》所谓'邪之为状，悲喜无度'是也。"尤氏《心典》注："邪哭者，悲伤哭泣，如邪所凭。"

按语

"邪哭"之名，《金匮》之外未有记录者，《病源》载有"哭注候"之名，云"人有因哭泣悲伤，情性感动，腑脏致虚，凶邪之气因入腹内，使人四肢沉重。其后若自哭及闻哭声，怅然不能自禁持，悲感不已，故谓之哭注"。综合条文可知，邪哭，或是因五藏虚而五神藏无所依附受邪侵而成。《内经》云"气血者，人之神，不可不谨养"，故人之神，居于气血内。气血不足，则神不宁而致邪。

"阴气衰者为癫，阳气衰者为狂"为难解条文之一。对此诸家有邪正、错简等不同认识，《病源·癫狂候》载"癫者，卒发仆地，吐涎沫，口㖞，目急，手足缭戾，无所觉知，良久乃苏。狂者，或言语倒错，或自高贤，或骂詈，不避亲疏，亦有自定之时。皆由血气虚，受风邪所为。人禀阴阳之气而生，风邪入并于阴则为癫，入并于阳则为狂。阴之与阳，更有虚有实，随其虚时，为邪所并则发，故发癫又发狂"。可知癫狂皆有气血虚而风邪侵袭正虚邪并的病因，风并人之阴阳是区分癫狂的重要依据，阴阳者邪气、营卫、气血等不同。此处当为气血（营卫）等正气而言，如舒驰远所言，盖"邪并于阳则阳盛，并于阴则阴盛""邪之所凑，其气必虚"，阳弱则邪并于阳，阴弱则邪并于阴，故见癫狂之候。营卫者气血之分，具有内外御邪之用，虚则邪气因入，并于卫则狂，并与营则癫，其治如桂枝龙骨牡蛎、柴胡加龙骨牡蛎汤、风引、侯氏黑散等。

《脉经》于本文后更有"五脏者，魂魄之宅舍，精神之所依托也。魂魄飞扬者，其五脏空虚也，即邪神居之，神灵所使，鬼而下之。脉短而微，其脏不足，则魂魄不安，魂属于肝，魄属于肺，肺主津液，即为涕泣，肺气衰者，即为泣出，肝气衰者，魂则不安。肝主善怒，其声呼"之论，宜相参伍。

原文

脾中风者，翕翕发热，形如醉人，腹中烦重，皮肉[1]瞤瞤而短气。

校勘

[1] 皮肉：邓本作"皮目"。

名家选注

程氏《直解》 风为阳邪，故中风必翕翕发热。脾主肌肉四肢，风行于肌肉四肢之间，则身懈惰四肢不收，故形如醉人。腹为阴，阴中之至阴，脾也，故腹中烦重。《内经》曰：肌肉蠕动命曰微风。以风入于中，摇动于外，故皮目为之瞤动。腹中烦重，隔其息道，不能达于肾肝，故短气也。

按语

此言中风，应属太阴中风兼水湿证。脾主四肢、肌肉，腹为脾所，水湿蕴于肌肉之间，故见形如醉人摇摆不定或见肌肉无力，腹中烦重，皮肉瞤动。可与苓桂术甘汤、真武汤、肾着汤等治疗。

原文

脾死藏，浮之大坚，按之如覆杯，洁洁状如摇者死。臣亿等详：五藏各有中风、中寒，今脾只载中风，肾中风、中寒俱不载者，古文简乱，亡失极多[1]，去古既远，无文可以补缀也。

校勘

[1] 亡失极多：邓本作"极多"，无"亡失"二字。

名家选注

李氏《广注》 脉弱以滑，是有胃气；浮之大坚，则胃气绝，真藏脉见矣。覆杯则内空，洁洁者，空而无有之象也。状如摇者，脉躁疾不宁，气将散也，故死。

释难

洁洁（潔潔） 郭霭春：《脉经》《千金》并作"絜絜"，二字同。"絜"正字，"潔"俗字。《说文·系部》："絜，麻，一耑也。"段注："絜，束也。"束者，俗言之捆绑。"絜絜状，如摇者死"犹言捆紧的一束麻绳在摇动，此喻言坚紧欲脱之脉象，无和缓之胃气，故死。

按语

脾死藏脉，其状浮取大而僵硬，重按则散漫坚硬，似麻绳摇动，无和缓之胃气，与《脉经》所载"脾脉来坚锐，如鸟之喙，如鸟之距，如屋之漏，如水之溜，曰脾死。真脾脉至，弱而乍疏乍散"类似，是脾气将竭的危象，故预后不良。

原文

趺阳脉浮而涩，浮则胃气强，涩则小便数，浮涩相搏，大便则坚，其脾为约[1]，麻子仁丸主之。方

麻子仁二升　芍药半斤　枳实一斤（炙）　大黄一斤　厚朴一尺（炙）　杏仁一升（去皮，炙，熬焦）

上六味，末之，炼蜜和丸如梧子大，饮服十丸，日三服。渐加[2]，以知为度。

校勘

[1]《脉经》"其脾为约"下更有"脾约者，其人大便坚，小便利而不渴也"十五字。

[2] 日三服，渐加：邓本作"日三"。

名家选注

《金鉴》 趺阳，胃脉也。若脉涩而不浮，脾阴虚也，则胃气亦不强，不堪下矣。今脉浮而涩，胃阳实也，则为胃气强，脾阴亦虚也。脾阴虚不能为胃上输精气，水独下行，故小便数也；胃气强，约束其脾，不化津液，故大便难也，以麻仁丸主之，养液润燥，清热通幽。不敢恣行承气者，盖因脉涩终是虚邪也。

喜多村氏《疏义》 仲景之论趺阳脉最多矣。其于历节则曰趺阳脉浮而滑，滑则谷气实，浮则汗自出。于消渴则曰趺阳脉浮而数，浮则为气，数则消谷而大坚，气盛则溲数，溲数则坚，坚数相搏，即为消渴。于水肿则曰趺阳脉浮而数，浮脉即热，数脉即止，热止相搏，名曰伏。于谷疸则曰趺阳脉紧而数，数则为热，热则消谷，紧则为寒，食则为满。于反胃则曰趺阳脉浮而涩，浮则伤脾，脾伤则不磨，朝食暮吐，暮食朝吐。此于脾约则曰趺阳脉浮而涩，浮则胃气强，涩则小便数，浮涩相搏，大便则坚，其脾为约。以上皆中焦实热之证。而至于论血分受邪，寒水相搏，则曰趺阳脉伏，水谷不化，脾气衰则鹜溏，胃气衰则身肿。论气分冷，心下坚大如盘，则曰趺阳脉微而迟，微则为气，迟则为寒，寒气不足则手足逆冷，逆冷则荣卫不利，不利则腹满胁鸣，相逐气转。论腹满则曰趺阳脉微弦，法当腹满。以上皆中焦虚寒之证。盖病莫非皆关脾胃，而辨寒虚实之法也。呜呼！张子于趺阳之诊，辨证最详且切，乃为诊法之一大关键可知矣。奈何后人略此而置于不讲，以致按手不及足之诮，故予于此节表而出之。

按语

趺阳脉候脾胃之气，《伤寒》"趺阳脉浮而涩，故知脾气不足，胃气虚也。"脾约，病名亦见《伤寒》。《天回医简》载有"土风以春气禺者，其发也，体重，肠厚胃约"，但此胃与谓当同义，或约为特指大便坚之病者，与脾之关系，历来以脾为胃行津液外未见他注，若将"脾"省略，文意也通。

原文

肾着之病，其人身体重，腰中冷，如坐水中，形如水状[1]，反不渴，小便自利，食饮如故，病属下焦。从身劳汗出，衣一作表里冷湿，久久得之。腰以下冷痛，腹重如带五千钱，甘草干姜茯苓白术汤主之。方

甘草二两（炙）　干姜四两　茯苓四两　白术二两

上四味，㕮咀，以水五升，煮取三升，去滓，分温三服。腰中即温。

校勘

［1］如坐水中，形如水状：《脉经》卷六第九作"如水状"。

名家选注

程氏《直解》　此肾着于寒湿也。《内经》曰："伤于湿者，下先受之。"寒湿着于下焦，故身体重。甚则冷痛腹重，如带五千钱也。腰者，肾之府。肾寒则腰中冷，如坐水中，形如水状，而实非水也。肾虚当引水自救。今寒湿着于肾，是以不渴，不渴则无停饮而小便自利；小便利，则寒湿不淫于脾；脾土不伤，故饮食如故。此证因疲劳玄府开，汗出衣冷湿，久久则寒湿之气从而薄肾，故为肾着也。

类方参要

《肘后》治腰中常冷，如带钱方。甘草、干姜各二两，茯苓、术各四两。水五升，煮取三升，分为三服。

《要方》肾着散方。桂心三两，白术、茯苓各四两，甘草、泽泻、牛膝、干姜各二两，杜仲三两。上八味，治下筛，为粗散，一服三方寸匕，酒一升，煮五六沸，去滓，顿服，日再。

按语

腰为肾之府，身劳汗出，衣里冷湿，寒湿之邪从腰入肾，使腰中冷重，运枢不利，发为肾着。其病虽以“肾”为名，但根本病因在于“湿”“寒”二处，故其治不在于补肾而在于利湿，其法不在于填精而在于温阳。

原文

肾死藏，浮之坚，按之乱如转丸，益下入尺中者死。

名家选注

尤氏《心典》 肾脉本石，浮之坚，则不石而外鼓；按之乱如转丸，是变石之体而为躁动，真阳将搏跃而出矣；益下入尺，言按之至尺泽，而脉犹大动也。尺下脉宜伏，今反动，真气不固而将外越，反其封蛰之常，故死。

释难

益 通“溢”。《脉经》：“脉有太过，有不及，有阴阳相乘，有覆有溢，有关有格，何谓也？然：关之前者，阳之动也，脉当见九分而浮，过者法曰太过，减者法曰不及，遂上鱼为溢，为外关内格，此阴乘之脉也。关之后者，阴之动也，脉当见一寸而沉，过者法曰太过，减者法曰不及，遂入尺为覆，为内关外格，此阳乘之脉。故曰覆溢，是真脏之脉也，人不病自死。”溢下入尺中者，亦是覆，为肾之真脏脉。

按语

“浮之坚”或脉无弹性之象；“按之乱如转丸”或为脉率/律紊乱之象。

原文

问曰：三焦竭部，上焦竭善噫，何谓也？师曰：上焦受中焦气未和，不能消谷，故令噫耳。下焦竭，即遗溺失便，其气不和，不能自禁制，不须治，久自愈。

名家选注

丹波氏《辑义》 尤云：上焦气未和，不能约束禁制，亦令遗溺失便，所谓上虚不能制下者也。云不须治者，谓不须治其下焦，俟上焦气和，久当自愈。《金鉴》云：不须治，久则愈，在善噫可也。若遗溺失便，未有不治能愈者，恐是错简。二说并有理，然不如程之稳妥，故姑仍之。

按语

上焦主饮食、气的纳入，受气于中焦，上焦虚则纳不能而上逆，且中焦胃气虚则气逆于上，令人嗳气。二便自下焦而出，下焦虚竭则统摄气化无力，二窍失约，故见大小便失禁之证。

原文

师曰：热在上焦者，因咳为肺痿；热在中焦者，则为坚；热在下焦者，则溺血，亦令淋闭不通。

名家选注

喜多村氏《疏义》 此释热在三焦为病，各不同之义也。热在上焦者，所谓肺痿，吐涎沫也。热在中焦者，所谓胃实，大便坚鞕也。坚即谓大便坚，经文大便鞕之“鞕”字，《玉函》皆作“坚”，《千金翼》亦为然，可以征焉。热在下焦者，所谓小便淋沥及小便则尿血也。《内经》曰：胞移热于膀胱为癃。

按语

上焦者，肺之府也，热迫于上，则金被火劫，咳嗽上气，久伤气津，变为肺痿。中焦者，脾胃之府也，热迫阳明，则津液煎熬，令大便坚。下焦者，肾、膀胱之府也，热注下焦，迫血妄行，则令尿血、淋闭不通。

原文

大肠有寒者，多鹜溏；有热者，便肠垢。

小肠有寒者，其人下重、便血；有热者，必痔。

名家选注

丹波氏《述义》 按小肠受胃中水谷，而分利清浊，大肠居小肠之下，主出糟粕，而其下门为肛门。因疑此条大肠、小肠，系于传写互错。盖言小肠有寒，故泌别不职而水粪杂下。其有热者，肠垢被迫而下出也。大肠有寒，则阳气下坠，故下重便血。其有热者，毒结肛门，故为痔也。注家顺文解释，殆不免强凑。今大小易置，而其义始瞭。但《脉经》以来诸书，皆与今本同，则姑记所疑，以俟有道论定已。

按语

本条描述了大肠、小肠寒热病情的不同变化。丹波氏怀疑本条大肠、小肠经文倒误，应作："小肠有寒者，多鹜溏；有热者，便肠垢。大肠有寒者，其人下重、便血；有热者，必痔。"供参。

原文

问曰：病有积，有聚，有谷气，何谓也？师曰：积者，藏病也，终不移；聚者，府病也，发作有时，展转痛移，为可治。谷气者，胁下痛，按之则愈，复发为谷气。诸积大法，脉来细而附骨者，乃积也。寸口，积在胸中；微出寸口，积在喉中；关上，积在脐傍；上关上，积在心下；微下关，积在少腹；尺中，积在气冲；脉出左，积在左；脉出右，积在右；脉两出，积在中央。各以其部处之。

名家选注

喜多村氏《疏义》 此言腹中痛疾大概有三，曰积，曰聚，曰谷气也。《五十五难》曰：积者阴气也。聚者阳气也。故阴沉而伏，阳浮而动。气之所积名曰积，气之所聚名曰聚。故积者五藏所生，聚者六府所成也。积者阴气也，其始发有常处，其痛不离其部，上下有所终始，左右有所穷处。聚者阳气也，其始发无根本，上下无所留止，其痛无常处，谓之聚。故以是别知积聚。夫积即藏病，故难愈；聚则府病，故易治。谷气即所谓谷饪之邪，由于胃气不充，凝积胁下成块，邪正相搏而痛，以手按之，气散则愈，不按则邪气复聚而复发，是为谷气之验也。治法于理中消积之法为宜矣。

尤氏《心典》 诸积，该气、血、痰、食而言。脉来细而附骨，谓细而沉之至，诸积皆阴故也。又积而不移之处，其气血荣卫不复上行而外达，则其脉为之沉细而不起，故历举其脉出之所，以决其受积之处，而复益之日，脉两出积在中央，以中央有积，其气不能分布左右，故脉之见于两手者，俱沉细而不起也。

按语

《难经》载有"五积"之病，指出"肝之积，名曰肥气，在左胁下，如覆杯，有头足……心之积，名曰伏梁，起脐上，大如臂，上至心下……脾之积，名曰痞气，在胃脘，覆大如盘……肺之积，名曰息贲，在右胁下，覆大如杯……肾之积，名曰贲豚，发于少腹，上至心下，若豚状，或上或下无时"。

"积聚"的区别在于病位活动性、发作性等不同，此可谓前有五脏六腑感受风寒等邪，久则成为积聚顽疾。至于"谷气"，或与《灵枢》所载"卒然盛食多饮则肠满"相关，属于脏腑经络篇"谷气入胃"之"宿食"之病，因其亦可见有腹痛、腹部包块等症候，在其中以示鉴别。

寸、关、尺三部脉，以寸口应上焦，关应中焦，尺中应下焦。如《脉经》亦载："寸主射上焦，出头及皮毛竟手。关主射中焦，腹及腰。尺主射下焦，少腹至足。"《难经·十八难》："脉有三部九候，各何主之？然：三部者，寸、关、尺也。九候者，浮、中、沉也。上部法天，主胸上至头之有疾也；中部法人，主鬲以下至脐之有疾也；下部法地，主脐以下至足之有疾也。审而刺之者也。"此以积为例说明脉与病所之相应，盖风寒等邪外袭，有侵经络、血脉、脏腑等不同。此则侵袭脏腑，久而入里与气血宿食痰湿等胶着而为积聚等，经文前后互参，成与一体。

痰饮咳嗽病脉证并治第十二

论一首　脉证二十一条　方一十八首

文献导读

《和齐汤法》 治伤歆(饮)方。大戟七分,芫华六分,此(紫)薵(参)五分,苿三分,商律二分,桂一分,合和;以水渍蘗,捉取亓(其)汁,以完(丸)药

《素问·经脉别论》 饮入于胃,游溢精气,上输于脾。脾气散精,上归于肺,通调水道,下输膀胱。水精四布,五经并行,合于四时五脏阴阳,揆度以为常也。

《素问·脉要精微论》 肝脉搏坚而长,色不青,当病坠若搏,因血在胁下,令人喘逆;其软而散,色泽者,当病溢饮。溢饮者,渴暴多饮,而易入肌皮肠胃之外也。

按语

"痰"当作"淡","淡"者,《说文》谓其"水摇也",取其流动之意象。饮,《说文》:歠也,从欠酓声。凡歓之属皆从歓。《说文解字注》:歠也。易蒙卦虞注曰:水流入口为飲。引申之可飲之物谓之飲。"淡饮"即形容病之状。从以上文献资料可以推测,"淡饮"古为"饮"或"伤饮",其病与水液运化之肺脾肾三焦膀胱等相关,是因经脉闭塞而津液运行不循其常所致。

"饮"与"咳嗽"密切相关,《内经》即有"形寒寒饮则伤肺"之语,《脉经》将"肺痿肺痈欬逆上气淡饮"归为一篇,提示二者关系密切。

原文

问曰:夫饮有四,何谓也?师曰:有痰饮[1],有悬饮,有溢饮,有支饮。问曰:四饮何以为异?师曰:其人素盛今瘦,水走肠间,沥沥有声,谓之痰饮。饮后水流在胁下,咳唾引痛,谓之悬饮。饮水流行,归于四肢,当汗出而不汗出,身体疼重,谓之溢饮。其人咳逆倚息,短气不得卧,其形如肿,谓之支饮。

校勘

[1] 痰饮:《脉经》作"淡饮(一云留饮)"。

名家选注

程氏《直解》 以其性流衍不常，治法亦有汗、下、温、利之异。痰饮者何？以平人水谷之气入于胃，变化精微，以充肌肉，则形盛。今不能变化精微，但变化为痰饮，此其人所以素盛今瘦，故水走肠间，沥沥作声也。悬饮者，以饮水后，水偏流于胁下，悬于肝经部分，肝脉入肺中，故一咳一唾，必相引而痛也。溢饮者，以饮入于胃，当上输于脾，脾当散精，上归于肺，则能通调水道。今脾失宣化之令，水竟流溢于四肢，在四肢可汗而泄，以其当汗不汗，则水饮留于肌肤脉络之中，故身体疼重也。支饮者，支散于上焦心肺之间，寒饮之气薄于肺，则咳逆倚息，薄于心，则短气不得卧，其形若肿。则水饮又支散于外，故谓之支饮也。痰饮，《脉经》《千金翼》俱作"淡饮"，当以淡饮为是。若痰饮则稠黏，不能走肠间，沥沥作声也。

丹波氏《辑义》 "痰"本作"淡"。王羲之《初月帖》"淡闷干呕"。宋·黄伯思《法帖刊误》云：淡，古"淡液"之"淡"，"干古干湿"之"干"。今人以"淡"作"痰"，以"干"作"乾"，非也。

按语

诸家已指出"痰饮"为"淡饮"，非稠黏之痰与饮。饮病按照外在表现有四饮之分。淡饮以水饮流动肠间有声为特点；悬饮以水饮流行停聚胁下伴有咳痰牵引疼痛为特征；溢饮以水饮停聚四肢外或见水肿、肢体沉重为特征；支饮以喘息上气不得卧伴有水肿为特征。四饮在疾病表现上与"水气"有相似之处，但水气病多以水肿为主证，饮病则多见咳、痰、喘、上气、胸胁牵引疼痛等，二者皆是水患，有异同处，需鉴别。

原文

水在心，心下坚，筑筑[1]，短气，恶水不欲饮。

校勘

[1] 心下坚，筑筑：邓本作"心下坚筑"。

名家选注

赵氏《衍义》 心属火，火，阳也，阳主动；肾属水，水，阴也，阴主静。静则坚，今水在心下，水克火，水守于外，故坚。火内郁不宁，故筑筑然动而短气；水既外停，故恶水不欲饮也。

喜多村氏《疏义》 水在心，则心下坚实，筑筑然悸动。阻抑呼吸不利，则短气。水饮内蓄，故恶水不欲饮也。

按语

此为水饮上逆凌心之证。

原文

水在肺，吐涎沫，欲饮水。

名家选注

程氏《直解》 连绵不断者曰涎，轻浮而白者曰沫。涎者津液所化，沫者水饮所成，酿于肺经则吐，吐多则津液亦干，故欲饮水。

喜多村氏《疏义》 水在肺，则上焦郁壅，吐浊唾沫也。涎沫去而肺热虚燥，故欲引水而润之。

按语

肺为水之上源，是储痰之器，水饮停聚从肺而出则有涎沫，涎沫即是痰浊。

原文

水在脾，少气身重。

名家选注

朱氏《正义》 脾土恶湿，得水则重。土无火化，故倦怠少气也。

喜多村氏《疏义》 水在脾则中气不足，故少气。脾主身之肌肉，所以身重也。

按语

脾为津液升降枢纽，主四肢肌肉，水困脾土则肌肉受邪，故身重；少气者，气不能生升。

原文

水在肝，胁下支满，嚏而痛。

名家选注

赵氏《衍义》 肝有两叶，布在胁下，经脉亦循于是，与少阳胆为表里。今水客于肝，表里气停，故支满；嚏者，气喷出也。少阳属火，火郁则有时而发，邪虽发动，不得布散，惟上冲于鼻额，故作嚏，吊引胁下气结而痛。

按语

肝主两胁，水饮影响肝脏正常功能，故胁下支满、牵引痛，嚏则气逆胸膜牵引而痛。

原文

水在肾，心下悸。

名家选注

朱氏《正义》 肾本水脏，饮邪干之，则水势益横，必上凌于心，心畏水乘，故悸也。

按语

肾为水脏，心为火脏，二者水火相交而升降既济，水盛则乘火上逆为悸动，此与“水在心”意通但病位相反。

原文

夫心下有留饮，其人背寒冷大如手[1]。

校勘

[1] 其人背寒冷大如手:《脉经》同本文；邓本作“其人背寒冷如手大”。

名家选注

尤氏《心典》 留饮，即痰饮之留而不去者也。背寒冷如掌大者，饮留之处阳气所不入也。

喜多村氏《疏义》 此以下举留饮诸证。心下有留饮则其人背寒冷如手大者，心下正与背相对，饮留之处，必冷彻背。然饮气有限，仅如于掌大，明其背之非尽寒也。盖饮既水类留聚，则阳气被遏而不畅，故有此状象也。

按语

《病源》云“留饮者，由饮酒后饮水多，水气停留于胸膈之间，而不宣散，乃令人胁下痛，短气而渴，皆其候也”，留饮为水停胸膈之病，与四饮病位有所不同，胸膈者心肺所居，水饮留滞胸膈，上焦阳气不通则背寒冷。

原文

留饮者，胁下痛引缺盆，咳嗽则辄已一作转甚。

名家选注

李氏《广注》 留饮，水饮停留不散也。肝经布胁肋，饮留胁下，则肝气不利，故呼吸窘迫，痛引缺盆，咳嗽则缺盆痛转甚。

喜多村氏《疏义》 此留饮在胁下之证。缺盆与胸胁经脉相连，故饮留于胁下，而痛上引缺盆，引缺盆则咳嗽，咳嗽侧痛引胁下而辄甚，此属悬饮。

释难

辄已 丹波元坚认为“已”，亦“甚”也。“辄巳”，即“辄甚”，经典中往往有此义。因此，“咳嗽则辄已”是咳嗽则加重的意思，而非“咳嗽会减轻”。

按语

水饮停聚胁下，实为停聚胸膜等腔隙，咳则胸膜受牵而痛甚。此虽言留饮，但与悬饮病机相类，此处留饮或意为水饮留停之意，非特指饮之病名。

原文

胸中有留饮，其人短气而渴，四肢历节痛，脉沉者，有留饮。

名家选注

喜多村氏《疏义》 此留饮在胸中之证。胸中者，属上焦也。今为留饮隔碍，则气为之短，津液不能上潮，则口为之渴也。饮者，湿类也，流于关节，故四脚历节痛也。经曰：脉得诸沉者，当责有水，故脉沉者，有留饮。

按语

留饮即是水饮留滞，外则留滞关节而致痛，内则心肺受阻而气短，津不上乘而渴，如《伤寒》“少阴病，身体痛，手足寒，骨节痛，脉沉者，附子汤主之”及“少阴病，至四五日腹痛，小便不利，四肢沉重疼痛，自下利，真武汤主之”。附子、茯苓、白术等具有除水之效，即是水流关节的证治举例。

原文

膈上之病[1]，满喘咳唾[2]，发则寒热，背痛腰疼，目泣自出，其人振振身瞤剧，必有伏饮。

校勘

[1] 膈上之病：邓本作“膈上病痰”。
[2] 咳唾：邓本作“咳吐”。

名家选注

尤氏《心典》 伏饮亦即痰饮之伏而不觉者，发则始见也。身热、背痛、腰疼，有似外感，而兼见喘满、咳唾，则是《活人》所谓痰之为病，能令人憎寒发热，状类伤寒者也。目泣自出，振振身瞤动者，饮发而上逼液道，外攻经隧也。

按语

《金匮》言“膈上病”者有三，一是此，二是桔梗白散条，三是五苓散条。桔梗白散证有“咳而胸满，振寒”，五苓散证有“吐涎沫而癫眩”，二者方证均被囊括于此条所言“膈上之病，满喘咳唾，发则寒热，背痛腰疼，目泣自出，其人振振身瞤剧”之中。三者皆与水饮相关，“满喘咳唾，发则寒热，背痛腰疼”等与后世所言之哮病急性发作之情贴合，哮病有宿痰之因，发则寒热、腰背痛等者，即是内痰因外感而作，咳喘痰多之象。《咳嗽上气篇》之射干麻黄汤、厚朴麻黄汤、越婢加术汤、小青龙加石膏汤等条，亦或为此伏饮兼外感发作而设，可见伏饮即是宿痰，亦是内伏之悬饮。目眩或泣出，身瞤振振摇者，亦或为从痰论治“眩”之开端。

原文

夫病人卒饮水多，必暴喘满。凡食少饮多，水停心下，甚者则悸，微者短气。

名家选注

程氏《直解》 饮水多，则水气泛溢于胸膈，必暴喘满也。凡人食少饮多，则胃土不能游溢精气，甚者必停于心下而为悸，微者则填于胸膈，而为短气也。

按语

《外台》载大量饮水致喘促案："李将军儿得病，喘息甚难，并数上气呼吸，疗之不差，遂亡。本由食饼后乃饮水得之，服五味汤不差，此辈皆死。是后乃有婢得之，行极而渴饮水多，此为所发起同，与五味汤亦不差。然后小差，泰因此与三物备急药半钱，吐下得差。由此思惟病之所由，以冷水入肺及入肠，寒热不消化，结聚逼迫于胃口，故令其呼吸乏，气息不得下过，谓喘而上气息数也，宜吐下之亦可，与三物瓜蒂散吐之。"水疗法，是古代治疗疾病的重要方法，包括饮水、潠、灌、外敷等，《伤寒》如文蛤散、五苓散等皆有水法，《脉经》更总结有病不可水篇，可见大量饮水是导致水肿、喘、悸等发生的重要因素。

原文

脉双弦者，寒也，皆大下后喜[1]虚；脉偏弦者，饮也。

校勘

[1] 邓本无"喜"字。

名家选注

朱氏《正义》 如两手皆见弦脉，夫弦则为减，当以正气虚寒论治。设一手独弦，明是病气有偏着，偏着者为实邪，则又当以攻邪论治矣。

丹波氏《述义》 稻叶元熙曰：脉双弦者寒也二句是客，脉偏弦者饮也句是主。主客对举，为以脉断病之法。

按语

仲景言弦者，浮而紧为弦，主寒，脉道因寒凝滞之象，若一侧弦者，非寒邪凝滞，而为水饮凝聚之象。

原文

肺饮不弦，但苦喘短气。

支饮亦喘而不能卧，加短气，其脉平也。

名家选注

赵氏《衍义》 脉平当无病，何以有病而反平也？正与上条不弦意同，明其虽有支饮尚不留伏、不停积，以其在上焦，未及胸中，不伤经脉，故脉平。然终碍其阴阳升降，故喘不能卧、短气耳。

喜多村氏《疏义》 此又言支饮脉亦不弦之义。支饮支撑于心下，故喘而不能卧，加短气，同肺饮也。其脉平，即不弦之互辞。案《辨疟病》篇云：温疟者，其脉如平。此言疟脉自弦，而温疟特不弦也，与此节同义。

按语

肺饮即饮伤肺，病位在于胸中，支饮病位在于心下，二者病证有相似之处，也有不同之处。临床上心源性、肺源性喘息性疾病的治疗，可分别参考肺饮与支饮的治则、治法和治方。

原文

病痰饮者，当以温药和之。

名家选注

赵氏《衍义》 痰饮由水停也，得寒则聚，得温则行；况水行从乎气，温药能发越阳气，开腠理，通水道也。

李氏《广注》 中气虚寒，不能腐熟水谷，运化精微，故积为痰饮，温药和之，则痰饮自散，以脾胃喜温恶寒也。

按语

此论水饮治疗大法，饮为水，性本凉，温药即是正治。温药者，如苓桂剂类温化水饮而不燥以伤津，非单纯使用姜附等。温者提示治法，如水饮兼表寒，则温热之剂如小青龙、大青龙、越婢等麻黄类方；若中焦水停，则苓桂术甘等苓、术剂之类，凌心则木防己汤、茯苓四逆汤之类；若停下焦轻则五苓散之类，重则肾气丸等附子类方；若兼留滞关节，则如附子汤、真武汤之类附子、苓、术共用；若上逆则泽泻汤之属；若中焦虚寒则茯苓饮类,兼热则橘皮竹茹汤类;若兼表虚,则黄芪类,种种治法,皆因其所处、所兼、所见之病情而定,概以温药治之。

原文

心下有痰饮,胸胁支满,目眩,茯苓桂枝术甘草汤[1]主之。方

茯苓四两　桂枝三两(去皮)　白术三两　甘草二两(炙)

上四味,㕮咀,以水六升,煮取三升,去滓,分温三服。小便则利。

校勘

[1] 茯苓桂枝术甘草汤:邓本作"苓桂术甘汤"。

名家选注

徐氏《论注》 心下有痰饮,心下非即胃也,乃胃之上,心之下,上焦所主,唯其气挟寒湿,阴邪冲胸及胁而为支满,支者,撑定不去,如痞状也。阴邪抑遏上升之阳,而目见玄色,故眩。苓桂术甘汤,正所谓温药也,桂、甘之温化气,术之温健脾,苓之平而走下,以消饮气,茯苓独多,任以君也。《灵枢·经脉篇》云:"包络是动,则胸胁支满,心中憺憺大动。"

赵氏《衍义》 《本草》茯苓能治痰水,伐肾邪。痰,水类也;治水必自小便出之。然其水淡渗,手太阴引入膀胱,故用为君;桂枝乃手少阴经药,能调阳气,开经络,况痰水得温则行,用之为臣;白术除风眩,燥痰水,除胀满,以佐伏苓;然中满勿食甘,用甘草何也?盖桂枝之辛,得甘则佐其发散,和其热而使不僭也;复益土以制水,甘草有茯苓则不支满而反渗泄。

按语

若以"胸胁支满""目眩"为眼目,此或为"悬饮""伏饮"方药,但饮者不离脾胃,苓桂术皆治水亦入归脾胃之类。

原文

夫短气有微饮,当从小便去之,茯苓桂枝术甘草汤主之用上方;肾气丸亦主之。方见脚气中。

名家选注

尤氏《心典》 气为饮抑则短,欲引其气,必蠲其饮。饮,水类也。治水必自小便去之，苓桂术甘益土气以行水，肾气丸养阳气以化阴，虽所主不同，而利小便则一也。

浅田氏《论识》 夫短气之果因小便不利乎，亦有阴阳之分，是并举二汤以示其分也，本篇一证并举二方者，以其外症有所相似而实涉二道也。

类方参要

《辅行诀》泻肾汤，救误用汗法，其人阳气素虚，致令阴气逆升，心中悸动不安，冒，汗出不止。方：茯苓、甘草、桂枝、生姜、五味子各三两。上五味，以水七升，煮取三升，温分再服。

《外台》引《范汪方》范汪疗男子七伤，面目黄黑，饮食不生肌肉，手足疠疼，少腹重急，小便利方。石斛六分，山茱萸六分，肉苁蓉六分，牛膝六分，五味子六分，附子四分（炮），远志六分（去心），桂心四分，人参六分，茯苓六分，菟丝子八分（酒渍），秦艽四分。上十二味，捣筛为散。以酒服方寸匕，日三。食前服之。忌猪肉、冷水、生葱、酢物。

按语

此条虽为一证两方，但两方主证之间仍有些许区别。喻嘉言《医门法律》载“苓桂术甘汤主饮在阳，呼气之短；肾气丸主饮在阴，吸气之短”，认为两方方证的区别在于苓桂术甘汤主呼气困难，肾气丸主吸气困难。简而言之，苓桂术甘汤所治者，其病机为脾胃虚寒导致的水饮停聚，故其治在于温中化饮；肾气丸所治者，其病机为肾气虚衰，气化无力导致的水饮潴留，临床应鉴别用之。

原文

病者脉伏，其人欲自利，利者反快[1]。虽利，心下续坚满，此为留饮欲去故也，甘遂半夏汤主之。方

甘遂大者三枚　半夏十二枚（洗，以水一升，煮取半升，去滓）　芍药五枚　甘草如指大一枚（炙）一本无

上四味，㕮咀，以水二升，煮取半升，去滓，以蜜半升，和药汁煎取八合，顿服之。

校勘

［1］利者反快：邓本作“利反快”。

名家选注

尤氏《心典》 脉伏者，有留饮也，其人欲自利，利反快者，所留之饮从利而减也；虽利，心下续坚满者，未尽之饮，复注心下也。然虽未尽而有欲去之势，故以甘遂、半夏因其势而导之。甘草与甘遂相反，而同用之者，盖欲其一战而留饮尽去，因相激而相成也。

芍药、白蜜不特安中，抑缓药毒耳。

喜多村氏《疏义》 此论支饮证治。病者脉伏，为水饮壅压，气血不通，故脉道乃伏而不见也。其人欲自利，利反快者，此水邪泛滥，傍溢大肠，而反自利，饮虽从利少减，而随减随积，称快未几，而坚满依然，饮邪虽有欲去之机，而究未得去之之道也，故曰此为留饮欲去故也。主之以甘遂半夏汤者，开决水邪巢窟，亦顺其势，以利导之法也。

按语

留饮者，水饮停留之意。“利者反快，虽利，心下续坚满”提示本有心下坚满之证，犹如气分之枳丸、桂枝去芍药加麻辛附者，但彼为气，此为水也。《痉湿暍》篇言湿病则大便反快，此留饮之利者，与湿同理。“甘遂半夏汤主之”应于“利者反快”之后，提示此种留饮停聚心下，可以甘遂、半夏等治水，但利后心下仍有水饮反复坚满之虑，如此留饮当为喜多村氏等言之伏饮、支饮者，提示病位较深，病程较长，治疗棘手等；以芍药、甘草者，其中或可见芍药甘草汤之腹挛急、拘急等症候，如大塚敬节《金匮要略研究》指出“甘遂半夏汤适应证：从鸠尾至脐上部位坚硬而胀满，内里痞塞，感觉痛苦，小便排出虽通畅，但仍总是感觉排出量不充分”。

方中蜂蜜为必需之物，以案为例：“加屋恭安的《好生绪言》中有甘遂半夏汤杀人的记载：某医者诊患者大便微利、心下坚满、腹挛急，便投予甘遂半夏汤。至夜半，患者烦闷晕绝，随后死亡。医者外逃数十日方归，遂将此事告知吉益东洞先生。医者言未迄，先生问，从法当加蜜，然否。医者答曰，未加。先生曰，此死极可哀。”可见蜂蜜不止有“益气补中，止痛”之效，其“解毒，除众病，和百药”之用亦同时发挥。

对于同时皆有心下水停之证，“木防己汤之痞坚、十枣汤之痞硬满、甘遂半夏汤之坚满、大陷胸汤之石硬”（汤本求真《皇汉医学》）可为鉴别提供眼目。

原文

脉浮而细滑，伤饮。脉弦数，有寒饮，冬夏难治。脉沉而弦者，悬饮内痛。[1]

校勘

[1] 此条为邓本所有，不见于吴本。

原文

病悬饮者，十枣汤主之。方

芫花（熬） 甘遂 大戟（熬）[1]

上三味，捣筛，以水一升五合，煮大枣[2]十枚，煮取八合，去滓内药[3]，强人一钱匕，羸人服半钱，平旦温服之。不下者，明日更加半钱。下后[4]，糜粥自养。

校勘

[1] "大戟(熬)"后:邓本多出"各等分"。
[2] 煮大枣:邓本作"先煮肥大枣"。
[3] 内药:邓本作"内药末"。
[4] 下后:邓本作"得快下后"。

名家选注

喜多村氏《疏义》 此承上条以明其治也。悬饮则饮邪胶结,攻之不嫌峻,因以十枣汤极锐利之品,乘其元气未漓,以迅扫疾赴,不容少宽,以贻后患也。然人之虚实,亦所宜酌量,故经文惟曰病悬饮者,而不举其证,盖在于斯欤?

释难

钱匕 丹波元简云:"钱匕者,以大钱上全抄之,若云半钱匕者,则是一钱抄取一边尔,并用五铢钱也。"

类方参要

《要方》十枣汤主肿及支满澼饮。方:芫花、荛花各半两,甘草、大戟、甘遂、大黄、黄芩各一两,大枣十枚。上八味,㕮咀,以水五升煮取一升六合,分四服,空心服,以快下为度。

《外台》引《深师》朱雀汤疗久病癖饮,停痰不消,在胸膈上液液,时头眩痛,若挛,眼睛身体手足十指甲尽黄,亦疗胁下支满饮,辄引胁下痛。方:甘遂、芫花各二分,大戟三分。上三味,为散,以大枣十二枚,擘破,以水六升,先煎枣,取二升,内药三方寸匕,更煎取一升二合,分再服,以吐下为知,未知重服,甚良无比。

按语

十枣汤所治之悬饮,为水停胸胁之证,现代医学中各种原因导致的胸腔积液,符合本方证者可参考应用,其中大枣之用,与上方之蜂蜜或有同义。

原文

病溢饮[1],当发其汗,宜大青龙汤[2]。方

麻黄六两(去节) 桂枝二两(去皮) 甘草二两(炙) 生姜三两 石膏如鸡子大(碎) 杏仁四十枚(去皮尖) 大枣十枚(擘)

上七味，㕮咀，以水九升，先煮麻黄，减二升，去上沫，内诸药，煮取三升，去滓，温服一升，温覆令汗出[3]。汗出多者，温粉粉之。一服汗者，勿再服。若复服，汗出多，亡阳，逆虚，恶风，烦躁不得眠也[4]。

病溢饮者，当发其汗，宜小青龙汤。方见肺痈中。

校勘

[1] 本节，邓本作“病溢饮，当发其汗，大青龙汤主之，小青龙汤亦主之”。

[2] 宜大青龙汤：《脉经》无“宜大青龙汤”五字，仅言“小青龙汤主之”。

[3] 温覆令汗出：邓本作“取微似汗”。

[4] 一服汗者，勿再服。若复服，汗出多，亡阳，逆虚，恶风，烦躁不得眠也：邓本无。

名家选注

喜多村氏《疏义》《脉要精微论》曰：“溢饮者，渴暴多饮，而易入肌肤肠胃之外也。”溢饮证候，篇首既详之。以其水邪在表，故宜发其汗，然病有轻重之别，则方亦不可无紧慢之等，故大青龙汤主之，而小青龙汤亦主之。学者临证消息施治可也。

类方参要

《外台》咳者，增损阮氏小青龙汤方。麻黄二两（去节），芍药二两，桂心一两，甘草二两（炙），细辛一两。上五味，切，以水六升，煮取二升，温服七合。阮本汤方等分，虽未尝用，嫌其太温，余增损其分两，以疗十余人皆愈。

《外台》引《古今录验》疗中风发三春，脉浮短者多凶，大而长可疗，青龙汤方。甘草一两（炙），麻黄二两（去节），桂心七寸，大枣二十枚（擘），生姜、芍药各二两。上六味，切，以水六升，煮取二升半。分为再服，初服覆取汗，后即止。

按语

《素问·脉要精微论》已载溢饮病名，云：“肝脉搏坚而长，色不青，当病坠若搏，因血在胁下，令人喘逆；其软而散色泽者，当病溢饮，溢饮者，渴暴多饮，而易入肌皮肠胃之外也。”仲景所论之溢饮，即根于此。《素问·汤液醪醴论》云：“帝曰：其有不从毫毛而生，五脏阳以竭也，津液充郭……治之奈何？岐伯曰：平治于权衡……开鬼门，洁净府……巨气乃平。”其所谓的“开鬼门”，即是以仲景以汗法用大、小青龙二方治疗全身水肿的理论根源。溢饮的病位在于皮肤膜原之间，若按苓桂术甘汤、葶苈大枣泻肺汤、甘遂半夏汤、十枣汤等痰饮、支饮、悬饮之法治之，则未免舍近求远，故仲景特以青龙汤方发之，使水饮之邪从腠理而出。

原文

膈间支饮，其人喘满，心下痞坚，面色黧黑，其脉沉紧，得之数十日，医吐下之，不愈，木防己汤主之。方

木防己三两　桂枝二两（去皮）　石膏如鸡子大十二枚　人参四两

上四味，㕮咀，以水六升，煮取二升，去滓，分温再服。虚者即愈，实者三日复发，复与不愈者，宜去石膏加茯苓芒硝汤[1]。方

木防己二两　桂枝二两（去皮）　人参　茯苓各四两　芒硝三合

上五味，㕮咀，以水六升，煮取二升，去滓，内芒硝，再微煎，分温再服，微利则愈。

校勘

[1]“虚者即愈，实者三日复发，复与不愈者，宜去石膏加茯苓芒硝汤”，邓本在“木防己汤主之”后。

名家选注

赵氏《衍义》　心肺在膈上。肺主气，心主血。今支饮在膈间，气血皆不通利。气为阳，主动；血为阴，主静。气不利，则与水同逆于肺而为喘满；血不利，则与水杂糅，结于心下而为痞坚。肾气上应水饮，肾气之色黑，血凝之色亦黑，故黧黑之色亦见于面也。脉沉为水，紧为寒，非别有寒邪，即水气之寒也，医虽以吐下之法治，然药不切于病，故不愈。用木防己者，味辛温，能散留饮结气，又主肺气喘满，所以用为主治；石膏味辛甘微寒，主心下逆气，清肺定喘；人参味甘温，治喘，破坚积，消痰饮，补心肺气不足，皆为防己之佐；桂枝味辛热，通血脉，开结气，且支饮得温则行，又宣导诸药，用之为使。若邪之浅，在气分多而虚者，服之即愈；若邪客之深，在血分多而实者，则愈后必再发。故石膏是阳中之治气者，则去之；加芒硝，味咸寒，阴分药也，治痰实结，赖之去坚消血癖；茯苓伐肾邪，治心下坚满，佐芒硝则行水之力益倍。

喜多村氏《疏义》　此辨支饮证治。水饮支撑则喘而逆满，水饮盘结则心下痞坚，故曰膈间支饮也。面色黧黑者，水邪壅遏，阳气不荣也。其脉沉紧者，水邪阻塞，脉道不通也。桂苓术甘汤证云其脉沉紧，又《脉经》云脉沉而紧，苦心下有寒，可以证。得之数十日，医或吐之不愈者，是水邪不单结在上，故越之而不愈也。或下之不愈者，是水邪不单结在下，故虽竭之亦不愈也。是寻常吐下之法，药不切于病，故不能愈也。当以木防己汤，开水结，通阳气。然而水邪虚结者，服之即愈。若水邪实结者，虽暂愈亦复发也，即复与前方亦不能愈，当于前方中去石膏，加芒硝软坚，茯苓通水，则未有不愈者也。

按语

本条为一证二方，二方之间为递进关系。膈间支饮，病位在心肺，病性属虚实错杂、寒热错杂之证。其病虚多实少者，应补虚为主，或补攻兼施，以木防己汤治之，其病当愈；实多虚少者，应泻实为主，或寓补于消，于木防己汤中加茯苓、芒硝，加强泻逐水饮之力，令邪实去而不伤正。本条所述病证与今风湿性心脏病表现相近。风湿性心脏病二尖瓣狭窄患者，可见脸颊暗红、口唇紫绀、面色灰暗的二尖瓣面容，与“面色黧黑”有相似之处。临床见风湿性心脏病、心脏瓣膜病、心力衰竭等患者，可酌情选用此方。

原文

心下有支饮，其人苦冒眩，泽泻汤主之。方

泽泻五两　白术二两

上二味，吹咀，以水二升，煮取一升，去滓，分温再服。

名家选注

赵氏《衍义》《明理论》眩为眼黑，冒为昏冒。《伤寒》之冒眩以阳虚，中风亦有眩冒，乃风之旋动也。《原病式》以昏冒由气热冲心也；目暗黑亦火热之郁。二论曰虚、曰风、曰火，各一其说。三者相因，未始相离，风火不由阳虚则不旋动；阳虚不由风火则不冒眩。盖伤寒者以寒覆其阳，阳郁化火，火动风生故也。风火之动，散乱其阳，则阳虚。湿饮者亦如伤寒之义。虽然，阳虚风火所致，然必各治其所主，寒者治寒，湿者治湿；察三者之轻重，以药佐之。此乃支饮之在心者，阻其阳之升降，郁而不行，上不充于头目，久则化火，火动风生而作旋运，故苦冒眩也。利小便以泄去支饮，和其中焦，则阳自升而风火自息矣。泽泻能开胃关，去伏水，泄支饮从小便出之；佐以白术和中益气，燥湿息风。

喜多村氏《疏义》 此支饮眩冒证治。水饮留于心膈，则清阳被阻抑，不能上走于头目，故其人苦眩冒也。然遂是支饮轻证，故以泽泻汤小剂，仅利其水则愈矣。

按语

支饮，停于心下，中焦受阻，则清阳不能上荣头目、水饮浊阴反不降于下，故令眩冒。泽泻、白术有温中化饮、利水渗湿之效，水饮得降则眩冒自愈。

原文

支饮胸满者，厚朴大黄汤主之。方

厚朴一尺（去皮，炙）　大黄六两　枳实四枚（炙）

上三味，吹咀，以水五升，煮取二升，去滓，分温再服。

名家选注

赵氏《衍义》 凡仲景方，多一味，减一药，与分两之更重轻，则异其名，异其治，有如转丸者，若此三味加芒硝，则谓之大承气，治内热腹实满之甚；无芒硝，则谓之小承气，治内热之微甚；厚朴多，则谓之厚朴三物汤，治热痛而闭。今三味以大黄多，名厚朴大黄汤，而治是证。上三药皆治实热而用之。此支饮胸满，何亦以是治之？倘胸满之外，复有热蓄之病，变迁不一，在上在下，通宜利之耶。胸满者下之，然此水饮也，不有热证，况胸满未为心下实坚，且胸中痞硬，脉浮，气上冲咽喉者，则半表半里和解之；至有医误下，为心下硬痛，名结胸者，以大陷胸汤下之；不甚痛，犹不可下，以小陷胸汤利之。今支饮之胸满，遽用治中焦实热之重剂乎？是必有说，姑阙之。

喜多村氏《疏义》 案此方证不合，是必传写有讹。赵氏阙疑，其说似是。或曰胸满疑作"腹满"，然水饮支拄胸中，断无腹满之理。或曰《千金》亦作"胸满"，是盖饮蓄脾胃，上攻心胸者。支饮本以饮拄撑胸膈得名，若作腹满，支字无着落。然若是胸满亦断不可下也。今姑存疑以俟后。

类方参要

《圣惠》引《肘后方》治痰壅呕逆，心胸满闷不下食。用厚朴一两，涂生姜汁，炙令黄，为末，非时粥饮，调下二钱匕。

《肘后》厚朴汤，治烦呕腹胀。厚朴四两（炙），桂二两，枳实五枚（炙），生姜三两。以水六升，煮取二升，分为三服。

《肘后》大便坚闭令利者。大黄四两，厚朴二两，枳实四枚。以水四升，煮取一升二合，分再服，得通者止之。

按语

厚朴麻黄汤亦主胸满，厚朴不必专为腹满而设。尤氏《心典》和《金鉴》也认为"胸满"是"腹满"之误，但《要方》卷第十八载此条云"夫酒客咳者，必致吐血，此坐久饮过度所致也；其脉虚者必冒，其人本有支饮在胸中也。支饮胸满，厚朴大黄汤主之"，亦作"胸满"。因此，本方应是针对湿热素盛的酒客制定的处方，其证以胸满为主，治以厚朴、枳实宽胸理气，大黄清热泻实，此方与前茯苓、白术等为主治者，犹如大小陷胸汤之水饮与热、痰湿与热互结之分，亦为支饮偏于阳明、少阳者设，前方则多从太阳、太阴等治，虽未名言饮之六经分证治法，而六经方药已在其中。

原文

支饮不得息，葶苈大枣泻肺汤主之。方见肺痈中。

名家选注

喜多村氏《疏义》 此支饮不得息证治。水饮拄撑胸中，故妨碍呼吸而不得息。以葶苈大枣泻肺汤，泄水饮通壅闭也。

类方参要

《肘后》治寒时气温病。小腹满，不得小便。末滑石三两，葶苈子一合，水二升，煮取七合，服。

《外台》阮河南疗天行七八日，热盛不解，艾汤方。苦酒三升，葶苈子二合（熬，捣），生艾汁取一升（无生艾熟艾干艾亦可用，无艾可艾根捣取汁）。上三味，煎得一升，顿服愈。若有牛黄，内一刀圭尤良。此宜疗内有大热也。

按语

葶苈大枣泻肺汤由葶苈子、大枣两味药组成，用以治疗“肺痈”“支饮”等疾患。晋唐医家在《金匮》基础上发挥，扩大了此方适应证范围，将之投用到了脚气病的治疗中①。《医心》引《唐临脚气论》方，用“葶苈子二两、大枣十四枚”作汤剂治疗“气，肿上至腰，小便涩”，并称赞此方“诸药不效宜服”，对其利水消肿、下气平喘的疗效给予高度肯定。崔知悌在葶苈大枣泻肺汤基础上加减，改作丸剂，用以治疗“大腹水病，身体肿，上气，小便涩赤，脐深，颈上有两大脉动，唾稠，不得眠睡，每肿先随脚肿”。《近效方》则加用甘草、海蛤壳、郁李仁、汉防己、吴茱萸、槟榔、大黄等药物，增强其下气之功、利水之能，主治“脚气冲心，肺气气急，及水气卧不得”，赞其“立验”，亦丰富了葶苈大枣泻肺汤类方。使得葶苈大枣泻肺汤类方成了晋唐脚气病治疗中完整、成熟的几大类方之一。现代研究亦表明，葶苈子具有增加心衰大鼠尿量、增强心肌收缩、改善心室重构、降低B型尿钠肽（BNP）、抑制肾素-血管紧张素系统（RAS）等作用，为古方新用提供了新的证据。

原文

呕家本渴，渴者为欲解，今反不渴，心下有支饮故也，小半夏汤主之。方

半夏一升（洗） 生姜半斤

上二味，切，以水七升，煮取一升半，去滓，分温再服。《千金》云：小半夏加茯苓汤[1]。

校勘

[1]《千金》云“小半夏加茯苓汤”：邓本在“小半夏汤主之”后。

名家选注

李氏《广注》 此专以治呕，言呕家渴者为欲解，以胃气复而津液生也。若心下素

① 包伯航，冯惠童，李荣．从心力衰竭角度探讨晋唐脚气病［J］．中医药导报，2020，26（4）：76-80.

有支饮，则不燥，自当不渴，泛滥而呕也。半夏、生姜，温能和胃气，辛能散逆气，为呕家圣药。

类方参要

《外台》引《集验方》治胸满有气，心腹胀，中冷，半夏汤方。半夏一升，桂心四两，生姜八两（切）。上三味，切，以水七升，煮取二升，绞去滓，适寒温，饮七合。

按语

历代注家多从水饮的角度阐释该方治疗呕吐的机理，本方由半夏、生姜两味药组成，既是治疗呕吐的名方，也是治疗呕吐的基本药对，在小柴胡汤、生姜泻心汤、葛根加半夏汤等仲景治疗呕吐的方剂中，均可见其身影。

原文

腹满，口舌干燥，此肠间有水气，防己椒目葶苈大黄丸主之。方

防己　椒目　葶苈（熬）　大黄各一两

上四味，末之，蜜和丸[1]，如桐子大，先食饮服一丸，日三服，稍增，口中有津液，止[2]。渴者加芒硝半两。

校勘

[1] 蜜和丸：邓本作"蜜丸"。

[2] 口中有津液，止：邓本作"口中有津液"，无"止"字。

名家选注

尤氏《心典》 水即聚于下，则无复润于上，是以肠间有水气而口舌反干燥也。后虽有水饮之入，只足以益下趋之势，口燥不除腹满益甚矣。防已疗水湿，利大小便，椒目治腹满，去十二种水气，葶苈、大黄泄以去其闭也。渴者知胃热甚，故加芒硝。经云：热淫于内，治以咸寒也。

喜多村氏《疏义》 此治肠间有水者之方也。言腹满则与支饮胸满殊矣。水积于下，则不隶于上，故口舌干燥，此肠间有水气所致也。盖水聚于下者，与壅于上者，治法不同。当与此丸，以利导之。

类方参要

《肘后》治卒身面肿满方。葶苈子七两，椒目三两，茯苓三两，吴茱萸二两。捣，蜜和丸，如桐子大。服十丸，日三服。

《肘后》治卒大腹水病方。防己、甘草、葶苈各二两。捣，苦酒和丸，如梧子大三丸，日三服，常服之。取消平，乃止。

按语

此条应与第二条“水走肠间，沥沥有声，谓之痰饮”互看。由于小肠分化不利，不能将下行之水液分消至膀胱，导致水饮留滞于肠间。水气交阻，故令沥沥有声；腑气壅塞，郁而化热，故令口舌干燥。因此，该条本为水气交结，痰热腑实之证，故用己椒苈黄丸利水、通腑、泄热之法治之。

原文

卒呕吐，心下痞，膈间有水，眩悸者，小半夏加茯苓汤主之。方

半夏一升（洗） 生姜半斤 茯苓三两一方四两

上三味，切，以水七升，煮取一升五合，去滓，分温再服。

名家选注

喜多村氏《疏义》 此治膈间有水者之方也。言猝然呕吐而心下痞，乃膈间停水之征。盖胸膈为水饮阻塞，清阳不彻则目眩，水邪凌逆则心悸。小半夏加茯苓汤主之者，止呕逆，利水饮矣。案此章当在小半夏汤后，今在于此者，错简也。又《本草图经》引仲景云“又主呕哕，谷不得下，眩悸”，盖本经旧文也。

类方参要

《肘后》治时气病起诸劳复。千里流水一石，扬之万度，二斗半；半夏二两，洗之；秫米一斗；茯苓四两。合煮得五升，分五服。

《要方》治妊娠恶阻，呕吐，不下食方。青竹茹、橘皮各十八铢，茯苓、生姜各一两，半夏三十铢。上五味㕮咀，以水六升煮取二升半，分三服，不差频作。

按语

仲景治眩、治悸多责于水饮，如真武汤、苓桂术甘汤、茯苓甘草汤等。此条较小半夏汤多“眩悸”一证，故加茯苓利水化饮，止眩定悸。

原文

假令瘦人，脐下有悸者，吐涎沫而癫眩，水也，五苓散主之。方

猪苓(去皮)十八铢[1]　茯苓十八铢[2]　泽泻一两六铢[3]　白术十八铢[4]　桂枝半两(去皮)[5]

上五味,杵为散[6],饮服方寸匕[7],日三服。多饮暖水,汗出即愈。

校勘

[1] 猪苓(去皮)十八铢:邓本作"猪苓(去皮)三分"。
[2] 茯苓十八铢:邓本作"茯苓三分"。
[3] 泽泻一两六铢:邓本作"泽泻一两一分"。
[4] 白术十八铢:邓本作"白术三分"。
[5] 桂枝半两(去皮):邓本作"桂二分(去皮)"。
[6] 杵为散:邓本作"为末"。
[7] 饮服方寸匕:邓本作"白饮服方寸匕"。

名家选注

《金鉴》 上条心下有悸,是水停心下为病也。此条脐下有悸,是水停脐下为病也。若欲作奔豚,则为阳虚,当以茯苓桂枝甘草大枣汤主之。

喜多村氏《疏义》 此治脐下有水者之方也。瘦人,则篇首云其人素盛今瘦者乃是也。脐下悸动者,水停下焦也。吐诞沫而颠倒眩晕者,水气上逆使然。盖水之蓄于下焦者,与在上焦者不同,当从小便渗利为正,故以五苓散主之。

释难

癫眩 "癫"从"颠"声,二字形近声同,易混。《说文·页部》云"颠,顶也""顶,头上也"。"癫眩"应为"颠眩"之讹,即头眩之义,不应理解为"癫痫"和"眩晕"。

按语

瘦人,即素盛今瘦患痰饮病之人,喜多村氏言"瘦人,则篇首云其人素盛今瘦者乃是也"颇为精当。脐下者肾所主之部,五苓散助气化以行水,非单独利水,实为恢复水之分布气化,故因水上逆之癫眩可治,若因风寒痰浊等,索引诸方或可参用,不单见眩则以利水。

此方与泽泻汤、苓桂术甘汤皆有眩之表现,但泽泻汤、苓桂术甘汤皆为水停心下,苓桂术甘汤另有短气、微饮之情,此则病位更与茯苓桂枝甘草大枣汤之欲作奔豚相似者,如浅田宗伯《论识》云"此条脐下有悸,与谓肠间沥沥稍同其辙,而水停脐下之所致也,其用五苓散亦温药和之之意也,若夫脐下悸欲作奔豚,当苓桂甘枣汤主之"。

附　　方

原文

主心胸中有停痰宿水，自吐出水后，心胸间虚，气满不能食，消痰气，令能食，茯苓饮。方

茯苓三两　人参三两　白术三两　生姜四两　枳实二两　橘皮一两半[1]

上六味，㕮咀，以水六升，煮取一升八合，去滓，分温三服，如人行八九里进之。见《外台》，出《延年》。

校勘

[1] 橘皮一两半：邓本作"橘皮二两半"。

名家选注

赵氏《衍义》 此由上中二焦气弱，水饮入胃，脾不能转归于肺，肺不能通调水道，以致停积，为痰、为水。吐之则下气因而上逆，积于心胸，是谓虚，气满不能食。当先补益中气，以人参、白术下逆气，行停水；以茯苓逐积，消气满以枳实调诸气，开脾胃而宣扬推布上焦，发散凝滞，赖陈皮、生姜为使也。

喜多村氏《疏义》 此治心胸停痰之方。《外台》引《延年》云：仲景《伤寒论》同。故来人附于此也。言心胸中有停痰宿水，是胃气失权，水蓄为饮，停贮于胸膈之间，吐之则下，气因而上逆，积于心胸，是谓虚，气满不能食。方以茯苓为君，淡渗利水。参术大健中焦，使宿饮去而新饮不聚。姜、橘、枳实以驱未尽之饮，则日消痰气，而令能食耳。

按语

此方可认为是理中汤、枳术丸、橘枳姜汤等的合方或祖方者，共治心胸有水饮停聚者，水停心胸，可见悸、胸痹、咳、喘、水肿、呕吐等症，病涉太阴、气分、心肺。

原文

咳家其脉弦，为有水，可与十枣汤[1]。方见上。

夫有支饮家，咳烦，胸中痛者，不卒死，至一百日一岁，与十枣汤[2]。方见上。

校勘

［1］可与十枣汤：邓本作“十枣汤主之”。
［2］与十枣汤：邓本作“宜十枣汤”。

名家选注

朱氏《正义》 饮脉多弦。咳家而脉弦，其为饮而咳可知。遂主十枣汤者，所以拔去其致咳之病根也。要其脉必偏弦者，若双弦，当属虚寒论治矣。

喜多村氏《疏义》 此辨支饮亦可攻之义。夫曰有支饮家，则水饮积于心胸旧矣，是以上逆则咳，壅遏则烦，搏击则痛。然支饮本属实邪，未可猝毙，延至一百日或经年之久，须乘其元气未漓，与十枣汤以拔其根，覆其巢，不致畏虚以养病也。若迁延失治，欲施攻治于百日、一年之后，则未有不至于困厄者也。呜，亦危矣哉。

按语

前言“脉偏弦者，饮也”，长患咳疾之人，脉弦为有水饮停聚之虑，此饮可为留饮、伏饮、悬饮等不同，但治则一，予十枣汤逐水。对于久咳伴有胸痛之人，尚需与胸痹急症鉴别，胸痹之病，喘息咳唾，重则旦发夕死，若久病未之卒死者，或可以十枣汤延缓，临床上诊治胸腔积液、胸膜炎等疾病有此方证时，可参考本条方证。

原文

久咳数岁，其脉弱者，可治；实大数者死；其脉虚者，必苦冒。其人本有支饮在胸中故也，治属饮家。

名家选注

魏氏《本义》 又有久咳数岁，饮之留伏也久矣，证之成患也深矣。诊之脉弱者，久病正虚，是其常也。久病而邪亦衰，是其幸也，可以与补正气中寓逐水饮之法，治之徐徐可收功也，故曰可治。若夫诊其脉而实而大而数，则正虚而邪方盛，欲补其正，有妨于邪，饮攻其邪，有害于正，可决其死也。然此亦为治之不如法者言，苟能遵奉仲景，以扶阳益气为本，以温中散寒、清热散邪为斟酌，以导水于二便，宣水于发汗为权宜，何遽致于必死乎？再为谛脉虚者之证必苦冒，脉虚则气弱，气弱而水湿混杂于中，清阳之气必不能升，如物掩覆之，所以苦冒，其人本有支饮在胸中之故显然矣。仲景又明此治，不必问之冒家也，还属之饮家，饮消而冒自除矣。

按语

《脏腑经络篇》云咳、上气、喘、哕、咽、肠鸣、胀满、心痛、拘急为阴病,《伤寒》云“凡脉大、浮、数、动、滑,此名阳也;脉沉、涩、弱、弦、微,此名阴也。凡阴病见阳脉者生,阳病见阴脉者死”,或可认为此阴病见阳脉为可治,但忽视其久病之情,病久脉症相合者多为可治。久咳之人正气必有不足,其脉弱当是其应,若反实大而数,表明是邪盛正衰,提示预后不良。依“脉虚者,必苦冒”者,可参考茯苓饮、苓桂术甘汤、肾气丸等扶正为主,驱邪为次之方药。

原文

咳逆倚息[1],小青龙汤主之。方见肺痈中。

校勘

[1] 咳逆倚息:邓本作“咳逆倚息不得卧”。

名家选注

徐氏《论注》 咳逆倚息不得卧,即前支饮的症也。不用十枣汤而用小青龙汤,必以其挟表也。然此必病发未久,而不得卧,则势亦孔亟,故暂以桂、麻治表,姜、半治饮耳。

按语

本条与上条连读可加强理解,即:久咳数岁,其脉弱者,可治;实大数者死;其脉虚者,必苦冒。其人本有支饮在胸中故也,治属饮家。咳逆倚息,小青龙汤主之。此以下诸条,均是“支饮在胸中”的具体治法治方,但此以兼邪实,可与茯苓饮等对读。

原文

青龙汤下已,多唾口燥,寸脉沉,尺脉微,手足厥逆,气从少腹[1]上冲胸咽,手足痹,其人面翕然如醉[2],因复下流阴股,小便难,时复冒,可与茯苓桂枝五味子甘草汤,治其气冲。方

茯苓四两　桂枝四两(去皮)　五味子半升(碎)　甘草三两(炙)

上四味,㕮咀,以水八升,煮取三升,去滓,分温三服[3]。

校勘

[1] 少腹：邓本作“小腹”。
[2] 其人面翕然如醉：邓本作“其面翕热如醉状”。
[3] 分温三服：邓本作“分三温服”。

名家选注

尤氏《心典》 服青龙汤已，设其人下实不虚，则邪解而病除；若虚则麻黄、细辛辛甘温散之品，虽能发越外邪，亦易动人冲气。冲气，冲脉之气也。冲脉起于下焦，挟肾脉上行至喉咙。多唾口燥，气冲胸咽，面热如醉，皆冲气上入之候也。寸沉尺微，手足厥而痹者，厥气上行，而阳气不治也。下流阴股，小便难，时复冒者，冲气不归，而仍上逆也。茯苓、桂枝能抑冲气使之下行，然逆气非敛不降，故以五味之酸敛其气，土厚则阴火自伏，故以甘草之甘补其中也。

沈明宗《伤寒六经纂注》 此下皆服小青龙汤，外邪解而里饮未除，扰动内阳之变也。表邪虽退，内饮未消，拒格胸间，心火不得下达，反刑肺金，则多唾口燥，犹如肺痿之类也。但饮为阴邪，而内僻则阳气衰微，故寸脉沉，下焦阳微，故尺脉微，而手足厥逆。因服青龙散剂，扰乱下焦，虚阳即随冲任之脉，厥而上行，故气从小腹上冲胸咽，至于手足痹而不用。真阳以挟胃热上冲，其面翕热如醉状。冲气复反下流阴股。不归肾间而行决渎，故小便难。冲气往返，扰动胸中留饮，则时复冒，故易桂、苓，以逐冲气归源。五味收敛肺气之逆，甘草安和脾胃，不使虚阳上浮，此乃救逆之变方也。

按语

此小青龙汤变证及治法，小青龙汤主治外寒内饮中上焦之证，尺脉微者，提示病涉少阴或有下虚，犹如太阳病尺脉微以不能发汗，而以桂枝新加汤、附子汤、真武汤等主治。下焦有虚而寒饮者，麻黄发越引寒饮上逆，故出现“多唾口燥”“手足厥逆”“气从少腹上冲胸咽”“手足痹”“面翕然如醉”“因复下流阴股”“小便难”“时复冒”等症状，此时以桂枝甘草汤降逆，合五味子温补，茯苓利水合治，不用白术等者，水饮在下而不在中。

原文

冲气即低，而反更咳满[1]者，因茯苓五味子甘草去桂，加干姜细辛以治其咳满。方

茯苓四两　五味子半升（碎）　甘草一两（炙）　干姜一两　细辛一两

上五味，㕮咀，以水八升，煮取三升，去滓，分温三服[2]。

校勘

［1］咳满：邓本作“咳，胸满”。
［2］分温三服：邓本作“温服半升，日三”。

名家选注

尤氏《心典》 服前汤已，冲气即低，而反更咳胸满者，下焦冲逆之气既伏，而肺中伏匿之寒饮续出也。

按语

“形寒寒饮则伤肺”，咳满甚者寒饮伏留，再以温药和之，以姜、辛、五味，提示应用小青龙后有诸如变证，可去麻黄、桂枝而从内温化。

原文

咳满则止，而复更渴[1]，冲气复发者，以细辛干姜为热药。此法不当逐渴[2]，而渴反止者，为支饮也。支饮法当冒，冒者必呕，呕者复内半夏以去其水。方

茯苓四两　五味子半升（碎）　甘草三两（炙）　干姜二两　细辛三两　半夏半升（洗）

上六味，㕮咀，以水八升，煮取二升，去滓，分温三服[3]。

校勘

［1］而复更渴：邓本作“而更复渴”。
［2］此法不当逐渴：邓本作“服之当遂渴”。
［3］分温三服：邓本作“温服半升，日三”。

名家选注

尤氏《心典》 冲脉之火，得表药以发之则动；得热药以逼之亦动。而辛热气味，既能劫夺胃中之阴，亦能布散积饮之气。仲景以为渴而冲气动者，自当治其冲气，不渴而冒与呕者，则当治其水饮，故内半夏以去其水。而所以治渴而冲气动者，惜未之及也。约而言之，冲气为麻黄所发者，治之如桂、苓、五味、甘草，从其气而导之矣；其为姜、辛所发者，则宜甘淡咸寒，益其阴以引之，亦自然之道也。若更用桂枝，必捍格不下，即下亦必复冲，所以然者，伤其阴故也。

按语

前方细辛、干姜等热药，服后理应出现口渴一证，但患者非但不口渴，反而口燥得愈，说明此种口渴不是因津液亏少所致，而是由于水饮停聚胃中，津液不得上承所致，因此以半夏去其胃中水饮。《病源》呷嗽候“呷嗽者，犹是咳嗽也。其胸膈痰饮多者，嗽则气动于痰，上搏喉咽之间，痰气相击，随嗽动息，呼呷有声，谓之呷嗽。其与咳嗽大体虽同，至于投药，则应加消痰破饮之物，以此为异耳”，或言此病证。

原文

水去呕则止，其人形肿，可内麻黄，以其欲逐痹，故不内麻黄，乃内杏仁也。若逆而内麻黄者，其人必厥[1]。所以然者，以其血虚，麻黄发其阳故也。方

茯苓四两　五味子半升（碎）　甘草三两　干姜三两　细辛三两　半夏半升（洗）　杏仁（去皮尖）半升

上七味，㕮咀，以水一斗，煮取三升，去滓，分温三服[2]。

校勘

[1] 可内麻黄，以其欲逐痹，故不内麻黄，乃内杏仁也，若逆而内麻黄者，其人必厥：邓本作“加杏仁主之，其证应内麻黄，以其人遂痹，故不内之，若逆而内之者，必厥”。

[2] 分温三服：邓本作“温服半升，日三”。

名家选注

尤氏《心典》　水在胃者，为冒，为呕；水在肺者，为喘，为肿。呕止而形肿者，胃气和而肺壅未通也，是惟麻黄可以通之。而血虚之人，阳气无偶，发之最易厥脱，麻黄不可用矣。杏仁味辛能散，味苦能发，力虽不及，与证适宜也。

喜多村氏《疏义》　按水去，即心下之水去，故呕止，是半夏之功著矣。然内水外溢，以为形肿，故治犹遵前法。而表水非麻黄不能驱除，盖杏仁与麻黄，其性虽有紧慢之别，而其功用则稍相均，以其人血虚，故以此易彼耳。其人遂痹者，前段手足痹也。厥者，亦即前段手足厥逆。倘若麻黄以亡其阳，则更甚也。血虚者，尺脉微之应也。此无救逆之法，顾证既至此，则宜别处固阳救液之药，非前方加减之所治。

按语

麻黄、杏仁皆治上焦而逐水，唯麻黄则宣散，杏仁则利降，但血虚是麻黄的使用禁忌，虽有溢饮之证，但“寸脉沉，尺脉微，手足厥逆”，故以杏仁代之。

原文

若面热如醉状者，此为胃中热，上熏其面令热，加大黄汤和之[1]。方

茯苓四两　五味子半升（碎）　甘草三两（炙）　干姜三两　细辛三两　半夏半升（洗）　杏仁（去皮尖）半升　大黄三两

上八味，㕮咀，以水一斗，煮取三升，去滓，分温三服。并见《千金》[2]。

校勘

[1] 若面热如醉状者，此为胃中热，上熏其面令热，加大黄汤和之：邓本作“若面热如醉，此为胃热，上冲熏其面，加大黄以利之”。

[2] “并见《千金》”邓本无。

名家选注

沈氏《直解》 此证用小青龙汤下已，而饮未尽除，故出入加减，亦不外小青龙汤方也。支饮未尽，则多唾口燥，以其人内虚，邪正错杂。小青龙汤有麻黄，或过发其阳，至令寸沉尺微，手足厥冷，或痹不仁，故气上冲胸咽，其面则翕然热如醉状，下流阴股，则不宣化小便，故小便难。先与茯苓桂枝五味子甘草汤以治其气冲，其冲气即低，不上冲咽喉，不下流阴股矣。小便难，则水饮续积，故时复冒，冒知水饮未散，而更发咳胸满者，用桂苓五味甘草汤，去桂加干姜、细辛，以治其咳满。肺得辛温，则咳满即止，然干姜、细辛热药，当发冲气而遂作渴，反不渴者，则知膈上有支饮也。饮则必冒，寒则必呕，故内半夏以去水，水去呕止。犹有余邪散漫于肌肤，其人形肿，加杏仁之轻剂以散之。形肿当内麻黄，以小青龙汤有麻黄，其人已虚，得之则手足冷痹。今其人又痹，故不内也。若妄内之而发其阳，其人血虚，则又如前之厥冷矣。前证从少腹上冲胸咽，面热如醉，为虚阳散于头面，此则因前后用热剂太过，积热于胃，故面热如醉，非翕然之热也，加大黄以下胃热。

喜多村氏《疏义》 按以上六条，皆设法备变者也。盖病有证候错杂，或陆续变替，乃不可不就其所急而为之处疗者，是此诸条之所以设，而使人知圆机之妙者已。唯所叙诸证未必一人兼备，亦未必非一人兼备，且所处之药，皆著其功，如更发他证者，是不必药之所致，要不过假此数端，以示为治之次第也。其初则时气触动，而其次则下焦水逆，次则肺饮复动，次则中焦饮遏，次则水气外溢，于是水饮之情状纤悉无遗，而加以兼虚挟热，可谓密矣。

按语

此为前条之面热鉴别证治。面热有下焦水饮上逆者，有虚阳浮越者，有阳明热盛充斥于面者。此发于久咳水饮留伏之人，先以治饮而未除，知非水饮所致，前已用麻黄等剂，亦非虚阳浮越，故以阳明热充于面治以大黄泻胃中火热，如泻心汤之泻心下无形之热者，此或可认为太阴水饮与阳明无形之热互结之方，若水热互结于下则与猪苓汤，若互结于中，则以此方。

原文

先渴却呕[1]，为水停心下，此属饮家，小半夏加茯苓汤主之。方见上。

校勘

[1] 却呕：邓本作“后呕”。

名家选注

尤氏《心典》 先渴后呕者，本无呕病，因渴饮水，水多不下而反上逆也，故曰此属饮家。小半夏止呕降逆，加茯苓去其停水。盖始虽渴而终为饮，但当治饮，而不必治其渴也。

按语

此条与“卒呕吐，心下痞，膈间有水，眩悸者，小半夏加茯苓汤主之”相互发明，且与五苓散主治水逆互为上下。水停则津不上乘而渴，渴则饮水而呕，为水停水逆，心下者治以此方，膀胱者以五苓散。

消渴小便利淋病脉证并治第十三

脉证九条　方六首

文献导读

消渴

天回医简《脉书·上经》 赤乘仓（苍），曰涓〈消〉渴也，可治。

《和齐汤法》 治消渴。凝（凝）水、栝蒌各二分，泽舄（泻）一分，冶，合和，以美桼（漆）丸，大如起实。始吞十九〈丸〉，衰益，以知毒为齐（剂）。亓（其）一曰，长石一，石膏一，凝（凝）水石一，圭（桂）、畺（姜）各二分，蜀枺（椒）二，兔丝实二分，冶，合和。以小蒃（橡）早（皂）取药，直（置）水华一升中，酓（饮）之。有閒，酓（饮）靡（糜）。为靡（糜），即米一升，水三升，成靡（糜）五升。日三酓（饮）之，三日而止。亓（其）一曰，取稻米一斗，粉屑（屑）之，穜（种）麦一斗，粉屑（屑）之，泽舄（泻）二升，□□□□穜（种）二升，榆叶屑（屑）之三升，皆合；取枣一斗，去核，{夫/咢}（捣）之以捻（撚—埏）之。日三粲（餐），廋（溲）多则常粲（餐）之，粲（餐）之毋以酒，酒使人懁，它皆可。亓（其）一曰，蜀枺（椒）、长石、圭（桂）、兔丝实各一分，礜半分，姜、凝水石各二分，合和。以中蒃（橡）早（皂）取药，直（置）水中，酓（饮）之。有顷，酓（饮）{靡/米}（糜），分日夜以五酓（饮）之。节（即）溲多，负（倍）凝（凝）水石；渴，负（倍）圭（桂）；烦，负（倍）畺（姜）；饥，负（倍）长石。一曰，苦蕩（参）卅分，龙胆廿分，沈潘十分，圭（桂）、定畺（姜）各五分，则（蓟）、增（曾）青、白丹各三分，皆冶，并合之；取生栝娄（蒌）根，捣而捉取亓（其）汁，澄渴（竭）之，以酒药而丸之，大如起以（苡）。以{靡/米}（糜）酓（饮）之，日三酓（饮），稍以利为齐（剂）。亓（其）一曰，礜石、长石、理石、石{木□}、莫石、凝（凝）水石、白英、增（曾）青、脂石、石膏，兹（慈）【石】皆冶各一斤，直（置）器中；青粟米六斗，炊之，清加石上，沃以{靡/米}（糜）汁，令亓（其）上三寸，荔（盖）涂。七日之后，取浆一斗，反水□□□汁一斗。

治消，止溺。取栝娄（蒌）六分，长石四分，凝（凝）水石、李（理）石各二分，思石一分，皆冶，合和。以方寸箭（简）取药，直（置）酒中，{靡/米}（糜）亦可；为懁，以水华酓（饮）之，日三。亓（其）一曰，消渴，弱（溺）多不止，苦〈苦〉娄（蒌）六分，长石四分，凝水石、理石各二分，恶石一分，合和。以方寸箭（简）匕取药，直（置）温酒中，酓（饮）之。

治渴。屑（屑）龙胆，以生苦〈苦〉蒌汁完（丸）之而吞之。毋常。禁。

《素问·脉要精微论》 瘅成为消中。

《素问·奇病论》 帝曰：有病口甘者，病名为何？何以得之？岐伯曰：此五气之溢也，名曰脾瘅。夫五味入口，藏于胃，脾为之行其精气，津液在脾，故令人口甘也，此肥美之所发也，此人必数食甘美而多肥也，肥者令人内热，甘者令人中满，故其气上溢，转为消渴。治之以兰，除陈气也。

《素问·腹中论》 夫子数言热中消中，不可服高粱芳草石药，石药发瘨，芳草发狂。夫热中消中者，皆富贵人也，今禁高粱，是不合其心，禁芳草石药，是病不愈，愿闻其说。

《素问·气厥论》 心移寒于肺，肺消。……心移热于肺，传为膈消。

癃病

天回医简《脉书·下经》

气痒（癃），少腹脕脕泙泙也，数溺，溺赤而少，善匽（偃）而痛。

石痒（癃），弱（溺）且出且止，且多[且][少]，善栗而痛。

血痒（癃），弱（溺）血，善懑懑之而痛。

心痒（癃），弱（溺）如血，欲弱（溺），少腹痛，血上支心。

瘫（壅）痒（癃），弱（溺）而末痛。

《五十二病方》

癃病，冶筴蓂少半升、陈葵穜（种）一□，而☑

血癃，煮｛艹/（井刃）｝荆，三温之而歈（饮）之。

石癃，三温煮石韦若酒而歈（饮）之。

膏癃，澡石大若李樺，巳（已）食歈（饮）之。不巳（已），复之。

女子癃，取三岁陈靃（藿），烝（蒸）而取其汁，□而歈（饮）之。

《和齐汤法》 治石痒（癃）。黍米一升，水二升以积（渍）黍米，卒（晬）亓（其）日，溉（滰）取亓（其）汁，以煮蔺、密芳、荣搯一枚，药销（稍）孰（熟）。宿毋食，溉（滰），歈（饮）其汁，不过四五日即已矣。已试。荣搯，鳖蝥也。

武威医简 治诸痒（癃），石痒出石，血痒出血，膏痒出膏，泔痒出泔，此五痒皆同乐（药）治之。术、姜、瞿麦各六分，菟丝实、滑石各七分，桂半分，凡六物皆冶合，以方寸匕，酒饮，日六七，病立愈，石即出。

按 语

消渴一病，天回医简、《素问》等书，已记载其病机及治法。消渴多为内热之疾，如《素问》所言"瘅成为消中"，瘅为内热病（详见后文《黄疸病篇》解题），内热进一步发展则成消渴。《素问》又云"热中消中，不可服高粱芳草石药，石药发瘨，芳草发狂。夫热中消中者，皆富贵人也"，在秦汉时期，消渴多为富贵人所患。若罹此病，不可再服用肥美的食物及五石散之类的药物。《和齐汤法》中颇多治疗消渴的药方，其多以长石、凝水石、瓜蒌（疑是天花粉）为核心组成，或加桂、姜、蜀椒、礜石，或配伍苦参、龙胆、知母、增青等，药物寒热并用、燥湿互济，组方复杂精巧。仲景以白虎加参汤、栝蒌瞿麦丸治疗消渴的理论与经验，或源于这些药方。《和齐汤法》更记载用菟丝实（即菟丝子）治疗消渴，《别录》云菟丝子"味甘，无毒。主养肌，强阴，坚筋骨，主治茎中寒，精自出，溺有余沥，口苦，燥渴，寒血为积。"《药性论》云："菟丝子，能治男子女人虚冷，添精益髓，去腰痛膝冷。又主消渴热中。"菟丝子可以治疗口渴，其在消渴中的作用，值得进一步发掘。

仲景之前的癃病即本篇中的淋病。森立之在《伤寒论考注》中详细考证，云："淋病之字古作癃。《灵枢》有《五癃津液别论》，《素问》中亦皆作癃，无淋字，避后汉殇帝讳隆，尔来改隆字为林字、临字，说见《史记·孝景本纪》索隐，及《淮南·俶真训》庄达吉说。据此，则'淋'字后汉殇帝已后所书，则仲景在后汉末，宜作'淋'也。"其说可信。

秦汉医家对癃病已有相对丰富的认识，天回医简《脉书·下经》有专篇论述癃病，《五十二病方》《和齐汤法》、武威医简等出土医学文献中，记载有颇多诊治癃病的药方。这些药方中的瞿麦、滑石、术、桂等，亦被仲景继承使用。本篇对淋病的论述较为简略，可据天回医简《脉书·下经》《五十二病方》《和齐汤法》、武威医简等拓展之。

仲景将消渴小便利、淋病等疾病合篇论述，个中深意，或是因消渴与淋病有相同的病机，其治方亦可相通用。如许叔微《本事方》记载："治心经热，小便涩，及治五淋，火府丹。用干地黄、木通、黄芩三味，曰'壬戌年，一卒病渴，日饮斛水，不食者三月，心中烦闷，时已十月，予谓必心经有伏热，与此丹数服，五十粒，温水下。越二日，不觉来谢，云：当日三服渴止，又次日三服，饮食如故。此本治淋，用以治渴，信知用药要在变通也。'"许氏此论，足以发消渴与淋相合论之义。

不过需注意，本篇所记载的部分消渴条文，如五苓散、猪苓汤等，只是一类以渴饮无度伴见小便不利的一类病症，并非严格意义上的消渴。

依《病源》《外台》《医心》《圣惠》记载，消渴病以"渴而不小便"为主症。内消病以"不渴而小便多"为主症。二病在症候表现上截然相反。

此外，多数注家认为篇名中的小便利应是小便不利。观《脉经·平消渴小便利淋脉证》"厥阴之为病"及"寸口脉浮而迟"论述消渴，"男子消渴，小便反多"论述消渴与小便利，余者论述淋病，并无"小便不利"相关的条文，这些内容与篇名"平消渴小便利淋脉证"是相符的。而《金匮·消渴小便利淋病脉证并治》较《脉经·平消渴小便利淋脉证》多出的条文如"脉浮，小便不利，微热消渴者，宜利小便发汗，五苓散主之""小便不利者，有水气，其人若渴，栝楼瞿麦丸主之""小便不利，蒲灰散主之。滑石白鱼散亦主之。茯苓戎盐汤亦主之""脉浮发热，渴欲饮水，小便不利者，猪苓汤主之"等，却是以论述"小便不利"为主，所以注家认为篇名应作"消渴小便不利淋病脉证"，亦不能说没有缘由。从文献角度考察，作"小便利"是无疑的。但从条文内容观之，作"小便不利"亦可。

原文

厥阴之为病，消渴，气上冲心[1]，心中疼热，饥而不欲食，食即吐[2]，下之不肯止。

校勘

[1] 气上冲心：《脉经》同本文；《伤寒》作"气上撞心"。

[2] 食即吐：《脉经》同本文；《伤寒》作"食则吐蛔"。

名家选注

喻氏《法律》 消渴之证，《内经》有其论无其治，《金匮》有论有治矣。而集书者，采《伤寒论》厥阴经消渴之文凑入，后人不能抉择，斯亦不适于用也。盖伤寒热邪，至厥阴而尽，热势入深，故渴而消水，及热解则不渴，且不消矣，岂杂证积渐为患之比乎。

喜多村氏《疏义》 此《伤寒论》厥阴篇中文，条中以有“消渴”字面，故后人取于此。然与本文消义不相干，其为错简无疑矣。

山田氏《九折堂·金匮》 凡本经引《伤寒论》以发病之情机者，不可枚举。如《黄疸篇》引阳明病谷瘅条，《妇人杂病篇》引热入血室条是也，兹知本条亦不必错简。沈氏曰：“盖引厥阴经文而彰著杂病消渴者何也？乃因木挟火邪，消耗胃中津液是同。然尝见消渴舌上黑胎，眼瞎而死者。要知水绝木枯，自焚而灭也。”此说近妥。

按语

注家于此条文，较有争议。喻氏、喜多村氏认为是整理者采《伤寒》厥阴经消渴之文而凑入，与本篇消渴不甚相关。然山田氏认为《伤寒》《金匮》同出的条文，意在讨论不同的病机。

条文中的“消渴”，应是一类严重口渴的症状，或非作为疾病概念的消渴病。籍此可见中医概念术语常一词多义。在阅读中医古籍中，需加以注意这一现象。

原文

寸口脉浮而迟，浮即为虚，迟即为劳，虚则卫气不足，劳则荣气竭。趺阳脉浮而数，浮即为气，数即消谷而矢坚[1][2]，气盛则溲数，溲数即坚[3]，坚数相搏，即为消渴。

校勘

[1] 矢坚：邓本作“大坚”。

[2] 数即消谷而矢坚：《脉经》作“数则消谷而紧”。

[3] 溲数即坚：《脉经》作“溲数则紧”。

名家选注

《金鉴》 此条当在《虚劳篇》中，错简在此。寸口，通指左右三部而言也，浮而有力为风，浮而无力为虚，按之兼迟，即为虚劳之诊，故主卫外营内虚竭也。

丹波氏《述义》 《巢源》以此条收之虚劳候中，可以确《金鉴》说矣。

喜多村氏《疏义》 此揭虚劳之脉象。言寸口脉浮而迟，浮虽固属表，而今则非外热，故为表虚而卫外之气不足也。迟虽固属里，而今则非内寒，故为里竭而荣内之气不足也。荣卫气血，共致虚竭，乃为虚劳不足之诊无疑矣。按此段《虚劳》中之错简，故《巢源》亦以此文收之虚劳候中可证也。此论中消渴证。趺阳为胃脉，故当就趺阳以诊定也。言脉浮而数，浮脉属阳，主气，曰浮即为气，数脉为热，热即烁胃，而能消谷。消烁不已，则热结于中，而大便必坚，大坚即言大便坚也。夫气盛，则热迫膀胱而溲数，溲数则津液偏渗，大便必坚，以便坚与溲数相搏，则胃阳亢，津液亦耗，徒能消谷，而中消之病成矣。

山田氏《九折堂·金匮》 下条曰“趺阳脉数，胃中有热，即消谷引食，大便必坚，小便即数”与本条相发，知作“紧”者，非是。《伤寒论》“硬”字，《金匮》及《玉函》《千金翼》等皆作“坚”。单言硬者，皆指大便而言，如《阳明篇》蜜煎导条“虽硬不可攻之”是也。《辨可发汗篇》云“夫病脉浮大，问病者，言但便硬耳”，《脉经》作“但坚”。《辨不可下篇》云“无阳阴强，大便硬者，下之必清谷，腹满”，《脉经》作“阴强而坚”并无“便”字。由是视之，“大坚”不必补“便”字。寸口趺阳合诊者，仲景之常法，而历年久远，残缺脱落，遂不能得其真面目。今析适合者以为别条，妄亦甚矣。

山田氏《集注》 按此与麻子丸脾弱胃强同理，但彼则液少而下部有热耳。此则藏阴虚而胃热熏蒸上焦也，此条气血虚竭而胃中虚热也。虽曰“气盛”，而本非阳气盛，故不能检制津液。相搏者，相交合而病之谓，相合则互相搏击，故脉证俱有相搏文。

按语

注家观点不一。《金鉴》《述义》《疏义》引《病源·虚劳候》认为“寸口脉浮而迟，浮即为虚，迟即为劳，虚则卫气不足，劳则荣气竭”是论虚劳，错简于此。山田氏则认为寸口、趺阳合参是古脉法，并非错简，不可分而论之。

原文

男子消渴，小便反多，以饮一斗[1]，肾气丸主之。方见脚气中。

校勘

[1] 以饮一斗：《脉经》、邓本作“以饮一斗，小便一斗”。

名家选注

喜多村氏《疏义》 此论男子下消渴证治。此条辨“男子”二字，是指房劳伤肾而成消渴者也。盖水饮入胃，游溢精气，以上输心肺，故平人之溲，比诸饮则可减三之一。今小便反多，是肾气衰惫，不能上蒸津液，是以致饮、溲一斗，并相适也。肾气丸主之者，即所以斡旋肾气，而水火既济，化生津液，何消渴之有耶？

按语

“男子”二字，喻指房劳伤及下元而言。《外台》引《近效·祠部李郎中消渴方》引《周易》否卦之象（详见下），论述下元亏虚，气化、蒸腾无力，故上为渴、下为小便数。盖消渴多属热，热耗津液，多见小便少，今证属寒而小便多，故云“反”。《素问·厥论》有“肺消者，饮一溲二，死不治”之论，今“饮一斗，小便一斗”，还属可治的范围。

肾气丸，为仲景名方。今人常以肾气丸治疗糖尿病属肾虚者及老年性或糖尿病并发白内障；亦可用于预防衰老。

附：《外台》引《近效·祠部李郎中消渴方》论曰：消渴者，原其发动，此则肾虚所致，每发即小便至甜，医者多不知其疾，所以古方论亦阙而不言，今略陈其要。按《洪范》稼穑作甘，以物理推之，淋饧醋酒作脯法，须臾即皆能甜也。足明人食之后，滋味皆甜，流在膀胱，若腰肾气盛，则上蒸精气，气则下入骨髓，其次以为脂膏，其次为血肉也，其余馀别为小便，故小便色黄，血之余馀也。骚气者，五脏之气。咸润者，则下味也。腰肾既虚冷，则不能蒸于上，谷气则尽下为小便者也。故甘味不变，其色清冷，则肌肤枯槁也。犹如乳母，谷气上泄，皆为乳汁。消渴疾者，下泄为小便，此皆精气不实于内，则便羸瘦也。又肺为五脏之华盖，若下有暖气，蒸即肺润；若下冷极，即阳气不能升，故肺干则热。故《周易》有否卦，乾上坤下，阳阻阴而不降，阴无阳而不升，上下不交，故成否也。譬如釜中有水，以火暖之，其釜若以板盖之，则暖气上腾，故板能润也；若无火力，水气则不上，此板终不可得润也。火力者，则为腰肾强盛也，常须暖将息。其水气即为食气，食气若得暖气，即润上而易消下，亦免干渴也。是故张仲景云：宜服此八味肾气丸，并不食冷物及饮冷水。……张仲景云：足太阳者，是膀胱之经也。膀胱者，是肾之腑也。而小便数，此为气盛，气盛则消谷，大便硬，衰则为消渴也。男子消渴，饮一斗水，小便亦得一斗，宜八味肾气丸主之。神方，消渴人宜常服之。

原文

脉浮，小便不利，微热消渴者，宜利小便发汗，五苓散主之。方见痰饮中。

名家选注

山田氏《集注》 此与上条，同是消渴，上条小便多，知阴虚热结，此条小便不利而微热，即为客邪内入，故治法迥异。然客邪内入，非真消渴也，合论以示辨耳。

森立之《伤寒论考注》 小便不利，微热消渴，是表邪虽已解，余邪犹在膀胱水府，三焦之间，肠胃之外，胃气既盛，故不受邪，烦躁消渴，小便不利，肠胃外饮热之证悉具。此证舌苔淡白或红赤而干燥，是五苓散之所主也。方后云：以白饮和服，多饮暖水汗出愈。《外台》卷四廿引《伤寒论》十四卷“五苓散治黄疸，方后云：多饮暖水以助药势，汗出便愈”。言胃气自壮盛则小便快利。又得汗出，是自然之势也。（五苓散）方以猪苓为君，所以名猪苓散也。盖猪苓之为物，非草非菌，自是一种，与赤箭、茯蓉颇同其类，而利水之力峻于茯苓，毕竟聚合水于一处之功专也。故《本草》诸家所说，皆不出利水之外也。茯苓其块最大，猪苓其块不大，故茯苓其利水之力缓，而其利水功优矣。猪苓其利水之力急，而其利水之功劣矣。乃猪苓之功在于决沟渠小水，茯苓之功在于决江河大水，犹半夏与虎掌之功耳。凡一物同类，而自有大小二种者，皆其小者味细密而其功重厚，其大者味淡泊而其功轻薄，此理刀圭家之秘诀，不可究也。泽泻生水中，故其功能引水，盖导恶水生清水之功在焉。扁鹊曰："久服令人无子。"《日华子》云："令人有子。"盖浊水去而清水生，则令有子，然浊水一去之后，荏苒久服则至于遂令清水不复生，所以令无子也。凡读古经之法，每以此理为要，如多汗亡阳，大下亡阴之类，皆此义也。盖医家之增减斟酌，犹兵家见敌进退之缓急在手耳。

释难

五苓散 原名猪苓散，详见森立之《枳园丛考》。

按语

五苓散证的消渴，是言一时的严重口渴、饮水不解，多伴见小便少。《伤寒》与"脉浮，小便不利"前更有"太阳病，发汗后，大汗出，胃中干，烦躁不得眠，欲得饮水者，少少与饮之，令胃气和则愈"。据此可知五苓散证的消渴，多因过度发汗，身体水液代谢一时失调所致，与严格意义上的多饮、多食、多尿、体重下降之消渴，并不相同。

"微热"，大塚敬节《金匮要略研究》认为"现代医学的微热应该是37.2~37.3℃的范围，但汉方医学的微热为热潜聚于里，仅略显于外，所以这种微热还是意味着里有热"。

《图经》引"张仲景治消渴，脉浮，小便不利，微热者，猪苓散发其汗……此即五苓散也。……利水道诸汤剂无若此驶，今人皆用之"。森氏由此考证，五苓散原名当作"猪苓散"，可参。

原文

渴欲饮水，水入即吐[1]者，名曰水逆，五苓散主之。方见上。

校勘

［1］即吐：邓本作"则吐"。

名家选注

森立之《伤寒论考注》 水者，汤水饮浆之统言，不必斥冷水也。逆者，呕逆、咳逆之逆，谓吐出来也。后文所云水药不得入口为逆，是也。此证每有之，如其干香食物则能入之，只是水物逆之，是亦内饮拒格水浆之义也。

按语

《伤寒》于“渴欲饮水”前更有“中风发热，六七日不解而烦，有表里证”，故此论水逆，非消渴。

婴幼儿，常发生水逆性呕吐。大塚敬节《金匮要略研究》中提及“婴幼儿，在感冒发热时期，如果频繁地出现口渴、饮水、饮后即吐，随后又欲饮水，然而仍饮后即吐，出现这样的证候时，必定尿量少，务必追究这一点。本条删去了‘烦躁’的字样，但患儿不会安静，必定烦苦而辗转不安，所以不可漏掉这一点”。水逆证多伴见烦躁，如此合于《伤寒》“中风发热，六七日不解而烦，有表里证，渴欲饮水，水入即吐”之载。

原文

渴欲饮水不止者，文蛤散主之。方

文蛤五两

上一味，杵为散，以沸汤五合，和服方寸匕。

名家选注

森立之《伤寒论考注》 凡《本草图经》引《伤寒论》，与今本异同不少，且引杂病论文，皆亦题曰《伤寒论》，乃与《外台》合。据此则当时尚有合伤寒杂病题曰《伤寒论》者，苏颂采用之欤？抑亦有所受而引用之欤？录以存疑耳。若以冷水潠灌之法施之，则其表热被劫，与水饮结于心胸为烦，但口燥而不渴，一味文蛤以驱逐胸饮，则当小便通利，而表郁之邪得汗而解也。心烦、皮粟一并而愈，若寒结甚者不能全愈，可与五苓散，五苓散有桂、术，以温散为主，非文蛤之单开热郁之比也。柯氏以文蛤散为文蛤汤，误遂以《金匮》文蛤汤移于此，其说不经妄断，不可据也。

按语

《伤寒》有“病在阳，应以汗解之，反以冷水潠之，若灌之，其热被劫不得去，弥更益烦，肉上粟起，意欲饮水，反不渴者，服文蛤散；若不差者，与五苓散”之文。《伤寒》“文蛤散”，同此方。《图经》引张仲景《伤寒论》亦同，并有“此方医家多用，殊效”之载。可与本条文互参。

文蛤一物，较有争议。现代学人研究：“文蛤和海蛤现已趋合并，文蛤（花蛤）和青蛤（海蛤）都是海蛤壳，是同类异物且最符合《本经》的原意。至于五倍子之异名文蛤，则始见于《开宝本草》，并非海物文蛤，属于后世讹误。”①

---

① 张宇兴．基于诠释学理论与方法的《伤寒论》文蛤散方证研究［D］．天津：天津中医药大学，2022：39.

目前资料显示：有以五倍子作文蛤治疗消渴饮水无度的医案报道①，暂未见以文蛤或海蛤壳治疗消渴的记载。

以上"厥阴之为病，消渴，气上冲心，心中疼热，饥而不欲食，食即吐，下之不肯止""脉浮，小便不利，微热消渴者，宜利小便发汗，五苓散主之""渴欲饮水，水入即吐者，名曰水逆，五苓散主之""渴欲饮水不止者，文蛤散主之"及下文"渴欲饮水，口干舌燥者，白虎加人参汤主之""脉浮发热，渴欲饮水，小便不利者，猪苓汤主之"等条文，俱见于《伤寒》。疑是王叔和或其他整理者，将《伤寒》中涉及"消渴"或"渴"的条文，汇编成此《消渴篇》。

原文

淋之为病[1]，小便如粟状，小腹弦急，痛引脐中。

校勘

[1]"淋之为病"前，《脉经》更有"师曰：热在（一作结。）下焦则尿血，亦令人淋闭不通"。

名家选注

丹波氏《辑义》 "如粟状"，依《巢源》"出少起多"之语，唯言滴沥短少，如米屑耳，云色白，殆凿矣。沈、程以下诸注，皆以为石淋，然以理推之，小便下砂石，不宜言如粟状。

按语

《病源·诸淋候》云："其状，小便出少起数，小腹急痛，引脐是也。"丹波氏引此认为，文中"小便如粟状"当是"小便出少起数"之意，而非石淋，可从。《脉经》补充淋病的病机为"热在下焦"，可参。

原文

趺阳脉数，胃中有热，即消谷引食，大便必坚，小便即数[1]。

校勘

[1]此条文，《脉经》作"寸口脉细而数，数则为热，细则为寒，数为强吐。趺阳脉

---

① 余希贤．治疗消渴病证之一得［J］．江苏中医，1965（11）：19-20.

数，胃中有热，则消谷引食，大便必坚，小便则数。少阴脉数，妇人则阴中生疮，男子则气淋”。

名家选注

尤氏《心典》 胃中有热，消谷引饮，即后世所谓消谷善饥为中消者是也。胃热则液干，故大便坚；便坚则水液独走前阴，故小便数。亦即前条消渴胃坚之证，而列于淋病之下，疑错简也。

山田氏《九折堂·金匮》 本经中寸口、趺阳、少阴并论者不一，古义虽难窥，而古法盖如斯。此条《脉经》才存其旧，而本经之残缺，可据以补订，学者可不钦尚乎？其与消渴合论者，示其病机相同也，非错简也。程氏以本条列于前“趺阳脉浮而数”条后，尤氏以为“亦即前条消渴，胃坚之证而列于淋病之下，疑错简”，并非是。

按语

尤氏认为此论消渴之病机；山田氏认为当以《脉经》之载，合“寸口、趺阳、少阴”而综合分析；二家之说皆有理，今并存。

原文

淋家不可发汗，发汗则必便血。

名家选注

程氏《直解》 膀胱蓄热则为淋，发汗以迫其血，血不循经，结于下焦，又为便血。

释难

必：有“或”之意，如《史记·廉颇蔺相如列传》“王必无人，臣愿奉璧往使”。发汗则必便血，非发汗必然便血，而是发汗或有便血之患。

按语

淋病，为热在下焦，若病久，热邪伤及肾阴，则有肾虚之患，如《病源·诸淋候》云：“诸淋者，由肾虚而膀胱热故也。”肾虚而膀胱热，当治用清热育阴之剂，如猪苓汤、八正散辈。此时，若误用辛温热药发汗，则迫血妄行，易引起便血。

此外，若在淋病期间，感受风寒外邪，如泌尿系感染之际并发感冒，亦须慎用发汗治疗。《胡希恕伤寒论讲座》提及“泌尿系感染，同时也有感冒，这时别管他感冒，你就给他吃猪苓汤治他泌尿系感染就对了，这个解了，他感冒也解了。你这阵儿要发汗准错，这个要注意”①。

原文

小便不利者，有水气，其人若渴[1]，栝蒌瞿麦丸主之。方

栝蒌根二两　茯苓三两　薯预三两　附子大者一枚（炮，去皮）　瞿麦一两

上五味，末之，炼蜜和为丸[2]，如桐子大，饥服三丸[3]，日三服。不知，增至七八丸，以小便利，腹中温为知。

校勘

［1］其人若渴：邓本作“其人苦渴”

［2］炼蜜和为丸：邓本作“炼蜜丸”。

［3］饥服三丸：邓本作“饮服三丸”。

名家选注

沈氏《编注》　盖本经《肿论》“腰以下肿者，当利其小便”，而不见其方，观此方后云“小便利，腹中温为知”，似乎在水肿、腹冷、小便不利之方，想编书者误入，俟高明细详用之。

丹波氏《辑义》　渴而小便不利，故非消渴，小便虽不利，而未至溺如粟状，且无小腹急痛，故非淋也，即此治水病，渴而小便不利之方，沈氏之说似是。

喜多村氏《疏义》　此治小便不利，乃温中利水之方。言小便不利，水蓄于膀胱也。其人苦渴，水不化生津液也。此下焦阳弱气冷，而水气不行之证。栝蒌瞿麦丸，即温渗兼行之法，故以主之。此肾气丸之变制。栝蒌根、茯苓、瞿麦，皆渗泄之品。薯蓣健胃燥湿，并之附子之大力雄壮者，则小便可通，水气可行。蜜丸缓服，小便利，腹中温，则本方之功著，故以为知也。

按语

观文中强调“小便不利”及服药后“以小便利”为验，与消渴之“小便多”不相合。沈氏、丹波氏等认为栝蒌瞿麦丸为治水气方，非为消渴而设，可信。

下焦阳弱气冷，则水气不行，症见小便不利；下焦阳弱，蒸腾无力，则见口渴，栝蒌瞿麦丸中，附子温下焦之阳气，以治腹冷；瞿麦、茯苓通利水气，针对小便不利；天花粉（栝楼根）、山药生津止渴。药仅五味，却与病机一一相合。

注家视栝蒌瞿麦丸为肾气丸之变制，观栝蒌瞿麦丸与肾气丸，在组方思路与主治病症上，的是相近。丹波氏《述义》说“此方用治小便闭，宜用肾气丸，而其人厌泥恋者，甚验”，即在肾气丸证时，若病人胃肠功效虚弱，则容易出现腹泻、食欲减退、呕吐、腹痛等

---

① 胡希恕，胡希恕伤寒论讲座［M］．北京：中国中医药出版社，2016：52.

症状，则可以考虑换用栝蒌瞿麦丸。

娄绍昆先生认为“栝蒌瞿麦丸对口渴、小便难忍、经常失禁的老年人有积累性疗效；不过小便失禁病人如果口不燥渴使用栝蒌瞿麦丸方效果就不好”①。此经验需留意。

原文

小便不利，蒲灰散主之。方

蒲灰七分　滑石三分

上二味，杵为散，饮服方寸匕，日三服。

名家选注

丹波氏《辑义》　蒲灰，《证类本草》甄权云：破恶血，败蒲席灰也。魏氏《家藏方》用箬灰。楼氏《纲目》云：蒲灰，恐即蒲黄粉。楼说难从，然《千金》有一方，附下备考。《千金》小便不利，茎中疼痛，小腹急痛。蒲黄、滑石各等分。上二味，治下筛，酒服方寸匕，日三。《医垒元戎》治产后小便不通，金钥匙散是。

喜多村氏《疏义》　此惟曰“小便不利”，而不举脉证，盖小便不利之外，更无他候也，故任人斟酌其宜以用方。临证之间，当审其方意如何，以消息之。《本草》甄权曰：蒲灰破恶血，败蒲席灰也。滑石通窍。《周礼》：以滑养窍。注：滑石也。考《外台·李柯部消渴论》以小便为血之余，此以血药参用，岂有取于此欤？

按语

喜多村氏所释甚明，尤其从“以滑养窍”的角度，阐释方中滑石之用，颇合秦汉医家对滑石的认知。

《五十二病方》记载“痒，坎方尺有半，深至肘，即烧陈稾其中，令其灰不盈半尺，薄洒之以美酒，即莤荚一、枣十四、{立/豕}(藾)之朱(茱)臾(萸)、椒，合而一区，燔之坎中，以隧下。巳(已)，沃”“痒，燔陈刍若陈薪，令病者北(背)火炙之，两人为靡(摩)其尻，痒巳(已)”。前方烧陈稾作灰，外熏治疗癃病；后方燔陈刍或陈薪，灸背以治癃病。二方皆是用植物烧灰，或外熏或灸，治疗癃病。故在仲景时代，蒲灰是败蒲席灰的可能性较大。然今已难得此药，故以蒲黄粉代之亦可。

原文

滑石白鱼散亦主之。方

滑石二分　乱发二分(烧)　白鱼二分

上三味，杵为散，饮服半钱匕，日三服。

---

① 娄绍昆著，娄莘杉整理. 中医人生 一个老中医的经方奇缘[M]. 北京：中国中医药出版社，2012. 297-299.

名家选注

丹波氏《辑义》 乱发,《本经》主五淋。白鱼,恐非鱼中之白鱼。《尔雅》:蟫,白鱼。《本经》云:衣鱼,一名白鱼,主妇人疝瘕,小便不利。又《南齐书》"明帝寝疾甚久,敕台省府署文簿,求白鱼以为治"是也。沈云:白鱼、鲞,诸注并仍之,不可从。

按 语

乱发,在《金匮》之前的《五十二病方》《和齐汤法》中已有记载,如《五十二病方》"加(痂)方,冶牛厀(膝)、燔{髟春}(鬈)灰等,并□之,孰(熟)洒(洗)加(痂)而傅之",《和齐汤法》"治金伤,燔冶鲔鱼头二分,人发一分,以傅伤,裹以彘生膏"。发为血之余,人发烧灰,则具有活血化瘀、止血利尿之效,故可用于治疗痂病、金伤、淋病等。

白鱼,即衣鱼,为旧书日久所生之虫。然此药,现已难得,今人多用鲤鱼代之。

原 文

茯苓戎盐汤亦主之。方

茯苓半斤　白术二两　戎盐弹丸大一枚

上三味,㕮咀,以水七升,煮取三升,去滓,分温三服。

名家选注

喜多村氏《疏义》 术并渗利之品。戎盐即胡盐,不经煎炼者。《本草》墨字:咸寒无毒,治心腹痛,溺血吐血。《日华子》曰:除五藏癥结,心腹积聚,而无渗和之效。然咸之走血,《内经》既有明征,而见其除心腹痛、积聚之言,则似兼有推荡之力者,故以为配用耳。

山田氏《集注》 蒲黄、乱发、戎盐,并有行血破血之功,则以上三方,疑系治血淋者。据以上三方考之,则猪苓汤加蒲黄,可用之于血淋。

按 语

茯苓戎盐汤,以茯苓、白术合戎盐,通利小便,方中茯苓剂量尤重,此须注意。

茯苓与白术,是仲景治疗小便不利的常用药物组合,如《伤寒》云"服桂枝汤,或下之,仍头项强痛,翕翕发热,无汗,心下满,微痛,小便不利者,桂枝去桂加茯苓白术汤主之"。

茯苓戎盐汤与上条蒲灰散及滑石白鱼散,似为小便不利之专方。三方皆配伍活血化瘀之蒲灰、乱发、戎盐,故山田氏疑此三方为血淋而设。

原文

渴欲饮水，口干舌燥者，白虎加人参汤主之。方见暍病中。

名家选注

丹波氏《述义》 按此条既出《阳明篇》中，则犹是似非真消渴，然以为中消证治，亦无所妨。

森立之《伤寒论考注》 知母虽曰干，不至干燥而柔润多液，故以治邪热在经络肌肉水血间者，佐石膏而同解水热，犹芍药助桂枝而同散水寒之理耳。石膏者，石中之膏脂凝结而成者，故凡热结水血者，宜主用之，乃与麻黄之治寒结水血者相反对也。石膏黑字云："身热三膲皮肤热，肠胃中隔热。"然则凡解散饮热之最者，无过于石膏；解散饮寒之最者，无妙于附子。故白虎专主阳明胃经饮热，真武主少阴肾经饮寒，表热里寒亦真武证也，表寒里热亦白虎证也。青龙、白虎、玄武、朱雀四汤，并以其主药之色名之。白虎者，谓石膏色白而清热，自有西方肺金肃杀之气，以泻南方心火壮盛之邪，故石膏为君，知母为臣，甘米为佐。盖知母清热润燥，辅石膏慓悍之力，以治大热烦渴。甘粳二味共益胃气而生津液，四物同至，则猛虎起风之势，令邪热一齐消解也。但大汗后，胃阳虚燥，大热中自见急脱之机，故加一味人参，早实仓廪，则邪去正应，无复余蕴矣。此用人参与小柴胡汤新加汤等一例也。《总病论》竹叶石膏汤下云：粳米一合，淘过。据此，则凡用粳米，皆宜用淘过者也。白虎加参者，预防大汗后胃阳虚燥，犹战争之际送致兵粮也。

按语

从文献角度考察，本条文出自《伤寒·阳明篇》，应无疑义。从医理角度观之，此条文置于《消渴病篇》，用于阐发胃热型消渴，亦无不妥，如前文引山田氏所言"凡本经引《伤寒论》以发病之情机者，不可枚举"。此也从侧面提示伤寒中杂病，杂病中亦有伤寒。《伤寒》与《金匮》本是一书，是因为诊治的需要，人为区分为伤寒病与杂病。

在外感中，白虎加参汤用于阳明热病的治疗；在杂病中，白虎加参汤则用于消渴、暍病等胃热所致病症的治疗。虽治不一，实质不二。清·徐灵胎《伤寒论类方》序中说："盖方之治病有定，而病之变迁无定，知其一定之治，随其病之千变万化，而应用不爽。此从流溯源之法，病无遁形矣"，此之谓。

白虎加参汤的方义，森氏所释甚精，可参。其谓"白虎者，谓石膏色白而清热，自有西方肺金肃杀之气"，与《辅行诀》"白虎者，收重之方，以石膏为主"的认识，相合。

白虎加参汤的煎煮法，《伤寒》云"右五味，以水一斗，煮米熟汤成，去滓。温服一升，日三服"；本书《痉湿暍病篇》说"右五味，㕮咀，以水一斗煮米熟，汤成去滓，温服一升，日三服"；《外台》引仲景《伤寒论》所载"以水一斗二升，煮米熟，去米内诸药，煮取六升，去滓，温服一升，日三"。《伤寒》及本书，是将粳米与其他四药同煮，汤成去滓。《外台》引仲景《伤寒论》是先煮粳米，米熟后，去粳米，用米汤再煮其他四药。

丹波氏《伤寒论辑义》及森氏《伤寒论考注》认为《外台》所载当仲景旧法。

此外，虽然“渴欲饮水，口干舌燥”多见实热证，但亦有阳虚证之可能，此时则须用附子类方治之。

原文

脉浮发热，渴欲饮水，小便不利者，猪苓汤主之。方

猪苓（去皮） 茯苓 泽泻 阿胶（微熬） 滑石（碎）各一两

上五味，㕮咀，以水四升，先煮四味，取二升，去滓，内阿胶烊消，温服七合，日三服。

名家选注

尤氏《医学读书记》 五苓、猪苓并治脉浮发热，渴而小便不利之症。然五苓则加桂枝、白术而治太阳。猪苓则加滑石、阿胶而治阳明。盖太阳为开，阳明为阖，太阳为表之表，其受邪也可以热，可以辛散。阳明为表之里，其气难泄，其热易畜，其发散攻取，自与太阳不同。是以五苓散加甘辛温药，假阳气以行水，猪苓汤加甘咸药，假阴气以利水也。

丹波氏《疏义》 案以上二条，详见《伤寒论疏义》，是并非真消渴证，然以其方，亦消渴所宜，故附于此欤？今且存其旧耳。

按语

此条文，亦同见于《伤寒》。

猪苓汤证的小便不利，多是尿意频繁，排尿滞涩疼痛、血尿或着色、尿量少等，此与五苓散证不同。肾结石、膀胱结石、尿结石、肾炎、膀胱炎、尿道炎等病症若见上述症候，即可考虑用猪苓汤治疗。

编者曾用猪苓汤合四逆散加桃核承气汤治疗一例膀胱癌伴见严重血尿、少腹急结的老年患者，可以迅速缓解症状。然若方中不用阿胶，则血尿复现。可见阿胶在猪苓汤中具有重要作用。森氏《伤寒论考注》云“阿胶能入血中，逐恶血而生新血，故有益气之功。此方有此一味，以能成方，犹五苓散中有桂枝之例耳”，可谓见道语。

《伤寒》中更有“阳明病，汗出多而渴者，不可与猪苓汤，以汗多，胃中燥，猪苓汤复利其小便故也”“少阴病，下利六七日，咳而呕渴，心烦不得眠者，猪苓汤主之”等猪苓汤相关的论述，可与本文互参。

水气病脉证并治第十四

论七首　脉证五条　方八首

文献导读

张家山《脉书》 腹盈，身、面、足、胻尽肖（消），为水。

天回医简《脉书·下经》 水而寒热者，死。水而息喘者，死。水而无理者，死。水而久渫（泄），卒以后血者，死。水而破䐃（䐃）者，死。水而齐（脐）平者，死。水，齐（脐）以下尽变色，死。水，渴而壹酓（饮）产水、肤伥（胀）。水，尻股胫足面目皆穜（肿）而择（泽），腹多气，气上，寒而喘，后昜（易），股闬终古如新用寒水。水，始发也，心下坚，食不下，足穜（肿）。心水，状如褱（怀）子者，脊痛，弱（溺）如水。石水，泛泛活活也，渫（泄）而不去，不死而久。

天回医简《逆顺五色脉藏验精神》 水必生于胃，风者汗出，汗出故令脉虚。

胡家草场简牍医方：治水、肤胀、面盈、胻肿、腹大、嗜卧方。冶大戟、甘遂，虋，大黄各一合，芫华半合，并和，以醯丸，大如梧实。病水，腹盈大，胻穜（肿），卧则面穜（肿），不卧面穜（肿）俞〈愈〉，得之饥渴而暴歓（饮）。治之，取桒（桑）根白皮，析令如笔管，三围束一，长尺，渍以水，瀸止，卒（晬）时浚水尽，孰（熟）捣（捣）而以布缴，尽取汁以（饮）病者。壮者盈一衷（中）棓（杯），老及□盈。

《灵枢·水胀》 岐伯答曰：水始起也，目窠上微肿，如新卧起之状，其颈脉动，时咳，阴股间寒，足胫肿，腹乃大，其水已成矣。以手按其腹，随手而起，如裹水之状，此其候也。

《素问·大奇论》 肾肝并沉为石水，并浮为风水。

《素问·逆调论》 夫不得卧卧则喘者，是水气之客也，夫水者循津液而流也，肾者水脏，主津液，主卧与喘也。

《素问·脉解篇》 所谓上喘而为水者，阴气下而复上，上则邪客于藏府间，故为水也。所谓胸痛少气者，水气在藏府也。水者，阴气也。阴气在中，故胸痛少气也。

《素问·评热病论》 水者，阴也；目下，亦阴也；腹者，至阴之所居。故水在腹者，必使目下肿也。真气上逆，故口苦舌干，卧不得正偃，正偃则咳出清水也。诸水病者，故不得卧，卧则惊，惊则咳甚也。腹中鸣者，病本于胃也，薄脾则烦不能食，食不下者，胃脘隔也。身重难以行者，胃脉在足也。月事不来者，胞脉闭也。胞脉者，属心而络于胞中。今气上迫肺，心气不得下通，故月事不来也。

按语

水病是秦汉时期常见的一类疾病。张家山《脉书》已有对水病症候的记述。天回医简《脉书·下经》则对水病的死候有较多记载。天回《逆顺》更有"水必生于胃"之论,此为后世医家从脾胃论治水病开启理论先河。胡家草场简牍医方有较多的治水方,其中"治水、肤胀"方与仲景十枣汤,在主治病症、药物组成上,颇多重合。

至于本篇风水、石水等名,亦见于天回《脉书》《素问》,如《素问·大奇论》云"肾肝并沉为石水,并浮为风水",即从肝肾脉的浮沉鉴别二病。本篇所言"风水,其脉自浮……石水,其脉自沉"与《素问》同。

原文

师曰:病有风水,有皮水,有正水,有石水,有黄汗。风水其脉自浮,外证骨节疼痛,其人恶风;皮水其脉亦浮,外证胕肿[1],按之没指,不恶风,其腹如鼓[2],不渴,当发其汗;正水其脉沉迟,外证自喘;石水其脉自沉,外证腹满不喘;黄汗其脉沉迟,身体发热,胸满,四肢头面肿,久不愈,必致痈脓。

校勘

[1] 外证胕肿:《要方》作"外证浮肿"。

[2] 其腹如鼓:《脉经》有"如鼓,一作如故,不满"的小注。

名家选注

程氏《直解》 风水与皮水相类属表,正水与石水相类属里。但风水恶风,皮水不恶风;正水自喘,石水不喘为异耳。自唐以来。复有五水、十水之说,皆由肾不主五液,脾不能行水,致津液充郭,上下溢于皮肤,则水病生矣。风水得之于风,故脉浮。骨节者,血气之所注,水搏于其间,则疼痛;风开其玄府,则恶风也。皮水者,水气客于皮肤之间,皮肤属表,故脉亦浮也。胃脉在足,水气乘土,则为附肿也,按其肿上则水散,故按之陷下没指也,不因于风则不恶风也。

浅田氏《杂病论识》 此条论水气纲例,故立其名以详其证也。风水,谓风水相搏而病水,下条云风气相搏,身体洪肿是也。此但举脉浮、骨节痛、恶风之外证,而不言浮肿者,寓于风水二字也。张季明曰:"面肿云风,足胫肿曰水。"据此说,且照下文皮水胕肿,则水从当面而肿也。皮水者,谓在皮肤间,故按之则水散没指。胕,防无反,音扶,肿也。或云:胕、浮,二字通用,《千金方》"胕"作"浮",《素问·应象论》"寒胜则浮",《太素》"浮"作"胕";可以证。亦通。注家或以为肺腑,或云以为足跗,非矣。风水亦外证肿,其不言者,系省文(编者按:此本于《述义》)。脉浮属表,不因于风寒,是以不恶风也。腹如鼓,《灵枢》所谓"皮水,腹乃大,其水已成矣"者是也。不渴者,以病在外,不因于内也。《巢源》"如鼓不渴"作"如故而不满又不渴",义益明也。此二者皆属表,治宜发汗。正水其脉沉迟者,乃无外感之邪,而自成水气在内之正病也。名曰正水者,犹言此正为水病耳。沉迟与上浮反,喘亦系里气上逆。石水者,谓其肿坚如石,脉自沉,亦非不迟也,于沉中更见沉而迟,不必言其证。四肢不甚肿,但结聚在腹,故腹满不喘,《灵枢》云"石水起脐,至少腹腄腄然"是也。此二者皆属里,治宜下之。盖风水、皮水之辨在恶风与不恶风,正水、石水之别在喘与不喘,其他证候,宜类推,以勿误(编者按:此本于《述义》)。汗、下二法。黄汗,即《巢源》所谓疸水,以因水而为病,其脉与正水、石水无异,惟湿热特盛,故发于表而为身热、手足肿,于里而为胸满、头面肿,久久不愈则遂至于血分熏蒸醖脓也。米氏曰:"如风水属表,皮水之属表,皆阳证也。如正水邪犯太阴,石水邪本少阴,皆阴证也。惟黄汗表里俱有,邪甚繁杂,而病气较异,故列于五水之末。"按水气一证,有表里、阴阳、虚实、风寒湿热之异,故设五名,为之大纲,而脉证标本变化之征,详悉以下诸条也邑。然所谓五水,要之不过内外二因耳。

按语

水气病,即表现为水肿之类的疾病,如喜多村氏《疏义》云:"案题曰水气病,而篇中则曰水,曰水病,未有称水气者。盖气字,与风气、湿气之气同,无太意义。考《内经》单称水者多或称病,或为水肿。"

仲景按照水气病的水肿位置及伴随症候,分为风水、皮水、正水、石水、黄汗四类。如下:

风水	脉浮	骨节疼痛	恶风
皮水	脉浮	浮肿,不渴	不恶风
正水	脉沉迟	喘	
石水	脉沉	腹满不喘	
黄汗	脉沉迟	四肢头面肿	发热

风水以水肿伴见表证为主要特征。皮水无恶风等表证,但水肿主要在肌表、四肢,从疾病表现部位,亦属于广义之"表",其治法与风水亦多同。正水者,以脉沉,伴见喘为主要特征。石水者,以脉沉、腹满、肿硬如石为主要特征,一般无喘。故《述义》总结说:"要之风水、皮水,以表邪有无为辨。正水、石水,以喘不喘为别。其他证候,皆宜类推也。"

黄汗是否属于水气病?《脉经》此篇名为"平水气黄汗气分脉证第八",或提示水气、黄汗、气分虽为三病,但病因病机等有相类之处,皆有水之为病的病情,因此同而论之,以示鉴别。

水之为病,有表里虚实之别,其中风水、皮水多为表病、表证,正水、石水多为里病、里证。然据文后所载治水药方而言,表者多虚实兼有,里者以虚为主。黄汗因汗出发热为主,也可归属于表之病,又其有汗出入水中之因,因此表虚而有郁热者,兼而有之。

原文

脉浮而洪，浮则为风，洪则为气[1]，风气相击，身体洪肿，汗出乃愈。恶风则虚，此为风水。不恶风者，小便通利，上焦有寒，其人多涎[2]，此为黄汗。

校勘

[1]“洪则为气”后，《脉经》、邓本更有“风气相搏，风强则为隐疹，身体为痒，痒为泄风，久为痂癞；气强则为水，难以俛仰”。

[2]其人多涎：《脉经》、邓本作“其口多涎”。

名家选注

丹波氏《述义》 风强、气强二证是客，风气相击证是主，宜分别看。“汗出乃愈”专属风水而言，不统前二证。

释难

洪则为气 注家多以气言，但具体何指，却未能指明。参《脉经》“浮而洪大者病在外，脉实者病在内，脉虚者病在外”、“心脉洪大而长，洪则卫气实，实则气无从出”（脉洪者卫气实，卫气实则腠理密，密则气无从出）、“洪大者，伤寒热病。浮洪大者，伤寒，秋吉，春成病”等论，此处洪者为气，缘“邪并于阳则阳盛”，卫气因风邪而表实，当为卫气之意。脉洪提示卫气因邪而实，玄府因之壅闭而成风水。“汗出乃愈”，亦发越卫气，驱邪外出，以调和营卫之意。

按语

本节，吴迁本较之《脉经》、邓本无“风气相搏，风强则为隐疹，身体为痒，痒为泄风，久为痂癞；气强则为水，难以俛仰”等字，其文义更为简明。丹波氏《述义》所云“风强、气强二证是客，风气相击证是主，宜分别看”，颇合吴迁本之载。

《伤寒论·平脉法》有“脉浮而大，浮为风虚，大为气强，风气相抟，必成隐疹，身体为痒。痒者名泄风，久久为痂癞”之论。《脉经》、邓本似将《伤寒论·平脉法》一条与“脉浮而洪，浮则为风，洪则为气，风气相击，身体洪肿，汗出乃愈。恶风则虚，此为风水”，杂糅合一。

此节亦强调风水与黄汗的鉴别。风水，后文云“风水恶风，一身悉肿，脉浮不渴，续自汗出”，其与“黄汗之为病，身体肿，发热，汗出而渴，状如风水”，二病在身肿、汗出等症候上有相似处。不过风水伴见恶风，而黄汗是“汗沾衣，色正黄如柏汁，脉自沉”。但此处所言“不恶风者，小便通利，上焦有寒，其人多涎，此为黄汗”，与后文所论黄汗不同，故何梦瑶《医碥》怀疑“不恶风者，小便通利，上焦有寒，其人多涎，此为黄汗”为错简于此；而《金鉴》、喜多村氏《疏义》认为“此为黄汗”是衍文。备参。

“上焦有寒，其人多涎”，与《伤寒》“大病差后，喜唾，久不了了，胸上有寒，当以丸药温之，宜理中丸”，可互证。此外，“小便通利，上焦有寒，其人多涎”与《肺痈篇》“肺痿，吐涎沫而不能咳者，其人不渴，必遗溺，小便数。……甘草干姜汤以温其病”，可相发。

原文

寸口脉沉滑者，中有水气，面目肿大，有热，名曰风水。视人之目裹上微拥，如蚕新卧起状[1]，其颈脉动，时时欬，按其手足上，陷而不起者，风水。

校勘

[1] 如蚕新卧起状：《脉经》作“如新卧起状”。

按语

此条吴迁本不载，为《脉经》、邓本所有。

原文

太阳病，脉浮而紧，法当骨节疼痛，而反不疼，身体反重而酸，其人不渴，汗出即愈，此为风水。恶寒者，此为极虚，发汗得之。渴而不恶寒者，此为皮水，身肿而冷，状如周痹。胸中窒不能食，反聚痛，暮躁不眠[1]，此为黄汗，痛在骨节。咳而喘，不渴者，此为脾胀，其状如肿，发汗即愈。然诸病此者，渴而下利，小便数者，皆不可发汗。里水[2]者，一身面目自洪肿[3]，其脉沉，小便不利，故令病水。假如小便自利，亡津液，故令渴也[4]。

校勘

[1] 暮躁不眠：《脉经》同；邓本作“暮躁不得眠”。

[2] 里水：《脉经》“一云皮水”。

[3] 一身面目自洪肿：《脉经》作“一身面目洪肿”；邓本作“一身面目黄肿”。

[4] 本节，《脉经》、邓本分为“太阳病，脉浮而紧……小便数者，皆不可发汗”及“里水者，一身面目自洪肿……故令渴也”两条。“故令渴也”后，《脉经》、邓本多出“越婢加术汤主之”。

名家选注

喜多村氏《疏义》 此又申明风水、皮水、黄汗、肺胀四证之治法也。当分为五段读：

篇首至发汗得之是一截，论风水证。渴而不恶寒至状如周痹是一截，论皮水。胸中窒不能食至痛在骨节是一截，论黄汗。咳而喘至发汗即愈是一截，论肺胀。“然诸病此者”以下，总结上文，诚慎之辞也。

浅田氏《杂病论识》 此又辨风水、皮水、黄汗、肺胀四证易相混者也。标曰太阳病者，以其邪在表，脉浮紧，四证俱有也。前条言风水，外证骨节疼痛，而此条反言不疼反重，何也？盖前条外邪重而内水轻之证，故脉浮而身疼。此则外邪轻而内水重之证，故脉紧而身重，兼以重而且酸，是内湿中有挟热也。不渴，内湿之盛而自矣。极虚，言精气虚，《论》曰“发汗后恶寒者，虚故也”同义。当从虚治，不可以风水之常法也。若渴而不恶寒，乃水寒郁皮毛之气，故身肿而冷，真气不能周，状如周痹。周痹出《灵枢》，随血脉而周遍于身之谓也。胸中窒与栀子汤同机，聚痛亦与心中结痛相近，谓结聚而痛也。盖在栀子豉则二证不同见，在兹则均病，故云反也。黄汗属湿，是以其证至暮甚，痛在骨节者，所谓湿流关节也。脾胀，诸注作“肺胀”解，《金鉴》、赵氏曰：脾，恐“肺”字之讹。《灵枢》曰“肺见动则病肺胀满，膨膨而喘咳也”可从。此即肺胀，盖此条主越婢汤而立论，所谓风水者，越婢汤之正治，其恶寒者，越婢加附子汤之证；其咳喘者，越婢加半夏汤之证也。凡此证皆当发汗，唯渴而下利者，小便数者，邪已深入，里虚津液已伤，故章末一节，举禁汗之例以戒之也。（按：以下释“里水者，一身面目自洪肿……故令渴也”）里水当作皮水，《脉经》注“一云皮水”，《外台》引《古今录验》“皮水，越婢加术汤主之”并可以征焉。黄肿，依《脉经》作“洪肿”是。一身面目洪肿，而小便不利者，以水气溢于皮表也。上条云皮水“其脉亦浮”今云“其脉沉”者，即与风水“脉浮”后又云“寸口沉滑”同义，系水气壅遏脉道伏，非少阴之也，故与越婢加术汤以散其水，是上条所谓皮水“当发其汗者”也。若小便自利，此亡津液而渴，非皮水之证，不可用越婢汤。“越婢加术汤主之”，当在“故令病水”之下，而今在简末者，系倒装法，诸家不知之，以“一身面目洪肿”至“令渴也”，悉属越婢汤证，可笑之甚矣。（编者按：此本程氏《直解》及丹波氏《辑义》）

按语

此进一步阐明风水、皮水、黄汗、脾胀、里水等五病的异同。黄汗见症可参后文“黄汗之为病，身体肿，发热，汗出而渴，状如风水，汗沾衣，色正黄如柏汁，脉自沉”及“身疼重，烦躁，小便不利”等。风水、皮水、黄汗、脾胀、里水症候表如下：

五病症候表

风水	身体重而酸	不渴	脉浮紧		汗出即愈	越婢汤类
皮水	身肿而冷，状如周痹	渴	脉浮	不恶寒		
黄汗	痛在骨节，身体肿	渴	脉沉		胸中窒、聚痛	芪芍桂酒汤
脾胀	其状如肿	不渴		咳而喘	发汗即愈	
里水	一身面目洪肿		脉沉	小便不利		越婢加术汤

五病共同表现为身肿，不同之处在于脉象及口渴与否。风水、皮水、脾胀，发汗可愈；黄汗可治用芪芍枝酒汤或桂枝加黄芪汤。里水，吴迁本未载治方，《脉经》、邓本认为可用越婢加术汤治之。

文中的“身肿而冷，状如周痹”“脾胀”及“里水”，注家较有争议。

身肿而冷，状如周痹，此二句属“皮水”，亦或属“黄汗”？注家观点不一。尤在泾、丹波元简、喜多村直宽、浅田宗伯等认为“身肿而冷，状如周痹”是论述皮水与周痹的鉴别。山田氏《九折堂・金匮》则认为当属“黄汗”，其云：“黄汗之为病，身体肿，又云‘黄汗之病，两胫自冷，假令发热，此属历节’并与此二句相发，知属皮水者非是也。周痹，见《灵枢・周痹篇》即历节、痛风之谓，状如周痹者，谓似历节而痛也，后条‘假令发热，此属历节’文可以见。黄汗、历节其痛相类也。”二说皆有理。

脾胀，《灵枢・胀论》云“脾胀者，善哕，四肢烦悗，体重不能胜衣，卧不安”；而《肺痿篇》说“上气，躁而喘者，属肺胀，欲作风水，发汗则愈”。本节“咳而喘，不渴者，此为脾胀，其状如肿，发汗即愈”的“脾胀”，与《灵枢》所载“脾胀”不合，而近于《肺痿篇》所论“肺胀”，故尤在泾、丹波元简等认为此处的“脾胀”应作“肺胀”。不过山田氏《九折堂・金匮》言：“水有脾水之目，方有越婢之名，则作‘脾胀’者，未必为误。”今二说并存。

里水，注家多作“皮水”解，如《杂病论识》。山田氏《九折堂・金匮》则云：“盖里水者，对风水、皮水而称。风、皮二水统表水而言，正水、石水就里水而言。夫正、石二水之目，虽首条载之，而不载其治法，特羊存其目耳。正水云‘脉沉迟’，石水云‘脉沉’，本条云‘脉沉’，是知里水之目，亦统正、石二水而言之，其实异名而同实，亦无可疑者。里水脉沉用越婢加术汤，风水脉浮亦用越婢汤，运用变化之妙如斯，学者勿守株则可也。伊泽榛轩曰‘里水不必皮水误，越婢已发脾中之水，谓之里水而可也。《伤寒论》麻黄连轺赤小豆汤云‘瘀热在里’亦与此同义，即达里邪于表分之义也’。此说甚确。”山田氏之论，不失为公允之见。

丹波氏《辑义》云：“或疑脉沉用麻黄之义，考本草，麻黄为肺家之专药，李氏详辨之，水气壅遏于皮肤之间，用麻黄而发之，则气行水利，而脉道开，沉乃为浮，此等之义，身试亲验，然后知经文之不我欺也。”是知，脉沉非麻黄方之禁忌。越婢加术汤与后文防己黄芪汤，在水病的治疗上，有虚实之别，如大塚敬节《金匮要略研究》说：“使用越婢加术汤的患者肌肉紧凑，亦有口渴，是一种有紧张感的浮肿，而适宜防己黄芪汤的场合，为柔软的浮肿，皮肤没有紧张的力度。如果病情为早晨无明显异常，至傍晚出现浮肿者一类，则不宜选择越婢汤，而应当使用防己黄芪汤、八味肾气丸类。”

原文

趺阳脉当伏，今反紧，本自有寒，疝、瘕、腹中痛，医反下之，下之即胸满短气。

趺阳脉当伏，今反数，本自有热，消谷、小便数，今反不利，此欲作水[1]。

校勘

［1］此二节，《脉经》合为一条。似是。

名家选注

尤氏《心典》 趺阳虽系胃脉，而出于阴部，故其脉当伏，今反紧者，以其腹中宿有寒疾故也。寒则宜温而反下之，阳气重伤，即胸满短气。其反数者，以其胃中有热故也。热则当消谷而便数，今反不利，则水液日积，故欲作水。夫阴气伤者，水为热畜而不行；阳气竭者，水与寒积而不下。仲景并举二端，以见水病之原有如此也。

丹波氏《述义》 诸家以趺阳脉伏为病脉，尤氏特以为平脉，而其注义亦畅，仍表出之，更推尤意。“此欲作水”一句，总括二条，亦顶胸满气短来。或曰此二条，前条是客，不过举其有寒者，以为照对，实无干水病。后条是主，示水之因热生者，此说亦有理，姑附存之。趺阳平脉，贵沉实不贵浮露，故尤氏以伏为平脉。《辨脉法》曰“趺阳脉迟而缓，胃气如经也”，其意一也。但后条有“寒水相搏　趺阳脉伏”语，义相矛盾。当考。又《辨脉法》曰：“趺阳脉微而紧，紧则为寒，微则为虚，微紧相搏，则为短气。”

按语

趺阳脉主脾胃，其脉紧为脾胃有寒，当为疝、瘕、腹中痛等病，若下之，则有“胸满短气”之变，此与《伤寒》“太阴之为病，腹满而吐，食不下，自利益甚，时腹自痛。若下之，必胸下结鞕”同机。《平脉法》有“趺阳脉微而紧，紧则为寒，微则为虚，微紧相抟，则为短气”之论，亦同此。

趺阳脉数，则脾胃有热，当消谷善饥、小便数，如《伤寒论·平脉法》云“趺阳脉沉而数，沉为实，数消谷，紧者病难治”；《消渴小便利淋病》论“趺阳脉数，胃中有热，即消谷引食，大便必坚，小便即数”。若此时小便反不利，则有病水之患。

从文意看，此二条置于此，或提示水气、疝、瘕、小便不利等，在疾病过程有一定的相关性，或以鉴别。喜多村氏《疏义》引丹波元胤之说，怀疑“趺阳脉当伏，今反紧”为《寒疝篇》错简于此，而“趺阳脉当伏，今反数”自《消渴篇》而误入。可备一说。

原文

寸口脉浮而迟，浮脉则热，迟脉则潜，热潜相搏，名曰沉。趺阳脉浮而数，浮脉则热，数脉即止，热止相搏，名曰伏。沉伏相搏，名曰水。沉则络脉虚，伏则小便难，虚难相搏，水走皮肤，即为水矣。

名家选注

尤氏《心典》 热而潜，则热有内伏之势，而无外发之机矣，故曰沉。热而止，则热有留滞之象，而无运行之道矣，故曰伏。热留于内而不行，则水气因之而蓄，故曰沉伏相搏，名曰水。热留于内，则气不外行而络脉虚，热止于中，则阳不下化而小便难。以不化之水，而当不行之气，则唯有浸淫躯壳而已，故曰虚难相搏，水走皮肤，即为水矣。此亦所谓阴气伤者，水为热苦不下者也。

喜多村氏《疏义》 此条疑前章注脚，误混本文者。然文多讹脱，今不可强解。

山田氏《九折堂·金匮》 此寸口、趺阳合论之才存者，其义虽不明而可以见古色也。

按语

疑难条文之一。有以错简不注者，如吴谦、喜多村直宽等；有以脉象、脏腑相合而解者，如尤在泾、魏荔彤等。

编者认为，脉象以言病机是仲景常用的方法，如实气相搏、寒虚相搏、枯泄相搏、浮涩相搏等，皆以脉言病机，并不一定专指脉象。盖寸口脉主上焦心肺，趺阳脉主中焦脾胃，太溪脉主下焦肝肾。脉者，因息游布而营卫之气运行，脉浮多主表，“浮脉则热”提示表有邪郁，“迟脉则潜”提示有邪停。沉者主里、主水，如《伤寒论·平脉法》“沉潜水滀，支饮急弦”。“数脉即止”亦提示里有邪，表里合邪而致水停为患。络者主表，伏者为里，表不足而邪有所并，里不足而水停有处，外则见水肿，内则小便不利、喘、满等候。

原文

寸口脉弦而紧，弦则卫气不行，卫气不行即恶寒[1]，水不沾流，走在肠间[2]。

校勘

[1] 卫气不行即恶寒：邓本作“即恶寒”。

[2] 走在肠间：邓本作“走于肠间”。

名家选注

丹波氏《辑义》 《金鉴》云“此条必有脱简，不释”。考《脉经·寒疝篇》云“寸口脉弦而紧，弦则卫气不行，卫气不行则恶寒，紧则不欲食，弦紧相抟，则为寒疝”。知此条亦宜有紧则云云语，《金鉴》为是。

山田氏《九折堂·金匮》 此条当与下少阴条相接为一。凡本经寸口、趺阳、少阴合论者不一，从分析为二，而后人不能审其义，竟委之错脱遗漏而不怪，本篇中单论趺阳者，亦焉知不本条遗漏乎哉？但古义精微，敢不能决耳。或以为寒疝篇之错简，恐非是也。

按语

疑难条文之一。丹波氏与山田氏之说，似皆有理。

编者认为，本条论述寸口脉候卫气以辨水其停聚肠间者，营卫之气与水气病的关系是此篇所论核心之一，如本篇越婢汤、防己黄芪汤、桂枝加黄芪汤、桂枝去芍药加麻黄附子细辛汤等，皆是调和营卫兼治水者，虽水停肠间为“淡饮”之一，篇分布不一，但皆为水病。故本节或为水气病的发病、治疗等的重要依据。

原文

少阴脉紧而沉，紧则为痛，沉则为水，小便即难。脉得诸沉[1]，当责有水，身体肿重。水病脉出者死。

校勘

[1]“脉得诸沉”前，《脉经》有“师曰”二字。

名家选注

尤氏《心典》（释“脉得诸沉”条）水为阴，阴盛故令脉沉。又，水行皮肤，荣卫被遏，亦令脉沉。若水病而脉出，则真气反出邪水之上，根本脱离而病气独胜，故死。出与浮迥异，浮者盛于上而弱于下，出则上有而下绝无也。

喜多村氏《疏义》 少阴指肾脉太溪而言也。沉则为水，决渎无权，小便即难。然与上文不顺畅，亦必有讹误，今不可解。（下释“脉得诸沉”条）此辨水气病之脉。脉必见沉，当责之水，此一定之理也。然合之身体肿重证，而始可断其为水耳。若水病而脉出，则证脉相反，是根本既离，阳气外脱，故主死。案白通汤条云“脉暴出者死，微续者生”，“出”字与此同义。

浅田氏《杂病论识》（释“脉得诸沉”条）此论水气之脉例者也。诸沉者，概沉迟、沉紧、沉滑、沉伏而言之。水脉必见沉，一定之理，当责其水，故以沉为断耳。脉出对沉言之，凡水在皮而身体肿重者，脉当必沉，反暴出者，精气露脱，可知必死矣。《少阴篇》曰“脉暴出者死”，是之谓也。尤氏曰“出与浮迥异，浮者盛于上而弱于下，出则上有而下绝无也”，得之。

按语

注家多将此节分作两条：一是“少阴脉紧而沉，紧则为痛，沉则为水，小便即难”；二是“脉得诸沉，当责有水，身体肿重。水病脉出者死”；分别释之。然《脉经》、吴迁本、邓珍本等皆作一条。编者认为“脉得诸沉，当责有水，身体肿重。水病脉出者死”，可能是“少阴脉紧而沉”的注文。

脉沉象水，四时为冬，在人候肾，盖沉、水、肾据象而比类则为一。脉得诸沉者，寸关尺三部脉皆沉，《脉经》言：“寸口脉沉，胸中引胁痛，胸中有水气，宜服泽漆汤，针巨阙，泻之……关脉沉，心下有冷气，苦满吞酸，宜服白薇茯苓圆，附子汤，针胃管，补之……尺脉沉，腰背痛，宜服肾气圆，针京门，补之。”可见沉脉，主里、主水者，故内责之于水，外有身体沉重之水象。又“沉脉属肾，真脏脉也，非时妄见”。脉与病相符合为顺，不合为逆。

原文

夫水病人，目下有卧蚕，面目鲜泽，脉伏，其人消渴。病水腹大，小便不利，其脉沉绝者，有水，可下之。

名家选注

喜多村氏《疏义》 目下有卧蚕者，《素·评热病论》云“水，阴也，目下亦阴也，腹者至阴之所居也。故水在腹，必使目下肿也”；《灵·水胀篇》云“水始起也，目窠微肿，如新卧起之状”；《千金方》云“水病之初，先两目下肿起，如老蚕色是也”。面目鲜泽者，《脉要精微论》云“色泽者，当病溢饮。溢饮者，渴暴多饮，而易入肌皮肠胃之外”；经（编者按：即《金匮要略·藏府经络先后病》）曰“色鲜明者，有留饮”；是鲜泽为水之色也。水气壅遏脉道则伏，津液不布，故其人消渴也。《本草序例·大病之主》“大腹水肿”，是腹大，则病水之候。小便不利，决渎不施也。其脉沉绝，则水气壅阏于里已甚，故为可下之证无疑也。

浅田氏《杂病论识》 诸有水者，微肿先见于目下，其状如蚕之卧者，色黄晶肿也。注家以为新卧起之状。新卧起者，谓眼胞厖然虚浮，其证自异，不可混焉。面目鲜泽，亦为有水之色。论曰“色鲜明者，有留饮”可以焉。脉伏者，水在里，津液不布，故消渴引饮。然非真消渴也。水因水而为病也，夫始因水病而生渴，继因消渴而益病水，于是见腹大以下证也。《水草序例》云“大腹水肿”，是腹大则病水之候。绝者，悬绝也。以脉伏则言搏击甚，而是水气瘀壅而不行，脉道被遏而不出，其势更太甚矣。宜急制其势，以通其脉（编者按：此本尤氏《心典》），故曰可下。徐氏曰：“水病可下，惟此一条，沉绝二字妙。”

按语

此述水病之症候及治法，提出脉沉绝当用下法，沉脉主里，但虚实治法不同，此以水肿腹大，当以实为主，故以下法，如“脉沉实者，以下解之”意。但未指明何脉沉绝者，参考前文“趺阳脉当伏，今反数，本自有热，消谷、小便数，今反不利，此欲作水”，此处或为趺阳脉。朱氏《正义》曰：“但云可下，并不出方，要不外葶苈、十枣等法。”可参。

原 文

问曰：病下利后，渴饮水，小便不利，腹满因肿者，何也？答曰：此法当病水，若小便自利及汗出者，自当愈。

名家选注

浅田氏《杂病论识》 此设问答以论由渴饮而致水者也。下利后渴者，亡津液故也，宜少少与以和胃气。若暴饮，则水积于内，而小便不利，腹满成肿，故曰“法当病水”。盖暂致之水，易聚易散，是以小便自利，汗自出，则水因去，病自愈也。

山田氏《九折堂·金匮》 刘君廉夫曰：“据答语云‘当病水’，作‘阴肿’为是。”业广案：问者云“因肿”者，追后之辞，答语云“法当”者，指腹满以上诸证而言也，恐阴肿之重证非自当愈也。

按 语

下利伤津，故而多饮，饮后水停而致水肿，若小便通利或汗出则水气得以外出有路，津液得以正常循行，水肿有愈或好转的倾向。

注家多认为“因肿”当作“阴肿”。编者认为“因”有“就也”之意，如“邪气因入，与正气相搏”即是此意，临床中也常见病人先出现腹满继而水肿的情况，且此处亦是先有饮水，后有小便不利，因此先以腹满后水肿。如山田氏言，若是阴肿，为水肿之重证，恐难自愈。

原 文

心水者，其身重而少气，不得卧，烦而躁，其人阴肿。肝水者，其腹大，不能自转侧，胁下腹痛，时时津液微生，小便续通。肺水者，其身肿，小便难，时时鸭溏。脾水者，其腹大，四肢苦重，津液不生，但苦少气，小便难。肾水者，其腹大，脐肿腰痛，不得溺，阴下湿如牛鼻上汗，其足逆冷，面反瘦[1]。

校 勘

[1]“面反瘦”后，《脉经》有“一云大便反坚”。

名家选注

喜多村氏《疏义》 水客于心则血脉不行，经曰“水在心，心下坚筑短气，故其身重而少气也”；《评热病论》曰“诸水病者，不得卧”，心气为水所郁，故不得卧而烦躁也。心水似不当阴肿，然水之不行，皆本之于肾，是以其阴亦肿也。

肝主胁腹，故肝有水邪，则胁腹痛，腹大而不能转侧也。肝气上冲，则时时口中津生，而小便续利。盖上既通，则下亦泄，如水注之窍，此自然之势也。

肺主气，今水客于肺，则气道不利，水充满皮肤，故身肿。肺本通调水道，下输膀胱，今既小便不通，则偏走大肠，而水谷不别，时时鸭溏也。

脾主腹，又主四肢，故水气乘脾，则腹大而支重。脾病不能为胃行其津液，故津液不生。而但少脾气，土不运，故小便难。

肾者，胃之关也，关闭不利，故令聚水而生病，是有腹大脐肿之证也。腰者，肾之外候，故令腰痛。膀胱者，肾之府，故令不得溺也。以其不得溺，则水气不得泄，浸渍于睾囊而为阴汗，流注于下焦而为足冷。夫肾为水藏，又被水邪，则上焦之气血随水性而下趋，故其人而反瘦，非若风水、里水之面目洪肿也。

按语

此五藏水病，非五藏内有水，假拟其症候以配五藏而言。五藏是一种疾病分类法，如《汉书·艺文志·方技略》有《五藏六府痹十二病方》三十卷、《五藏六府疝十六病方》四十卷、《五藏六府瘅十二病方》四十卷、《五藏伤中十一病方》三十一卷、《客疾五藏狂颠病方》十七卷等以“五藏六府”分类痹、疝、瘅、伤中、狂癫的著录书目。

五藏水病，症状如下表：

心水	身重，阴肿	不得卧烦躁	少气	
肝水	腹大	胁下腹痛		小便续通
肺水	身肿			小便难，时时鸭溏
脾水	腹大	四肢苦重	少气	小便难
肾水	腹大，脐肿	腰痛，足逆冷	面反瘦	不得溺，阴下湿如牛鼻上汗

肝水、肺水、脾水、肾水，共同表现为腹大。肺水、脾水、肾水又皆有小便难。不得卧烦躁为心病，身重阴肿见此，即为心水；胁下为肝所主，身肿伴见胁下腹痛，即为肝水；四肢为脾所主，腹大伴见四肢苦重与小便难，即为脾水；腰为肾之外府，腹大伴见腰痛、小便难，即为肾水。

晋唐时期有十水之说，如《中藏经》云：“水有十名具于篇末，一曰青水，二曰赤水，三曰黄水，四曰白水，五曰黑水，六曰玄水，七曰风水，八曰石水，九曰里水，十曰气水。青水者，其根起于肝，其状先从面肿，而渐行一身也。赤水者，其根起于心，其状先从胸肿起也。黄水者，其根起于脾，其状先从腹肿也。白水者，其根起于肺，其状先从脚肿而上，气喘嗽也。黑水者，其根起于肾，其状先从足趺肿。玄水者，其根起于胆，其状先从头面起，肿而至足者是也。风水者，其根起于胃，其状先从四肢起，腹满大而通身肿也。石水者，其根在膀胱，其状起脐下而腹独大是也。里水者，其根在小肠，其状先从小腹胀而不肿，渐渐而肿也。气水者，其根在大肠，其状乍来乍去，乍盛乍衰者是也。”此十水之说，是在仲景五藏水基础上的进一步细化。

原文

师曰：诸有水者，腰以下肿当利小便，腰以上肿当发汗乃愈。

名家选注

喜多村氏《疏义》 此治水气病之一大要诀，总结上文以详其法也。言诸有水者，不论上文所载何证也。腰以下肿者，水在下，在下者，难得汗而易下泄，故当利小便乃愈，猪苓、五苓等证是也。腰以上肿者水在上，在上者，易外发而难下泄，故当发汗乃愈，越婢、青龙等证是也。亦各因其势以利导之法也，分截腰上下为发汗、疏泄之准，经旨明切，何等简括。

浅田氏《杂病论识》 此条论水气治例也。诸有水者，谓诸水病。治诸水病之法，正有表里上下分消之别。腰以下肿者，水气在下部，当利其小便，防己茯苓汤、蒲灰散、枳术汤、栝蒌瞿麦丸等证是也。腰以上肿者，水气在皮表，当发其汗，越婢、越婢加术汤、麻黄甘草汤、防己黄芪汤、麻黄附子汤、桂枝去芍药加麻黄细辛附子汤等证是也。盖水气自有虚实，而利水发汗之法亦不一。诸家不知此状，概以水之上下别病之阴阳者，误矣。

按语

《素问》"其高者，因而越之；其下者，引而竭之……其有邪者，渍形以为汗；其在皮者，汗而发之"，提示疾病病位蕴含着疾病的趋势，也对治疗原则具有一定的指导性，是临床治疗水肿病的基本原则。然须知"诸有水者，腰以下肿当利小便，腰以上肿当发汗乃愈"为治疗水气病的一般原则，"腰以下肿"者，亦有适用发汗的情况，"腰以上肿"亦有适用利小便的场合。

原文

师曰：寸口脉沉而迟，沉则为水，迟则为寒，寒水相搏。趺阳脉伏，水谷不化，脾气衰则鹜溏，胃气衰则身肿。少阴脉细[1]，男子则小便不利，妇人则经水不通。经为血，血不利则为水，名曰血分。

校勘

[1]"少阴脉细"前，《脉经》、邓本有"少阳脉卑"。

名家选注

喜多村氏《疏义》 此章辨明男子水肿、妇人血分之证。沉为水，迟为寒，寒水相搏，则中焦受伤，而趺阳脉伏。中焦已惫，水谷不化，而脾气衰则鹜溏泄利，胃气衰则身体附肿。肾者胃之关，关闭不利，则少阴脉细。以上男女俱有之证。但在男子则下焦无权，小便不利；在妇人则胞门客寒，而经水不通。经难为血，其体则水，况水病而血不行，其血亦化为水，故名曰血分。此所以在男子为水病，在妇人曰血分。分字，与寒分、气分之分同义，惟是言其病属血耳，无太意义也。案"少阳脉卑"四字，疑衍。盖趺阳脉伏，与少阴脉细，相对之辞；男子则小便不利，妇人则经水不通，双关之句；乃经文析男女以错综成文也。且经中无诊少阳之法，又不言脉卑，其为衍文无疑，诸注并鉴矣。

浅田氏《杂病论识》 寸口以下三句，论所以为水之脉也。"寒水相搏"下，文理不属，疑有脱简。"趺阳脉伏"至"少阴脉细"，即男女俱有之症。盖脾胃之气衰，寒湿乘之，则水谷不化，泄利如鸭粪清稀，身体胕肿。男子则下焦无权小便不利，妇人则胞门客寒而经水不通。故双关之句，以示其别也。夫血、水一本，血不利则为水，论曰"水入于经，其血乃成"；《脉经》曰"经水前断后病水，名曰血分"；是也。"分"字与寒分、气分之"分"同义，谓虽病于水，而其实属血耳。又按："少阳"未详何部，卑脉始见于《平脉法》，而经文无征。《惊悸篇》"卑"作"革"，近是。或曰："此四字疑衍。"又曰："此条主脉而论证，恐非仲景氏辞气。"

释 难

血分 丹波氏《辑义》认为"血分，诸家无明解，盖分，散也。血为水分散，流布肢体也"；山田氏《九折堂·金匮》认为"分者，分在于一处而不能流通之谓。凡物分之，则相背而不随常理，乃此义也。血分、气分、水分及《伤寒论·太阳下篇》寒分，义并同"。《脉经·平妊娠胎动血分水分吐下腹痛证》有云："问曰：病有血分，何谓也？师曰：经水前断，后病水，名曰血分，此病为难治。问曰：病有水分，何谓也？师曰：先病水，后经水断，名曰水分，此病易治。何以故？去水，其经自当下。"故血分似指因"经水前断"导致的水肿，如此亦与"血不利则为水，名曰血分"相合。

按 语

仲景《伤寒论·序》云"观今之医……按寸不及尺，握手不及足，人迎趺阳，三部不参，动数发息，不满五十"，可见仲景诊脉，有遍诊法。趺阳脉虽未明言，但《脉经》等皆以趺阳脉候脾胃之气。合而观之，仲景认为，脾胃、肾之脏腑，寒、水之病因，是水气病产生的重要因素。

血与水，并行脉中，可相互影响，如大塚敬节《金匮要略研究》指出，有一种"血分浮肿"病证，是由月经不调引起的，使用桂枝茯苓丸可以消除浮肿。又《普济本事方续集》以"人参、当归、瞿麦穗、大黄、桂枝、茯苓各半两，苦葶苈（炒）二分"，炼蜜为丸，治疗“妇人经脉不通，即化黄水，水流四肢，则遍身皆肿，名曰血分”；并云“其候与水肿相类一等，庸医不问源流，便作水疾治之，非唯无效，又恐丧命，此乃医杀之也”。可见血液运行不利，亦可导致水肿，此时须治用活血化瘀之法，若以利水法治疗则无效。

原文

问曰：病者若水[1]，面目身体四肢皆肿，小便不利，师脉之不言水[2]，反言胸中痛，气上冲咽，状如炙肉，当微咳喘，审如师言，其脉何类？师曰：寸口脉沉而紧，沉为水，紧为寒，沉紧相搏，结在关元，始时当微，年盛不觉，阳衰之后，荣卫相干，阳损阴盛，结寒微动，紧气上冲[3]，喉咽塞噎，胁下急痛。医以为留饮而大下之，气击不去，其病不除。后重吐之，胃家虚烦，咽燥欲饮水，小便不利，水谷不化，面目手足浮肿。又与葶苈丸下水，当时如小差，食饮过度，肿复如前，胸胁苦痛，象若奔豚，其水扬溢，则浮咳喘逆。当先攻击冲气，令止，乃治咳。咳止，其喘自差。先治新病，病当在后。

校勘

[1] 病者若水：《脉经》同此；邓本作“病者苦水”。
[2] 师脉之不言水：《脉经》同此；邓本作“脉之不言水”，无“师”字。
[3] 紧气上冲：《脉经》同此；邓本作“肾气上冲”。

名家选注

山田氏《集注》 按此方（半夏厚朴汤）治气与水相结之证，故运用之水气病，而有奇效。

汤本求真《皇汉医学》（先治新病，病当在后）与同书之“夫病痼疾，若加卒病，当先治其卒病，后治痼疾也”同义。本条细论水毒之终始，而仲景未示其治法。由余之经验，因误治，冲气即像奔豚，宜处以苓桂五味甘草汤。其它诸证，可与本方（编者按：汤本求真将此条置于“半夏厚朴汤”下，本方指“半夏厚朴汤”）也。以是可知本方有效于水肿之神经证，咳嗽发作也。

释难

浮咳 《述义》言：“《脉经》引《四时经》云‘土亡其子，其气衰微，水为洋溢，浸渍为池，走击皮肤，面目浮肿，归于四肢，愚医见水，直往下之，虚脾空胃，水遂居之，肺为喘浮’。注云‘肺得水而浮，故言喘浮’。又《巢源》‘伤寒咳嗽候’曰‘水停心下，则肺为之浮，肺主于咳，水气乘之，故咳嗽’。又‘水肿候’中曰‘肺得水而浮，浮则上气而咳嗽也’。盖得斯说，而浮咳之义始晰矣。”

按语

疑难条文之一。

山田业广、汤本求真、龙野一雄等人认为，此条文当为半夏厚朴汤的主治，如龙野一雄《中医临证处方入门》引用本条文时说："这一段可以说是把半夏厚朴汤的应用范围网罗得极为详尽。半夏厚朴汤的应用范围也就是水肿、小便不利、胸中痛、咽异常感、咳喘等。"并云："虚证的人，脉弱，有胃部拍水音和小便不利的倾向，以水肿为主诉，咽喉部有如运用一之异常感觉者可用本方（半夏厚朴汤）。"当代经方学者娄绍昆先生认为，本条文论述的是一种"精神性水肿"（《一方一针解〈伤寒〉》），即病人虽然表现出"面目身体四肢皆肿，小便不利"的水气病态，但病变的实质在于"胸中痛，气上冲咽，状如炙肉"的精神不安，单纯用葶苈丸利水，不解决其精神因素，病甚难愈。

大塚敬节《金匮要略研究》认为"该条论述浮肿原因，也许可以认为是后述'气分'之病的前奏"，亦暗指此节中的水肿，在于"气分"。其在《汉方诊疗三十年》记载的用半夏厚朴汤治疗妊娠分娩后上半身浮肿一案，与本条文症候相类。原文如下：

患者是该友人的妻子，妊娠期间浮肿，今天分娩后不久，胸部、颈部、面部浮肿迅速加重，胸部苦闷，有一种呼吸将停，接不上气的感觉。最痛苦的是喉咙部位犹如有物自下向上冲塞，气流不畅，不停地咳嗽。随着咳嗽，咳出泡沫样痰。痰咳出后略减轻，然后又恢复原状。从早上至夜间，几乎无尿。颜面肿大，有平时的两倍，颈部也呈重度浮肿。于是参照《金匮·水气篇》"问曰：病者苦水，面目身体四肢皆肿，小便不利，脉之，不言水，反言胸中痛，其上冲咽，状如炙肉，当微咳喘"条文，给予半夏厚朴汤治疗。所煎汤药尚未全部喝下去，咽喉部如物冲塞的感觉即已消失。天快亮时，接连排出多量小便，数日后痊愈。

此外，文中提及的"葶苈丸"，《范汪方》载："葶苈丸，疗水肿。方：葶苈一升（熬），吴茱萸一升。右二味，各别捣筛合，以蜜和，更捣二万杵，药成，饮服二丸如梧实，不知增之，当以小便利及下为候。若下者，但可清旦一服。若不下，但小便利者，日可再三服。常将服肿消耳。一名二利丸。"供参。

原文

风水，脉浮身重，汗出恶风者，防己黄芪汤主之。腹痛者加芍药。方见风湿中。

名家选注

尤氏《心典》 此条义详《痉湿暍篇》。虽有风水、风湿之异，然而水与湿非二也。

丹波氏《辑义》 此条校之于《痉湿暍篇》，唯"湿"作"水"为异耳，盖此后人误入者。附方所载《外台》证治，的是本经之旧文，《脉经》与《外台》同，可以证矣。

浅田氏《杂病论识》 此论风水之证治也。脉浮汗出恶风，是中风的证，而合之身重，其为风水明切。前言骨节痛，此言身重，互文以尽病情也。盖"腹痛加芍药"五字无甚阙系，当存。刘桂山曰："此条校之于《痉湿暍篇》，唯"湿"作"水"为异耳，盖此后人误入者。附方所载《外台》证治，的是本经之旧文，《脉经》与《外台》同，可以证矣。"是说近理。

按语

防己黄芪汤之释详见《痉湿暍篇》。

《辑义》认为本条文为后人误入，然观《脉经》于"风水，其脉浮，浮为在表，其人能食，头痛汗出，表无他病，病者言但下重，故从腰以上为和，腰以下当肿及阴，难以屈伸，防己黄芪汤主之"后，更有"一云：风水，脉浮身重，汗出恶风者，防己黄芪汤主之。"的小注，故本条文，或亦是仲景书所固有。

大塚敬节指出"皮肤松弛、不紧凑，水湿肥胖的感觉，肤色白，有肥满倾向，易生疲惫"是防己黄芪汤临床应用的指征，供参。

原文

风水，恶风，一身悉肿，脉浮不渴，续自汗出，而无大热者，越婢汤主之。方

麻黄六两（去节） 石膏半斤（碎） 生姜三两（切） 大枣十五枚（擘） 甘草二两（炙）

上五味，㕮咀，以水六升，先煮麻黄再沸，去上沫，内诸药，煮取三升，去滓，分温三服。恶风者，加附子一枚，炮。《古今录验》云：风水加术四两[1]。

校勘

[1]《古今录验》云：风水加术四两：邓本作"风水加术四两《古今录验》"。

名家选注

丹波氏《辑义》 大青龙汤，治伤寒烦躁；麻黄杏仁甘草石膏汤，治汗后汗出而喘，无大热。俱麻黄、石膏并用之剂，而不言有渴，今验之，不论渴与不渴，皆可用。然此断云不渴者，义可疑也，以理推之，作而渴为是。下文黄汗之条，汗出而渴，《脉经》注云"一作不渴"，而渴不渴，经有误错，是其明征也。

喜多村氏《疏义》 此辨风水证治。恶风身肿，乃风水相搏所致。脉浮不渴，刘氏作脉浮而渴，其说近是。自汗出，《外台》作"欲自有汗而"五字，亦是。此与大青龙汤证不汗出同义，盖言欲似汗出而不出也。欲续声近，故讹脱欲字也。无大热，言无翕翕蒸蒸之热也。越婢汤，即驱逐风水在表者之剂也。案此风水治证，似太疏，非敢略之，当参前诸条而自得也。

山田氏《九折堂·金匮》 按前条云"其人不渴，汗出即愈，此为风水"，又云"渴而不恶寒者，此为皮水"，是知不渴者即风水之正证。凡《伤寒》《金匮》二书白虎加人参汤、文蛤汤之外，用石膏者未尝及渴。又且水泛溢于里则往往有不渴之证，如小青龙汤、甘姜苓术汤是也，《痰饮篇》亦曰“水在心，心下坚筑，短气，恶水不欲饮”。徐灵胎注“小青龙汤”云“凡水停心下者，喘而不渴”并与本条“不渴”同一辙也。“越婢加术汤”条云“小便自利，此亡津液，故令渴”，可以见加术汤亦无渴。盖不渴与无大热、自汗出，皆人之所难于石膏而断然用之，精微之妙，非所凡庸之可思议者。故其大疑处，宁从盖阙之例，而勿妄改，则庶乎其可矣。

浅田氏《杂病论识》 此上条证候颇同，而治特异。脉浮恶风、汗出，似专在表者而少异，故曰“无大热”也。夫如大青龙汤、麻黄杏仁甘草石膏汤，俱有麻、石，而不论渴与否。今所云“不渴”者，盖对小青龙汤也。小青龙也，表证未解，水气在里，是以有或渴之证，此方无大热。续，陆续之续，汗常出而不止之意。自汗出与麻杏甘石汤“喘而汗出”同机，此由发汗不得其宜，水气尚在表，是以曰不渴，可见相对尽其义也。然幸表热解，但恶风耳，所以与越婢汤制其水也。（以下释“恶风者，加附子一枚，炮。《古今录验》云：风水加术四两。”）“恶风”本条已有之，尤系衍重，若改“者”字作“甚”，则颇觉稳当。“风水”亦叠出，据《外台》则似“皮水”讹。然《巢源》“妇人脚气候”云：“若风盛者，宜作越婢汤加术四两。”此条各有所据，乃存疑。

释难

越婢 森立之认为‘婢’是‘脾’之音讹，‘脾’为‘痹’之俗体，与脾胃字自别矣。此方发越痹气，故名曰越脾汤。其作‘起脾’者，起、越字体相似而讹。详见《枳园丛考》。

类方参要

《外台》麻黄汤，疗风水，身体面目尽浮肿，腰背牵引髀股，不能食。方：麻黄五两（去节），桂心四两，生姜三两，甘草二两（炙），附子二枚（炮）。上五味，切，以水一斗，先煮麻黄减二升，内药，煎取三升。一服一升，日三。忌同前。

《外台》引《深师》疗风水气，举身肿满，短气欲绝。大豆汤方。大豆一升，杏仁一升（去尖皮，熬），黄芪二两，防风三两，白术五两，木防己四两，茯苓四两，麻黄四两（去节），甘草四两（炙），生姜六两，清酒一升。上十一味切，以水三斗，先煮豆取一斗，去滓，内酒及药，煮取七升，分七服，一日一夜令尽，当下，小便极利，神验。忌大醋，余忌同前。

《要方》麻黄煎，主风水，通身肿欲裂，利小便。方：麻黄、茯苓各四两，防风、泽漆、白术各五两，杏仁、大戟、清酒各一升，黄芪、猪苓各三两，泽泻四两，独活八两，大豆二升，水七升煮取一升。上十三味，㕮咀，以豆汁酒及水一斗合煮取六升，分六七服，一日一夜令尽，当小便极利为度。

按语

此为风水主治。水气之病，虽有不同，但不离表里寒热虚实大法。针对表寒郁热属实者，治以越婢汤。

对于风水的治疗，从仲景立法，即以实则麻黄，虚则黄芪的法度，但当虚实夹杂、复合病机出现时，可以合用黄芪与麻黄，这是晋唐医家的一大创举，如类方中的大豆汤及麻黄煎。

原文

皮水为病，四肢肿，水气在皮肤中，四肢聂聂动者，防己茯苓汤主之。方

防己五两[1]　黄芪三两　桂枝三两（去皮）　茯苓六两　甘草二两（炙）

上五味，㕮咀，以水六升，煮取二升，去滓，分温再服[2]。

校勘

[1]防己五两：邓本作“防己三两”。

[2]分温再服：邓本作“分温三服”。

名家选注

丹波氏《辑义》《巢源·水分候》云：水分者，言肾气虚弱，不能制水，令水气分散，流布四支，故云水分。但四肢皮肤虚肿，聂聂而动者，名水分也。案此条证，据《巢源》，即水分也。

喜多村氏《疏义》 此承前皮水，互详其证，以明其治也。皮水之病，是水气相搏在皮肤中，故四肢聂聂晦动而为胕肿也。防己茯苓汤主之者，发表渗利相兼以遂水也。此方芪、桂相藉以逐表，己、苓相配以渗利也，甘草以调和诸药，斯为治水在皮肤者之良剂也。

类方参要

《外台》引《范汪方》疗肿患下水气，四肢肿聂聂动，木防己汤方。木防己三两，甘草二两（炙），桂心二两，茯苓六两，黄芪三两，生姜二两，白术三两，芍药二两。上八味切，以水八升，煮取三升二合，分为四服。有人患下，是胃寒，加当归三两，人参二两半，龙骨二两，水一斗，煮取三升二合，分四服，相去二十里顿服。不下，即不须内此三物也。忌海藻、菘菜、桃、李、雀肉、生葱、大酢。

按语

皮水亦为表病，治从表解，但需依虚实定法处方。此方与防己黄芪汤类似，不同在于：防己黄芪汤是防己、黄芪、甘草合白术、生姜、大枣；而防己茯苓汤是防己、黄芪、甘草合桂枝、茯苓。桂枝具有平冲降逆之用，茯苓专以利水为主，防己、黄芪治表虚，桂枝、甘草治“四肢聂聂动者”,加茯苓以利水。若病属里、虚而水停更甚兼外有水肿,喘甚而心下痞坚者,则以木防己汤主治。虽皆为水气为患,但需依表里虚实而治之。

大塚敬节《金匮要略研究》云:“大体可以认为,麻黄剂用于上半身为主的浮肿,使用黄芪、防己等用于浮肿多发于下半身者,也就是说,含有麻黄的越婢加术汤、小青龙汤等对上半身的浮肿有效,而防己黄芪汤主要用于治疗腰以下、下半身特别是脚浮肿为宜。当然并不是说任何时候都是如此,如麻黄剂在急性浮肿的场合尚可,但对进入慢性的浮肿则并非适宜的场合也很多。”此是客观之见。

原文

里水,越婢加术汤主之。方见脚气中[1]。

又甘草麻黄汤亦主之。方

甘草二两(炙)　麻黄四两(去节)

上二味,㕮咀,以水五升,先煮麻黄再沸,去上沫,内甘草,煮取三升,去滓,温服一升,重覆汗出,不汗再服,慎风寒。

校勘

[1]方见脚气中:邓本作“越婢加术汤方见上,于内加白术四两,又见脚气中”。

名家选注

喜多村氏《疏义》《外台》引《范汪》,“里水”作“皮水”,又云“皮水一身面目悉肿,甘草麻黄汤主之”。此合为一条,非是也,当从外台》改订。此论皮水证治。盖其证候,既见前条,故兹省文也。防己茯苓汤及越婢加术汤二方,犹太阳病有桂枝、麻黄之别也,甘草麻黄汤特其证之轻者耳。

山田氏《九折堂·金匮》　本经“里水”未必从《外台》作“皮水”。若王焘时果作“皮水”何为不引《伤寒论》而反引《古今录验》?盖编“皮水门”之时,特载作“皮水”者,故不引仲景而引《古今录验》也。

类方参要

《肘后方》治人嗜眠喜睡方。麻黄、术各五分,甘草三分,日中向南捣末,服一方寸匕,日三,令人不忘。

《要方》有人患气虚损久不差,遂成水肿,如此者众,诸皮中浮水攻面目,身体从腰以上肿,以此汤发汗,悉愈方。麻黄四两,甘草二两。上二味,㕮咀,以水五升煮麻黄再沸,去沫,内甘草取三升,分三服,取汗,愈。慎风冷等。

《济生方》麻黄甘草汤,治水肿,从腰以上俱肿,以此汤发汗。麻黄(去根节)四两,甘草二两。上㕮咀,每服三钱,水一盏半,煮麻黄再沸,内甘草煎至八分,取汗,慎风冷。

有人患气促，积久不瘥，遂成水肿，服之有效。但此药发表，老人不可轻用，更宜详审。

按语

注家多将“里水”以“皮水”释之，如《疏义》。然山田氏认为“里水”，或不为误。今二说并存。

《皇汉医学》引《方舆輗》云：“一男子六十余岁，患上证。余诊之，即与甘草麻黄汤服之，一夜汗出，烦闷而死。后阅《济生方》有云‘有患气促，积久不瘥，遂成水肿者，服之有效。但此药发表，于老人、虚人不可轻用’。余当弱冠，方脉未妥，逮读《济生》而大悔前非。”是知，麻黄甘草汤所治水肿为实性，不适用于老人等体质虚弱者。

原文

水之为病，其脉沉小，属少阴。浮者为风，无水虚胀者为气。水，发其汗即已。脉沉者，宜附子麻黄汤[1]；浮者宜杏子汤。

附子一枚（炮，去皮，破八片）　麻黄二两（去节）　甘草二两（炙）

上三味，吹咀，以水七升，先煮麻黄再沸，去上沫，内诸药，煮取二升半，去滓，温服八分[2]，日三服。

杏子[3]汤方未见。恐是麻黄杏子甘草石膏汤。

校勘

[1] 附子麻黄汤：邓本作“麻黄附子汤”。

[2] 温服八分：邓本同；疑是“温服八合”。

[3] 杏子：邓本作“杏仁”。

名家选注

尤氏《心典》 水气脉沉小者属少阴，言肾水也；脉浮者为风，即风水也。其无水而虚胀者，则为气病，而非水病矣。气病不可发汗，水病发其汗则止。然而发汗之法，亦有不同，少阴则当温其经，风水即当通其肺，故曰脉沉者宜麻黄附子汤，脉浮者宜杏子汤。沉谓少阴，浮谓风也。

丹波氏《述义》 少阴即与伤寒少阴病同义。系于表虚寒之谓。其用麻黄附子甘草汤，取之温发。

山田氏《九折堂·金匮》 冒以“水之为病”，水即是主，“无水虚胀者为气”，气即是客。水病中脉有沉浮之异，乃治法亦不同。先欲明水病之脉证，因引及于气耳，故不载治气之法，犹《伤寒·太阳中篇》第四条论结胸而因及痞之义。冒以“水”字则谓“水发其汗”，亦无怪也。且既曰“无水”，焉更揭风水、气水之目乎哉？

类方参要

《伤寒》少阴病，得之二三日，麻黄附子甘草汤微发汗。以二三日无证，故微发汗也。麻黄二两（去节），甘草二两（炙），附子一枚（炮，去皮，破八片）。上三味，以水七升，先煮麻黄一两沸，去上沫，内诸药，煮取三升，去滓。温服一升，日三服。

《医心》引《张仲景方》青龙汤，治四肢疼痛、面目浮肿。方：麻黄半斤，细辛二两，干姜二两，半夏二两。凡四物，切，以水八升，煮得二升，一服止。

《外台》引《深师》疗卒咳逆，上气肩息，昼夜不止欲绝，麻黄汤方。麻黄（去节）、细辛各二两，甘草半两（炙），桃仁二十枚（去皮、尖及两人者，研，一本作杏仁）。上四味，切，以水七升，煮取三升，去滓，分三服。秘方。忌海藻、菘菜、生菜。

《外台》引《古今录验》麻黄汤，疗风水，身体面目尽浮肿，腰背牵引髀股，不能食。方：麻黄五两（去节），桂心四两，生姜三两，甘草二两（炙），附子二枚（炮）。上五味，切，以水一斗，先煮麻黄减二升，内药，煎取三升。一服一升，日三。忌同前。

按语

脉之浮沉，可以确定表里病位及治法。少阴病见沉迟、沉弱脉，是使用附子剂的重要指征之一，如《伤寒论·少阴篇》"少阴病，始得之，发热脉沉者，麻黄细辛附子汤主之"及"少阴病，身体痛，手足寒，骨节痛，脉沉者，附子汤主之"等。然须知：并非凡水肿见沉脉，皆治用附子类方。如后文黄汗亦见沉脉，仲景治用黄芪芍药桂枝苦酒汤、桂枝加黄芪五两汤等黄芪类方。水肿见沉脉，选用何方治疗，还须参考外证与病人体质，不可只凭脉用方。

此附子麻黄汤即《伤寒》麻黄附子甘草汤，本用于治疗少阴病初起之发热、脉沉等症，仲景更用其治疗脉沉小之水病。病虽不一，但病机同，故可异病同治。

"浮者宜杏子汤"，有云是以杏子汤治疗脉浮一类的风水、皮水病，但细审本条文的语境，杏子汤似为"浮者为风，无水虚胀者为气"而设，具体为何方尚待考。

此处言"水之为病，其脉沉小，属少阴"，可知仲景认为三阴三阳分类法，也适用于水病的分类。即少阴类的水肿，可治用附子麻黄汤；同理太阳类的水肿可治用越婢汤、越婢加术汤、防己黄芪汤、防己茯苓汤等；阳明类的水肿，可治用十枣汤、己椒苈黄丸等。推而论之：《金匮》之杂病，亦可用三阴三阳分类法进行分门别类。古贤云"六经钤百病"，此之谓。

原文

厥而皮水者，蒲灰散主之。方见消渴中。

名家选注

喜多村氏《疏义》 此条方证不符，且文义亦未畅，必有脱简。今且存疑云。

山田氏《集注》 若夫此证之厥，与茯苓甘草汤、橘皮汤之厥，其机相同。

浅田氏《杂病论识》 此条论厥之成于水者也。皮水之邪既盛，必溢于四肢，周身之气，凝滞不能行，则为厥冷，故去其水则自愈，其意与茯苓甘草汤相似。盖皮水本属风，非本厥者。此偶有厥故，叙于少阴气水之后，以辨疑途也。按比之防己茯苓汤，则皮水亦有虚实之分，不可不知。

按语

此多以厥与皮水不相符而存疑，但依据《脏腑经络先后病篇》痼疾与卒病，随其所得而攻之等治法原则，厥与皮水或为两种病情共同出现，当先以治水，后治其厥，其例如《伤寒》"伤寒，厥而心下悸，宜先治水，当服茯苓甘草汤，却治其厥"。

蒲灰，有注家认为是蒲黄，曹颖甫认为是菖蒲烧灰。其在《金匮发微》中附有以菖蒲灰、滑石作散内服与外敷治疗水肿的医案。云：蒲灰即溪涧中大叶菖蒲，叶咸能降，味辛能开。王一仁在广益医院治病，有钱姓男子，腹如鼓，股大如五斗瓮，臂如车轴之心，头面皆肿，遍体如冰，气咻咻若不续，见者皆曰必死。一仁商于刘仲华，取药房中干菖蒲一巨捆，炽炭焚之，得灰半斤，随用滑石和研，用麻油调涂遍体，以开水调服一钱，日三服，明日肿减大半。一仁见有效，益厚涂之，改服二钱，日三服，三日而肿全消，饮食谈笑如常人。乃知经方之妙，不可思议也。前数年予在家乡治谢姓小儿，茎及睾丸，明若水碧，令制而服之，一夕得小便甚多，其肿即消，惟腹满不减，继以姜、辛、术、附，后以急于赴沪，不复知其究竟。甲戌十一月，闻此儿已十四岁矣。庚午秋，治海潮寺路宋姓小儿水肿亦用之，但其人手足不冷，小便清，内服麻黄附子细辛汤，佐以五苓、冬葵子、车前子，外敷蒲灰散，早夜调服一钱，五日而肿全消，每一日夜，小溲十七八次云。①

原文

师曰：黄汗之为病[1]，身体肿一作重，发热，汗出而渴，状如风水，汗沾衣，色正黄如柏汁，脉自沉。问曰[2]：何从得之？师曰：以汗出入水中浴，水从汗孔入得之[3]。

黄汗，黄芪芍药桂枝苦酒汤主之。方

黄芪五两　芍药三两　桂枝三两（去皮）

上三味，以苦酒一升，水七升相和，煮取三升，去滓，温服一升，当心烦，服至六七日乃解。若心烦不止者，以苦酒阻故也。一方用美酒醯代苦酒。

校勘

[1] 师曰：黄汗之为病：邓本作"曰黄汗之为病"，无"师"字。

[2] 问曰：《脉经》《外台》引仲景《伤寒论》同本文；邓本无。

① 曹颖甫．金匮发微[M]．北京：学苑出版社，2008：135-136.

［3］《脉经》《外台》引仲景《伤寒论》、邓本将此二条合一，“水从汗孔入得之”后，接“宜芪芍桂酒汤主之”。

名家选注

尤氏《心典》 黄汗之病，与风水相似。但风水脉浮，而黄汗脉沉；风水恶风，而黄汗不恶风为异。其汗沾衣色正黄如柏汁，则黄汗之所独也。风水为风气外合水气；黄汗为水气内遏热气，热被水遏，水与热得，交蒸互郁，汗液则黄。黄芪、桂枝、芍药，行阳益阴，得酒则气益和而行愈周。盖欲使营卫大行，而邪气毕达耳。云苦酒阻者，欲行而未得遽行，久积药力，乃自行耳，故曰服至六七日乃解。前第二条云“小便通利，上焦有寒，其口多涎，此为黄汗”，第四条云“身肿而冷，状如周痹，此云黄汗之病，身体肿，发热汗出而渴”，后又云“剧者不能食，身疼重，小便不利”。何前后之不侔也？岂新久微甚之辨欤？夫病邪初受，其未郁为热者，则身冷、小便利、口多涎；其郁久而热甚者，则身热而渴、小便不利，亦自然之道也。

喜多村氏《疏义》 此释黄汗证治。言黄汗之病，身体洪肿，发热汗出而渴，其状与风水相似，第汗浸衣，色正黄如柏汁，是与风水为异耳。其脉自沉者，水气压表也。原其所由，以汗出入水中而浴，则水从汗孔入，而水与热互郁交蒸，而汗液则黄。黄芪芍药桂枝苦酒汤，所以和荣卫逐水湿也矣。此方桂芍相合，调和荣卫。黄芪逐表湿。《本草》：醋，消痈肿，散水气。本方所用，取于此也。方后心烦不止者，以苦酒阻故也。阻则阻隔之谓，宜与桂枝汤方后互参。《外台》引《必效》疗痢方，用青羊肝、大酢二味，云“觉心闷则止，不闷还服之”，亦此义也。

浅田氏《杂病论识》 此条论黄汗证治也。黄汁固属湿热，故身体肿而发热汗出，其状与风水相似，但其汁浸衣，则色正黄如染柏汁，身及不黄，是为异耳。沉，亦水气之常脉，与前条诸沉同义。盖黄汗证既载在《历节病篇》，而本篇首又与风水、皮水并称，则历节、水气、黄汗三证最相似，而其病候亦不一定，不可不辨。此方用苦酒者，非收敛之义，以散水；《别录》曰“消痈肿，散水气”，可以征焉。苦酒阻之，但与恶阻之阻同。盖得之阻者，欲行而未得遽行，久积药力乃自行耳，故曰“服至六七日解”。

释难

苦酒 闫敏敏等考辨苦酒文献源流发现，《五十二病方》、武威医简等早期医籍中的“醯”属于谷物酿造的酒类物质，其味为酸，又据梁代黄侃对《论语》中“乞醯”疏云“醯，酢酒也”，则酢酒（苦酒）与醯为一物，均属酒类。上古之“醯”与苦酒性质相类，苦酒为酒类物质，流行于汉晋民间。等同于醋之说，始于初唐以后“醋”“酢”的文字混用。①

美清醯 《说文》：醯，酸也。《齐民要术》载有作酢、苦酒法，皆以谷物、乌梅、秫米等，今山西有称醋为醯者，推测清醯即醋的一类，美清醯或为沉淀、久藏之醋。因醋，酸

① 闫敏敏，李天昊，杨舒佳，等．医用“苦酒”文献源流考辨［J］．中华中医药杂志，2021，36（7）：3900-3903.

苦温，有除湿热之效，与苦酒相似，故可代用。

按语

汗出之时，汗孔大开，骤然入水中浴，则汗液被遏，外界水气亦随汗孔进入肌表。水气与运行于肌表的卫气，相互交蒸，则发为黄汗，治用黄芪芍药桂枝苦酒汤。其中黄芪固卫气、逐外水，桂枝、芍药调和营卫；苦酒逐饮泻热。

《医碥》云"水寒遏郁汗液于肌肉，为热所蒸而成黄汗。然汗出浴水，亦举隅之论耳，当推广之"，其认为水寒遏郁体表，汗液排泄受阻，即可发为黄汗，提示黄汗与湿热蕴积腠理、营卫失和相关。

原文

黄汗之病，两胫自冷。假令发热，此属历节。食已汗出，又身常暮卧盗汗出[1]者，此劳气也。若汗出已，反发热者，久久其身必甲错。发热不止者，必生恶疮。若身重，汗出已辄轻者，久久必身瞤，瞤即胸中痛，又从腰以上必汗出，下无汗，腰髋弛痛，如有物在皮中状，剧者不能食，身疼重，烦躁，小便不利，此为黄汗，桂枝加黄芪五两汤[2]主之。方 **邓氏本无五两二字[3]。**

桂枝（去皮） 生姜 芍药各三两 甘草二两（炙） 大枣十二枚（擘） 黄芪二两

上六味，㕮咀，以水八升，煮取三升，去滓，温服一升，须臾饮热稀粥一升余，以助药力，温覆取微汗，若不汗者，更服。

校勘

[1] 暮卧盗汗出：邓本作"暮盗汗出"

[2] 桂枝加黄芪五两汤：然方中黄芪为二两；《脉经》、邓本作"桂枝加黄芪汤"。

[3] "邓氏本无五两二字"，此为吴迁按语。

名家选注

山田氏《九折堂·金匮》引丹波元胤 此条当为五节读。首二句，概称黄汗之证也。而下曰历节、曰劳气、曰生恶疮者，以其与黄汗相类，而实不同，举以示之也。若"身重汗出"以下，历指黄汗变证之状。《中风历节病篇》曰"独足肿大，黄汗出，胫冷；假令发热，便为历节"与此条同。盖黄汗虽发热而胫自冷者，下体先受湿邪，阳被菀而不下通也。假令胫不自冷而周身发热者，非湿邪变以酿热，必兼外中之寒邪客于历节而所致也。若食后暮卧，并虽汗出而身辄不轻者，气有所劳，而表阳失护之所致也。若汗出已而身亦不轻而浑身反热者，湿毒之气，内菀而为热，以所致若此。"久久不止"则津液熬索皮肤，失其荣润而甲错。卫气不能通环，逆于肉理，遂生恶疮也。若此诸证，并虽相类，而其实不相同者。黄汗之证，身体虽重，得汗则湿邪稍散，暂觉轻舒，然表气已未无损，故不能乘其稍散而充干肌肉，故久久身必瞤。外已现身瞤之证，则上焦之阳不能无虚，故阳不运而胸中痛。夫上焦阳虚，为湿热所熏，而虽发汗，两胫已为湿所伤，阳不下通而自冷，则固无可汗之理。此证固因湿而所做起，是以肾之府，恶得不弛解而痛耶？且夫表阳已虚，邪热乘之而游走，故有虫在皮中状，此证若加一头地，则湿邪上冲，溢于心胃间，故不能食，身体重者变为疼、为烦躁。是下焦决渎之宦，不能禀于阳气，故小便不利，此为黄汗之证。故以桂枝加黄芪，先助阳气而驱邪于外，而为护卫之法。且以热粥助药力，以速宣通于周身也。诸家此条说得未清晰，故喋喋以述鄙意矣。又按上文"黄汗其脉沉迟，身（体）发热，胸满，四肢头面肿，久不愈，必致痈肿"，此与生恶疮者自是一证。又"不恶寒者，小便利，上焦有寒，其口多唾，此为黄汗"初起之证也。又曰"胸中窒不能食，反聚痛，暮躁不眠，此为黄汗"，此与胸中痛等是剧证。而前条论其大概者，此条析而辨之，不令人致惑也。

浅田氏《杂病论识》 此条承前条黄汗，详申其证也。两胫自冷者，下部受湿而气不行也。若胫不冷而发热者，为历节之所致也，《中风历节篇》云独足肿大，黄汗出胫冷，假发热为历节，可并考。若食后汗出，及暮卧盗汗者，表里但虚之候，即属虚劳之证。若汗出已及发热者，血气失荣，而皮肤鳞起，其热更不止，则遂成于瘀滞而恶疮生。上条云"黄汗其脉沉迟，身体发热，胸满，四肢头面肿，久不愈，必致痈脓"正是同一辙。以上诸证，并相类而各异也。以下又接以黄汗变证也。黄汗症以湿胜，其身重汗出，则湿邪稍散，故觉轻舒。惟汗出，则经脉动惕，身体蠕腘引胸中痛，又其变剧者，血气上下不能贯串，是以腰以上有汗之处无苦楚，腰以下无汗之处，皆为痛也。髋，一作臗，臀骨也。弛痛，谓腰臗相引而痛。《素问·生气通天论》"小筋弛长"，王冰注云"驰，引也"，是也。注家或云施张而痛也，或云如脱也，非矣。"物"字《外台》作"虫"，义益明矣。其不食、疼重烦躁者，上条所谓"胸中窒不能食，反聚痛，暮躁不眠，此为黄汗"同义，皆为湿邪壅阻之候也。

按语

此段为黄汗、历节、劳气、甲错、恶疮五种病候的鉴别。其中历节见《中风历节篇》；劳气者，虽未有此病名，但虚劳、五劳、六极等皆为虚劳之一，其病在脏腑；甲错为疾病过程中出现的以皮肤粗糙、错起等为主要表现的皮肤改变；恶疮为先有体虚而风热湿毒与气血相博，血败肉腐而成。黄汗、历节、劳气、甲错、恶疮，皆因体虚而致，其病机相类，治疗亦有相似处。

桂枝加黄芪汤，为桂枝汤加黄芪，方中桂枝汤以和营卫，黄芪以固表。此方可治黄汗，亦可治疗虚劳、恶疮。

原文

师曰：寸口脉迟而涩，迟则为寒，涩为血不足。趺阳脉微而迟，微则为气，迟则为寒，寒气不足则手足逆冷，手足逆冷则荣卫不利，荣卫不利则腹满胁鸣相逐，气转膀胱，荣卫俱劳。阳气不通即身冷，阴气不通即骨疼；阳前通则恶寒，阴前通则痹不仁。阴阳相得，

其气乃行，大气一转，其气乃散。实则失气，虚则遗溺，名曰气分。

名家选注

喜多村氏《疏义》 此辨释气分证。脉迟为寒，脉涩少血，脉微无气。寒气不足，该寸口、趺阳为言，虚寒而气血复不足也。寒气不足，则手足无气而逆冷，荣卫无源而不利。气血俱虚，寒气内客，则肠鸣腹满，其气相逐，转于膀胱也。荣卫俱劳者，荣卫乏竭也。阳气不通，由身不温而冷；阴气不通，则骨不荣而疼。若阳气先行而阴不通，则犹恶寒；阴气先行而阳不通，则痹不仁。此皆阴阳乖错，荣卫失其衡铨也。阳气不通云云，此双关文法。盖阴阳二气常相须，而不可相失。失则气机不续，而邪乃著；不失则上下交通，而其气乃行。是以大气一转，其气乃散，而病自愈矣。而实者，邪从后窍而泄：虚者，邪从前窍而去。故曰"实则失气，虚则遗溺"。遗溺对失气之辞，盖言小便出也。此水寒客于气分，而气分壅滞，故名曰气分。案《巢源》云"夫气分者，由水饮搏于气，结聚而成。气之流行，常无壅滞，若有停积，水饮搏于气，则气分结而住，故云气分"。

山田氏《九折堂·金匮》 大气有二义。一则谓大邪之气，如王冰注《素问·热论》《调经论》《离合真邪论》是也。一则谓宗气，如《素问·气穴论》"溪谷之会，以行荣卫，以会大气"是也。马氏《气穴论》注云"大气，即宗气"。《灵枢·五味篇》云"大气积于胸中"，《刺节真邪篇》云"宗气流于海"，本条所言即宗气也。再按"转"者，转动、转变之转。上文"气转膀胱，荣卫俱劳"之"转"亦同义。王冰注《素问·离合真邪论》"转针以得气为故"曰"转，谓转动也"；又注《四时刺逆从论》"必审九候，正气不乱，精气不转"曰"不转，谓不逆转也"。因考"阴阳"云二句，谓其佳候；"大气一转"云二句谓其恶候也。大气即宗气也。

按语

疑难条文之一。难点在于"阳前通则恶寒，阴前通则痹不仁"与"大气一转，其气乃散"。

"前通"者，《伤寒论·辨脉法》亦有"若卫气前通者，小便赤黄，与热相抟，因热作使，游于经络，出入藏府，热气所过，则为痈脓。若阴气前通者，阳气厥微，阴无所使，客气内入，嚏而出之，声嗢咽塞"之文。编者认为本篇旨在论营卫运行与水气之关系。营卫昼行于阳，夜行于阴，漏下百刻而运行人体一周。前通似指运行不通，阳者卫，阴者营，"阳前通"者，卫气不通，故恶寒；"阴前通"者，营气不通故痹不仁。而所谓"大气"者，非别有之气，而是营卫之气运行于经络血脉者也，营卫之气既是人体所有，也是疾病所产之所，如此方与全文相符。气分者，即是卫气与水气相合而病，营卫运行相得即是大气转运，故以调营卫方和之。

原文

气分，心下坚大如盘，边如旋杯，水饮所作，桂枝去芍药加麻黄细辛附子汤主之。方

桂枝(去皮)　生姜(切)各三两　甘草二两(炙)　大枣十二枚(擘)　麻黄二两(去节)　细辛二两　附子一枚(炮,去皮,破八片)

上七味,㕮咀,以水七升,先煮麻黄再沸[1],去上沫,内诸药,煮取二升,去滓,分温三服。当汗出,如虫行皮中,即愈。

校勘

[1]先煮麻黄再沸:邓本作"煮麻黄"。

名家选注

山田氏《集注》 此方盖小青龙汤之类方,但彼则外邪兼水饮,此则水饮结气,即运胸中之阳,而疏水饮之剂,对看小青龙汤心下有水气文,则义了然矣。

森立之《枳园丛考》 盖麻黄细辛二物,不啻取其气味,兼取其质。夫麻黄之为物,细茎千干,中不空而自通气,味苦而带酸甘,微温无毒,至冬枯死,及春却青。中牟之地,生麻黄处,雪为之不积者数尺。故凡寒而不通之病,一切用之则通。盖人身千筋万络,苟有血之处,必皆通气。今邪气入筋络水血少阴肾经,正气为之阻隔而不达,麻黄之细茎通气,与人身筋脉甚相类似,其质轻而其味重,故能引导附子温经之力,令正气通达于筋脉微眇处也。细辛之为物,细根柔韧,千条万缕以为一根,其气芳香,其味辛烈。故凡人身千筋万络,微细幻眇之处,其气血所不通,其味无所不达,以能发起附子回阳之气,令邪气之在筋脉水血中微眇处者,一时解散。

按语

当代经方学者黄仕沛善用桂枝去芍药加麻黄细辛附子汤治疗顽固性呃逆,并谓:"使用本方的指征是寸口脉迟而涩,手足逆冷,腹满胁鸣相逐,'心下坚,大如盘,边如旋杯,水饮所作'。此处用桂枝去芍药汤调和荣卫,麻黄附子细辛汤行阳,不直攻其气,而以辛甘温药,行阳以化气,大气一转,其气乃散,气散则呃逆消。"其经验亦可参考。

原文

心下坚,大如盘,边如旋盘,水饮所作,枳实术汤[1]主之。方

枳实七枚　白术二两

上二味,㕮咀,以水五升,煮取三升,去滓,分温三服。腹中软,即当散也。

校勘

[1]枳实术汤:《脉经》同本文;邓本作"枳术汤"。

名家选注

李氏《广注》 枳实消胀，苦以泄之也。白术去湿，苦以燥之也。后张易水治痞用枳术丸，亦从此方化出。但此乃水饮所作，则用汤以荡涤之；彼属食积所伤，则用丸以消磨之，一汤一丸，各有深意，非漫无主张也。

浅田氏《杂病论识》 按“心下”至“所作”十四字，与前条全同，疑系重出，宜删。《脉经》前条“桂枝去芍药加麻黄细辛附子汤主之”下，有“或枳术汤主之”六字，以为一条。是凡本论一条，并举二方者不尠。此条亦当从其例。

类方参要

《肘后》治心下坚痛，大如碗，边如旋盘，名为气分，饮水所结方。枳实七枚（炙），术三两。水一斗，煮取三升，分为三服，当稍软也。

《肘后》治胸胁痞满，心塞气急，喘急方。人参、术各一两，枳实二两，干姜一两。捣，蜜和丸，一服一枚。若嗽，加瓜蒌二两。吐，加牡蛎二两。日夜服五六丸。不愈，更服。

按语

此论水气停聚心下属里之证治。枳实，《别录》云“主除胸胁淡癖，逐停水，破结实，消胀满、心下急、痞痛、逆气、胁风痛，安胃气，止溏泄，明目”；术，《别录》言“消痰水，逐皮间风水结肿，除心下急满，及霍乱，吐下不止，利腰脐间血，益津液，暖胃，消谷，嗜食”；二药相合，共治水饮所致心下满。与桂枝去芍药加麻黄细辛附子汤相较，枳实术汤重在水，桂枝去芍药加麻黄细辛附子汤而则重在气。

附　　方

原文

夫风水，脉浮为在表[1]，其人或头汗出[2]，表无他病，病者但下重[3]，故知从腰以上为和，腰以下当肿及阴，难以屈伸，防己黄芪汤主之。方见风湿中，见《外台》，出《深师》[4]。

校勘

[1] 脉浮为在表:《脉经》作“其脉浮，浮为在表，其人能食”。

[2] 其人或头汗出:《脉经》作“头痛汗出”。

［3］病者但下重:《脉经》作“病者言但下重”。

［4］出《深师》:邓本无。

名家选注

浅田氏《杂病论识》 风水脉浮表证盛者,当与越婢汤类发汗。而其人但头汗出,下部沉重,腰以下肿及阴,难以屈伸者,是水甚于风,病不在上而在下,故曰“表无他病”,曰“从要以上为和”,以使人知当治腰下为要也,按此方《外台》引《深师》名木防己汤云,此本仲景《伤寒论》方,故宋臣附于此耳。

类方参要

《外台》深师疗大风水,脉浮,浮为在表,其人或头汗出,表无他病,但下重,故知从腰以上为和,腰以下当肿及阴,难以屈伸,木防己汤方。生姜三两,大枣十二枚(擘),白术四两,木防己四两,甘草二两(炙),黄芪五两。上六味,切,以水六升,煮取二升,分三服。喘者加麻黄,身重胃中不和者加芍药,气上冲者加桂心,下久寒者加细辛、防己、黄芪。为本服药欲解,当如虫行皮中状。从腰以下冷如冰,服汤后坐被上,又以一被绕腰温下,令得汗,汗出则愈也。忌海藻、菘菜、桃李、雀肉等。(此本仲景《伤寒论》方)

按 语

本条文,《脉经》亦载,或为仲景原文。

“黄汗”“气分”等病,仲景之前医籍未见载。

王叔和《脉经》作“平水气黄汗气分脉证”。观本篇论述水气、黄汗、气分等病,故“平水气黄汗气分脉证”之名,或更合于本篇之所论。

浅田氏《杂病论识》载:“《脉经》‘水气’下有‘黄汗气分’四字为是。盖此篇以水气名之,而篇首分之为四证者,颇以古义。惟怪篇中特举风水,不及正水、石水,反论里水、黄汗,何立意之不贯彻也。且其治法,有云可下之,有云当利其小便,有云当发汗,而今考之于篇中,殊详于发表之方,而至攻下渗利之药,则缺而不出焉。况于其方防己黄芪汤、防己茯苓汤及蒲灰散,是一病证也,而一则名之以风水,一则名之以皮水。麻黄甘草汤、越婢汤及加术汤、麻黄附子汤均是一病证也,而一则名之以风水,一则名之以里水,又何其说之相矛盾也?是将后人之所妄改乎?抑又仲景氏之所引而不发乎?余每读《金匮》而至此篇,未尝不起阙如之叹也。”山田氏《九折堂·金匮》云:“篇中所言前后相矛盾者不一。论风水曰‘外证骨节疼痛,恶风’,又曰‘法当骨节疼痛反不疼,身体反重而酸云云,此为风水’;论皮水曰‘其腹如故,不渴’,又曰‘渴而不恶寒者,此为皮水’;论黄汗曰‘小便通利’,又曰‘小便不利,此为黄汗’;其不相侔如斯,此岂新久微甚之异欤?尤氏亦颇辨之,宜就各条而考之。”山田氏、浅田氏之论,公允可参。

黄疸病脉证并治第十五

论二首　脉证一十四条　方七首

文献导读

《张家山·脉书》　内瘅，身痛，眼爪黄，溺赤，为黄瘅。

《张家山·脉书》　少阴之脉……其所产病　口热，舌坼，嗌干，上气，噎，嗌中痛，瘅，耆卧，咳，瘖，为十病。（《灵枢·经脉》：肾足少阴之脉，……是主肾所生病者，口热舌干，咽肿上气，嗌干及痛，烦心心痛，黄疸肠澼，脊股内后廉痛，痿厥嗜卧，足下热而痛。）

《张家山·引书》　引内瘅，危坐，左手抚项，右手抚左手，上扼，俛，极，因徐纵而精呴之，端卬而已，定；又复之五而……左右皆十而已。……引瘅病之始也，意回回然欲步，体浸痛。当此之时，急治八经之引，急呼急呴，引阴。渍颜以寒水如餐顷，去水，以两手据两篡，上抚颜而上下摇之，口嘑。嘑，皆十而已。

天回医简《脉书·下经》　心瘅。胭（咽）热嗌干，得之思虑、忧。心瘅。愦愦烦心而热中，得之思虑。心瘅。干唇嗌，得之忧。

肾瘅。干嗌而渴，得之忧。胭（咽）瘅。干嗌，得之忧。

膏瘅。善渴，身热，弱（溺）白而淳（沌），得之酒。膏瘅。酓（饮）少而弱（溺）多，得之酒若渴。

肠瘅。食多，善饥而少气，得之饥。小肠瘅。弱（溺）多而赤，出鍉，得之□。小肠瘅。（弱）溺赤，出鍉，少腹热，得之怵惕（惕）恐。

胃单（瘅）。食多而善饥，得之饥。

气单（瘅）。身黄，邑（眼）黄，（弱）溺黄，得之失气。

骨单（瘅）。齿干而坸（垢），少气，得之劳。骨单（瘅）。目不眀（明），善謍筦出，身涅也，得之劳。

隋单（瘅）。空目□隋，得之宫。隋单（瘅）。喉干，弱（溺）清而黑以淳（沌），得之□。隋单（瘅）。目焦，兑眼，得之宫。隋单（瘅）。目黄而兑，得之宫。隋单（瘅）。目赤而兑，得之宫。隋单（瘅）。其目焦，得之宫。隋单（瘅）。空目蒙眼，得之宫。

内单（瘅）。后膏，不死。内单（瘅）。发于足，死。内单（瘅）。发脾（髀），久。内单（瘅），卒以不热，死。内单（瘅），弱（溺）膏，死。

风瘅。状无常主也，烦心，少气，类狂疾，时寒时热。

《和齐汤法》　治黄单（瘅），取黄牡牛弱（溺）歓（饮）之，能多歓（饮）之，亟已。

治风瘅。屑（屑）贝毋（母）、商陆、乌喙等，并合；取四撮，入水一斗半中，炊沸；酿米一升，炊米敝，止火盖之，沸定，复炊之，五而已。已，热歓（饮）之，温衣卧，汗出至足，一已。禁。

治内瘅。屑（屑）土蒌、消石等，并合，已餔食，取药一龠，以浆餐之，卌日已。毋禁。

《史记·扁鹊仓公列传》 齐王太后病，召臣意入诊脉，曰：风瘅客脬，难于大小溲，溺赤。臣意饮以火齐汤，一饮即前后溲，再饮病已，溺如故。病得之流汗出循。循者，去衣而汗晞也。……齐章武里曹山跗病，臣意诊其脉，曰：肺消瘅也，加以寒热。即告其人曰：死，不治。适其共养，此不当医治。

《汉书·艺文志·方技略》《五藏六府瘅十二病方》四十卷。

《素问·奇病论》 帝曰：有病口甘者，病名为何？何以得之？

岐伯曰：此五气之溢也，名曰脾瘅。夫五味入口，藏于胃，脾为之行其精气，津液在脾，故令人口甘也。此肥美之所发也。此人必数食甘美而多肥也。肥者，令人内热，甘者，令人中满，故其气上溢，转为消渴。治之以兰，除陈气也。帝曰：有病口苦者，病名为何？何以得之？岐伯曰：病名曰胆瘅。夫肝者，中之将也，取决于胆，咽为之使，此人者数谋虑不决，故胆虚，气上逆而口为之苦。治之以胆募俞，治在阴阳十二官相使中。

《素问·脉要精微论》 帝曰：病成而变何谓？岐伯曰：风成为寒热，瘅成为消中，厥成为巅疾，久风为飧泄，脉风成为疠。病之变化，不可胜数。

《灵枢·五变》 黄帝曰：人之善病消瘅者，何以候之？少俞答曰：五脏皆柔弱者，善病消瘅。黄帝曰：何以知五脏之柔弱也？少俞答曰：夫柔弱者，必有刚强，刚强多怒，柔者易伤也。黄帝曰：何以候柔弱之与刚强？少俞答曰：此人薄皮肤，而目坚固以深者，长冲直肠，其心刚，刚则多怒，怒则气上逆，胸中蓄积，血气逆留，髋皮充肌，血脉不行，转而为热，热则消肌肤，故为消瘅。此言其人暴刚而肌肉弱者也。

疸病

《说文》 疸，黄病也。

按语

出土秦汉医学文献中少有疸病，却常见瘅病，甚至已有黄瘅的命名，如张家山《脉书》言“内瘅，身痛，眼爪黄，溺赤，为黄瘅”。《和齐汤法》有治黄瘅方。

但秦汉时期的瘅病并非黄疸病（如急性胆管炎、病毒性肝炎之黄疸）而是指“热病”，天回医简中的膏瘅、气瘅、骨瘅、咽瘅、肾瘅、髓瘅、小肠瘅、肠瘅、胃瘅、心瘅、内瘅、风瘅为各种“内热病”。这些瘅病中，除气瘅表现为身黄、眼黄、小便黄，形似后来的黄疸之外，其他皆与黄疸不同。《史记·扁鹊仓公列传》所涉及的“风瘅”“肺消瘅”，俱不见眼黄、手心黄、小便黄等症状，《黄帝内经》中的脾瘅、胆瘅，也没有发黄的症见。由《内经》“瘅成为消中”“热则消肌肤，故为消瘅”等记载，可知瘅是热疾，病久则成消渴。《汉书·严助传》有云“南方暑湿，近夏瘅热”，亦可为证。出土文献中的“黄瘅”表现为肤黄、目黄、面黄的热病，即本篇所云“黄疸”。

在秦汉时期，瘅病是一大类疾病，《汉志·方技略》收录有《五藏六府瘅十二病方》四十卷。文献中的心瘅、胃瘅、肾瘅、脾瘅（《素问》）、小肠瘅、肠瘅、胆瘅（《素问》）等，颇合“五藏六府瘅”之义。

秦汉医家常用导引或药物治疗瘅病。治瘅需治热，药方中多配合使用消石、天花粉、贝母等清热之药。

至于“疸”，马王堆汉墓帛书《养生方》有云“以汁渍疸糗九分升二”，原帛书整理小组注：“疸，读为饘……饘糗，稠厚的炒米粉或炒面”，非疸病。在明确成书年代的传世文献中，“疸”最早似见于东汉《说文》，其言“疸，黄病也”。疸的含义是“黄病”，与内热性质的“瘅”，二者并不相同。

传世《黄帝内经》经北宋林亿等人校正，书中“瘅”“疸”二字并存，“疸”多以“黄疸”二字连用。但《内经》中的“黄疸”在《太素》中保存了秦汉古书中的原貌作“黄瘅”，如《诊候之三·杂诊》“面色微黄，齿垢黄，爪甲上黄，黄瘅”；《经脉之一·经脉连环》“脾足太阴之脉……是主脾所生病者……黄瘅”；《经脉之一·经脉连环》“肾足少阴之脉……是主肾所生病者……黄瘅肠澼”。

唐·王焘《外台》中，保留了早期的“瘅”病，然同样的条文《翼方》则作“疸”。如，天回医简“胃瘅，食多而善饥，得之饥”：《外台》作“胃瘅食多喜饮”，《翼方》作“胃疸食多喜饮”。天回医简“心瘅，愦愦烦心而热中，得之思虑”：《外台》作“心瘅烦心心中热”，《翼方》作“心疸烦心心中热”。天回医简“肾瘅，干嗌而渴，得之忧”：《外台》作“肾瘅其人唇干”，《翼方》作“肾疸唇干”。天回医简“膏瘅，饮少而溺多，得之酒若渴”：《外台》卷四作“肺瘅饮少小便多”，《翼方》“膏疸饮少尿多”。

《外台》多处引仲景《伤寒论》（《外台》中的《伤寒论》为十八卷本，乃今之《伤寒》与《金匮》合本），如：

仲景《伤寒论》黄瘅，麻黄醇酒汤主之方。

仲景《伤寒论》黄家日晡发热而反恶寒，此为女劳得之。膀胱急，小腹满，身体尽黄，额上反黑，足下热，因作黑瘅，……硝石矾石散主之方。

仲景《伤寒论》酒瘅者，心中懊憹，或热痛，栀子枳实豉大黄汤主之方。

《外台》收录《伤寒论》所含“瘅”的条文，今《金匮》皆作为“疸”。

注家时常混淆“瘅”与“疸”，如颜师古注释“《汉书·艺文志》《五藏六府瘅十二病方》四十卷”时说“瘅，黄病”，显然有误。唐·王冰似明“瘅”之原义，在其注释《素问·疟论》“瘅疟”时言“瘅，热也，极热为之也”；在《素问·奇病论》“脾瘅”条，也指出“瘅，谓热也”。

清代学者段玉裁在《说文解字注》指出：“瘅与疸音同而义别。如郭注《山海经》，师古注《汉书》皆云：‘瘅，黄病。’王冰注《素问》‘黄疸’云：‘疸，劳也。’则二字互相假而淆惑矣。”段氏已发现古书中“瘅与疸音同而义别”以及注家的混淆。只是未指出“瘅”作为“热病”一面的含义。

本篇所云疸病，以《外台》之记载则作谷瘅、女劳瘅、酒瘅、黑瘅等。其有见身黄，如谷疸，亦有不见身黄者，如女劳疸。故虽以“疸”名，却仍遗存早期“瘅”病的含义。

原文

寸口脉浮而缓，浮则为风，缓则为痹，痹非中风，四肢苦烦，脾色必黄，瘀热以行。

名家选注

李氏《广注》 浮则为风者，热极生风，邪气外壅也。缓则为痹者，土性缓，缓为脾疾，湿热不攘也。太阳中风，脉浮而缓；太阴伤寒，亦脉浮而黄。此痹属太阴，恐误认为太阳中风，故辩云“痹非中风”也。四肢苦烦者，脾主四肢，湿热外困也。脾属土，故色黄。瘀热行，故成黄疸。此统论通病之大概也。

浅田氏《杂病论识》 《脉经》冒首有“师曰”二字。脉得浮缓者，为发黄之诊。《伤寒论》曰“脉浮而缓，手足自温者，为是系在太阴，太阴者，身当发黄是也”。“为风”之“风”，非表热之义，斥热气外熏而言，《伤寒论》亦有此例。“痹”疑“痺”之伪。“痹非中风”一句义不通，恐四肢苦烦，手足烦热也，是为瘀热流于四末之候。此条以脉断证，恐后人据《伤寒论》“脉浮而缓”条，演发黄之义者也。今以《脉经》征之，则其手痕益难掩矣。

释难

缓则为痹 丹波氏《述义》云：“又知‘缓则为痹’之‘痹’字。盖是‘痺’字之讹，始与文义相叶。顾以其讹作痹，后人不辨，遂补‘痹非中风’一句也。”郭霭春《金匮要略校注语译》云：“缓则为痹，谓湿热阻其血络，络瘀不利，脉现缓滞，凡湿盛于里者，脉必缓滞而不滑利。”

四肢苦烦 郭霭春引《广韵·二十元》“烦，劳也”，释“烦”为疲惫。然四肢疲倦，义并不通。《说文》言“烦，热头痛也”，“烦”有热义。《金匮·妇人产后》有云“四肢苦烦热”者，“四肢苦烦”亦或原作“四肢苦烦热”，即四肢热剧，此与文中“瘀热以行”相合，且《伤寒论》有“伤寒脉浮而缓，手足自温者”为证。

按语

浅田氏指出此条当与《伤寒》“伤寒脉浮而缓，手足自温者，系在太阴；太阴当发身黄，若小便自利者，不能发黄”并参。“浮则为风”注家多从内热外熏释之，然亦有外风之意。《史记·扁鹊仓公列传》记载“齐王太后病，风瘅客脬”，仓公认为“病得之流汗出循。循者，去衣而汗晞也”，此即汗出受风邪，而导致风瘅。“缓则为痹”，丹波氏、浅田氏认为“痹”为“痺”字之讹，可从。

山田业广认为：“本条疑当与下条相接为一。凡本经寸口、趺阳合论者，不尠，其义虽暧昧不明，而要是古义。”备参。

原文

趺阳脉紧而数，数则为热，热则消谷，紧则为寒，食即为满。尺脉浮为伤肾，趺阳脉紧为伤脾。风寒相搏，食谷即眩，谷气不消，胃中苦浊，浊气下流，小便不通，阴

被其寒，热流膀胱，身体尽黄，名曰谷疸。额上黑，微汗出，手足中热，薄暮即发，膀胱急，小便自利，名曰女劳疸，腹如水状不治。心中懊憹而热，不能食，时欲吐，名曰酒疸。

名家选注

丹波氏《述义》 先兄曰"'尺脉浮为伤肾，趺阳脉紧为伤脾'二句插入，以对示女劳疸谷疸二证之脉。此不承'食即为满'句，亦不接'风寒相搏'句。注家与上下相连为解。殆觉舛谬。"又'阴被其寒'，诸注以阴为肾脏，似失当。特尤氏曰"谷不消而气以瘀，则胃中苦浊，浊气当出下窍，若小便通则浊随溺去。今不通则浊虽下流而不外出，于是阴受其湿，阳受其热，转相流被，而身体尽黄矣。"朱氏曰"是太阴虽被寒郁，而郁久化成之湿热，流祸膀胱"。并是。女劳疸，注家以为肾热，其说诚是。盖人斫丧太过，精液亏乏，则肾中之阳必亢极，营血为之郁黩，遂为发黄也。又此证小便自利，魏氏曰"阳虚气降，无所收摄节制也"。《金鉴》曰"膀胱急，小便利，下焦虚也。腹满如水状，脾肾两败，故谓不治也"。亦是一说。盖此证本是下虚，故其初小便不禁，久而真元闭绝，小便不利，遂至腹如水状也。舒氏《伤寒论集注》曰"酒中有热有湿，均足为患，因其本气而患之。本气虚寒者，本不患热，惟患其湿。真阳素旺者，不患其湿，而患其热"。盖酒疸之证，舒氏所谓"不患其湿而患其热"者也。

浅田氏《杂病论识》 此条当分为六节读。至"食即为满"一节，论寒湿在太阴，实而为阳黄者也。至"为伤肾"一节，肾脉不沉者，为之女劳也。至"为伤脾"一节，论寒湿在太阴，虚而为阴黄者也。以下至"谷疸"一节，论风湿浊相合，以横行躯谷，实者为阳黄，虚者为阴黄，然而不分阴阳，通称之谷疸者。虽饮食失节，中焦畜瘀以浸于外邪，内湿外寒相搏为阴阳二疸，则一也。至"腹如水状"一节，论肾气一亏，邪乘虚入精血之分，藏气复则为瘀血，脏气不复则为水状也。额上黑，不唯房劳，虚脱者往往见之。盖肾气黑，因以属之耳。又但言"额上黑"，而不言身黄者，省文也。《巢源》云"女劳之状，身目皆黄，发热恶寒，少腹恶寒，小便难"今云"自利"，似可疑。盖此证本是下虚，故其初小便不禁，久而真元闭绝，小使不利，遂至腹如水状胀大也，故曰不治。至"名曰酒疸"一节，论停酒不解，郁热无所泄，懊憹不能食者也。论曰"阳明病无汗，小便不利，心中懊憹者，身必发黄"，乃知热甚于内者，皆足致此，非独酒矣。《脉经》女劳疸、酒疸各为别条，非。《千金》合上条为一条，反似是。凡是等论，虽似出于后人之手，理之不可必无者，故疏其义如此。

释难

尺脉浮为伤肾，趺阳脉紧为伤脾 有注家释为女劳疸与谷疸。丹波氏《述义》认为"此不承'食即为满'句，亦不接'风寒相搏'句，注家与上下相连为解，殆觉舛谬"。二说皆有理，并存。

阴被其寒 李氏《广注》云"阴为太阴，被寒者，湿为阴邪，其性本寒也。热流膀胱者，湿郁为热，小便癃闭，故身体尽黄为谷疸也"，可从。

小便自利，名曰女劳疸 浅田氏据《病源》认为当作“小便难”；山田氏《九折堂·金匮》则云：“下条曰‘男子黄，小便自利，当与虚劳小建中汤’，是知小便自利，即女劳疸之本候。不可据《肘后》、《巢源》以改本经也。”二说并存。

按语

浅田氏所解甚明。丹波氏所评及所释“尺脉浮为伤肾，趺阳脉紧为伤脾”“阴被其寒”“酒疸”，亦通。

山田氏《九折堂·金匮》认为“趺阳脉紧而数，数则为热，热则消谷，紧则为寒，食即为满。尺脉浮为伤肾，趺阳脉紧为伤脾”一句，“疑当与上条（编者按：即‘寸口脉浮而缓，浮则为风，缓则为痹，痹非中风，四肢苦烦，脾色必黄，瘀热以行’一句）相接为一，乃是黄疸脉状之总纲。下谷疸、女劳疸、酒疸，宜为三截而看。‘尺脉浮’即上条‘寸口脉浮而缓’之中尺脉亦浮也。尺脉浮，趺阳脉紧，相对而言。若不与上条相接，则‘尺脉浮’句，竟不著落。‘风寒相搏’句，亦兼上条‘浮则为风’与本条‘紧则为寒’而言也。”山田氏之说，亦可参考。

原文

阳明病，脉迟者，食难用饱，饱则发烦头眩，必小便难，此欲作谷疸。虽下之，腹满如故[1]，所以然者，脉迟故也。

校勘

［1］腹满如故：《病源》作“其腹必满”。

名家选注

《金鉴》 谷疸属胃热，脉当数，今脉迟，脾脏寒也，寒不化谷，所以虽饥欲食，食难用饱，饱则烦闷，胃中填塞健运失常也。清者阻于上升，故头眩，浊者阻于下降，故小便难也，此皆欲作谷疸之征。其证原从太阴寒湿郁黮而生，若误以为阳明热湿发黄，下之虽腹满暂减，顷复如故，所以然者，脉迟寒故也。此发明欲作谷疸，属脾阴寒化而不可下者也。

浅田氏《杂病论识》 此条后人抄出《伤寒论》以补之义者也，故首三字（编者按：即“阳明病”）存其元痕，唯“微烦”作“发烦”耳。按谷疸有二证，此则虚寒而冷黯者也。脉迟，胃虚之候，所谓“脉迟尚不可攻”是也。难用饱，言难强食，强食则发烦头眩，是以胃中已虚，不胜谷气也。夫下之无益，则发汗利水之法亦当用之无益。惟宜用和法，且从损谷则愈例而得效矣。

按语

腹满如故,《病源》作“其腹必满”,前者言腹满不因攻下而减,后者言攻下后导致腹满。观后文茵陈蒿汤证条方后注云“一宿腹减”,谷疸多有腹满见证,此处似以“腹满如故”为妥。

《金鉴》言“此发明欲作谷疸,属脾阴寒化而不可下者”颇是。浅田氏认为此证,不可治以汗吐下,惟宜用和法。可参。

原文

夫病酒黄疸[1],必小便不利,其候心中热,足下热,是其证也。

校勘

[1] 夫病酒黄疸:《脉经》同本文;《病源》《要方》作“酒疸”。

名家选注

程氏《直解》 夫小便利则湿热行,不利则热留于胃,胃脉贯膈下足跗,上熏胃脘则心中热,下注足跗则足下热也。

浅田氏《杂病论识》 此条系酒疸之纲例,故标曰“夫病酒黄”,以下三条曰酒黄者,皆承此条而论之也。小便不利,则酒热积于中而不行,以熏蒸上下,故以心中与足下热为其候也。若酒客虽在他病,见小便不利,心热足热,则可知将成瘅证矣。按胃中热,必足下热,《伤寒论》曰“足心热,谷气下流”,可以证焉。

按语

此发前酒疸条所未备。“酒黄疸”者,见于《金匮》及《脉经·卷第八》,他书不载,《病源》《千金》作“酒疸”,似是。然《病源》“足不热”,非。

原文

酒黄疸[1]者,或无热,靖言[2]了了,腹满欲吐,鼻燥。其脉浮者,先吐之;沉弦者,先下之。

校勘

[1] 酒黄疸:《要方》作“黄疸”。

［2］靖言：《外台》引《千金》作“静言”。

名家选注

李氏《广注》 酒性慓悍，聚散不常，当其散时或无热，静言了了；及其聚也，湿热郁蒸，腹满欲吐。胃热熏肺，肺开窍于鼻，又胃脉起于鼻之交頞中，故鼻燥也。浮脉属阳，病在膈上，故先吐之。《经》所谓“其高者，因而越之也”。沉弦脉属阴，病在腹里，故先下之，《经》所谓“中满者，泻之于内也”。

山田氏《集注》 此条非有或腹满，或欲吐之异，盖前条言其常，本条言其变，故曰或无热也。具无热云云诸证。而脉浮者，病在上，虽腹满似可下，而当吐之。若脉沉弦者，病在下，虽欲吐，鼻燥似可吐，而当下之。

浅田氏《杂病论识》 此对前条明其异者也。酒疸常态必心中、足下热，而今无热者，盖一证，故用“或”字，其意可深焉。“靖”本作“竫”，静同。……夫无热者靖言了了，则有热者之于多言喃喃，亦可推知矣。盖其外虽无热，腹满欲吐、鼻燥，则知内有热也，宜攻之。但脉浮者，属上焦，当上越之；脉沉弦者，属下焦，当下夺之。两言先者，要知吐下之后，再以清解余热，不待言矣。

按 语

“靖”，《外台》引《千金》作“静”，静言了了者，即语言清楚，乃无热之象。若有热，则“心中懊憹而热”或多语喃喃。“鼻燥”二字，《千金》无。

酒疸多见“欲吐”之症，如前文“心中懊憹而热，不能食，时欲吐，名曰酒疸”及下文“酒疸，心中热，欲呕者”。此时当依脉象之浮或沉，而治以吐法或下法。

此外，《外台》引《千金》言：“又夫人病疸者，或无热，静言了了，腹满欲吐。酒疸心中热欲呕，吐之即愈方。取《千金翼》苦参散吐良。”苦参散方见《翼方·卷十八》：“凡人无故忽然振寒，便发黄，皮肤黄曲尘出，小便赤少，大便时闭，气力无异，食饮不妨，已服诸汤，余热不除，久黄者，苦参散主之。方：苦参、黄连、黄柏、黄芩、大黄、瓜丁、葶苈熬、各一两，上七味捣筛为散，饮服方寸匕，当大吐，吐者日一服，不吐者日再，亦得下。服药五日知，可消息，不知可更服之。”

原 文

酒疸，心中热，欲呕者，吐之即愈。

名家选注

李氏《广注》 心热者，酒气郁蒸。欲呕者，胃气上逆也，因势利导，宜吐以散其湿热之气。李升玺曰：“酒在胃中，湿热不散，故多作呕，葛花解酲汤，用豆蔻、砂仁，辛香快气之品，皆治呕之意，以酒客不喜甘故也。心中虽热，亦忌过用苦寒，以胃寒则愈呕，故吐以散之为宜。”李玮西曰：“按仲景吐有二法：虚烦内热，则用栀子豉汤。胸寒气冲，则用瓜蒂散。此酒疸心中热，大约栀子豉汤为宜。”

浅田氏《杂病论识》 此承前条“脉得浮者，先吐之”之义而详其证也。心中热，则知病上焦也。呕，徐本作吐，欲吐者，此邪气上向也，当秉其上行之势，以从高而越之则邪去，故曰吐之愈。

按语

酒疸，有可吐之证，方可治以吐法。不欲吐而强吐之，病自不愈。然虽有欲吐之象，亦须审脉象而定，脉浮者，可吐；脉不浮者，慎吐。李升玺云“心中虽热，亦忌过用苦寒，以胃寒则愈呕”，可参。

原文

酒疸下之，久久为黑疸，目青面黑，心下[1]如啖蒜虀状，大便正黑，皮肤爪之不仁[2]，其脉浮弱，虽黑微黄，故知之。

校勘

［1］心下：《脉经》《翼方》、邓本作“心中”。

［2］皮肤爪之不仁：《翼方》作“皮革搔之不仁”。

名家选注

山田氏《集注》 如啖蒜虀，心中热之互文。大便黑，血瘀于内也。皮肤不仁，血瘀于外也。脉浮弱，下之后，病经久则正虚，不如前条之沉弦也。虽黑微黄，恐人以黑为正黑，故云尔。《巢源》所谓“变作桃皮色”是也。盖虽黑微黄，概凡称黑疸者而言之，故知之者，以具黑中带微黄，故知其为黑疸也。

浅田氏《杂病论识》 此亦承上条酒疸可下之例而论。医不审其腹满，脉沉弦，泛施攻夺，酒热扰乱，久久不愈，为坏证者也。夫黄色历日数变黑色者，犹物之初被火灼则黄，久被火薰则黑，自然之理也。宜据《巢源》《千金》诸疸皆久为黑疸，不特酒疸也。目青面黑，大便黑，皮肤不仁，皆血变而瘀之征也，乃知湿热因下，陷入血中也。盖此证，热气不徒外灼，心中亦薰灼，懊憹之甚、酸辣嘈杂一如噉蒜状也。脉浮弱，亦血道不行之候，以分女劳疸之沉也。按“虽黑微黄”四字，后人注文误入者也。《巢源》《外台》无此四字，为是。又“爪”作“抓”，义其明。

按语

“心下”，《脉经》《千金》、邓本作“心中”，当从。“爪之不仁”即“抓之不仁”，《翼方》

作“搔之不仁”。

酒疸日久不愈，湿热陷入血中，则成黑疸。目青面黑，大便黑，皮肤不仁，皆瘀血之征。诸疸病日久，多变为黑疸。诚如山田氏《九折堂·金匮》所论：“凡疸久久不差而色老者，多带黑色，谓之黑疸。非有一种黑疸病，故另无治法。所谓‘久久为黑疸’‘女劳疸因为黑疸’是也。《巢源》黑疸候、黄疸、酒疸、女劳疸，久久多变为黑疸，可以征也。夫黑疸宜就其证，以分酒疸、女劳疸耳。”

《金匮》不载黑疸治方，晋唐方书有治黑疸方如下，供参。

《肘后》：若变成黑疸者多死，急治之。方：土瓜根，捣取汁，顿服一升，至三服，须病汗，当小便去。不尔，更服之。

《外台》：深师疗黑疸，身体及大便正黑，赤小豆茯苓汤方。赤小豆三十枚，茯苓六铢，瓜蒂四铢，雄黄二铢，甘草半两炙，女萎四铢。上六味，切，以水三升，煮小豆、茯苓，取八合汁，捣后四药为散，取前汁调半钱匕，适寒温服之。须臾当吐，吐则愈。

《翼方》茵陈丸主黑疸，身体暗黑，小便涩，体重方。茵陈一两，甘遂一分，当归、蜀椒各半两，杏仁、大黄、半夏各三分，葶苈、茯苓、干姜各一两，枳实、白术各五分。上一十二味捣筛为末，炼蜜和，丸如梧子大，空腹以饮服三丸，日三。

原文

师曰：病黄疸，发热烦喘，胸满口燥者，以病发时[1]，火劫其汗，两热所得。然黄家所得，从湿得之。一身尽发热而黄，肚热，热在里，当下之。

校勘

［1］以病发时：《脉经》作“以发病时”。

名家选注

山田氏《集注》 “黄家所得，从湿得之”二句，盖插句法，宜接“病黄疸”句而看。夫黄疸之属病，本自湿得之，未必有烦喘、胸满、口燥之证。然而有之者，黄疸之初起，医见其发热，以火强发其汗，湿热与火热相熏灼，以致增此诸证。若其人一身益发热，而黄不为汗衰，更加肚热者，是劫发后燥热在里，不得以利小便等常法治之，当下其里热。凡本条难解，今漫述鄙见，以备资考。

浅田氏《杂病论识》 此以火劫邪气致瘅也。《伤寒论》云“若被火者，微发黄色”是也。发热口燥，烦喘胸满，内外热灼与寻常疸症稍异，是以其所因不同也。病发时，斥风寒，外寒之病发，而言劫夺取之也。两热，谓风热、火热，是其始漫以火攻发汗，遂两热相得致此症。然无湿邪，何以发黄？故曰“黄家所得，从湿得之”，明不独因于两热也。盖热已入里，在肚中则下之为法，即栀子大黄汤、茵陈蒿汤等例也。

按语

《伤寒》云:"太阳病中风,以火劫发汗,邪风被火热,血气流溢,失其常度。两阳相熏灼,其身发黄。阳盛则欲衄,阴虚小便难。阴阳俱虚竭,身体则枯燥,但头汗出,剂颈而还,腹满微喘,口干咽烂,或不大便,久则谵语,甚者至哕,手足躁扰,捻衣摸床。小便利者,其人可治。"此中变证如身黄、衄血、小便难、腹满微喘,口干咽烂等,与本条"病黄疸,发热烦喘,胸满口燥者"甚是相似,故此条或脱胎于《伤寒》"火劫发汗"一节。因"火劫发汗"有"身黄"之证,《金匮》整理者冒以"黄疸",并入此篇。此火邪致黄,未必有湿,非湿热内蕴之黄疸。"然黄家所得,从湿得之"似为衍文或注文,不可一并释之。

注家认为"以病发时"是言"黄疸初起",非;当作"太阳病初起"。浅田氏之解为正。浅田氏认为治用"栀子大黄汤、茵陈蒿汤",可从。

此外,陆渊雷《金匮今释》言:"'肚'字,《说文》《玉篇》俱不载,盖隋唐间后起之字,足证《金匮》中此等诸条皆后人之言。"

原文

脉浮[1],渴欲饮水,小便不利者,皆发黄。

校勘

[1] 脉浮:《脉经》、邓珍本作"脉沉",是。

名家选注

吴氏《金鉴》 脉沉,主里也;渴欲饮水,热瘀也;小便不利,湿郁也;热瘀湿郁于里,故发黄也。首条谓脉浮缓、紧数皆令发黄,是得之于外因也;此条脉沉亦令发黄,是得之于内因也;故治黄有汗、下二法也。

浅田氏《杂病论识》 此条论先见此三证,则可必决其为黄也。脉沉,小便不利,湿也。渴欲饮水,热也。湿热相得,不发黄何俟?"皆"犹言"必"也。《伤寒论》云"阳明病,有发热,头汗出,身无汗,渴饮水浆,小便不利者,茵陈蒿汤主之"正是义。

按语

吴氏《金鉴》、浅田氏所释甚明,可参。

原文

腹满，舌痿黄，燥[1]不得睡，属黄家。舌痿疑作身痿。

校勘

[1] 燥：《脉经》作“躁”。

名家选注

赵氏《衍义》 瘀热内积为腹满，外连肌表成痿黄，身热气烦，血少荣微，夜不入阴，故不睡。属黄家者，以其虽不似黄疸之黄，亦由积渐所致也。黄疸之黄深，实热之黄，痿黄之黄浅，虚热之黄。

丹波氏《辑义》 痿黄，即萎黄，谓身黄不明润也。

按语

舌痿黄，“舌”字似衍，或作“身痿黄”为是，《金匮·腹满篇》有云“病者痿黄，躁而不渴，胸中寒实，而利不止者死”。

痿黄，即萎黄，身黄不明润、无光泽。赵氏认为是“浅黄”，虚热之征，亦通。

《伤寒》《金匮》如喘家、衄家、淋家、汗家、疮家等，多指长期、慢性、反复发作性疾病，此称“黄家”，是言慢性、反复发作性的黄疸。

原文

师曰：黄疸病，当以十八日为期，治之十日以上为差，反剧为难治。又曰：疸而渴者，其疸难治；疸而不渴者，其疸可治。发于阴部，其人必呕；发于阳部[1]，其人振寒而发热也。

校勘

[1] 发于阳部：邓本作“阳部”，无“发之”二字。

名家选注

张氏《医通》 瘅为湿热固结，阻其津液往来之道，故以渴与不渴，证津液之通与不通也。呕为肠胃受病，振寒发热为经络受伤，于此可证其表里阴阳而治也。

李氏《广注》 疸者，脾邪湿热所致，脾属土，土无定位，寄旺于四时之季月，各十八日。则十八日乃土之成数也。十八日为期，则土气衰而病愈，故治之十日以上当渐瘥也。若反剧，是湿热留连，土邪终未消散，故难治。疸者，湿热也。湿则津液困滞，热则津液销铄，故多渴。渴者，湿热已甚，故难治；不渴者，湿热未甚，故可治。阴部、阳部者，表里之分。发于阴部，则湿热在里，胃气上逆，故呕；阳部则湿热在表，卫气疏泄，故振寒发热也。

朱氏《广义》 反剧为难治者，谓土位已过，则本气自虚，而邪尚缠绵不解，攻之恐不胜任，补之适以养恶，故曰难治，然非不治也。当临证消息矣。

浅田氏《杂病论识》 此与伤寒期时日而谓其愈者同例，今验之实际，绝无征，不足采也。（“疸而渴者”）此条论黄疸浅深表里之位也。疸本郁热之所为，郁久热深，则津液竭乏以发渴，故为难治。若不渴者，郁轻热浅可知。阴阳言表里，呕者，湿热迫于里也。振寒发热者，邪气发于表也。《脉经》《千金》“阳部”上有“发热（编者按：当是‘发于’）”二字，宜补。是以谓渴不渴验邪之浅深，以呕与寒热分病之表里，即治疸之一紧要。

按语

十八日乃脾土之成数，古人视黄疸病为脾胃病，故“以十八日为期”。十八日内，土气衰病当愈，若病情反而加重则难治。今认为黄疸属肝胆病，二者不同，当留意。浅田氏认为“今验之实际，绝无征”，可备一说。

张氏从“津液之通与不通”释疸病之“不渴与渴”，李氏从湿热之轻重释之，而浅田氏则从病情之新久释之，皆通。不渴者，可治；渴者难治，但如朱氏所言“曰难治，然非不治也。当临证消息矣”。

原文

谷疸之为病，寒热，不食，食即头眩，心胸不安，久久发黄为谷疸，茵陈蒿汤主之。方

茵陈蒿六两　大黄三两[1]　栀子十四枚（擘）

上三味，㕮咀，以水一斗二升[2]，煮茵陈减半[3]，内二味，煮取三升，去滓，分温三服。小便利[4]，溺如皂荚汁状，色正赤，一宿腹减，黄从小便去。

校勘

[1] 大黄三两：邓本作“二两”。

[2] 一斗二升：邓本作“一斗”。

[3] 煮茵陈减半：邓本作“煮茵陈，减六升”。

[4] 小便利：邓本作“小便当利”。

名家选注

李氏《广注》 湿热外壅，故发寒热。谷气不运，故不食。浊气上蒸，故食即头眩。

湿热内郁，故心胸不安。茵陈去湿热，栀子开郁结，大黄苦以泄之，皆分消湿热之剂也。

山田氏《集注》 未发黄之前，既有此诸证，故下“久久”字，谓其后必发黄也。……前谷疸有“小便不通”文，《伤寒论·阳明篇》本方主治有“小便不利，腹微满”文，知本条亦含蓄小便不利、腹满证。凡仲景之书，参伍彼是，而始见其义者，不一而足。徐氏云，观方后注云“一宿腹减”，此亦必小便不快，而腹微胀可知。此说似可从。观小便当利与黄从小便去，则本方非下剂，乃利小便之方耳。

浅田氏《杂病论识》 此条详申谷疸之证治也。寒热，非少阳之往来寒热，乃内郁之邪，外蒸为寒热，于胃为不食也。头眩亦为谷疸第一的据。前条曰“食谷即眩”，此云“食即头眩”，“即”字可以味焉。心胸不安，与酒疸之心中懊憹，亦不同。彼心中热，有无可奈何之象，此言不安，仅微烦也，即阳明脉微条所谓“发烦头眩”耳。按本篇论谷疸者凡三条，第一条不言寒热，而有小便不通；第二条不言心胸不安而小便必难，此独不言及小便，盖证有微甚。前言小便不通，此势之甚急者也。后所云阳明病，脉迟者，小便必难。既见阳明证，而因脉迟挟虚，以致不运。此表病中之间有者也。今云寒热，则非二三日病矣。不食、食即头眩，则虽眩而食未尝断可知矣。故曰久久发黄，其热渐而缓，则小便赤未至不通。谷疸三证止出一方。盖阳明病一至发黄，则久暂皆宜开郁解热，故此方实为主方。若阴黄，则后人以附子合茵陈，乃亦此方之变也。

类方参要

《肘后》谷疸者，食毕头旋，心怫郁不安而发黄，由失饥大食，胃气冲熏所致。治之方：茵陈四两，水一斗，煮取六升，去滓。纳大黄二两，栀子七枚，煮取二升，分三服，溺去黄汁，瘥。

《外台》引《小品》疗黄疸，身目皆黄，皮肤曲尘出，三物茵陈蒿汤方。茵陈蒿一把，栀子二十四枚（擘），石膏一斤（《千金方》加大黄三两）。上三味，以水八升，煮取二升半，去滓，以猛火烧石膏，令正赤，投汤中，沸定取清汁。适寒温，服一升。自覆令汗出周身遍，以温粉粉之，则愈。若不汗，更服一升，汗出乃愈也。

《外台》引《必效》疗一切黄，蒋九处得。其父远使得黄，服此极效，茵陈汤及丸方。茵陈四两，大黄三两，黄芩三两，栀子三两。上四味，切，以水五升，煮取三升，分为三服，空肚服之。不然，捣筛，蜜和为丸，饮服二十丸，稍稍加至二十五丸，量病与之。重者作汤胜服丸，日一服。忌羊肉、酒面热物等。以差为限。小便黄色及身黄者并主之。

《外台》引《删繁》疗黄疸者，通身并黄，茵陈汤方。茵陈四两，柴胡四两，升麻三两，龙胆草二两，黄芩、大黄各三两。上六味，切，以水九升，煮取三升，分三服。若身体羸，去大黄，加栀子仁五、六两，生地黄（切）一升。

《外台》崔氏疗黄疸，身体面目尽黄，茵陈汤。太医校尉史脱方：茵陈蒿三两，黄连二两，黄芩三两，栀子十四枚，大黄一两，甘草一两（炙），人参一两。上七味，切，以水一斗，煮取三升，分三服。

《医心》引《深师方》治谷疸，发寒热，不可食，食即头眩，心中怫冒不安，大茵陈汤方。茵陈蒿二两，黄柏二两，大黄一两，甘草一两，人参一两，栀子十四枚，黄连一两。凡七物，切，水一斗，煮得三升，分三服。

按语

发寒热，不食，食即头眩，心胸不安等，为谷疸前驱期症状，后则发黄，故曰“久久”。前文虽未言“小便不利”“腹满”等症，然可据服药后“小便利”“腹减”等补充。浅田氏将涉及谷疸的三则条文进行对比分析，尤为明朗。

晋唐医家对茵陈蒿汤有较多化裁，如增入石膏、黄芩、黄连、黄柏、柴胡、升麻、龙胆草等以加强清热，或加入人参、甘草等以补益脾胃。《删繁》茵陈汤方后云若身体羸，去大黄，加栀子、生地黄，临床可资参用。《肘后》则补充谷疸的病因、病机是“失饥大食，胃气冲熏”。

茵陈蒿汤不仅可用于黄疸的治疗，亦可在辨证的基础上，灵活运用于肾病综合征、子宫出血、皮肤瘙痒等病症。

原文

黄家日晡所发热，而反恶寒，此为女劳得之。膀胱急，少腹满，身尽黄，额上黑，足下热，因作黑疸[1]。其腹胀如水状，大便必黑，时溏，此女劳之病，非水也。腹满者难治。消石矾石散主之。方

消石　矾石（烧）各等分

上二味，为散，以大麦粥汁和服方寸匕，日三服。病随大小便去[2]，小便正黄，大便正黑，是候也。

校勘

［1］黑疸：《外台》引仲景《伤寒论》作“黑瘅”；《图经》引张仲景《伤寒论》同。

［2］病随大小便去：《外台》引仲景《伤寒论》作“重衣覆取汗，病随大小便去”；《图经》引张仲景《伤寒论》同。

名家选注

喻氏《法律》　夫男子血化为精，精动则一身之血俱动，以女劳而倾其精，血必继之。故因女劳而尿血者，其血尚行，犹易治也。因女劳而成瘅者，血瘀不行，为难治矣。甚者血瘀之久，大腹尽满，而成血蛊，尤为极重而难治矣。味仲景之文及制方之意，女劳瘅非亟去其膀胱少腹之瘀血，万无生路。在伤寒热瘀膀胱之证，其人下血乃愈，血不下者，用抵当汤下之，亦因其血之暂结，可峻攻也。此女劳瘅蓄积之血，必匪朝夕，峻攻无益，但取石药之悍，得以疾趋而下达病所，硝石咸寒走血，可消逐其热瘀之血，故以为君；矾石，《本草》谓其能除锢热在骨髓，用以清肾及膀胱脏腑之热，并建消瘀除浊之功，此方之极妙可法者也。

山田氏《集注》　“消石矾石散主之”句，宜接于“因作黑疸”句下看，其“腹胀如水状”以下，辨此非水气，乃属女劳疸。且腹满者，脾气已败，甚难治也。大便黑者，血腐败之候，与方后所云“大便黑”不同。时溏者，肾气不收摄之所致。参互前女劳疸条，则义自见。盖酒疸属上焦之燥热，谷疸属中焦之湿热，女劳疸属下焦之血瘀。今考其方，酒疸不必解其酒，谷疸不必下其谷，女劳疸不必补其肾。夫名者，实之宾，故仲景就其位而设其名，医者亦不可因名而误实也。故本文既曰膀胱急，少腹满，又曰大便黑，皆明瘀血在少腹之候，而处以破血去瘀之剂。兹知虽其原因女劳，而其邪乃属实，犹大黄䗪虫丸之治虚劳。《金鉴》谓此方治标固宜，非图本之治。世久书伪，姑辨其理。尤氏谓肾热之征，并似不允。（消石矾石散）本方乃利大小便之剂，故曰病随大小便去。又曰小便正黄，大便正黑。其便黑者，以药下之，所谓迎而夺之之法，与主治中云“大便黑”者不同。凡用消石取破血解坚，故其证皆系血瘀之证，大黄消石汤亦同义也。《史・仓公传》“甾川王美人，乳后饮以消石一齐，出血”者是也。

浅田氏《杂病论识》 此条承上女劳瘅而论其证治也。上云薄暮，此云日晡，皆统申酉时言之。日晡所发热，即阳明证，当不恶寒，而反恶寒者非阳明，故曰此为女劳得之。此瘀热之专于下焦者，故为膀胱急、少腹满。盖其人当小便不利，《肘后》云“女劳疸，小腹满，小便难”可以征焉。凡曰女劳而成瘅者，血脉不行，故先则额黑，后则周身皆黑，故作黑瘅。上云“手足热”，此云“足下热”，亦互详略耳。腹胀纵如水状，大便时溏黑色，是蓄血之所为，实非水病也，腹满难治，即上条所谓“腹如水状不治”是也。盖此一句服后例，今在方之上者，系倒笔法。因女劳而成者，多属瘀血，故制方之意在去其血，是以取石药之悍，得疾趋以达病所，亦犹伤寒热结之证，取噉血蠕动之品拔其蓄结也。病从大小便去者，消石利大便，矾石利小便，分道奏绩也。大麦粥调服者，与石膏配粳米同意，恐伤胃也。甄权曰“硝石，君，恶曾青，畏粥”，可以见耳。吉益公言曰“余尝治淋家痛不可忍而渴者，用消石矾石散，其痛立息”，此盖本《千金》治湿疸，一身尽疼小便不利意。

类方参要

《肘后》女劳疸者，身目皆黄，发热恶寒，小腹满急，小便难，由大劳大热交接，交接后入水所致。治之方：硝石、矾石等分。末，以大麦粥饮，服方寸匕，日三，令小汗出，小便当去黄汁也。

《要方》湿疸之为病，始得之一身尽疼，发热，面色黑黄，七八日后壮热，热在里，有血当下，去之如豚肝状，其小腹满者，急下之。亦治一身尽黄，目黄腹满，小便不利方。矾石、滑石各五两。上二味治下筛，大麦粥汁服方寸匕，日三，当先食服之。便利如血者已，当汗出差。

《翼方》黄疸之为病，日晡所发热恶寒，小腹急，身体黄，额黑，大便溏黑，足下热，此为女劳，腹满者难治。治之方：滑石、石膏等分。上二味治下筛，以大麦粥汁服方寸匕，日三，小便极利则差。

《翼方》泻肾散，主男女诸虚不足，肾气乏。方：消石、矾石各八分。上二味捣筛为散，以粳米粥汁一升内一方寸匕，搅令和调，顿服之，日三。不知，稍增。

按语

《外台》引仲景《伤寒论》与条文本，稍有不同。《外台》作“黑瘅”，颇具古貌，且较《金匮》为详。在制剂方法补充有“硝石熬黄”“捣绢筛”，在注意事宜补充“重衣覆取汗”。

喻氏揭女劳疸的病理机制及矾石消石散的组方之秘，发先圣之遗奥，后之注家多循之。山田氏认为“消石矾石散主之”当接在“因作黑疸”之后，并云“仲景就其位而设其名，医者亦不可因名而误实也。故本文既曰膀胱急，少腹满，又曰大便黑，皆明瘀血在少腹之候，而处以破血去瘀之剂。兹知虽其原因女劳，而其邪乃属实，犹大黄䗪虫丸之治“虚劳”，又以《史记·扁鹊仓公列传》“甾川王美人，乳后饮以消石一齐，出血”为例，证明矾石消石散功在活血化瘀。所论甚当。浅田氏以“硝石，君，恶曾青，畏粥”为证，说明“方以大麦粥调服者，与石膏配粳米同意，恐伤胃也”，并指出吉益东洞“尝治淋家痛不可忍而渴者，用消石矾石散，其痛立息”的经验，源自《千金》治湿疸之文。

《肘后》补充女劳疸有“小便难”之见证，其病因“由大劳大热交接，交接后入水所致”。晋唐方书中，有将方中消石改为滑石者，似欠妥。

2018年9月，洛阳市文物考古研究院发掘一西汉墓中，在出土的青铜器中保存有近3.5升液体。检测结果可以判断该青铜器中的液体主要含有硝石（主要成分为硝酸钾）和明矾。古文献《三十六水法》记载有仙药“矾石水”的制剂方法：“取矾石一斤，无胆而马齿者，纳青竹筒中，薄削筒表，以硝石四两，覆荐上下，深固其口，纳华池中，三十日成水。以华池和涂铁，铁即如铜，取白治铁精，内中成水”，判断该铜壶中的液体为当时的仙药矾石水①。仲景消石矾石散所用药物与此仙药矾石水，完全一致，二方之间，或有一定的渊源关系。

原文

酒黄疸[1]，心中懊憹，或热痛，栀子枳实豉大黄汤[2]主之。

栀子十四枚[3]（擘） 枳实五枚（炙） 豉一升（绵裹） 大黄一两

上四味，㕮咀，以水六升，煮取二升，去滓，分温三服[4]。

校勘

［1］酒黄疸：《外台》引仲景《伤寒论》作“酒瘅”；《要方》作“酒疸”。

［2］栀子枳实豉大黄汤：《外台》引仲景《伤寒论》同此；邓本作“栀子大黄汤”。

［3］栀子十四枚：《外台》引仲景《伤寒论》作“七枚”。

［4］分温三服：《外台》引仲景《伤寒论》作“温服七合，日三服”。

---

① 蒋建荣，潘付生，薛方，等．洛阳汉墓出土仙药的科技研究［J］．中国科技史杂志，2019，40（2）：127-136，124.

名家选注

张氏《医通》 此即枳实栀子豉汤之变名也。大病后劳复发热，服枳实、栀子、豉三味，覆令微汗，使余热从外而解，若有宿食，则加大黄从内而解。此治酒瘅之脉沉弦者，用此方以下之；其脉浮当先吐者，则用栀子豉汤，可不言而喻矣。盖酒瘅伤胃发黄，无形之湿热，故宜栀子豉涌之，与谷瘅之当用茵陈蒿者，泾渭自殊，即此汤亦自治酒食并伤之湿郁，故可用下。观枳实栀子豉汤之加大黄，亦是因宿食而用也。更有栀子柏皮汤治身黄发热一证，又以苦燥利其渗道也。合此比例而推，治黄之法，无余蕴矣。

尤氏《心典》 酒家热积而成实，为心中懊侬或心中热痛，栀子、淡豉彻热于上，枳实、大黄除实于中，亦上下分消之法也。

山田氏《集注》 本方大黄，取之泻热，不取荡实，犹茵陈蒿汤之大黄，故少用大黄。然不必专利湿，故与枳实合用。

浅田氏《杂病论识》 此承上条酒疸而论其证治也。盖前酒疸条尚有不能食、欲吐后各变证，如小便不利，足下热、腹满不一，此独举心中懊憹者，以为酒疸第一的据也。热痛即心中热痛，栀子豉汤曰“心中懊憹”，又曰“心中结痛”是也。今热痛发黄，则虽在栀子部位，为其病稍深，所以有大黄之设也。

类方参要

《肘后》酒疸者，心懊痛，足胫满，小便黄，饮酒发赤斑黄黑，由大醉当风，入水所致。方：大黄一两，枳实五枚，栀子七枚，豉六合。水六升，煮取二升，分为三服。

《要方》酒疸，心中懊憹，或痛，栀子汤方。栀子十四枚（擘），枳实三枚（炙），大黄二两，豉半升。上四味，㕮咀，以水六升煮取二升，服七合，日三。

《要方》治伤寒饮酒，食少饮多，痰结发黄，酒疸，心中懊憹而不甚热，或干呕，枳实大黄栀子豉汤方。枳实五枚，大黄三两，豆豉半升，栀子七枚。上四味，㕮咀，以水六升煮取二升，分三服。心中热疼懊憹，皆主之。

按 语

酒黄疸，《外台》作“酒瘅”，《千金》作“酒疸”，当从。

张氏将栀子枳实豉大黄汤与枳实栀子豉汤、栀子豉汤、栀子柏皮汤进行对比分析，示治黄疸之大法。尤氏认为方中“栀子、淡豉彻热于上，枳实、大黄除实于中，亦上下分消之法”，简明扼要。山田氏认为方中大黄是用于泻热，而非攻下，亦通。

《肘后》补充酒疸有“足胫满，小便黄”等兼证，是“由大醉当风，入水所致”。《要方》则补充本方证兼有“干呕”。

原文

师曰：诸病黄家[1]，但利其小便。假令脉浮，当以汗解之，宜桂枝加黄芪汤主之。方见上水病中。

校勘

[1] 诸病黄家：《要方》作“诸病黄疸”。

名家选注

张氏《医通》 黄家一证，大率从水湿得之，治湿之法，当利小便为第一义。然脉浮者，知湿不在里而在表，又当以汗解之。设表湿乘虚入里而作癃闭，又当利其小便也，故下条云：黄疸病，茵陈五苓散主之。活法在心，可拘执乎？

喜多村氏《疏义》 此析诸黄治法。言诸黄则不止谷疸、酒疸、女劳疸，凡湿热酿成发黄者，当从小便而渗利，所谓治湿不利小便，非其治也。此其洁净府，既为一定通法。然脉浮则邪已有外达机，乃开鬼门又一法也。故宜桂枝加黄芪汤，解肌托表，则黄自已。而曰宜，则尚有酌量之意。经文“主之”二字，疑衍文也。

浅田氏《杂病论识》 诸病黄家，谓诸发黄者，但利其小便，示大法也。前诸方或云小便当利，或病从大小便去，可以见矣。然亦有宜发汗者，故云假令脉浮者，当以汗解之。盖脉沉者病在里，当以下解之，之意自寓其中。此证恐属黄汗之类，故与此汤以发汗也。若脉浮紧，表热盛者，麻黄醇酒汤、麻黄连翘赤小豆汤，亦宜随证的用。攻下之法，既有浅深轻重，发汗之法，亦不得不然。按如桂枝加黄芪汤、猪膏发煎、柴胡汤、瓜蒂汤，皆非黄家正方，故冒以“诸黄”二字。

按语

诸病黄家，《千金》作“诸病黄疸”，较妥。

黄疸属湿，当以利小便为要，如下文“黄疸病，茵陈五苓散主之”，然若湿不在里而在表，则须发汗解之，治用桂枝加黄芪类方。喜多村氏疑“主之”二字为衍文，对照《千金》所载，可从。浅田氏认为“此证恐属黄汗之类，故与此汤以发汗也”，可备一说。

原文

诸黄，猪膏发煎主之。方

猪膏半斤　乱发如鸡子大三枚[1]

上二味，和膏中煎之，发消药成[2]，分再服。病从小便出。

校勘

［1］如鸡子大三枚:《外台》引仲景《伤寒论》作“大如鸡子一枚”。

［2］和膏中煎之,发消药成:《外台》引仲景《伤寒论》作“内发膏中煎之,发消尽研,绞去膏细滓”。

名家选注

喻氏《法律》 是则明指血燥言矣。盖女劳瘅,血瘀膀胱,非直入血分之药,必不能开,仲景取用虻虫、水蛭、矾石,无非此义。然虻、蛭过峻,不可以治女劳;矾石过燥,又不可以治女劳之燥。故更立此方以济之。

张氏《医通》 此治瘀血发黄之缓剂。以诸黄虽多湿热,然经脉久病,不无瘀血阻滞也。《肘后方》以此治“女劳瘅,身目尽黄,发热恶寒,少腹满,小便难,以大热大寒女劳,交接入水所致”,用发灰专散瘀血,和猪膏煎之,以润经络肠胃之燥,较硝石矾石散,虽缓急轻重悬殊,散瘀之旨则一也。

喜多村氏《疏义》 此段惟曰“诸黄”,而不详其证候,赵氏以为诸黄起于血燥者,皆得用之,其说近是。考妇人阴吹证曰“此谷气实也”,又以此方导之,为润滋利窍之用,则此段因血分燥热致肠胃干枯者无疑矣。盖湿热盦郁发黄而相延日久,湿去而热存,必津枯血燥,乃所以资于此方欤。此方猪膏润滋清热,乱发消瘀利水,故曰黄从小便去也。然《外台》云“太医校尉史脱家婢,再病胃中干粪,下便差,神验”;《肘后》疗黄疸猪脂方云“燥屎当下”,则是润导之剂,不特利小便也。

徐忠可《金匮要略论注》 予友骆天游黄疸,腹大如鼓,百药不效,用猪膏四两,发灰四两,一剂而愈,仲景岂欺我哉。

类方参要

《肘后》女劳疸者,身目皆黄,发热恶寒,小腹满急,小便难,由大劳大热交接,交接后入水所致。方:乱发如鸡子大,猪膏半斤。煎令消尽,分二服。

《肘后》治黄疸方。烧乱发,服一钱匕,日三服。秘方,此治黄疸。

《外台》引《肘后》疗黄疸者,一身面目悉黄如橘柚,暴得热,外以冷迫之,热因留胃中生黄衣,热熏上所致方。猪脂一升,上一味,成煎者温令热,尽服之,日三,燥屎当下,下则稍愈,便止。

按语

《外台》引仲景《伤寒论》之文较本文为详;《肘后》则记载本方主治“女劳疸者,身目皆黄,发热恶寒,小腹满急,小便难”,可补《金匮》之未备。

喻氏认为猪膏发煎治在女劳疸之血燥,张氏认为猪膏发煎治在女劳疸之血瘀。二说可并存。

喜多村氏引《外台》"太医校尉史脱家婢,再病胃中干粪,下便差,神验"及《肘后》"疗黄疸猪脂方云'燥屎当下',指出猪膏发煎不只利小便,亦有润导、通利大便之效。

观《肘后》所载,乱发与猪脂皆有直接治疗黄疸的作用,二药合用,即是猪膏发煎之方。

原 文

黄疸病,茵陈五苓散主之。方一本云:茵陈汤及五苓散并主之。

茵陈蒿末五分[1]　五苓散五分

上二物和,先食,饮服方寸匕[2],日三服。五苓散方,见痰饮中。

校 勘

[1] 茵陈蒿末五分:邓本、《外台》引仲景《伤寒论》作"茵陈蒿末十分"。

[2] 饮服方寸匕:邓本作"饮方寸匕";《外台》引仲景《伤寒论》作"白饮和方寸匕服之"。

名家选注

浅田氏《杂病论识》 此论湿热成疸者之方也。其不言何疸者,凡涉诸疸也。上条云诸病黄家,但利其小便,正其义也。"黄疸病"下疑脱"小便不利者"五字。《千金》云"五苓散治黄,利小便方",《金鉴》从之,补"小便不利者"五字是。按此方与茵陈蒿汤为表里,而二方共治正黄疸之法也。

类方参要

《外台》引仲景《伤寒论》五苓散,利小便,治黄疸。方:猪苓三分(去皮),白术三分,茯苓三分,泽泻五分,桂心二分。上五味,捣筛和合,白饮和服一方寸匕,日三,多饮暖水,以助药势,汗出便愈。

按 语

此与上文"诸病黄疸,但利其小便"相对应。浅田氏认为茵陈五苓散与茵陈蒿汤为表里,是"共治正黄疸之法",所论甚是。

观《外台》所引仲景《伤寒论》,五苓散亦具有治疗黄疸之效。大塚敬节"使用五苓散合人参汤,治疗一例肝硬化症见腹水,全身浮肿并可见黄疸的患者,治疗一个月后,浮肿、黄疸皆退去"(《金匮要略研究》),可兹为证。

原文

黄病[1]，腹满，小便不利而赤，自汗出[2]，此为表和里实，当下之，宜大黄黄柏栀子消石汤[3]。方

大黄　黄柏各四两　栀子十五枚（擘）　消石四两

上四味，㕮咀，以水六升，煮取二升，去滓，内消，更煮取一升，顿服[4]。

校勘

［1］黄病：《脉经》作“黄疸”；《外台》引仲景《伤寒论》作“黄家”。

［2］自汗出：《脉经》同此；《外台》引仲景《伤寒论》作“身汗出者”。

［3］大黄黄柏栀子消石汤：《脉经》、《外台》引仲景《伤寒论》同此；邓本作“大黄消石汤”。

［4］顿服：《外台》引仲景《伤寒论》作“先食，顿服尽”。

名家选注

喻氏《法律》　湿热郁蒸而发黄，其当从下夺，亦须仿治伤寒之法，里热者始可用之。重则用大黄硝石汤，荡涤其湿热，如大承气汤之例；稍轻则用栀子大黄汤，清解而兼下夺，如三黄汤之例；更轻则用茵陈蒿汤，清解为君，微加大黄为使，如栀豉汤中加大黄如博棋子大之例。是则汗法固不敢轻用，下法亦在所慎施，以疸证多夹内伤，不得不回护之耳。

浅田氏《杂病论识》　此条承前所谓“在里当下之”之义，而论其证治也。今虽不言何疸，亦谷疸之类已。腹满，小便不利而赤，即知为胃实，盖不利非全不利之谓，故云赤也。自汗出，亦犹伤寒胃实家汗出之意，为里热蒸迫之候，诸注以为表和者，非也。此证一属里实，故举“表和”二字，以征自汗之非表邪耳（编者按：此本于丹波氏《述义》）。

类方参要

《外台》引《必效》疗急黄疸、内黄等，大黄汤方。大黄三两（切），芒硝二两。上二味，以水二升，生渍大黄一宿，平旦绞汁一升半，内芒硝搅服，须臾当快利差。

《医心》引《录验方》治黄疸，大小便不利，面赤汗自出，此为表虚里实，大黄汤方。大黄四两，黄柏四两，栀子十五枚，硝石四两。凡四物，切，以水一斗，煮得二升半，去滓，纳硝石复煎之，得二升，分再服，得快下乃愈。

《外台》张文仲疗天行，若已五六日不解，头痛壮热，四肢烦痛，不得饮食，大黄汤方。大黄半两，黄连半两（去毛），黄柏半两，栀子半两（擘）。上四味，切，以水八升，煮取六、七沸，内豉一升，葱白七茎，煮取三升，分三服。此许推然方，神良。

《外台》疗年四十以上，强壮常热，发痈无定处，大小便不通，大黄汤方。大黄、黄芩各三两，升麻二两，栀子五枚，芒消一两（汤成，下）。上五味，切，以水五升煮取二升四合，去滓，下芒消，搅令调，分三服，得利为度，不过三剂即差。

按 语

黄病：《外台》引仲景《伤寒论》作“黄家”，并补充服法是“先食”，当从。

浅田氏所释甚明，可参。喻氏将治疗黄疸的大黄硝石汤、栀子大黄、茵陈蒿汤，对应于治疗伤寒的大承气汤、三黄汤、栀子豉汤加大黄三方，尤见巧思。

《必效》以大黄、芒硝治急黄，是对本方的进一步简化。《外台》将此方去硝石加黄连，或去黄柏加黄芩、升麻，治疗“头痛壮热，四肢烦痛，不得饮食”或“强壮常热，发痫无定处，大小便不通”，临床可参考使用。

原 文

黄疸病，小便色不变，欲自利，腹满而喘，不可除热，热除必哕。哕者，小半夏汤主之。方见消渴中。

名家选注

浅田氏《杂病论识》 此条论黄疸胃中虚冷者也。黄疸小便必赤，而今不赤，故云不变。黄疸小便必不利，今欲自利，是无热结也。夫既便清自利，内既无热，则腹满之非里实，亦可知也。大黄硝石汤曰“腹满，小便不利而赤”。今并观之，则寒热之分自了然，故云“不可除热”。若误投除热之药，寒湿遂逆作哕。《阳明篇》曰“阳明病不能食，攻其热必哕，所以然者，胃中虚冷故也”。以其人本虚，攻其热哕是也。乃与小半夏汤，哕止喘满除，则黄病自去，非此方能治疸也。《外台》无“病”字，“不可除”下有“其”字，可从。

按 语

“小便色不变，欲自利，腹满而喘”之黄疸，仲景未出医方，后世医家多称此为“阴黄”，治用茵陈术附汤。如清·程钟龄《医学心悟》云：“阴黄之症，身冷，脉沉细，乃太阴经中寒湿，身如熏黄，不若阳黄之明如橘子色也。当问其小便利与不利，小便不利，宜本方（茵陈五苓散）；小便自利，茵陈术附汤主之。”

原 文

诸黄，腹痛而呕者，宜柴胡汤。必小柴胡汤也，方见后呕吐中。

名家选注

山田氏《九折堂·金匮》《伤寒论·阳明篇》小柴胡汤条有“一身及目悉黄证”。且小柴胡汤证云“或腹中痛”，又云“法当腹中急痛，先与小建中汤，不差者与小柴胡汤”。称柴胡者，皆系加减小柴胡汤者。又《太阳中篇》曰“凡柴胡汤病证而下之，若柴胡证不罢者，复与柴胡汤，必蒸蒸而振，却发热汗出而解”是亦指小柴胡汤，非大柴胡也。

浅田氏《杂病论识》 此邪在少阳而发黄者也。论曰“得病六七日，脉迟浮弱，恶风寒，手足温，医再三下之，不能食，其人胁下满痛，面目及身黄，颈项强，小便难，与柴胡汤”，其机正同。腹痛与呕，并是柴胡中之一证，故与柴胡汤，以和表里之热也。盖此汤主呕，虽有腹痛，无呕者不治，然皆非黄疸正证，故云“宜”也。按旧注云“必小柴胡”，朱氏从之，程氏曰“当是大柴胡”，《金鉴》注亦同意。考本论单称柴胡者，皆系小柴胡汤，则旧注似可从。陈无择曰“小柴胡汤加麦芽、枳实治谷疸”亦本于此。

按语

《伤寒》云“得病六七日，脉迟浮弱，恶风寒，手足温。医二三下之，不能食，而胁下满痛，面目及身黄，颈项强，小便难者，与柴胡汤”及“伤寒，阳脉涩，阴脉弦，法当腹中急痛，先与小建中汤。不差者，小柴胡汤”，可知小柴胡汤证，兼见面目及身黄、腹痛等症候。黄疸见腹痛呕恶者，可治用小柴胡汤。然须注意，并非黄疸见腹痛呕恶者均治用小柴胡汤，如大塚敬节曾用茵陈五苓散治愈黄疸有腹痛、呕吐者。

原文

男子黄，小便自利，当与虚劳小建中汤。方见虚劳中。

名家选注

丹波氏《述义》 盖女劳疸初起之证治也。先兄曰“上条有‘手足中热，膀胱急，少腹满’诸证，而此特举‘小便自利’者，使人推知其他也”。今与《虚劳篇》相参：其“膀胱急，少腹满”者，尤氏所谓阳病不与阴和，则阴以其寒独行，为里急，为腹中痛，而其实非阴之盛者。若身体尽黄，手足中热，亦尤氏所谓阴病不能与阳和，则阳以其热独行，为手足烦热，而实非阳之炽者。阴阳不相和谐，外生虚热，而所谓黄病，非土色外呈之候。其用小建中汤者，意在使阴阳相就，而寒以温热以和也。

浅田氏《杂病论识》 男子黄即女劳疸也，当照上第二章女劳疸证而攻之。彼有“手足中热、膀胱急，小腹满”证，而此举诸“小便自利”一证，为使人推知其他也（编者按：此本《述义》）。盖小便自利者，不能发黄，以热自小便去也。今小便自利而黄不去，知非因热，其人必有血脱之候而发黄色也。当与妇人产后经崩发黄者同机，故与上条与汗吐下药之诸证大不同。其治是正与虚劳同候，故云当与虚劳建中汤。夫虚劳之证，自房室而得者不少。是以《虚劳篇》“男子”二字为首者凡五条,亦称男子黄,其意可以见耳。

按语

男子黄,意指女劳疸。然与前“消石矾石散”条不同。此为“小便自利”,前为“小便难”,二者有虚实之别。

附　方

原文

诸黄,瓜蒂汤主之。方见暍病中,出《删繁》[1]。

校勘

[1] 出《删繁》:邓本无。

名家选注

喜多村氏《疏义》 是前所谓吐之愈者也。盖黄疸心烦懊侬,喘急气粗者,邪在于上,故可以此吐之,亦因其高而越之之法也。然但言治诸黄而不详其证,宋臣以为暍病中方,果然否,义未知何据,以附于此。要亦古方。

浅田氏《杂病论识》 按此条但言诸黄,而不详其证,《外台》所引《删繁方》主治稍近之。《外台》云“《删繁》疗天行毒热,通贯脏腑,沉伏骨髓之间,或为黄疸、黑疸、赤疸、白疸、谷疸、马黄等疾,喘息须臾而绝方”。其方即《暍病》所载一物瓜带汤,始与旧注合。然此方本主利水,不主涌吐,诸家皆为吐剂而解。本篇云“酒疸,心中热欲呕者,吐之则愈”,据之则亦不无吐方之设。《外台》又引《延年秘录》云“疗急黄,心下坚硬,渴欲得水吃,气息喘粗,眼黄,但有一候相当,即须宜服此瓜蒂散,吐则差方”,即《伤寒论》瓜蒂散。香豉,是宜资用。因两存以备考。又按《痉湿暍篇》云“湿家身上疼而黄,内药鼻中”是亦治黄一法。《延年》瓜带散方后云“若轻病,直吹鼻中,两黑豆粒大亦得,当鼻中黄水出即歇”。《通鉴·隋记》胡身之注云“黄,热病也,热则上壅。瓜蒂味苦寒,故喷鼻以通关鬲”,其义可知耳。

类方参要

《外台》引《删繁》疗天行毒热,通贯脏腑,沉锢骨髓之间,或为黄疸、黑疸、赤疸、白疸、谷疸、马黄等疾，喘息须臾而绝，瓜蒂散方。瓜蒂二七枚，赤小豆三七枚，秫米二七粒。上三味，捣筛为散，取如大豆粒，吹于两鼻之中，甚良。不差，间日复服之。

《外台》引《延年秘录》疗急黄，心下坚硬，渴欲得水吃，气息喘粗，眼黄，但有一候相当，即须宜服此瓜蒂散，吐则差方。瓜蒂二小合，赤小豆二合。上二味，捣筛为散。年大人暖浆水五小合和散，一服满一方寸匕，一炊久，当吐不吐，更服五分匕，水亦减之。若轻病，直吹鼻中，两黑豆粒大亦得，当鼻中黄水出即歇。

《外台》引许仁则疗急黄病……不觉病退，渐加困笃，势如前天行最重状，则不可更服诸冷物，冷物在心唯是痞，速宜同前天行用半夏等十味汤以救之；亦可合瓜蒂等三味散吹鼻孔中，并与之服方。瓜蒂七枚，丁香七枚，赤小豆七枚。上药捣筛末，取如大豆，分吹两鼻孔中，须臾当出黄水，正如煮柏汁，及出黄虫。亦可以新汲水和一方寸匕，与患人服。

原文

黄疸，麻黄淳酒汤主之。方[1]

麻黄三两[2]（去节，绵裹）

上一味，以美清酒五升，煮取二升半，去滓，顿服尽。冬月用酒，春月用水煮之[3]。见《千金》。

校勘

[1] 黄疸，麻黄淳酒汤主之。方：邓本作“《千金》麻黄醇酒汤治黄疸”。

[2] 麻黄三两：《外台》引仲景《伤寒论》作“麻黄一大把”；《证类本草》引张仲景《伤寒论》同。

[3] 冬月用酒，春月用水煮之：《外台》引仲景《伤寒论》作“《古今方》云：伤寒，热出表，发黄疸，宜汗之则愈。冬月用酒，春宜用水煮之良”；《证类本草》引张仲景《伤寒论》作“又治伤寒表热发疸，宜汗之则愈。冬月用酒，春宜用水煮之良”。

名家选注

喜多村氏《疏义》《外台》引仲景《伤寒论》云：《小品》《古今录验》《张文仲》《经心录》同。《证类本草》载《伤寒类要》引张仲景《伤寒论》文同。《外台》《千金》云：治伤寒热出表发黄疸方。此方以麻黄之辛温发散，配之醇酒之纯阳迅烈，乃峻发黄家表郁之剂。春月阳热易发，故不假酒也。盖亦古方，宋人附于此，良有以也。

浅田氏《杂病论识》 此湿热在表，郁奞成黄，其脉自浮者也。然此条惟云治黄，证似漫然。《千金》“治”下有“伤寒热出表发”六字。《本草》引《伤寒类要》张仲景《伤寒论》“又治伤寒，热表发黄（政和作“伤寒表热”），宜汗之则愈。冬月用酒，春用水煮之”。《外台》引《古今方》文亦稍同，当从。《三因方》云“治伤寒，瘀血不解，郁发于表，发为黄疸，其脉浮紧者，以汗解之”为得其义。

惊悸衄吐下血胸满瘀血病脉证并治第十六

脉证一十二条　方五首

文献导读

惊悸

天回《脉书·上经》　扁鹊曰：凡脉与五色变，内乘外者死，外乘内者可以每(毒)☐始生，甚微且精，其在蒿肤之时，几于色变，不亟☐☐即入舍于脉。在脉之时，[詭]惕善惊。

天回医简《脉书·下经》　足大阴脉……其病：心痛，心盈，烦心，{言句}{言解}☐☐[腹]☐☐[肠][惟]☐☐☐☐☐☐☐☐[得][后]与气则律然，不耆(嗜)食，[瘕]剒，水，闭，善怒，心惕，善悲，善恐，不耆(嗜)卧，强吹(欠)，三者同，死。……

足阳朙(明)脉。……其病：洒洒而寒，喜信(伸)，数次(吹-欠)，颜黑，病至则恶人与火，闻木音则惕然而惊，心惕，欲蜀(独)闭户牖而处，病甚则欲乘高而歌，弃衣而走。

天回医简《脉书·下经》　小肠瘴，(弱)溺赤，出醍，少腹热，得之怵惕(惕)、恐。

衄血

天回医简《脉书·下经》　足大阳脉……其病：眗乱，颜痛，訙(鼽)胣(衄)，头痛，北(背)痛，夹脊痛，脊强。

天回医简《脉书·下经》　足阳明脉……其病：……鼻痞，訙(鼽)胣(衄)，齿痛，口避(辟)……

天回医简《脉书·下经》　足少阳脉……其病：……聋，胣(衄)，目外眦痛……

《灵枢·杂病》　衄而不止，衄血流，取足太阳；衄血，取手太阳。不已，刺宛骨下；不已，刺腘中出血。

吐血

《灵枢·经筋》　手太阴之筋……其病当所过者支转筋痛，其(甚)成息贲，胁急吐血。治在燔针劫刺，以知为数，以痛为输，名曰仲冬痹也。

《难经·十七难》　病若吐血，复鼽衄血者，脉当沉细，而反浮大而牢者，死也。

下血

天回《脉书·下经》　内傰，溺赤，足善栗，行不安[地]，数后血。……水而久渫(泄)，卒以后血者，死。……痔瘕，少腹痛，时下脓血，久肠澼之所产也。

瘀血

《和齐汤法》 治内瘀。取生地黄捣之半斗，以淳酒三斗沃，稍温酓（饮）之，以糒（粥）亦可。

治内瘀及折伤痛。屑（屑）越底（砥）五，石赭二，并合。温美酒一杯，取药二撮，置其中，挠，酓（饮）之，日再。

武威医简 □□瘀方。干当归二分，弓穷二分，牡丹二分，漏庐二分，桂二分，蜀椒一分，虻一分。凡□□（【七物】）皆冶合，以淳酒和，饮一方寸匕，日三饮。倍恿者卧药中，当出血久瘀。

敦煌汉简 股寒，曾载车马惊堕，血在胸中，恩与惠君方。服之廿日，□征下。卅日，腹中毋积，胸中不复，手足不满，通利。臣安国。

按语

本篇所言惊悸、衄血、吐血、下血、瘀血等病证，《金匮》之前的文献，皆有出现。天回《脉书·上经》云“入舍于脉，謉愓善惊”，愓，心动貌，即悸。天回医简的作者认为惊悸的病位在“脉”。天回医简《脉书·下经》则记载足大阴脉、足阳明脉的脉口若有异常搏动，会出现“心愓”“善恐”或“闻木音则愓然而惊，心愓”的病证。

据出土《脉书》记载，衄血为足三阳脉所属病证。《灵枢·杂病》则有“衄而不衃，血流，取足太阳；衃，取手太阳”的论述（此从刘衡如校勘本《灵枢经》所校改）。即衄血，血流不止，针刺足太阳治之；衄血有凝血，针刺手太阳治之。

目前出土秦汉医学文献中，暂未见有吐血的记载。《灵枢·经筋》的作者认为吐血为手太阴之筋所属病证之一。《难经·十七难》补充吐血的脉象当“沉细”，若“浮大而牢”为危候。

天回医简《脉书·下经》云下血，为内崩及痔瘕的见证之一。但若水病长期腹泻，又出现下血，则是死候。

瘀血，为秦汉时期常见病证。如《和齐汤法》收录有两首治疗内部瘀血的药方。其中一首药方是将地黄捣碎，用淳酒浸泡后饮用。此与《本经》“地黄，治折跌、绝筋、伤中，逐血痹”的记载，相吻合。武威医简收录有一首题为“□□瘀方”的医方，药用：当归、川芎、丹皮、漏芦、桂、蜀椒、虻虫等，散剂以酒冲服，方后注云“当出血久瘀”。东汉早期的医者，已认识到，长期性瘀血须用虫类药治疗。此外敦煌汉简记载一例疑似瘀血病证的医案：一位名为“安国”的大臣，因从车马上坠下，瘀血积在胸中，而导致行走不利，服用针对瘀血的药方，二十日后瘀血出，服药三十日后方恢复正常。广濑薰雄研究发现敦煌汉简这则病案与《汉书·韩安国传》“安国行丞相事，引堕车，蹇。……安国病免，数月，愈，复为中尉”的记载高度一致①，此是出土文献与传世文献相互印证的实例之一。

---

① 广濑薰雄．敦煌汉简中所见韩安国受赐医药方的故事［J］．中医药文化，2018，13（1）：47-51.

概言之，本篇所论述的惊悸、衄血、吐血、下血、瘀血，在《金匮》之前，已有或多或少的论述及证治。此外，篇题中“胸满”颇疑。《述义》言“胸满是瘀血中一证，不宜于篇题中有此二字，从删为是”，可从。篇题中的“惊悸”，《述义》称“惊悸心疾，血心之所主，此其所以合为一篇欤”。浅田氏《杂病论识》则认为“惊者为吐下血之本证，胸满者为瘀血之傍证，乃知本篇所惊胸满者，皆血证中之事，而非杂病中之惊悸胸满也”。二说并存。

原文

寸口脉动而弱，动则为惊，弱则为悸。

名家选注

沈氏《编注》 惊从外入，悸是内发。悸者，心神恍惚，跳动不能自主之貌也。

李氏《广注》《伤寒论》云“数脉见于关上，上下无头尾，如豆大，厥厥动摇者，为动也”，又云“阳动则汗出，阴动则发热”，是动脉不特见于关上，即尺寸两部亦有动脉，以阴阳相搏而虚者则动也。此寸口脉，兼三部而言，盖惊自外至者，惊则气乱，故脉动而不宁；悸自内惕者也，悸因气虚，故脉弱而无力也。

山田氏《集注》《十形三疗》惊者，为阳，从外入也。恐者，属阴，从内出。惊者，为自不知故也，恐者自知也。此可以与沈说相发。

山田氏《私考》 本篇题以惊悸而论其证止一，举其方亦一耳。因疑本篇惊悸果属心肝二藏，亦不可收之血证门，或是可收之贲豚门，何以谓之？贲豚首条云“师曰：病有奔豚，有吐脓，有惊怖，有火邪，此四部病皆从惊发得之”，夫既云四部病，则不当揭一贲豚病目。今以此篇首章及半夏麻黄丸、桂枝救逆汤二方，凡三条，断为贲豚门错简，而惊悸二字移之贲豚门，虽僭妄之罪不可免，而理或当然也。

按语

沈氏“惊从外入，悸是内发”注释惊悸，后之注家多从之。李氏认为“动脉不特见于关上，即尺寸两部亦有动脉”，此论颇是。

惊悸多由体质虚弱引起，《病源》有云“风惊悸者，由体虚，心气不足，心之腑为风邪所乘；或恐惧忧迫，令心气虚，亦受于风邪。风邪搏于心，则惊不自安。惊不已，则悸动不定。其状，目精不转，而不能呼。诊其脉，动而弱者，惊悸也。动则为惊，弱则为悸”，可资参考。

《脉经》于本条文后有“趺阳脉微而浮，浮则胃气虚，微则不能食，此恐惧之脉，忧迫所作也。惊生病者，其脉止而复来，其人目睛不转，不能呼气。寸口脉紧，趺阳脉浮，胃气则虚。寸口脉紧，寒之实也。寒在上焦，胸中必满而噫。胃气虚者，趺阳脉浮。少阳脉紧，心下必悸。何以言之？寒水相搏，二气相争，是以悸”等句，未知是否为仲景旧文。备考。

原文

师曰[1]：尺脉浮[2]，目睛晕黄，衄必未止；晕黄去，目睛慧了，知衄今止。

校勘

［1］师曰：尺脉浮：《脉经》作"问曰：病衄连日不止，其脉何类？师曰：脉来轻轻在肌肉，尺中自溢一云：尺脉浮"。

［2］尺脉浮：《病源》作"其脉轻轻在肌，尺中自浮"。

名家选注

张氏《医通》 尺以候肾，肾虚则相火扰其阴血，从膀胱而升，故脉浮也。肾之精，上营瞳子，膀胱之脉下额中，二经中有不归经之血，故晕黄，黄退则血亦散，所以知衄止也。《明理论》云：伤寒衄血，责邪在表；杂病衄血，责邪在里，此曰尺浮，不言寸浮，知为肾虚血逆，非外邪也。

李氏《广注》 尺脉宜沉而反浮，气升火载，阳气不藏也。目睛晕黄者，以肝藏血，开窍于目。故衄之止与否，视目睛之晕黄何如，黄去睛慧，则目得血而能视，故衄止。

喜多村氏《疏义》 此段就尺脉知衄血之止与否也。尺脉候血分，浮则热尚在血分。《内经》言目得血而能视，今目睛晕黄则血不荣于目，邪热迫血妄行，故知其衄未止也。若晕黄退去，目睛慧了，则尺脉不浮可知，是目得血荣而邪热已卸，故曰衄乃止也。

按语

《脉经》《病源》补充有衄血的脉象为"脉来轻轻在肌肉"，即浮脉，可从。张氏引《明理论》"伤寒衄血，责邪在表；杂病衄血，责邪在里"认为证属肾虚血逆；李氏从"尺脉宜沉而反浮"及"肝藏血，开窍于目"的角度注释。喜多村氏认为尺脉浮为热在血分，目睛晕黄，故衄血，反之若晕黄退去，则尺脉不浮。三者亦通。

"目睛晕黄"，一云病人眼睛发黄，一云病人自觉视物不清。然何以由"目睛晕黄"判断衄血与否，临床似未见，存疑待考。

原文

又曰：从春至夏发衄者，太阳；从秋至冬衄者，阳明[1]。

校勘

［1］从春至夏发衄者，太阳；从秋至冬衄者，阳明：《医心》引《医门方》作"上实下

虚，其人必衄，衄发从春至夏，为太阳衄；从秋至冬，为阳明衄”。

名家选注

李氏《广注》 衄血出于鼻，手太阳经上䪼抵鼻目下为䪼；足太阳经，从巅入络脑鼻与脑通；手阳明经挟鼻孔迎香穴；足阳明经起鼻交頞中山根，四经皆循鼻分，故皆能致衄。太阳行身之表，《内经》云“太阳为开”。是春生夏长，阳气在外有开之义；故春夏衄者太阳。阳明行身之里，经云“阳明为阖”。是秋敛冬藏，阳气在内，有藏之义，故秋冬衄者阳明。

浅田氏《杂病论识》 此徒就阴阳论衄之理者，于治术无所征，不足征也。

按语

李氏从“太阳为开”“阳明为阖”释衄血之春夏秋冬发作之异。浅田氏从临床角度认为，此是论述衄血阴阳之不同，于临床治疗，并无太多参考。

天回医简《脉书·下经》记载鼻衄关乎足三阳脉，但此处仅从太阳、阳明角度，辨析衄血之异，二者不尽相同。喜多村氏《疏义》云“此章必是古经文，然其义未了，疑有脱简”，亦可从。

原文

衄家不可发汗，汗出必额上促急紧[1]，直视不能眴，不得眠。

校勘

[1] 额上促急紧：《脉经》作“额上促急而紧”；宋本《伤寒论》、邓本作“额上陷，脉急紧”；《要方》作“额上促急”。

按语

注家多参“额上陷，脉急紧”释之，然衄血家，即便发汗，一般不会导致额头下陷，观《脉经》《千金》所载，当作“额上促急”为妥。

“额上促急”，郭霭春先生云“汗出伤阴，阳气上越，额部突感紧绷”，可从；抑或为颞浅动脉的异常搏动。衄家复汗，则津液大伤，颞浅动脉一时代偿性增快，目睛无津液荣养故直视不能转动，血不养心、神不守舍则不得眠。

原文

病人[1]面无色[2]，无寒热[3]，脉沉弦者，衄。浮弱，手按之绝者，下血；烦咳者，必吐血。

校勘

[1] 本文,《脉经》分作两条,一条是"病人面无血色,无寒热,脉沉弦者,衄也";第二条是"脉浮弱,手按之绝者下血,烦欬者必吐血"。

[2] 面无色:邓本同此;《脉经》《病源》作"面无血色"。

[3] 无寒热:《病源》作"寒热"与"时寒时热"。

名家选注

李氏《广注》《内经》云"心之合,脉也;其荣,色也",以心主血,血充则色和。面无血色者,脱血之象。无寒热,表无邪也。沉弦者,阴脉,衄则血脱而阴虚故也。脉浮在表,里气必虚且弱,而按之绝者,阴已内亡,气不摄血,故下血也。烦与咳俱肺病,肺中伏火,迫血妄行,故吐血。所谓上气充血,下闻病音也。

山田氏《集注》 衄及下血者,皆有此脉证。尤氏所谓病成而后见者,特吐血未必有此诸证。但见其烦咳,而知其必当吐血。必者,逆料之词,故于吐血特下"必"字,可以见也。烦咳,言咳之甚,犹烦渴、烦疼之烦。沈氏云,淫于心则烦,淫于肺则咳。非也。

浅田氏《杂病论识》 此论吐下血之脉色,故称曰病人也。面无色,谓面无泽色,无寒热,谓病非外感,脉沉弦亦与表证脉浮紧而衄者相反。盖面无色、无寒热二句,统衄下血、吐血三证而言。论曰:"男子面色薄者,主渴及亡血",可以征焉。浮弱手按之则绝,不来者,为血脱于上下之诊。《伤寒论》以脉虚、脉微为亡血之诊,即同机。浮弱二字贯穿下条,故吐血,略脉也。此条当为三截而读。按《血痹篇》云男子脉虚,沉弦,无寒热,面色白,时目眩,兼衄,与此条互发,即候亡血之一法也。

按语

本节为吐、衄、下血之总论。

本节《脉经》分作二条,似暗示下血、咳血与"面无血色,无寒热",并无直接关系。然观《病源》所载下血病候亦有"面无血色"之症,则《金匮》之载,并非无理。《病源》作"寒热"或"时寒时热",此与《金匮》《脉经》,稍异。

李氏所释医理甚明。山田氏指出"烦咳"为咳之剧烈,而非咳嗽伴见心烦,颇是。浅田氏认为此条当与《血痹篇》"男子脉虚,沉弦,无寒热,面色白,时目眩,兼衄"互发,可谓善矣。

原文

夫吐血,咳逆上气[1],其脉数而有热,不得卧者死。

校勘

[1] 咳逆上气:《脉经》作"喘咳上气"与"咳上气"。

名家选注

程氏《直解》 吐血、咳逆、上气,则肺脏伤矣。脉数则虚热不去,火来刑金矣。阴血消亡,故不得卧,死可必矣。

丹波氏《述义》 《圣惠方·脚气门》曰"上气脉数,不得卧者死",盖病属虚,及实中挟虚者,见此脉证,必为不治。

浅田氏《杂病论识》 此条论吐血死证也。吐血之证,必血气衝冲为咳逆上气,而脉缓身凉者,或血止可治,今脉数而有热,吐血何日止。凡吐血脉细数者,虽无诸恶候,亦不可复,况于加之以烦躁不得卧乎,所以必死也。

按语

此条文,《脉经》置于《平肺痿肺痈欬逆上气淡饮脉证》,与《金匮》稍异。

徐灵胎《医学源流论》有《吐血不死咳嗽必死论》,似论广此条文而成,可资参考。原文如下:

今之医者,谓吐血为虚劳之病,此大谬也。夫吐血有数种。大概咳者成劳,不咳者不成劳。间有吐时偶咳者,当其吐血之时,狼狈颇甚,吐血即痊,皆不成劳。何也?其吐血一止,则周身无病,饮食如故,而精神生矣。即使亡血之后,或阴虚内热,或筋骨疼痛,皆可服药而痊。若咳嗽,则血止而病仍在,日嗽夜嗽,痰壅气升,多则三年,少则一年而死矣。盖咳嗽不止,则肾中之元气震荡不宁,肺为肾之母,母病则子亦病故也。又肺为五脏之华盖。经云:谷气入胃,以传于肺,五脏六腑,皆以受气,其清者为营,浊者为卫,是则脏腑皆取精于肺。肺病,则不能输精于脏腑,一年而脏腑皆枯,三年而脏腑竭矣,故咳嗽为真劳不治之疾也。然亦有咳嗽而不死者,其嗽亦有时稍缓,其饮食起居不甚变。又其人善于调摄,延至三年之后,起居如旧,间或一发,静养即愈,此乃百中难得一者也。更有不咳之人,血症屡发,肝竭肺伤,亦变咳嗽,久而亦死。此则不善调摄,以轻变重也。执此以决血症之死生,百不一失矣。

原文

夫酒客咳者,必致吐血,此因极饮过度所致也[1]。

校勘

[1] 此因极饮过度所致:《脉经》作"此坐极饮过度所致";《要方》作"此坐久极饮

过度所致”;《医心》引《医门方》作“此为坐极饮过度所致,难疗”。

名家选注

李氏《广注》 咳出于肺,吐出于胃。酒性至热,极饮过度,则肺胃之间热蓄气冲,故咳而吐血。

山田氏《集注》 酒客吐血,多系热伤胃而血瘀积者,其致咳者,热毒射肺耳。恐非肺伤之极。永富凤介曰“吐血因酒发者易治,因气发者难治。一发尚可也,再发多死”。酒客吐血,亦不慎酒,及二三发者,多至死,可不慎哉。

浅田氏《杂病论识》 此论过饮伤胃吐血者也。酒客无故欲咳者,即吐血之兆,然其血色不鲜红,多交紫黯,此以酒热善酿瘀血也,故不死而愈。盖言此因极饮过度所致者,当治其酒热,不当治其血之义也。

按 语

本条文,《千金》补充有“坐久”之因,坐久且饮酒过度,则易导致咳嗽吐血。《医门方》称此证“难疗”,此与山田氏所云“酒客吐血,亦不慎酒,及二三发者,多至死”相合。

浅田氏认为酒客之吐血“其血色不鲜红,多交紫黯”,临证可参。因过度饮酒所致吐血或咳嗽,可治用三黄泻心汤、黄连解毒汤等。

原 文

寸口脉弦而大,弦则为减,大则为芤,减则为寒,芤则为虚,寒虚相搏,此即名为革,妇人则半产漏下,男子则亡血。

名家选注

李氏《广注》 此节解见上卷第六篇,彼为虚劳而言也,因内有亡血二字,复载入此篇血论中。通节要看虚寒二字,俗医视亡血为热证,不知气逆亡血,血既亡后,内已虚寒矣。《经》云:血气者,喜温而恶寒。盖温则经脉贯通,运行不息,虚则气不摄血,寒则凝而不流,此血既不归经,又无着落,自然泛溢亡失,屡见亡血者服寒凉药,愈出不止,悉属虚虚之咎,此古人血脱者益气,多以甘温之药奏功,良有以也。

朱氏《正义》 总之虚家全以里气为主,妇人半产,男亡血,无不由于里气之虚寒,故脉见弦大。外若有余,而减芤即在其中,里实不足也。名之曰革,有外强中干之象。

浅田氏《杂病论识》 减芤非脉名,象其状而言,乃弦之脉,重按则退为减,大之脉重按则退为芤者也。夫为减者何？有寒故也;为芤者何？为虚故也。革之义,诸注未妥。愚谓革脉之状,如按鼓皮而外张,内空虚也。其实以弦大之脉,有减芤二象为革者矣。成无己曰:革者,其既寒且虚,则气血改革,不循常度,未知果是。

按语

本条，亦见于《伤寒·辨脉法》《金匮·虚劳篇》《金匮·妇人杂病》等篇，因条文有“亡血”二字，故又载入此篇。由是观之，此篇或是整理者将相关主题的条文汇编而成。本篇中的不少条文，亦见于其他篇章。

李氏认为，此条文之眼目在于“虚寒”，即虚寒亦可导致亡血，亡血不尽是热证。革脉，朱氏认为是“外强中干之象”，浅田氏认为是“如按鼓皮而外张，内空虚也”。二家所论，相同。

原文

亡血不可攻其表[1]，汗出即寒慄而振。

校勘

[1] 攻其表：《伤寒》作“发汗”；邓本作“发其表”。

名家选注

李氏《广注》《经》云“夺血者无汗”。以汗与血俱属心液，血亡液竭，无复余液作汗也，今又发表，则阴虚且更亡阳，表间卫气虚极，故寒慄而振。

丹波氏《伤寒论辑义》 汗后寒慄而振，非余药可议，宜芍药甘草附子汤、人参四逆汤之属。

浅田氏《伤寒论识》 亡血乃吐血便血及妇人产后崩漏带下之类是也。……盖衄家则血燥于上，疮家则血从外失，此则血从内亡也。《金匮》有亡血与身有疮相对者，亦此义也。

按语

血与汗同源，亡血再发汗，阴阳俱损，卫气虚而不能温煦肌表，故“寒慄而振”，丹波氏认为汗后寒慄而振，宜用甘草附子汤、人参四逆汤等治疗。浅田氏则将亡血与衄血、疮家等对读比较，可旁参。

原文

病人胸满，唇痿舌青，口燥，其人但欲漱水不欲咽，无寒热，脉微大来迟，腹不满，其人言我满[1]，为有瘀血[2]。

校勘

［1］其人言我满:《病源》作“其人言我腹满”。

［2］“为有瘀血”后,《脉经》更有“当汗出不出,内结亦为瘀血”。《病源》“为有瘀血”后,亦有“汗当出不出,内结亦为瘀”。

名家选注

喜多村氏《疏义》 此申明瘀血之见证。病人胸满而无痛,是瘀血蓄于心胸间也。唇痿舌青者,血瘀而不荣也。痿、萎同,谓唇口淡枯失色也。虽口燥而但欲漱水不欲咽者,热在血分而不在于内也。无寒热,病不由表也。脉微大来迟,血瘀而脉道不利也。腹不满,而其人言我满,外无形而内实有滞也。是必瘀血壅蓄所致,故曰有瘀血。案以下二条,因论吐并下血,而并及瘀血。盖瘀血证候,殊属难认,故仲景就脉证模糊处,痛著辨明,极为剀切矣。

浅田氏《杂病论识》 此条论上焦有血,为胸满者也。痿、萎古通,即唇口失色之谓。《金鉴》释为痿痹,误。唇痿舌青者,血菀而不荣也。盖唇口,卜血之门,《脉经》以验妊妇之生死,亦同义。口燥但嗽水而不饮咽者,热在血分而不在于里也。无寒热一句,示非风寒之胸满也。脉微大之微,恐衍。《小品》芍药地黄汤条云:其人脉大来迟,腹不满,自言满者,为无热,可考。脉不大数而大迟者,血道有不利也。是皆瘀血之候。盖内有瘀血,则当腹满,今反腹不满。询之于其人,言我满,乃知其病不在腹而在胸也,可以征焉。按“瘀血”下《脉经》有“当汗出不出,内结亦为瘀血”十一字。盖此语亦出《外台》《小品》芍药地黄汤主疗及《巢源》伤寒诸候中。《活人》以犀角地黄汤治上焦瘀血,恐本于此。

按语

本条文,《脉经》《病源》“为有瘀血”下,另有“当汗出不出,内结亦为瘀血”,可从。

“其人言我满”,是病人自言“胸满”,还是“腹满”?注家所释不一。瘀血多积于下腹部,以腹满为常,今反腹不满,而病人自言“胸满”,是瘀血在胸而非在腹。若腹不满,然病人自言“腹满”,虽外无异常,但内有实滞,是瘀血证的特殊见症。如此视之,二说似可并存。

喜多村氏所释医理甚明,浅田氏则考证甚详,宜参考。浅田氏所引《外台》小品芍药地黄汤,原文如下:

《小品》芍药地黄汤,疗伤寒及温病,应发汗而不发之,内瘀有蓄血者,及鼻衄吐血不尽,内余瘀血,面黄大便黑者,此主消化瘀血。

芍药三分,地黄半斤,丹皮一两,犀角(屑)一两。上四味切,以水一斗,煮取四升,去滓。温服一升,日二三服。有热如狂者,加黄芩二两。其人脉大来迟,腹不满,自言满者为无热,不用黄芩。

原文

病者如热状，烦满，口干燥而渴，其脉反无热，此为阴伏，是瘀血也，当下之。

名家选注

尤氏《心典》 如有热状，即下所谓烦满口干燥而渴也。脉无热，不数大也。有热证而无热脉，知为血瘀不流，不能充泽所致，故曰此为阴伏。阴伏者，阴邪结而伏于内也，故曰当下。

山田氏《集注》 今诊血病，有不欲咽者，有渴引饮者，未必一定。

按语

王清任《医林改错》记录有瘀血证的种种症候，如"血府逐瘀汤所治症目"有"身外凉，心里热""平素和平，有病躁急""夜不安者，将卧则起，坐未稳又欲睡，一夜无宁刻""每晚内热，兼皮肤热一时"等，这些瘀血所致的症候与本条文所言"如热状，烦满"，颇为对应，二者可互证。

原文

火邪者，桂枝去芍药加蜀漆牡蛎龙骨救逆汤主之。方

桂枝（去皮） 生姜（切） 蜀漆（洗去腥）各三两 甘草二两（炙） 牡蛎五两（熬） 龙骨四两 大枣十二枚（擘）

上七味，㕮咀，以水八升[1]，先煮蜀漆，减二升，内诸药，煮取三升，去滓，温服一升。本云桂枝汤，今去芍药，加蜀漆、牡蛎、龙骨。

校勘

[1] 八升：邓本作"一斗二升"。

名家选注

尤氏《心典》 此但举"火邪"二字，而不详其证。按《伤寒论》云"伤寒脉浮，医以火迫劫之，亡阳，必惊狂，卧起不安"。又曰"太阳病，以火熏之，不得汗，其人必躁，到经不解，必清血，名为火邪"。仲景此条，殆为惊悸下血备其证欤。桂枝汤去芍药之酸，加蜀漆之辛，盖欲使火气与风邪，一时并散，而无少有留滞，所谓从外来者，驱而出之于外也。龙骨、牡蛎，则收敛其浮越之神与气尔。

浅田氏《杂病论识》 此为惊悸下血出其方也。论云"太阳病，以火熏之，不得汗，其人必躁，到经不解，必清血，名为火邪”。盖以火迫劫之，火气攻里，则见狂、卧起不安、下血、躁扰等证，故主以此方也。此条宜与《伤寒论》救逆汤条并见。按《外台·奔豚气门》引《小品》云“师曰：病有奔豚，有吐脓，有惊怖，有火邪，此四部病者，皆从惊得之。火邪者，桂枝加龙骨牡蛎汤主之”。因此观之，此条当在第八篇中。程氏、《金鉴》以为错简，似有所见。

释难

火邪 《伤寒》中的病名，以受火法不当，导致以下血、惊狂躁扰、卧起不安等为特点的病证。

类方参要

《要方》主小儿暴惊啼绝死，或有人从外来，邪气所逐，令儿得病，众医不治方。蜀漆一分（一云蜀椒），左顾牡蛎一分（熬）。上二味，㕮咀，以醋浆水一升煮取五合，一服一合，良。

《要方》治小儿潮热，蜀漆汤方。蜀漆、甘草、知母、龙骨、牡蛎各半两。上五味，㕮咀，以水四升煮取一升，去滓，一岁儿少少温服半合，日再。

按语

注家多认为此为错简，当置于《奔豚气病篇》。然观火邪之病，伴见有“下血”的症候，亦属血证之一。《金匮》整理者将此文，置于此篇，或并非错简。

桂枝去芍药加蜀漆牡蛎龙骨救逆汤，并见于《伤寒》，其云“伤寒脉浮，医以火迫劫之，亡阳，必惊狂，卧起不安者，桂枝去芍药加蜀漆牡蛎龙骨救逆汤主之”。火邪之病因，在于误用或过用火法，但此时以下血、惊狂躁扰、卧起不安为主证，方用桂枝去芍药加龙骨、牡蛎，降逆镇惊；蜀漆主邪气，火邪亦属邪气，故用之。

刘渡舟先生善用此方治疗以热痰为主的精神分裂症。观察到服用本方后“有的就吐，有的就泻，有的是上吐下泻，服了它得活动，吐一些痰，泻也泻一些黏黏糊糊的东西”，且认为蜀漆不仅是为去火邪的，亦有祛痰的作用，并强调蜀漆要先煎（《刘渡舟伤寒论讲稿》）。

大塚敬节为“火邪”赋予了新意，认为“火逆症状，不仅温针、蒸汽浴、灸等方法能够引发，也有因靠近取暖炉或火盆、入浴等引起的。对于灸所致的反应性发热及取暖炉所致的热醉，该方药有显著的疗效。另外，对于火烫伤、热水烫伤等外伤，内服该方也有良效，疼痛可迅速减轻”（《临床应用伤寒论解说》）。

《黄煌经方使用手册》（第4版）中提及：日本研究者受《伤寒论》“火迫劫之”用桂枝去芍药加蜀漆牡蛎龙骨救逆汤启发，采用桂枝加龙骨牡蛎汤预防放射性皮炎。研究纳入了9例肺癌接受放疗的患者，3例放疗同时给予桂枝加龙骨牡蛎汤，均未发生放射性皮炎；6例未服用者中有4例发生严重放射性皮炎。

原文

心下悸者，半夏麻黄丸主之。方

半夏(洗)　麻黄(去节)等分

上二味，末之，炼蜜和丸如小豆大[1]，饮服三丸，日三服。

校勘

［1］炼蜜和丸如小豆大：邓本作“炼蜜和丸小豆大”。

名家选注

浅田氏《杂病论识》 心下悸者，必吐血之候而今用半夏麻黄丸者，其意未详。徐彬曰“悸有虚损而悸者，此无别虚证，故专责痰。此正痰饮门所谓‘微者短气，甚者即悸也”；《金鉴》云“此方是治寒水、心下悸者，与首条脉弱悸病不合，必是错简”；川越正洲曰“此因淡饮而然者，当必有咳嗽之证，宜移于淡饮”；诸说近理。

喜多村氏《疏义》 此治痰饮为悸者之方。然为剂甚少，而服法亦缓，且他方无以半夏、麻黄为丸者，窃不能无疑，故《脉经》不载此条。而《肘后》即有此方，无方名。又《本草图经》引张仲景《伤寒论》，则未可遽谓为非古方也。今不敢强释，以俟后贤。

类方参要

《肘后》治人心下虚悸方。麻黄、半夏等分。捣，蜜丸，服如大豆三丸，日三，稍增之。半夏，汤洗去滑，干。

《图经》引张仲景：又主心下悸，半夏麻黄丸。二物等份，筛末蜜丸，大如小豆。每服三丸，日三。

按语

注家多从寒水或痰饮角度，诠释半夏麻黄丸治疗心下悸。半夏，有下气降逆之功，仲景治疗胸痹、心疾常使用半夏，如瓜蒌薤白半夏汤、赤丸等。麻黄治心疾，目前仅见于《要方》“治心热满，烦闷惊恐”的安心煮散方(远志、芍药、宿姜、茯苓、知母、紫菀、赤石脂、石膏、麦冬、桂心、麻黄、黄芩、葳蕤、人参、甘草)。郭霭春先生言“(半夏麻黄丸)方中有麻黄，是唐人犹有用之治心疾者，宋元以后则罕见”，诚然。

当代学者研究发现，麻黄可缓解心动过缓症状，半夏可以抗心律失常。半夏麻黄丸所主治的心悸，可能近似现代医学的心动过缓-心动过速综合征。心动过缓-心动过速综合征是病态窦房结综合征的一种，是指心动过缓与房性快速型心律失常(心房扑动、心房颤动或房性心动过速)交替发作，其治疗多是安装起搏器，后服用抗心律失常的药物。半夏麻黄丸内含的治法与慢快综合征的治法，颇为近似。

原 文

吐血不止者，柏叶汤主之[1]。方

柏叶三两　艾三把　干姜三两[2]

上三味，㕮咀，以水五升，取马通汁一升，合煮取一升，去滓，分温再服[3]。

校 勘

[1]《图经》引《张仲景方》"疗吐血不止者，柏叶汤主"，方中无艾，有"阿胶一挺（炙）"。

[2] 柏叶三两　艾三把　干姜三两：《图经》引《张仲景方》作"青柏叶一把，干姜三片"。

[3] 分温再服：《图经》引《张仲景方》作"一服尽之"。

名家选注

张氏《医通》 人之吐血，皆风火使然。柏叶禀西方金气，可制肝木之逆，则血有所藏。艾叶之温，可使火反归阴而宿藏于下。用马通以降血逆，尤属相宜。《家秘》多阿胶三钱。时珍《纲目》有阿胶无艾。总取辛温之力以和苦寒之性，不独治吐血不止，而下血者亦可用之。

喜多村氏《疏义》 考《本草》，柏叶主吐血，干姜止唾血，艾叶止吐血，马通汁亦微温止吐血，四味皆辛温行汤（编者按：汤，疑似"阳"之讹）之品，故以行瘀血，养新血，斯足以治吐血不止者。

浅田氏《杂病论识》 此论吐血之证治也。不止者，谓与诸寒凉止血之药而不止。此正胃阳失守，以致吐红者，故以柏叶汤扶中胃、行阳气，安定血脉也。后世以理中汤、甘草干姜汤治吐血，亦此意耳。……《千金方》"治吐血内崩，上气，面色如土"，即本方加阿胶三两。又"水五升下"有"煮取一升"四字。据此，则"马通汁"上"取"字疑。《本草图经》作：水二升，煮一升，去滓，别绞马通汁一升，相和合煎取一升，绵滤，服尽之。似是。《证类木草》云"马屎，名马通，止崩中吐下血，金创，止血"。徐氏曰"无马通，童便亦得"。《吴球诸证辨疑》云"诸虚吐、衄、咯血，须用童子小便，甚效甚速。盖溲溺滋阴，降火消瘀血，止吐衄诸血"。仲师用马通，亦不过于此义。

类方参要

《小品》治吐血内崩，上气，面色如土方。干姜、阿胶各二两，艾一把。上四味，㕮咀，以水五升，煮取一升，纳马通汁一升，煮取一升，顿服。

《医心》引《产经》治妊身妇人猝贲起，从高堕下暴大去血数斗，马通阳方。马通汁三合(绞取),干地黄二两,当归二两,阿胶四两,艾叶三两。上五物,切,以水五升,煮得二升半,去滓,纳胶,更上火令烊,分三服,大良。

《要方》马通汤治漏下血,积月不止方。赤马通汁一升(取新马屎绞取汁、干者水浸绞取汁),生艾叶、阿胶各三两,当归、干姜各二两,好墨半丸。上六味,㕮咀,以水八升、酒二升煮取三升,去滓,内马通汁及胶,微火煎取二升。分再服,相去如人行十里久。

《要方》治上焦热膈伤,吐血衄血,或下血连日不止,欲死,并主之方。艾叶一升,阿胶如手掌大,竹茹一升,干姜二两。上四味,㕮咀,以水三升煮取一升,去滓,内马通汁半升,煮取一升,顿服之。取新马屎,与少水和,绞取汁。一方不用竹茹,加干姜成七两。

按语

《图经》所引《张仲景方》之柏叶汤,无艾叶而用阿胶。与《金匮》所载稍异。

徐彬《金匮要略论注》云"此重'不止'二字,是谓寒凉止血药皆不应矣",揭出此条文之眼目,后之注家多遵之。

张氏发古圣之遗奥,从象数角度,阐释柏叶汤方义。喜多村氏指出方中柏叶、艾叶、干姜、马通汁,皆属辛温止血之品,诸药合用,足以治吐血不止。浅田氏考释甚详,认为《图经》所云"三味,以水二升,煮一升,去滓,别绞马通汁一升相合,合煎取一升,绵滤,一服尽之"的煎服法,可能更接近原意。并指出后世医家以理中汤、甘草干姜汤治吐血,多本于柏叶汤。

《别录》云"马屎,名马通",柏叶汤方中之马通汁,即马粪绞汁,干者水浸绞取汁。现代经方学家胡希恕先生曾目睹"北京有一中医即以马通汁治疗吐血重证无数"。清代学者唐宗海认为"人之一身……水即化气,火即化血。气与水本属一家,血与火原一家,火旺伤血,火不及血亦不生"(《血证论》),之于柏叶汤,则是"火不及"导致吐血或下血,方中马通汁,秉午马之火,可以补火,所以马通汁在柏叶汤中具有重要治疗作用及文化含义。

《小品》补充柏叶汤的主治病证有"内崩(下血),上气,面色如土"。晋唐时期,医家有在柏叶汤的基础上,或加地黄、当归,或增当归、墨,或配竹茹等,以治疗吐血、衄血,或下血。

原文

下血,先见血后见便,此近血也;先见便后见血,此远血也[1]。远血,黄土汤主之[2]。方亦主吐血、衄血

甘草(炙) 干地黄 白术 附子(炮,去皮,破八片) 阿胶 黄芩各三两 灶中黄土半斤

上七味,㕮咀,以水八升,煮取三升,去滓,分温二服。

校勘

［1］下血，先见血后见便，此近血也；先见便后见血，此远血也：《脉经》同此；邓本无此文。

［2］远血，黄土汤主之：邓本作“下血，先便后血，此远血也，黄土汤主之”。

名家选注

张氏《医通》 经言“大肠小肠皆属于胃”，又云“阴络伤则血内溢”。今因胃中寒邪，并伤阴络，致清阳失守，迫血下溢二肠，遂成本寒标热之患。因取白术附子汤之温胃助阳，祛散阴络之寒，其间但去姜、枣之辛散，而加阿胶、地黄以固护阴血。其妙尤在黄芩佐地黄分解血室之标热，灶土领附子直温中土之本寒，使无格拒之虞。然必血色瘀晦不鲜者为宜，若紫赤浓浓光泽者，用之必殆。……《千金》用伏龙肝汤，即治先便后血之黄土汤中除去术、附，加干姜、牛膝、地榆、发灰，与《金匮》主治则有寒热之殊，不可不辨。可见治血，但使归经，不必论其远近也。

《金鉴》 先便后血，此远血也，谓血在胃也，即古之所谓结阴，今之所谓便血也。先血后便，此近血也，谓血在肠也，即古之所谓肠澼为痔下血，今之所谓脏毒、肠风下血也。

山田氏《九折堂·金匮》 《脉经》曰“下血，先见血后见便，此近血也。先见便后见血，此远血也”；《巢源》大便下血候曰“前便后下血者，血来远；前下血后便者，血来近。远近者，言病在上焦、下焦也”；义并与本经同。又《中藏经·卷七》皂角散主治云“粪前有血，号外痔；粪后有血，号内痔”；徐氏《医法指南》云“先血后便，近血也，大肠血也，感而即发，俗谓之肠风，赤小豆当归散主之；先便后血，远血也，胃血也，积久而发，俗谓之脏毒，黄土汤主之”，据此外痔、肠风即近血也，内痔脏毒即远血也。

浅田氏《杂病论识》 先便后血，即粪后下血也，是内有寒，不能统血，至便后努责而下，其来也远，故曰远血。《素问·阴阳别论》云“结阴者，便血一升，再结二升，三结三升”。以阴气内结，不得外行，血无所禀，渗入肠间。《妇人良方》曰“粪后下血者其来远，粪前有血其来近，远近者，言病在上下也”。本条下血之义，得此二说自昭矣。

类方参要

《要方》治女人交接辄血出方。桂心、伏龙肝各二两。上二味为末，酒服方寸匕，立止。

《要方》生地黄汤治忧恚呕血，烦满少气，胸中痛。方：生地黄一斤，大枣五十枚，阿胶、甘草各三两。上四味，㕮咀，以水一斗煮取四升，分四服，日三夜一。

《翼方》伏龙肝汤主吐血并衄血方。伏龙肝半升，干地黄、干姜、牛膝各二两，阿胶（炙）、甘草（炙）各三两。上六味，㕮咀，以水一斗煮取三升，去滓内胶，分三服。

《外台》崔氏疗下焦寒损，或先见血后便，此为远血，或痢不痢，伏龙肝汤方。伏龙肝五合（研），甘草一两（炙），干地黄五两，烧发灰屑二合，黄芩、牛膝、干姜、生檞皮、阿胶各二两。上九味，切，以水七升煮七物，取三升，去滓，下阿胶，更煎取烊，乃下发，分作三服。

《要方》伏龙肝汤，治崩中去赤白，或如豆汁。方：伏龙肝如弹丸七枚，生地黄四升（一方五两），生姜五两，甘草、艾叶、赤石脂、桂心各二两。上七味，㕮咀，以水一斗煮取三升，分四服，日三夜一。

《要方》阳起石汤治月水不调，或前或后，或多或少，乍赤乍白。方：阳起石、甘草、续断、干姜、人参、桂心各二两，附子一两，赤石脂三两，伏龙肝五两，生地黄一升。上十味，以水一斗煮取三升二合，分四服，日三夜一。

按语

下血之近血、远血，是言病位之上下，如《病源·大便下血候》云“脏气既伤，则风邪易入，热气在内，亦大便下血，鲜而腹痛。冷气在内，亦大便血下，其色如小豆汁，出时疼而不甚痛。前便后下血者，血来远；前下血后便者，血来近。远近者，言病在上焦、下焦也”。然正如张氏所论“治血但使归经，不必论其远近也”。

伏龙肝，即灶中黄土，经烈火长时间烧制而成，得火气，寓有火能生土、土能伏火之意。远血者，病在中焦之土虚寒，故用伏龙肝，补土收敛浮火。《别录》记载“伏龙肝，味辛，微温。主治妇人崩中，吐下血，止咳逆，止血，消痈肿毒气”，具有良好的止血之力。干姜、白术、附子、甘草，亦是温补脾胃，以恢复脾胃的统血功能。阿胶“主心腹内崩，女子下血”（《本经》），地黄“主治男子五劳、七伤，女子伤中、胞漏、下血”（《别录》），二药性质黏腻，具有补血止血之效。黄芩，清热而止血，与地黄分解血室之标热。

晋唐医家常在黄土汤的基础上，增入牛膝、发灰，赤石脂、阳起石等，治疗吐血、衄血、下血，以及妇科崩中带下、月经不调等病证。

原文

近血[1]，赤小豆当归散主之。方见狐惑中。

校勘

［1］近血：邓本作“下血，先血后便，此近血也”。

名家选注

张氏《医通》 此先血后便，乃小肠热毒流于大肠，为火克金之象，故亦主此方。以赤小豆之清热利水为君，且浸令芽出以发越蕴积之毒，使丙丁之火，疾趋水道而降，佐以当归司统握之权,使血有所归,而不致于散漫也。

喜多村氏《疏义》 此论近血证治。先血后便者,大肠伤于湿热而血渗于下也。大肠与肛门相近,故曰此近血也,宜行湿养血之剂,赤小豆当归散主之。此亦与远血治方,霄壤不侔矣。案近血远血证治,此举其大略而言耳。盖下血证,不论近远,必有虚实之分。参之脉证,而人实属阳,宜清凉行血之品;人虚属阴,宜温中养血之药。仲师特举一隅,使人知其方,亦要学者会通之也。

浅田氏《杂病论识》 此方一治狐惑,一治近血,而《备预百要方》治血利,《鸡峰普济方》治大便秘,虽堇堇乎二味,其活用更无端矣。

按语

张氏所释赤小豆当归散方义甚明。喜多村氏认为"近血远血证治,此举其大略而言耳。盖下血证,不论近远,必有虚实之分",具有临床指导意义。

此外,清·程林《直解》引《梅师方》云"热毒下血,或食热物发动,以赤豆为末水调服",以证明赤小豆的作用,然编者检阅相关文献,并未发现此则材料。存疑待考。

附　方

原文

治心气不足[1],吐血,衄血,泻心汤[2]。方

大黄二两　黄连　黄芩各一两

上三味,㕮咀,以水三升,煮取一升,顿服。亦治霍乱。《伤寒论》以麻沸汤渍服之,见《千金》。

校勘

[1] 心气不足:《要方》作"心气不定"。

[2] 泻心汤:邓本作"泻心汤主之"。

名家选注

张锐《鸡峰方》 诸气皆属于阳,诸血皆属于阴,阴盛则阳亏,阳盛则阴亏。《经》所谓:"阳胜则阴病,阴胜则阳病。"诸血衄血,由阳气侵阴,阴气被伤,血失常道,或从口出,或从鼻出。若暴出而色鲜,心烦躁闷,时欲引出至一二斗,此阳邪暴入于阴分,血得热则流散。盖人之经血,譬如天地之经水,天暑地热则经水沸溢而涌起,故有衄血肺疽,其证大同而小异,其脉洪数者为逆,微少者为顺。

张氏《医通》 心气不足，言阴津不足，非心火之不足也，故以大黄导蕴结之火，芩、连泻心下之热，而血自安矣。

浅田氏《杂病论识》 此承前吐血、下血属内寒者证治，而又论吐血属内热者也。《千金》"足"作"定"是。心气不定，即谓心中烦也。凡病人心中烦、心下痞、按之濡、吐血或衄血者，是血为热迫而妄行也。不泻其热，则妄行殆难遏，所以有泻心之治也。其意犹邪热郁于表迫成衄者，与桂枝麻黄其热解，则血不被迫而衄自止矣。泻心非敢止其吐衄，寇氏《本草衍义》云"若心气独不足，则当不吐衄也，此乃邪热因不足而客之，故令吐衄，以苦泄其热，以苦补其心，盖一举而两得之"。此说亦通。《金鉴》"不足"作"有余"，非。

类方参要

《辅行诀》小泻心汤治心气不足，吐血衄血，心中跳动不安者。方：黄连、黄芩、大黄各三两。上三味，以麻沸汤三升，渍一食顷，绞去滓，顿服。

《要方》三黄汤，主解散发腹痛，胀满卒急。方：大黄、黄连、黄芩各三两。上三味，㕮咀，以水七升煮取三升，分为三服。

《要方》治黄疸，身体面皆黄，三黄散方。大黄、黄连、黄芩各四两。上三味，治下筛，先食服方寸匕，日三。亦可为丸。

《要方》巴郡太守奏三黄丸，治男子五劳七伤，消渴，不生肌肉，妇人带下，手足寒热者。方：春三月黄芩四两，大黄三两，黄连四两；夏三月黄芩六两，大黄一两，黄连七两；秋三月黄芩六两，大黄二两，黄连三两；冬三月黄芩三两，大黄五两，黄连二两。上三味，随时和捣，以蜜为丸如大豆，饮服五丸，日三。不知，稍加至七丸，取下而已，一月病愈。久服走逐奔马，常试有验。

《医心》引《极要方》疗一切虚热气壅滞结不通，三黄丸方。黄连二两，大黄二两，黄芩三两。上件三物，捣蜜，和丸如梧子，食后服三丸，日三。

《肘后》若汗出不歇，已三四日，胸中恶，欲令吐者，大黄、黄连、黄柏、栀子各半两。水八升，煮六七沸，纳豉一升，葱白七茎，煮取三升，分服。宜老少。

《要方》三黄汤治下焦热结，不得大便。方：大黄三两，黄芩二两，甘草一两，栀子二七枚。上四味，㕮咀，以水五升煮取一升八合，分二服。若大秘，加芒硝二两。

《外台》又疗诸石盛热不除，心腹满，小便赤，大便不利，吐逆，气冲胸，口焦干，目赤重热，三黄汤方。黄连、芒硝各二两，甘草（炙）、大黄一两，黄芩三两。上五味，切，以水五升煮取二升半，去滓，下芒硝，分服，以利为度。甚良妙。

按语

此条争议点在于"心气不足"，张氏从"心气不足，言阴津不足，非心火之不足"释之，浅田氏认为当以《千金》作"心气不定"。二说皆有理，并存之。

《辅行诀》补充泻心汤有"心中跳动不安"之见证。《千金》用泻心汤治疗因服石导致的腹痛、胀满；或将泻心汤作丸散剂，治疗黄疸、男子五劳七伤、女子带下。《肘后》则将泻心汤去黄芩加栀子、黄柏，治疗“胸中恶，欲令吐”，此即后世的黄连解毒汤。亦有增入芒硝、甘草者，以治疗下焦热结。

此外，大塚敬节注意到“该方（泻心汤）与《伤寒论》的大黄黄连泻心汤相同，但煎煮方法不同。该方为三升煮取一升，大黄黄连泻心汤为煎煮两三分钟而顿服，使用该方时还是不予长时间煎煮为好……曾将该方用于痔疮出血、子宫出血等。该方亦适宜具有头面轰热感、精神不安、便秘、多血倾向等证候者”。故临床使用泻心汤时，要注意其煎服法。

呕吐哕下利病脉证并治第十七

论一首　脉证二十七条　方二十三首

文献导读

呕吐

《急就篇》 疟厥瘀痛瘼温病，消渴呕逆欬懑让。

《释名》 呕，伛也，将有所吐，脊曲伛也。……吐，泻也，故扬豫以东，谓泻为吐也。

哕

《素问·宣明五气篇》 五气所病，心为噫，肺为咳，肝为语，脾为吞，肾为欠，为嚏，胃为气逆，为哕，为恐，大肠、小肠为泄，下焦溢为水，膀胱不利为癃，不约为遗溺，胆为怒，是谓五病。

《说文·口部》 哕，气牾也。（《说文·午部》：牾，逆也）

肠辟、泄利

《万物》 蠭（蜂）{罒/目/虫}〈蜜〉已肠癖也。

张家山《脉书》 在肠，有农（脓）血，篡、脾（髀）、尻、少腹痛，为肠辟（澼）。

武威医简 治久泄肠辟，卧血□□裹□□□□，医不能治皆射（谢）去方。黄连四分，黄芩、石脂、龙骨、人参、姜、桂各一分。凡七物，皆并冶，合丸以密，大如弹丸，先餔食，以食大汤饮一丸，不知□□□□。肠中[恿]，加甘草二分；多血，加桂二分；多农（脓），加石脂二分；□一□□□□□□多□，加黄芩一分。禁鲜鱼猪肉。方禁，良。

《素问·太阴阳明论》 故犯贼风虚邪者，阳受之；食饮不节、起居不时者，阴受之。阳受之，则入六府，阴受之，则入五藏。入六府，则身热不时卧，上为喘呼；入五藏，则䐜满闭塞，下为飧泄，久为肠澼。

《释名》 泄利，言其漏泄而利也，下重而赤白曰𦝫，言厉𦝫而难也。

《难经·五十七难》 曰：泄凡有几？皆有名不？然：泄凡有五，其名不同。有胃泄，有脾泄，有大肠泄，有小肠泄，有大瘕泄，名曰后重。胃泄者，饮食不化，色黄。脾泄者、腹胀满，泄注，食即呕吐逆。大肠泄者，食已窘迫，大便色白，肠鸣切痛。小肠泄者，溲而便脓血，少腹痛。大瘕泄者，里急后重，数至圊而不能便，茎中痛。此五泄之要法也。

迥风、洞泄

《史记·扁鹊仓公列传》 阳虚侯相赵章病，召臣意。众医皆以为寒中，臣意诊其脉曰:“迥风。”迥风者,饮食下嗌而辄出不留。法曰“五日死”,而后十日乃死。

齐淳于司马病,臣意切其脉,告曰:“当病迥风。迥风之状,饮食下嗌辄后之。病得之饱食而疾走。”淳于司马曰:“我之王家食马肝,食饱甚,见酒来,即走去,驱疾至舍,即泄数十出。”臣意告曰:“为火齐米汁饮之,七八日而当愈。”

《素问·生气通天论》 是以春伤于风,邪气留连,乃为洞泄。

李时珍《本草纲目》 马屎曰通,牛屎曰洞,猪屎曰零,皆讳其名也。凡屎必达胴肠乃出,故曰通,曰洞。胴,即广肠也。

按语

呕、吐、哕,今视为症状,古视为疾病。呕作为病名,出现较早,西汉时儿童启蒙读物《急就篇》已有“消渴呕逆欬懑让”的记载。呕、吐、哕,三者稍有不同。吐者,有物从口出,故病位在口;呕者,喉中发出的声音,有物在胃喉中上涌,从口中出来,故病位在胃喉;哕者,有呕吐之动作,但无呕吐之物,病位亦在胃喉。明·张自烈《正字通·口部》云“方书:有物无声曰吐,有声无物曰哕,有物有声曰呕”,可参。

“下利”一病,《金匮》之前常作“溏泄”“肠澼”“肠辟”“泄利”“迥风”“洞泄”等。《金匮》“下利便脓血”“热利下重”,与张家山《脉书》所述肠辟的症状特点“便脓血、伴见少腹痛”,甚为相似;《金匮》“下利清谷”,亦近于“迥风者,饮食下嗌而辄出不留”。《金匮》治下利常用的黄连、黄芩、赤石脂、干姜等药物,也见于武威医简“治久泄肠辟”方。“溏泄”“肠辟”“迥风”等疾病,以大便次数增加、便质稀软甚至水样便或脓血便为特点,故《金匮》将以上疾病统称为“下利”,而综合论治。

原文

夫呕家有痈脓者,不可治呕,脓尽自愈。

名家选注

尤氏《心典》 痈脓,胃中有痈,脓从呕出也。是因痈脓而呕,脓尽痈已,则呕自愈,不可概以止吐之药治之也。

山田氏《九折堂·金匮》 《奔豚篇》首条载“病有奔豚,有吐脓,有惊怖,有火邪,此四部病从惊发得之”文,而特收奔豚一病。因错综各篇考之:惊怖、火邪二病,错误在前篇;《惊悸》中吐脓一病,疑本条即是。盖此篇既与《惊悸篇》相接,故误编入于首条,其实亦前篇之错简,撰次者不能得其意,因有“呕家”文,编入之于《呕吐》中也。《脉经》本条前更载“趺阳脉浮者,胃气虚,寒气在上,忧气在下,二气并争,但出不入,其人即呕而不得食,恐怖而死,宽缓即瘥”条,是亦《奔豚篇》惊怖之一证,错误编入于《呕吐》中者也。

浅田氏《杂病论识》 呕家,其吐或谷,或水,或痰涎,或冷沫。其吐脓者,因内里有痈脓,遗破则吐出,不应称作呕家,其脓尽则愈。

按语

《素问·至真要大论》有云“必伏其所主,而先其所因”,疾病的产生必有其根本的原因,治疗疾病当针对其根本原因,此为“治病求本”之法。呕吐的诊治,亦复如是,须审察导致呕吐的根本原因。胃肺痈脓溃破之后,机体有自内向外呕吐脓液之机,如《肺痿病篇》言“(肺痈)热之所过,血为凝滞,畜结痈脓,吐如米粥”。此时痈脓外出是导致呕吐的根本原因,须治以排脓,方选桔梗白散或苇茎汤等,而不应治呕。李中梓《医宗必读》有云“见痰休治痰,见血休治血,无汗不发汗,有热莫攻热,喘生毋耗气,精遗勿涩泄,明得个中趣,方是医中杰”,此条文可谓是“有呕休治呕”。

原文

先呕却渴者,此为欲解;先渴却呕[1]者,为水停心下,此属饮家。

校勘

[1] 先渴却呕:《外台》引仲景《伤寒论》作“后渴”与“后呕”。

名家选注

李氏《广注》 呕属胃寒,渴则胃中阳气得复,故欲解。若先渴,则因饮水过多,水停心下,此饮家水逆而呕也。

喜多村氏《疏义》 (呕吐)自水饮者,就呕渴之先后,审欲解与否也。先呕则饮随呕去,而胃家津燥故渴,而津复,则渴亦已,故曰此为欲解。

按语

此条与后一条论述渴与呕吐之先后关系的辨证意义。

若呕吐在前,口渴在后,一是因体内水饮随呕吐而出,二是呕吐损伤津液,故机体呈现口渴状态,此为常态,亦是病愈之象。若口渴在前,而呕吐在后,提示体内有水饮未除。

注家在注解“先渴后呕”时,多从口渴则饮,饮多致呕,为饮家水逆而呕的角度阐发,医理可通。但要注意:渴则欲饮水,此为常识,自不待言;然渴而不欲饮或少饮则足的情况并不少见,亦是水饮为患之征象;而且此条文并未明确口渴后伴见欲饮水。

原 文

呕家本渴，今反不渴者，以心下有支饮故也，此属支饮[1]。

校 勘

[1] 本条，《要方》作“呕家不渴，渴者为欲解。本渴，今反不渴，心下有支饮故也，小半夏汤主之。宜加茯苓者，是先渴却呕，此为水停心下，小半夏加茯苓汤主之”。《外台》于“此属支饮”后，更有小注云“张仲景杂方，此证当用小半夏加茯苓汤方，在支饮门中”。

名家选注

尤氏《心典》 呕家本渴，水从呕去故也；今反不渴者，以宿有支饮在心下，愈动而愈出也，故曰此属支饮。

按 语

此条与《要方》所载异文对读，则文义更明。呕家，素体胃弱，痰饮水湿内聚，故不当口渴；若见口渴，为欲解之象；但现在反而不渴，则提示体内水饮未除。

原 文

问曰：病人脉数，数为热，当消谷引食，而反吐者何也？师曰：以发其汗，令阳微，膈气虚，脉乃数，数为客热，不能消谷，胃中虚冷，故吐也[1]。脉弦者，虚也。胃气无余，朝食暮吐，变为胃反。寒在于上，医反下之，今脉反弦，故名曰虚[2]。

校 勘

[1] 故吐也：《脉经》同此；邓本作“故也”。

[2]《脉经》“问曰……胃中虚冷，故吐也”为一条，“脉弦者……故名曰虚”为另一条。

名家选注

李氏《广注》 脉有因热而数者，有因虚而数者。《经》云“食入于阴，长气于阳”，是胃为水谷之海，得阳盛而消谷。今汗多亡阳，膈气虚而脉数，《经》云“邪热不杀谷”是也。又《经》云：“阳受气于胸中。”则微膈虚者，且因虚而致寒，故吐为胃中虚冷。……

（“脉弦者，虚也”条）《内经》云：“脉弱以滑，是有胃气。”弦属肝脉，此胃虚，木邪乘土，故为胃气无余也。“朝食暮吐，变为胃反”，王太仆云“食不得入，是有火也；食入反出，是无火也”。此寒在上者（上指胃口言），法当温中始愈，反下之，则愈虚寒而愈吐矣。

喜多村氏《疏义》 此条见太阳中篇，再掇于此，以辨明呕吐因胃虚之证。（下释“脉弦者，虚也”条）此析胃反脉证。弦脉为寒为虚，胃中真阳已亏，不能消磨水谷，是以朝食而暮吐，致为胃反也。朝食暮吐，即暮食朝吐互辞，省文也。此证本虚寒在于上焦，法当温中，而医反下之，复损胃中之阳，是当脉弦，而今乃反弦，此弦为减，故为胃虚之诊也。案《巢源》云：停水积饮，在于胃管则藏冷，藏冷而脾不磨，脾不磨则宿谷不化，其气逆而成胃反也。又云：其脉紧而弦，紧则为寒，弦则为虚，虚寒相搏，故食已则吐，名为反胃也。此反胃之反，为食物反出之义，盖较然矣。而《圣惠方》乃云：夫反胃者，为食物呕吐，胃不受食，言胃口翻也反、翻同。此亦与《巢源》异矣。

山田氏《九折堂·金匮》 《脉经》“脉弦者”以下，分章为一条。今详文义与上文不相贯，《伤寒论》亦所不载，乃《脉经》为别条者，似是。《金鉴》云“‘问曰：病人脉数’至‘胃中虚冷故也’等句，已详《伤寒论》，错简在此，且与‘脉弦者虚也’文义不属。”然《金匮》中更载《伤寒论》文，以发杂病之情机者不尠。如《黄疸篇》阳明病条，《消渴篇》“厥阴之为病”条，及《妇人》热入血室条，是也。《金鉴》说，恐非是。再按此章不是错简，何以言之？脉弦者，言医反下之，前之数变为弦，胃气无余者，岂唯胃中虚冷，遂至无余，甚言之也。医反下之，令脉反弦句，发所以脉弦者为虚之义，曰“变为”曰“反弦”，皆系发明前文之意，不然则变字“反”字竟无所着落。

释难

膈气 胸膈之气。秦汉医家认为，气运行全身，身体各处无不有气；除五脏六腑之气外，《素问》还记载有头角之气、口齿之气、耳目之气（《素问·三部九候论》）等。后世医家胸中大气，约同于此膈气。

客热 注家多释为“假热”，欠妥。《脉经》引古《四时经》有“（以汤火之辈熏发其汗，如此则客热从外入，与阳气相薄，是为逆也）无持客热，令口烂疮（无持者，无以汤火发熏其汗也。熏之则火气入里为客热，故令其口生疮）”“客热狂入，内为结胸（阴阳错乱，外热狂入，留结胸中也），脾气遂弱，清溲痢通”等记载。秦汉时期的“客热”，是指外热或外邪所致之热。外热或邪热，非机体正常之热，故不能消化饮食水谷，《伤寒论·伤寒例》有“邪热不杀谷”之训。以《四时经》之言，客热多因“汤火之辈熏发其汗”而致。东汉末年，医家常以火灸或神丹丸（附子、乌头、人参、茯苓、半夏、朱砂）发汗，火灸或神丹丸发汗不当，则外热或邪热入里，是为“客热”。

胃反 俗言“翻胃”，如浅田宗伯《杂病论识》论曰“《汉书·张安世传》云‘反水浆’师古注‘反’曰‘翻’，乃知晋及后世所谓‘翻胃’，谓朝食暮吐、暮食朝吐之呕吐也”。

寒在于上，医反下之 “上”多指胸膈。胸膈有寒，当治以温法或吐法，如《伤寒论》“若膈上有寒饮，干呕者，不可吐也，当温之，宜四逆汤”“大病差后，喜唾，久不了了，胸上有寒，当以丸药温之，宜理中丸”“病如桂枝证，头不痛，项不强，寸脉微浮，胸中痞鞕，气上冲喉咽，不得息者，此为胸有寒也，当吐之，宜瓜蒂散”；而治以下法，自属不当，故曰“反”。

按语

《脉经·平呕吐哕下利脉证》载“阳紧阴数，其人食已即吐，阳浮而数，亦为吐。寸紧尺涩，其人胸满，不能食而吐，吐止者为下之，故不能食。设言未止者，此为胃反，故尺为之微涩也。寸口脉紧而芤，紧则为寒，芤则为虚，虚寒相搏，脉为阴结而迟，其人则噎。关上脉数，其人则吐”等涉及呕吐脉象的条文。《脉经·平三关病候并治宜》亦云“寸口脉数，即为吐，以有热在胃管，熏胸中，宜服药吐之，及针胃管，服除热汤。若是伤寒七八日至十日，热在中，烦满渴者，宜服知母汤”。由《脉经》可知：呕吐之数脉，多见于“关上”；寸紧尺涩，亦为胃反之脉。

原文

寸口脉微而数，微则无气，无气则荣虚，荣虚则血不足，血不足则胸中冷。趺阳脉浮而涩，浮则为虚，涩则伤脾，脾伤则不磨，朝食暮吐，暮食朝吐，宿谷不化，名曰胃反。脉紧而涩，其病难治[1]。

校勘

[1]《脉经》同此条文。邓本“寸口脉微而数……血不足则胸中冷”为一条，“趺阳脉浮而涩……其病难治”分为另一条。

名家选注

李氏《广注》 气为卫，血为荣。《内经》云“营者，水谷之精气也。卫者，水谷之悍气也”，是人因水谷以生气血，气血生而脉始盛矣。若微而数者，《经》云：“寸口诸微亡阳，故为无气，无气则阳既不生，而阴亦不长（气属阳，血属阴。气以统血，故阳生则阴始长），遂致荣虚血不足也。”《经》云：“阳受气于胸中。”又宗气出于上焦，膻中为上气海。今血不足而胸冷者，胸中阳气不足，故致吐也。然始言“脉微而数”，后但言“微”，不复言“数”者，以数为客热，不能消谷，胃中虚冷。前节已言之矣。趺阳，胃脉也。脾胃相为表里，脉在不沉不浮之间，浮则气外泄而内不充，故为“虚则伤脾”也。前三节责之胃中虚冷，此节又责在脾不磨，盖以胃纳水谷，脾行津液，相须为用者也。今脾不磨，则胃亦不纳，自致朝暮迭吐，宿食不化，名为胃反。若脉紧则中寒，涩则气结，皆阴脉不能温暖胃气，中焦衰冷，故难治。

喜多村氏《疏义》 此条疑为上条胸中冷之注脚，然文义不慁，似有遗脱，今不可强释。（下释“趺阳脉浮而涩……其病难治”）此胃反脉证，就趺阳以诊之也。趺阳，胃脉也。浮则胃虚，涩则脾伤，谷入于胃而运于脾，脾伤则不能消磨水谷，故朝食者暮吐，暮食者朝吐，而致宿谷不化，必反而上出，名曰胃反。若脉紧而涩，则邪盛正虚，故其病难治，要亦可计治乎早而已。

按语

注家多认为此是两条，前言“胸中冷”，后言“胃反”。然观《脉经》与吴迁本记载，当作一条视之。山田业广《金匮要略集注》指出：“本经中‘寸口’‘趺阳’合论者，不一而足，宜与前条合属一章。《巢源》合前条、本条而敷衍之(《病源》荣卫俱虚，其血气不足，停水积饮在胃脘则脏冷，脏冷则脾不磨，脾不磨则宿谷不化，其气逆而成胃反也。则朝食暮吐，暮食朝吐，心下牢，大如杯，往往寒热，甚者食已即吐。其脉紧而弦，紧则为寒，弦则为虚，虚寒相搏，故食已即吐，名为胃反)宜玩索。”仲景书中，寸口脉与趺阳脉同举，以释病症的文例，如“寸口脉浮而迟，浮即为虚，迟即为劳，虚则卫气不足，劳则荣气竭。趺阳脉浮而数，浮即为气，数即消谷而矢坚，气盛则溲数，溲数即坚，坚数相搏，即为消渴”“寸口脉浮而迟，浮脉则热，迟脉则潜，热潜相搏，名曰沉。趺阳脉浮而数，浮脉则热，数脉即止，热止相搏，名曰伏。沉伏相搏，名曰水”等。寸口脉微而数，提示胸膈气虚、客热外侵；趺阳脉浮而涩，提示脾胃虚损，不能消化水谷；二者相互影响，则导致胃反病症。

原文

病人欲吐者，不可下之。

名家选注

魏氏《本义》 凡病人欲吐者，气逆上冲也。有可吐者，邪在上则越之可也。如不可吐者，则顺气止逆治之，使邪愈深入而难于调顺也。此物下之戒，于呕吐门中首宜忌者也。

丹波氏《述义》 按“伤寒呕多，虽有阳明证，不可攻之”，其理一也。

喜多村氏《疏义》 此用上文论吐，故推及之。凡病贵因势利导，病人欲吐者，气机上逆，若遽下之，则逆其机，而邪乘虚入，病变不可测，故曰不可下。此总为吐家大戒，岂特胃反而已哉。

按语

本条文注家已阐释清晰，了无疑义。然须注意：仲景曰“呕吐者，不可下”是言一般原则，而非完全禁用下法。如《伤寒》用含大黄的大柴胡汤治疗“呕不止”等症；后文亦有“食已即吐者，大黄甘草汤主之”的论述。

原文

哕而腹满，视其前后，知何部不利，利之即愈。

名家选注

朱肱《南阳活人书》 仲景又云“伤寒，哕而腹满，视其前后，知何部不利，利之即愈”，仲景无方，前部宜猪苓汤，后部宜调胃承气汤。

《金鉴》 赵良曰：“腹满为实，实则气上逆而作哕，故必视其前后何部不利而利之，则满去而哕止。”

按语

前言“欲吐者，不可下之”，此言“哕而腹满，可利之”；二者看似矛盾，但有深意在。二者对读，可知呕吐或哕，并非禁下；至于是否可下，当视具体情况而言。

原文

呕而胸满者，茱萸汤主之。方

吴茱萸一升　人参三两　大枣十二枚（擘）　生姜六两（切）

上四味，㕮咀，以水五升，煮取三升，去滓，温服七合，日三服。

名家选注

徐氏《论注》 胸乃阳位，呕为阴邪，使胸之阳气足以御之，则不呕，呕亦胸中无恙也，乃呕而胸满，是胸虚邪客，不但胃不和矣。虚邪属阴，故以茱萸之苦辛温，善驱浊阴者为君，人参补虚为佐，而以姜枣宣发上焦之正气也。

《金鉴》 呕逆之气，上冲于胸，胸中气实，则不受邪，必不满也：若胸中气虚，客寒邪气，得以留连，故胸满也。

类方参要

《肘后》治人食毕噫醋，及醋心方。人参一两，茱萸半斤，生姜六两，大枣十二枚。水六升，煮取二升，分为再服也。

《要方》半夏汤主痰饮澼气，吞酸方。半夏、吴茱萸各三两，生姜六两，附子一枚。上四味，㕮咀，以水五升煮取二升半，分三服，老小各半，日三。

《医心》引《医门方》疗食噫或酢咽方。人参二两，吴茱萸二两，生姜三两，大枣十二枚，橘皮一两半（切）。以水六升，煮取二升，去滓，分温二服。

《小品》茱萸汤，治胸中少气，昼日少瘥，夜卧欲绝，腰背喜痛，手足逆冷，食不得味，时时呕吐，阴不足阳有余。方：吴茱萸一升，甘草一两，五味子一两，人参三分（一方一两），生姜二两。凡五物，以水四升，煮取一升六合，分再服。

《小品》茱萸汤，治胃脘有寒，病烦满不受饮食，饮食呕逆。方：吴茱萸五两，蜀椒一合，桂肉一两，大枣二十枚，半夏一升（洗），人参一两，小麦一升。凡七物，以水一斗，煮小麦令熟，纳诸药，煮取三升，分三服。

《小品》茱萸汤，治胸中积冷，心下痰水，烦满汪汪，不下饮食，心胸应背欲痛。方：生姜五两，人参一两，半夏三两（洗），桂肉三两，吴茱萸三两，大枣三十枚，甘草一两（炙）。凡七物，以水九升，煮取三升，纳白蜜五合，分三服。

按语

呕吐一证，有虚有实，有寒有热。胸满一证，亦复如是；虚者如桂枝去芍药汤证；实证如麻黄汤证；热者如大小柴胡汤证、猪肤汤证、大承气汤证，寒者如吴茱萸汤证、枳实薤白桂枝汤证、苓甘五味姜辛汤证等。呕而胸满者，亦有热有寒、有虚有实；虚寒者，适用吴茱萸汤；而实热者，则有大小柴胡汤之应用机会。故须明悉：条文称“主之”，是说“呕而胸满”呈现吴茱萸汤证的可能性较大，而非言“呕而胸满”必是吴茱萸汤证。其他“某方主之”之条文，亦当如是观。

另外，大塚敬节从“上腹部膨满”的角度解释胸满，指出“吴茱萸汤腹证总是呈现心下痞满的状态，与小陷胸汤、大陷胸汤等腹证有相似之处，而上腹部凹陷不是吴茱萸汤腹证”（《金匮要略研究》）。此虽不合条文原义，但有一定的临床参考价值。

晋唐医家对于吴茱萸汤的适用病症有较多发展。如葛洪用吴茱萸汤治“人食毕噫醋”；孙思邈用吴茱萸汤去人参、大枣加附子、半夏，治痰饮澼气吞酸等。晋唐医家对吴茱萸汤的化裁方法较为灵活，有加橘皮者，有加五味子或甘草者，有增桂肉或蜀椒者；临床可参考使用。

吴茱萸味道较苦，可以先用热开水冲洗数次，再入煎剂。

原文

干呕，吐涎沫，头痛者，吴茱萸汤主之。方见上。

名家选注

徐氏《论注》 干呕者，有声无物也，物虽无而吐涎沫。仲景曰：上焦有寒，其口多涎。上焦既有寒，寒为阴邪，格阳在上，故头痛，此胸满而呕，似有轻重表里不同，然邪必乘虚，故亦用茱萸汤，兼温补以驱浊阴，谓呕有不同，寒则一也。

《金鉴》 干呕吐涎沫者，以半夏干姜散温中止呕也；若更头痛，此属寒气盛而逆之甚也，故用吴茱萸汤温寒下气，大折冲逆之势也。

按语

上一吴茱萸汤条文，论述呕吐为主的场合。本条文论述吴茱萸汤证恶心欲吐而未吐的情况，此时当以头痛为辨证眼目；头痛伴见恶心欲吐或吐唾液涎液，以及呕吐伴见头痛，亦属吴茱萸汤证。旧注认为肝经上抵巅顶，吴茱萸散肝经之寒邪，所以吴茱萸汤证之头痛多见巅顶痛。然实际中发现，吴茱萸汤证呈现偏头痛者，并不少见。故不论巅顶痛、偏头痛，皆有应用吴茱萸汤的机会，临床无需拘泥。

原文

呕而肠鸣，心下痞者，半夏泻心汤主之。方

半夏半升（洗）　黄芩　人参　甘草（炙）　干姜各二两　黄连一两　大枣十二枚（擘）

上七味，㕮咀，以水一斗，煮取六升，去滓再煎，取三升，温服一升，日三服。

名家选注

尤氏《心典》　邪气乘虚，陷入心下，中气则痞，中气既痞，升降失常，于是阳独上逆而呕，阴独下走而肠鸣，是虽三焦俱病，而中气为上下之枢，故不必治其上下，而但治其中。

喜多村氏《疏义》　此治呕而心下痞者之方。言呕而肠鸣者，生姜泻心汤证所谓胃中不和，腹中雷鸣者也。中焦不和，升降失常，故致心下痞鞕。与半夏泻心汤以涤痰饮，调中气，则呕痞肠鸣，未有不愈者也。

类方参要

《要方》治老小下痢，水谷不消，肠中雷鸣，心下痞满，干呕不安，泻心汤方。人参一两，半夏三两，黄连二两，黄芩、甘草各一两，干姜一两半，大枣十二枚。上七味，㕮咀，以水八升煮取二升半，分三服。并治霍乱。若寒，加附子一枚；若渴，加栝蒌根二两；呕，加橘皮一两；痛，加当归一两；客热，以生姜代干姜。

《外台》引《删繁方》疗上焦虚寒，肠鸣下利，心下痞坚，半夏泻心汤方。半夏五两（洗），黄芩三两，甘草三两（炙），人参三两，干姜三两，黄连一两，桂心三两。上七味，以水九升，煮取三升，去滓，分三服。忌海藻、菘菜、饧、羊肉、生葱、猪肉、冷水。

按语

半夏泻心汤为临床高频使用方剂之一，有"胃病第一方"之美称，且其来源甚古。西汉中期的胡家草场简牍医方已有半夏、姜治呕而心下坚，黄芩、黄连治下利的记载。而黄芩、黄连配合干姜、人参，寒热并用以治疗顽固性下利（久泄肠澼）的经验，在武威医简时期已形成。仲景似将治呕而心下坚的半夏、姜与治下利的黄芩、黄连组合，增入人参、大枣、甘草以顾护脾胃并调和药味，而成此半夏泻心汤。由是，仲景"博采众方"而成《伤寒杂病论》，非是虚言。

武威医简所载"肠中恿，加甘草；多血，加桂；多脓，加石脂"的加减法，同样适用于半夏泻心汤；而晋唐医家对半夏泻心汤则有"寒加附子，渴加栝蒌根，呕加橘皮，痛加当归"等增损。

条文所言"心下痞"者，含义有二。一是病者自觉鸠尾附近部位出现痞满、堵塞感而不舒服；二是他觉症状，即医者通过腹部触诊，诊得鸠尾附近部位有抵抗和压痛。大塚敬节临床发现"半夏泻心汤的主证是心下痞硬，这是个一直存在的症状，而呕吐、下痢是一种或出现或不出现的客证"，并将半夏泻心汤、生姜泻心汤灵活运用于顽固性便秘等病症（《汉方诊疗三十年》）。

原文

干呕而利者，黄芩加半夏生姜汤主之。方

黄芩三两　芍药　甘草（炙）各二两　大枣十二枚（擘）　半夏半升（洗）　生姜一两半（切）

上六味，㕮咀，以水一斗，煮取三升，去滓，分温三服。日再夜一服。

名家选注

李氏《广注》 此痞气塞在中焦，故令上呕下利。然痞由邪热乘虚入里，故用黄芩撤热，芍药泄邪，半夏、生姜散逆止呕，甘草、大枣缓脾和中，此即半夏泻心汤例也。

喜多村氏《疏义》《伤寒论》云：太阳与少阳合病，自下利者，与黄芩汤；若呕者，黄芩加半夏生姜汤主之。此证中焦不和而干呕下利，与太阳合病下利而呕者同其机，故亦以此汤主之。

类方参要

《辅行诀》小阴旦汤，治天行身热，汗出，头目痛，腹中痛，干呕，下利者。方：黄芩三两，芍药三两，生姜二两（切），甘草二两（炙），大枣十二枚。上五味，以水七升，煮取三升，温服一升，日三服。服汤已，如人行三四里时，令病者啜白截浆一器，以助药力。身热去，自愈也。

《医心》引《僧深方》泻肝汤，治肝气实，目赤若黄，胁下急，小便难。方：人参三两，生姜五两，黄芩二两，半夏一升（洗），甘草二两，大枣十四枚。凡六物，切，水五升，煮半夏令三四沸，纳药，后纳姜，煎取二升，去滓，分二服，羸人三服。

《医心》引《治眼方》治眼急生肤翳及赤肉上黑精上，服此泻肝汤。方：黄芩二两，芍药二两，芒硝一两，甘草一两半，大黄二两，大枣十二枚。凡六物，以水六升，煮取二升五合，分为三服。

按语

黄芩汤为热利之祖剂，后世治热利方，多从此方化出。若下利伴见呕或干呕者，则增入半夏、生姜，即成黄芩加半夏生姜汤，据此可窥仲景用药法度。然仲景书所载黄芩汤及黄芩加半夏生姜汤的症状较少，当参考《辅行诀》小阴旦汤（即黄芩汤加生姜）主治病症如“身热，汗出，头目痛，腹中痛”等，以补充之。《僧深方》将黄芩加半夏生姜汤去芍药加人参，治疗“目赤若黄，胁下急，小便难”等病症；《治眼方》将黄芩汤加大黄、芒硝治眼疾；亦见巧思。

原文

诸呕吐，谷不得下者，小半夏汤主之。方见痰饮中。

名家选注

周氏《金匮玉函经二注》 呕吐谷不得下者，有寒有热不可概论也。食入即吐，热也；朝食暮吐，寒也；此则非寒非热，由中焦停饮气结而逆，故用小半夏汤。

山田氏《集注》 半夏泻心汤，病在中焦。黄芩加半夏、生姜，病在上焦、下焦。小半夏汤，病在上焦。

浅田氏《杂病论识》 谷不得下者，虽有寒热之分，在此方概亦通治也，故曰“诸”。诸，凡也。谷不得下者，因胃中有饮，随气上逆阻于谷入之路也；若此而渴者，或为五苓散之治矣。盖此方与大半夏汤之区别在谷不得下。大半夏汤食得下而后吐，剧则见痞鞭；此则不得下，其吐最急，是以不至痞。

类方参要

《外台》引《集验》疗气噎，不下食，兼呕吐方。半夏四两（洗），生姜三两（切）。上二味，以东流水二大升，煎取一升，去滓，温服三合，日三服。忌羊肉、饧。

《医心》引《集验方》通气噎汤方。半夏八两（洗），桂心三两，生姜八两。凡三物，以水八升，煮取三升，服半升，日二。

《外台》引《集验》疗胸满有气，心腹胀，中冷，半夏汤方。半夏一升，桂心四两，生姜八两（切）。上三味，切，以水七升，煮取二升，绞去滓。适寒温，饮七合。忌羊肉、饧、生葱等。

《要方》病心腹虚冷，游痰气上，胸胁满，不下食，呕逆，胸中冷者，小半夏汤主之方。半夏一升，生姜一斤，橘皮四两。上三味，㕮咀，以水一斗煮取三升，分三服。若心中急及心痛，内桂心四两；若腹满痛，内当归三两。羸弱及老人尤宜服之。一方用人参二两。

《医心》引《医门方》疗冷气胸中妨满或痛方：半夏四两，生姜五两，厚朴四两（炙）。

水六升，煮取二升，去滓，分温二服，服相去八九里，顿服二三剂。

按语

浅田氏对此条阐释甚明，可参。

晋唐医家拓展小半夏汤的主治范围：或以小半夏汤治疗气噎；或以小半夏汤加桂心治疗“胸满有气，心腹胀”；或以小半夏汤加厚朴治疗冷气，胸中妨满。其加减法度，可资临床参用。

原文

呕吐而病在膈上，后思水者，解，急与之[1]。思水者，猪苓散主之。方

猪苓（去皮）　茯苓　白术各等分

上三味，杵为散，饮服方寸匕，日三服。

校勘

［1］后思水者，解，急与之。思水者，猪苓散主之：《玉函》作“后必思水者，急与猪苓汤饮之，水亦得也”；《翼方》作“必思煮饼，急思水者，与五苓散饮之，水亦得也”；《外台》引仲景《伤寒论》作“后必思水者，急与之；思水，与猪苓散”。

名家选注

山田氏《九折堂·金匮》《玉函·辨可水篇》曰“呕吐而病在膈上，后必思水者，急与猪苓汤饮之，水亦得也”；《千金翼·伤寒门·宜水篇》曰“呕而吐，膈上者，必思煮饼，急思水者，与五苓散饮之，水亦得也”；并与本条义颇同。而或曰“猪苓散”，或曰“猪苓汤”，或曰“五苓散”，其所言不画一。因疑猪苓散方，本篇外无见，又且与五苓散无大分别，则知是五苓散中脱二味者。叔和撰次时，或不能得其真方，竟仍其旧，宜矣后人之不得窥其真也。古五苓散或名猪苓散，《巢源》《外台》《总病论》既有其目，益足征愚说。友人森立夫亦尝言五苓散疑是五物猪苓散之省者，此说甚是。

山田氏《集注》“思水者解”者，五苓散条所谓“欲得饮水者，少少与饮之，令胃气和则愈”，及“渴欲饮水者与之”之义。旧注，皆为得水之后，新饮复聚者，宜本方。恐非是。《玉函·可水篇》《千金翼·宜水篇》，并载本条，而作“饮之水亦得”，可以证焉。

释难

后思水者，解，急与之　魏荔彤曰：“后思水者，即论中所言‘先呕后渴，此为欲解’之义也”，可通。然观《玉函》《外台》所载，“解”字似有衍文之嫌；去之，则作“后思水者，急与之”，其义更顺。

饮 饮者，即白饮。《齐民要术》言“折米白煮，取汁为白饮”。“折米”，一种特别精制的米，参看《飧饭篇》“折粟米法”。“白煮”是光用水煮，即清煮；故称其米汤为“白饮”，即清米汤①。《齐民要术》折粟米法如下：取香美好谷脱粟米一石，勿令有碎杂。于木槽内，以汤淘，脚踏；泻去沈，更踏；如此十遍，隐约有七斗米在，便止。漉出，曝干。炊时，又净淘。下馈时，於大盆中多著冷水，必令冷彻米心，以手挼馈，良久停之。折米坚实，必须弱炊故也，不停则硬。投饭调浆，一如上法。粒似青玉，滑而且美。又甚坚实，竟日不饥。弱炊作酪粥者，美于粳米。森立之《伤寒论考注》谓“白饮者，谓以白粱米末煮之稀稠得处可饮啜也”，可参。

类方参要

《要方》治呕而膈上寒，猪苓散方。猪苓、茯苓、白术各三两。上三味治下筛，以饮服方寸匕，日三。渴者，多饮水。

《图经》张仲景治伤寒诸病在脏加渴者，猪苓汤主之。猪苓、茯苓、泽泻、滑石、阿胶各一两。以水四升，煮四物，取二升，内胶。每服七合，日三。呕而思水者亦主之。

《图经》黄疸病及狐惑病，并猪苓散主之。猪苓、茯苓、术等份，杵末，每服方寸匕，与水调下。

按语

病在膈上宜吐，吐后口渴欲饮，为邪解之象，其治有二：一是稍稍与之饮水，如《伤寒》所言“少少与饮之，令胃气和则愈”；二是用饮服猪苓散治之。“饮”者，米汤；以米汤送服猪苓散，自具“少少与饮之”之意。

原文

呕而脉弱，小便复利，身有微热，见厥者难治，四逆汤主之[1]。方

甘草（炙）二两　干姜一两半　附子一枚（生用，去皮，破八片）

上三味，㕮咀，以水三升，煮取一升二合，去滓，分温再服。强人可大附子一枚，干姜三两。

校勘

［1］本文，《脉经》无“四逆汤主之”，《要方》同《脉经》。

---

① 贾思勰．齐民要术校释［M］．缪启愉，校释．北京：农业出版社，1982：521.

名家选注

魏氏《本义》 呕而脉弱者，胃气虚也，小便复利，气不足以统摄之，脱而下泄也。身有微热见厥，内积阴寒，外越虚阳，阳衰阴盛，其呕为阳浮欲越之机也，见此知为难治，非寻常火邪痰饮之呕也。

李氏《广注》 呕者，寒在上。小便利者，寒在下。脉弱者，气衰于里。微热而厥者，阳亡于表也。此虚寒欲脱之证，故难治。

按语

呕则消耗津液，津液耗，小便当减少，今小便却通利，并伴见发热身厥，已是虚阳外越之象，故急以四逆汤回阳救逆、固护津液为要。方中干姜、甘草相伍，即干姜甘草汤，可减少小便排出量，对治条文中的“小便复利”。类似论述见于《伤寒》“即吐且利，小便复利，而大汗出，下利清谷，内寒外热，脉微欲绝者，四逆汤主之”。

原文

呕而发热者，小柴胡汤主之[1]。方

柴胡八两　人参　黄芩　甘草（炙）　生姜（切）各二两　半夏半升（洗）[2]　大枣十二枚（擘）

上七味，㕮咀，以水一斗二升，煮取六升，去滓，再煎取三升，温服一升，日三服。

校勘

［1］呕而发热者，小柴胡汤主之：《伤寒》作“伤寒五六日，呕而发热者，柴胡汤证具，而以他药下之，柴胡证仍在者，复与柴胡汤”。

［2］半升洗：邓本作“半斤”。

名家选注

尤氏《心典》 呕而发热，邪在少阳之经，欲止其呕，必解其邪，小柴胡汤则和解少阳之正法也。

郑钦安《医学真传》 凡吐症发热者多，因吐气机向外，故身亦发热。

按语

呕吐兼见发热的症候，呈现小柴胡汤证的概率较大，故曰“小柴胡汤主之”。至于呕吐与发热的先后顺序，汤本求真《皇汉医学》有言“仲景称呕而发热者，其实系呕吐、发热兼备之意。故不论呕吐后发热，或呕吐与发热同时，或发热后呕吐者，均以本方为主治，可知矣”。

但须注意，呕吐、发热亦可见于葛根加半夏汤、栀子生姜汤、半夏泻心汤等方证。《伤寒》于此条言“呕而发热者，柴胡汤证具”，其中“柴胡汤证具”是关键；“呕而发热者”，若无柴胡汤证，则慎用柴胡汤方。

原文

胃反呕吐者，大半夏汤主之。方

半夏三升[1]（洗完用） 人参三两（切） 白蜜一升

上三味，以泉水[2]一斗二升，和蜜扬之二百四十遍[3]，煮药取二升半[4]，去滓，温服一升，余分再服。《千金》云：治胃反不受食，食入口即吐[5]。《外台》云：治呕，心下痞鞕者。

校勘

［1］三升：《图经》引张仲景“大半夏汤”同本文；邓本作“二升”。

［2］泉水：邓本、《图经》引张仲景“大半夏汤”作“水”。

［3］和蜜扬之二百四十遍：《图经》引张仲景“大半夏汤”作“和扬之一百二十遍”。

［4］二升半：邓本作“升半”；《图经》引张仲景“大半夏汤”作“三升半”。

［5］食入口即吐：邓本作“食入即吐”。

名家选注

《金鉴》 高世栻曰：朝食暮吐，宿谷不化，名曰胃反。胃反但吐不呕，然吐不离乎呕，故曰：胃反呕吐者。用半夏助燥气以消谷，人参补元气以安胃，白蜜入水扬之，使甘味散于水中，水得蜜而和缓，蜜得水而淡渗，庶胃反平而呕吐愈。李升玺曰：呕家不宜甘味，此用白蜜何也？不知此胃反自属脾虚，经所谓甘味入脾，归其所喜是也。况君以半夏，味辛而止呕，佐以人参温气而补中，胃反自立止矣。

朱氏《正义》 胃反呕吐，则朝暮吐逆矣，非特胃气败坏，并致胃汁枯竭。计唯有降逆、扶正、滋燥三法并施，庶克有济。爰用半夏止呕逆，人参扶正气，而以极甘润之白蜜与水扬之二百四十遍，去其黏腻之质，而独取其甘润之性，使枯槁之胃得润则苏，逆上之气得甘自缓也，立法最神。

浅田氏《杂病论识》 盖反胃有以水饮吐者，有以热邪吐者，有以胃寒吐者，有以寒逆吐者，其因各异，而此则为水饮者也。《本草图经》云“亦治膈间支饮”，《三因方》云‘治心气不行，郁生涎饮，聚结不散，心下痞鞕，肠中沥沥有声，食入即吐’，可谓并得本意矣。

类方参要

《图经》引《李绛兵部手集方》疗反胃呕吐无常，粥饮入口即吐，困弱无力垂死者。以上党人参二大两（拍破），水一大升，煮取四合，热顿服，日再。兼以人参汁煮粥与啖。

《医心》引《范汪方》治胃反不受食、食已呕吐，四物当归汤方。白蜜一升，当归二两，人参二两，半夏一升。凡四物，㕮咀，以水二斗，合蜜，扬百四十过，纳药铜器中，煎得六升，分再服，加至一时，复服尽。

《要方》治胃反，不受食，食已即呕吐，大半夏汤方。半夏三升，人参二两，白蜜一升，白术一升，生姜三两。上五味，㕮咀，以水五升和蜜，扬之二三百下，煮取一升半，分三服。

《医心》引《范汪方》半夏汤，治胸中乏气而呕欲死。方：人参二两，茯苓二两，生姜三两，白蜜五合，半夏三升（洗）。凡五物，以蜜纳六升水中挠之百过，以余药合投中，煮得三升，分四服，禁冷食，治干呕亦用此。

按语

山田业广《九折堂·金匮》曰"大半夏汤源自《灵枢》邪客篇之半夏汤来，而古人未言及何"，此的是卓见。《灵枢》记载半夏秫米汤"以流水千里以外者八升，扬之万遍，取其清五升煮之，炊以苇薪，大（火）沸，置秫米一升，治半夏五合，徐炊，令竭为一升半，去其滓，饮汁一小杯，日三，稍益，以知为度"，对比不难发现，大半夏汤"泉水和蜜扬之二百四十遍"的制剂要求，与半夏秫米汤基本相同。半夏秫米汤，半夏合秫米，引阳入阴，以治失眠；大半夏汤，半夏合人参、蜂蜜，降气化饮、益胃润燥，以治胃反。

《图经》引《李绛兵部手集》方，只用人参一味药，治疗"反胃呕吐无常，粥饮入口即吐"；《别录》言"人参，治肠胃中冷，心腹鼓痛，胸胁逆满，霍乱吐逆"。可见人参在大半夏汤中的重要作用。

晋唐医家在大半夏汤的基础上，或加白术、生姜，或加陈皮、生姜、大枣，或加茯苓、生姜等，以疗"胃反不受食"或"胸中乏气而呕"。

原文

食已即吐者，大黄甘草汤主之。方

大黄四两　甘草一两（炙）

上二味，㕮咀，以水三升，煮取一升，去滓，分温再服。《外台》又治吐水。

名家选注

丹波氏《述义》 高世栻曰:"食已即吐者,非宿谷不化之胃反,乃火热攻冲之吐逆。"沈氏曰:"此方脾胃干结者宜之。当与'上不可下'之条,反复互看,始得仲景前后之意。"朱氏曰:"胃反,病在下脘,因无阳气化谷,故食久反出,今即吐。明有实邪壅阻中脘,不能容谷,若邪阻上脘,并不能食矣。"此诸说足与《金鉴》相发。然先兄(按:即丹波元胤)曰:"此证胃中旧有积滞,故新谷入则不能兼容,霎时变出也。"古人属火之说,恐为强解,此说为核。且朱氏谓胃反病在下脘者误。盖胃反,胃中无物相得激,故食下暂安,而后出也。此方用甘草,取之能缓上迫,遽引大黄令下达耳。先兄又曰:《千金》用单甘草汤,治服汤呕逆,不入腹者,正此汤用甘草之意。又按《金鉴》朝食暮吐者,寒也。食已而吐者,火也。此"寒""火"二字,改为"虚""实",其理自通。尤氏又曰:丹溪治小便不通,用吐法,以开提肺气,使上窍通而下窍亦通。与大黄甘草汤之呕吐,法虽异,而理可通也。亦是。

类方参要

《要方》凡服汤,呕逆不入腹者,先以甘草三两,水三升煮取二升,服之得吐,但服之不吐益佳,消息定,然后服余汤即流利,更不吐也。

《翼方》治脾气实,其人口中淡甘,卧愦愦,痛无常处,及呕吐反胃,并主之方。大黄六两,上一味破,以水六升煮取一升,分再服。又主食即吐,并大便不通者,加甘草二两,煮取二升半,分三服。

《外台》引《小品》又若食便吐出,不得安住者,由癖故也。宜急以甘草饮下之,不下当危人命尔。甘草饮法。甘草二两(炙),大黄三两(别渍),黄芩二两。上三味,切,以水三升,煮三两沸,去滓,分服,以利为度。

《外台》疗内热结不除,或更服散,或以饮酒、冷食、澡洗犹不解,或腹胀头痛,眼眶疼,或先有癖实不消,或连饮不食,或时作心痛,服此汤皆愈方。甘草(炙)、黄芩、大黄各二两。上三味,切,以水五升煮取二升,分三服。

按 语

由《要方》《翼方》的记载不难发现,大黄甘草汤中的甘草与大黄皆有直接治疗呕吐的作用;而《小品》于大黄甘草汤,更加黄芩治疗"食便吐出"。

对于此条文及运用大黄甘草汤治疗呕吐,王乃一先生有深刻体会,其云"余临证多年,治愈此症甚多,其中伴有便秘、脉数、苔黄等热象有之,体弱、便可、无苔、脉沉弦细无热象者亦有之。然皆投此方而愈。由是观之,本病不独由热。胃热能致吐,胃实亦可致吐。热者性急而上冲,不能容食故食入即吐,胃实者腑气不通,拒纳水谷,饮食入后亦可即吐。……故临床实践验之,不拘热象有无,只要症状为'食入即吐'者,即可用大黄甘草汤治之,必立见其效"(夏洪生主编《北方医话》)。

原文

胃反，吐而渴欲饮水者，茯苓泽泻汤主之。方

茯苓半斤　泽泻四两　甘草二两（炙）　桂枝二两（去皮）　白术三两　生姜四两（切）

上六味，㕮咀，以水一斗，煮取三升，内泽泻，再煮取二升半，去滓，温服八合，日三服。《外台》云：主消渴脉绝，胃反吐食，又有小麦一升。

名家选注

徐灵胎《兰台轨范》　此治蓄饮之吐，内泽泻再煮，似先煮五味，后煮泽泻。

丹波氏《述义》　按此条证，中焦蓄水，气液为之壅遏，不能升腾滋养，故使渴欲饮水，李氏以为津液亡者，误矣。宜参《伤寒论辑义》五苓散条。又此方桂枝佐苓、术等，以温散水饮，生姜以降逆气，尤氏以为散邪气者，亦误。

山田氏《私考》　此与前猪苓散证无甚分别，又似与五苓散大同，注家不明释之，令就三方药味分之。猪苓散利水不甚峻，比之五苓及本方，轻重可知，然则其证虽思水，究毕非大渴，心下畜饮亦轻可推知，本方之证，畜饮稍重。但比之五苓，则利水之力不及，而散畜降逆之功过之，乃所以去猪苓加生姜也。而彼则散，此则汤；彼则多饮暖水出汗，此则否；彼则脉浮发热，此则无；彼意在发表，此则否。于其异同处，可见彼此之各别耳。猪苓散或疑"渴欲饮水者，少少与之，但以法救之；渴者与五苓散"条相同，然五苓散有脉浮微热小便不利之候，猪苓散只思水，故知心下有水，无更他证，必不得以五苓散疑此方。

类方参要

《外台》引《集验》疗胃反吐而渴者，茯苓小泽泻汤方。茯苓、泽泻、半夏各四两，桂心、甘草（炙）各二两。上五味，以水一斗，煮取二升半，去滓。服八合，日三。忌海藻、菘菜、羊肉、饧、生葱、酢物等。

《要方》治消渴，阴脉绝，胃反而吐食方。茯苓八两，泽泻四两，白术、生姜、桂心各三两，甘草一两。上六味，㕮咀，以水一斗煮小麦三升，取三升，去滓下药，煮取二升半，服八合，日再服。

按语

此条文，丹波氏阐发甚明。方后注曰"内泽泻"徐灵胎认为是"似先煮五味，后煮泽泻"，可从。须注意，《伤寒》有"渴者去半夏"之训，故呕吐伴见口渴者，仲景慎用半夏，但不忌生姜，此是仲景特殊用药法。

山田氏认为茯苓泽泻汤证与五苓散证无大分别，然大塚敬节于临床中发现"五苓散的呕吐为吐后马上饮水，饮水后又立即吐出。茯苓泽泻汤并非立即呕吐，口渴也并不很重，并且胃部叩诊会有水的声音，提示胃内停水状态，还有腹部胀满的情况”（《金匮要略研究》）。二家观点皆有可取之处，并存之。

晋唐时期，有茯苓小泽泻汤者，方药与仲景茯苓泽泻汤不尽相同，但主治却同；亦有以茯苓泽泻汤加小麦治疗“消渴，阴脉绝，胃反而吐食”的经验。

原文

吐后，渴欲得饮而贪水者[1]，文蛤汤主之。兼主微风，脉紧，头痛。方

文蛤五两　麻黄三两（去节）　甘草三两（炙）　杏仁五十枚（去皮尖）　石膏五两（碎）　大枣十二枚（擘）　生姜三两（切）

上七味，㕮咀，以水六升，煮取二升，去滓，温服一升，汗出愈。

校勘

［1］得饮而贪水：邓本作“得水而贪饮”。

名家选注

丹波氏《述义》　按此条病轻药重，殊不相适，柯氏以此汤移置于太阳篇下文蛤散条。（编者按：柯韵伯云“本论以文蛤一味为散，以沸汤和方寸匕，服满五合。此等轻剂，恐难散湿热之重邪。《金匮要略》云：‘渴欲饮水不止者，文蛤汤主之’，审症用方，则此汤而彼散，故移彼方而补入于此”，见《伤寒来苏集·伤寒附翼·文蛤汤》）仍考此条，乃是文蛤散证，彼此相错也。《消渴篇》曰：渴欲饮水不止者，文蛤散主之。可以互证矣。但兼主微风脉紧头痛一句，即汤方所主也。

喜多村氏《疏义》　此亦释吐后渴者之证治。吐后渴欲得水，与前猪苓散同，虽复贪水，亦止上热稍甚者耳，但与除热导水之剂足矣。文蛤汤乃发汗之峻剂，似与本证不合。

释难

微风　山田氏《私考》曰：“微风诸家无明解，似谓为中风之轻证。然方中麻黄石膏并用，恐非微风之所宜，况其脉亦紧，以大青龙考之，谓之中风则可，谓之微风，则不可。窃疑微下或脱恶字，但其说臆揣，不敢为必然，暂书存疑。”

按语

此条文当从柯韵伯、丹波氏之见，乃文蛤散与文蛤汤之互混，可调整为“吐后，渴欲得饮而贪水者，文蛤散主之。文蛤汤主微风，脉紧，头痛”。

文蛤散（参《消渴病篇》），用一味文蛤，制成散剂，5合（约100ml）热水冲服，其内蕴“欲得饮水者,少少与饮之,令胃气和则愈”之法。《图经》引陈藏器之论曰“以为海蛤是海中烂壳,久为风波涛洗,自然圆净……文蛤是未烂时壳,犹有文理者,此乃新旧不同,正一物而二名也”,《药性论》记载文蛤、海蛤“治水气浮肿,下小便,治嗽逆上气”,可知文蛤有利水、输布水液之功。文蛤散以热水冲服文蛤散治疗“渴欲得饮而贪水”,此与白饮和服五苓散治疗“烦渴”,原理不二。

文蛤汤为大青龙汤去桂枝加文蛤之方,是发表之剂,故可治感受风寒之邪的“微风,脉紧,头痛”等证。

原文

干呕,吐逆,吐涎沫,半夏干姜散主之。方

半夏(洗) 干姜各等分

上二味,杵为散,取方寸匕,浆水一升半,煎取七合,顿服之。

名家选注

李氏《广注》 干呕、吐逆,胃不纳谷也。吐涎沫,脾不摄涎也(液入脾为涎)。此中气虚寒所致,干姜温中,半夏散逆,浆水煎煮酸温之性,可以收液。顿服之,使药味骤然而下,则治之有力,足以压下浊涎逆气也。

丹波氏《述义》 半夏散(编者按:即《伤寒》半夏散及汤方),不能散服者,水煮。此方浆水服,俱是取于不载咽乎?后世有煮散法,其理自异。

喜多村氏《疏义》 此明中寒吐逆之证治。干呕吐逆者,胃寒气逆也。吐涎沫者,上焦有寒,其口多涎也。此与吴茱萸汤证相似,彼有头痛,无吐逆,此有吐逆,少头痛。盖其温中则均,而彼主在降逆,此主在止呕,故治法不同也。

山田氏《集注》 此与理中丸之喜唾,甘草干姜汤之吐涎沫,其机相同,但干呕之有无不同耳。

类方参要

《医心》引《僧深方》治干呕吐涎沫、烦心头痛方。半夏、干姜分等为散,服方寸匕。

《要方》治悬痈咽热暴肿长方。干姜半夏等分末,以少少著舌上。

按语

本条,注家所释各有所长,宜并参之。丹波氏指出半夏干姜散与《伤寒》半夏散及汤,在制剂与服法上,颇为相似。半夏干姜散即为散剂,当直接服散,故《僧深方》所载服法,贴近原貌;今用浆水煮散内服,似如《伤寒》半夏汤,为“不能服散者”设。

《要方》以干姜、半夏,治末,外敷舌上,治疗“咽热暴肿”,是去半夏“消痈肿(《别录》‘半夏’条)”之用。

原文

病人胸中似喘不喘，似呕不呕，似哕不哕，彻心中愦愦然无奈[1]者，生姜汁半夏汤[2]主之。方

生姜汁一升　半夏半升（洗，切）

上二味，以水三升煮半夏，取二升，内生姜汁，煮取一升半，去滓小冷，分四服[3]，日三夜一服。若一服止，停后服。

校勘

［1］无奈：《外台》引仲景《伤寒论》作“彻无聊赖”。

［2］生姜汁半夏汤：《外台》引仲景《伤寒论》作“生姜汁半夏汤，兼主天行方”；邓本作“生姜半夏汤”。

［3］分四服，日三夜一服。若一服止，停后服：《外台》引仲景《伤寒论》作“分二服，一日一夜服令尽，呕哕一服得止者停后服”。

名家选注

李氏《广注》 阳受于胸中，胸中似喘不喘等证，皆寒饮内蓄，而阳气不得伸越之象也。生姜、半夏辛温之气，足以散水饮而舒阳气。然待小冷服者，恐寒饮固结于中，热药而不纳，反致吐逆，今热药冷饮下溢之后，冷体既消，热性便发，情且不违，而致大益，此《内经》之旨也。此方与前半夏干姜汤略同，但前温中气，故用干姜；此散停饮，故用生姜。前因呕吐上逆，顿服之，则药力猛峻，足以止逆降气，呕吐立除；此心中无奈，寒饮内结，难以猝清，故分四服，使胸中邪气徐徐散也。

山田氏《集注》 本方主治，不言属何病，盖可运用于诸病若此者也。考《外台》卷十八《必效》疗脚气方，及文仲疗脚气入心闷绝欲死者方，并分两煮法虽小异而药味全同，则最当试用之脚气急证也。盖本方与小半夏汤大同小异，但有彼缓此急之别耳。

类方参要

《外台》引《必效》疗脚气方。大半夏三两（净，削去皮），生姜汁三升。上二味，水五升，煮取二升，去滓，空腹一服尽，每日一剂，三剂必好。禁羊肉、饧。此方梁公家出，方始有本，奇异神效。

《外台》又疗脚气入心，闷绝欲死者。半夏三两（洗，切），生姜 二升半。上二味，内半夏煮取一升八合，分四服，极效。忌羊肉、饧。

按语

邓本作"生姜半夏汤",吴迁本、《外台》作"生姜汁半夏汤",观方中所用为生姜汁,故"生姜汁半夏汤"为本方之正名。李氏所释生姜汁半夏汤的"冷服"与"分四服",甚是精到。山田氏认为本方"最当试用之脚气急证",脚气攻内则心急闷,脚气入心令人呕吐,半夏降逆,生姜汁止呕,确是适用于脚气急证。然须知,仲景时代并无脚气之论述病,晋唐医家用生姜汁半夏汤治疗脚气,是对生姜汁半夏汤主治范围的拓展。

原文

干呕,哕,若手足厥冷[1]者,橘皮汤主之[2]。方

橘皮四两　生姜半斤

上二味,切,以水七升,煮取三升,去滓,温服一升,下咽即愈。

校勘

[1] 手足厥冷:《外台》引仲景《伤寒论》同本文;邓本作"手足厥"。

[2] 橘皮汤主之:《外台》引仲景《伤寒论》作"小橘皮汤,兼主天行方"。

名家选注

李氏《广注》 呕哕至于厥逆,何以不用姜桂?盖此因水饮内蓄,其气但上逆而不温于四末,故手足厥逆,非亡阳也。橘皮、生姜,散水饮而止呕吐,为安胃和中之良剂(与《伤寒论》"厥而心下悸者,宜先治水,却治其厥"同义)。

喜多村氏《疏义》 干呕哕者,或干呕,或哕也。干呕与哕,皆气逆于胸膈,而不行于四肢,故有手足为之厥者,然非胃阳败绝,四肢厥逆之比,故橘皮汤辛温,以宣散壅逆之气,则呕哕止、厥逆亦已。此方橘皮能降逆气,生姜呕家圣药,故二味相合,足以疗干呕哕逆矣。而此非胃家败绝之证,系一时气闭,故下咽即可愈也。

山田氏《私考》 竹茹汤有参,何以不治厥,而橘皮汤治厥也。盖橘皮汤只二味,开结之力峻,竹茹汤补助之力胜,而非直入之师也。

类方参要

《翼方》主心下痞坚,不能饮食,胸中喘而呕哕,微寒热方。橘皮四两,生姜八两。上二味切,以水七升煮取二升五合,分三服。下喉即差,未差更合。

《医心》引《博济安众方》小儿吐乳方。人参二两,橘皮一两,生姜一两。以水一升半煎取八合,细细服之。

《外台》引《近效》疗天行壮热,呕逆不下食,橘皮汤方。橘皮三两,生姜四两,茯苓三两。上三味切，以水五升，煮取一升五合，去滓，分温五六服，中间任食，一日服尽。忌大酢、蒜、面。

按语

厥者，有因寒（四逆辈）、因热（白虎类）、因气郁（四逆散）、因蛔（乌梅丸）、因水郁（茯苓甘草汤）等。橘皮汤之厥，近似茯苓甘草汤之水郁。《素问·经脉别论》言"饮入于胃，游溢精气，上输于脾。脾气散精，上归于肺，通调水道，下输膀胱"。今水饮停于胃，上输精气、上归于肺的过程，被迫中止；肺朝百脉，输精于皮毛，今肺不能输达精气于四肢，四肢自然厥逆。生姜发散水气，亦有促进肺输布精气至体表四肢的作用，故橘皮汤方与茯苓甘草汤方，生姜之量尤重。不同之处是，橘皮汤为水郁作呕哕，故以生姜配合橘皮，降逆止呕；而茯苓甘草汤为水郁作心下悸，故以生姜配合苓桂，降逆止悸。

晋唐医家对于橘皮汤，有加人参以治小儿吐乳；有加茯苓以治呕逆不下食；临床可资参用。

原文

哕逆者，橘皮竹茹汤主之。方

橘皮二升　竹茹三升　大枣三十枚（擘）　生姜半斤（切）　甘草五两（炙）　人参一两

上六味，㕮咀，以水一斗，煮取三升，去滓，温服一升，日三服。

名家选注

山田氏《集注》 此方甘寒，清凉胃中虚热之剂。然而观多用甘草大枣，则知以甘补脾和胃之义过半，不可特为利气清热之剂也。又按，此方乃利气之重剂，何也。橘皮用二斤，竹茹用二升，生姜用半斤。然利气甚则恐有耗气之患，故多用大枣、甘草，其顾虑脾胃，益虚安中之意亦深矣。

喜多村氏《疏义》 此证惟曰哕逆，而不明何证，今就方意考之，是胃气壅逆所致，固非胃家败绝之哕，故橘皮竹茹汤以和胃行气，则壅逆散而哕自已矣。此方橘皮、生姜，降气散逆，人参、甘、枣补胃和中。而中气不和，必生虚热，故竹茹以清之，亦得温凉配合之妙也。

浅田氏《杂病论识》 此方用甘草五两为有深旨，哕逆与甘麦大枣汤间奏效，其意可知矣。

类方参要

《翼方》竹茹汤主哕。方：竹茹一升，橘皮、半夏（洗）各三两，生姜四两（切）、紫苏一两、甘草一两（炙）。上六味，㕮咀，以水六升煮取二升半，分三服。

《外台》引《延年秘录》竹茹饮，主痢后得天行病，头痛三四日，食即呕吐者。方：竹茹二两，橘皮二两，生姜四两，人参二两，芦根（切）一升，粳米一合。上六味，切，以水六升，煮取二升五合，去滓，分温五、六服，中间任食。忌热面、生冷。

《外台》引《集验》又疗妊娠呕吐不下食，橘皮汤方。橘皮、竹茹、人参、白术各三两，生姜四两，厚朴（炙）二两。上六味，切，以水七升煮取二升半，分三服，不差重作。忌桃李、雀肉等。

《外台》引《集验》温胆汤，疗大病后，虚烦不得眠，此胆寒故也，宜服此汤。方：生姜四两，半夏二两（洗），橘皮三两，竹茹二两，枳实二枚（炙），甘草一两（炙）。上六味，切，以水八升，煮取二升，去滓，分三服。忌羊肉、海藻、菘菜、饧。

按语

注家所释已详，宜参看。晋唐医家对橘皮竹茹汤有较多拓展，如有增入半夏、紫苏者；有增入粳米、芦根者；有去人参加半夏，治疗妊娠恶阻；后世名方温胆汤亦是从此方化出。

编者临证观察发现，橘皮竹茹汤证的患者，常呈现易上热、食冷腹泻，或二者并存的体质状态，多伴见食后腹胀，纳差，小腹冷，便溏，舌质淡，脉现虚象，下睑水红/淡白等症状；橘皮竹茹汤在失眠、抑郁、甲状腺功能亢进、甲状腺功能减退、肾病、外感、月经不调、产后病等病皆有使用机会。

原文

夫[1]六府气绝于外者，手足寒，上气脚缩；五藏气绝于内者，利不禁[2]，下甚者，手足不仁。

校勘

［1］夫:《要方》作“凡”。

［2］利不禁:《脉经》《要方》作“下利不禁”。

名家选注

魏氏《本义》 此泛言脏腑内外之别，以见利为脏病，而所关尤重也。夫人身六腑为阳，阳主卫外，而运行手足，荣贯三焦。如六腑受邪，则卫外之气机不利，而乾健之理歇绝，由是手足恶寒，阳不运也。上气脚缩，郁阳不伸也。夫腑阳为病气阻绝，其外状如此。若五脏属阴，阴主内守，脏真受邪，则内守之真元不固，若决堤防而纲维之理衰绝，由是下利不禁，肾关弛也。且下甚而手足不仁，营亏不充四肢也。脏阴为病气阻绝，其内象如此，可见利为脏病，治法尤宜详慎。仲景揭明于前，以严戒谨之意。按气绝两字，当作病气隔绝论。若真阴阳气绝。岂止手足寒与不仁哉。

喜多村氏《疏义》 此下利之总纲。六府阳也，五藏阴也。阳主表、阴主里。阳绝则气不行于四肢，故手足厥寒。阳主气，而今绝，则残阳奔迫，上气逆喘。阳气不行，则脚胫挛缩蜷急，岂止厥逆而已哉。六府气绝于外者如此。阴绝则中虚无守，故下利不禁。阴主血，而下利甚者，血不荣四末，故手足不仁。五藏气绝于内者如此。盖藏府之气已竭绝，则不可救药，医工宜早留心于斯，以预为之计可也。此段曰六府，曰五藏，曰内，曰外，不过互言之，而上节是客，下节是主。仲景论下利诸证，而先举阴阳败绝，不可治之候，以垂千古之炯戒，其旨深矣哉。

按语

"夫"，《千金》作"凡"，颇具文体之古貌。

"利不禁"，《脉经》《千金》作"下利不禁"，当从；如此与篇题及下文对应。

喜多村氏所释医理为妥；朱氏将"气绝"释为"病气阻绝"，文义亦通。二说并存。《脉经》记载有《诊五脏六腑气绝证候》如下，可供参阅。

病人肝绝，八日死，何以知之？面青，但欲伏眠，目视而不见人，汗（一作泣）出如水不止。（一曰二日死）

病人胆绝，七日死，何以知之？眉为之倾。

病人筋绝，九日死，何以知之？手足爪甲青，呼骂不休。（一曰八日死）

病人心绝，一日死，何以知之？肩息，回视，立死。（一曰目亭亭，一日死）

病人肠（一云小肠）绝，六日死，何以知之？发直如干麻，不得屈伸，白汗不止。

病人脾绝，十二日死，何以知之？口冷，足肿，腹热，胪胀，泄利不觉，出无时度。（一曰五日死）

病人胃绝，五日死，何以知之？脊痛，腰中重，不可反覆。（一曰腓肠平，九日死）

病人肉绝，六日死，何以知之？耳干，舌皆肿，尿血，大便赤泄。（一曰足肿，九日死）

病人肺绝，三日死，何以知之？口张，但气出而不还。（一曰鼻口虚张短气）

病人大肠绝，不治，何以知之？泄利无度，利绝则死。

病人肾绝，四日死，何以知之？齿为暴枯，面为正黑，目中黄色，腰中欲折，白汗出如流水。（一曰人中平，七日死）

病人骨绝，齿黄，落，十日死。

诸浮脉无根者，皆死，以上五脏六腑为根也。

原文

下利脉沉弦[1]者，下重；脉大者，为未止；脉微弱数者，为欲自止，虽发热不死。

校勘

[1] 脉沉弦：《病源》作"脉沉弱弦"。

名家选注

李氏《广注》 沉弦皆属阴脉，下重者，阳虚气不升举也。下利脉宜虚细，《经》云"大则病进"，又云"泄而脉大为难治"，以脉与病不相应，故未止也。若脉微弱，此脉与病相应者；兼数，则阳气得复，故为欲止。下利忌发热，虽发热不死，以阳气尚存也。

汪苓友《伤寒论辨证广注》 此辨热利之脉也。脉沉弦者，沉主里，弦主急，故为里急后重，如滞下之证也。脉大者，邪热甚也。经云：大则病进，故为利未止也。脉微弱数者，此阳邪之热已退，真阴之气将复，故为利自止也。下利一候，大忌发热，兹者脉微弱而带数，所存邪气有限，故虽发热不至死耳。

释难

下重 即"后重"，数至圊而不能便。

按语

"脉沉弦"，《病源》作"沉弱弦"，非；沉脉与弱脉，不当并见。"脉微弱数"，《病源》作"脉微数"，亦通。《脉经·平杂病脉第二》云"（脉）微数，虽甚不成病，不可劳"，与此"为欲自止"，颇为对应。

注家对于"沉弦"脉，所释不同，有云"阳虚气不升举"，有云"里有积滞"。下重者，多半肠痉挛之疼痛，《脉经·平杂病脉第二》记载"沉弦脉"主"悬饮或内痛"，从"内痛"角度释"沉弦"，或更为可取。

注家言"下利忌发热"，是依据《素问·通评虚实论》所载"帝曰：肠澼便血何如？岐伯曰：身热则死，寒则生"之论。

原文

下利，手足厥冷无脉者，灸之不温[1]。若脉不还，反微喘者，死。少阴负趺阳者，为顺也。

校勘

[1] 灸之不温：《翼方》作"灸之主厥，厥阴是也，灸不温"；《圣惠》作"当其厥阴灸之，不温"。

名家选注

李氏《广注》 下利至厥冷无脉，气已脱矣。又灸之不温，脉不还，反微喘，则气更无根而上逆，所谓“真元耗损，喘出于肾气之上奔”是也，故死。下利病在脾胃。少阴，肾脉属水（诊在太溪，足内踝后）。趺阳，胃脉属土（在足面上）。若少阴脉胜，则水邪乘土，为逆。今少阴脉负于趺阳（负，败也），则土能制水，水败土胜，故顺也。

魏氏《本义》 下利而至厥冷无脉，真阳欲绝矣。所以追元阳而通脉者，莫捷于灸，如灸关元、厥阴等穴。而手足不温，脉不还，反加微喘，则阴气已从下脱，而无根之阳反从火气奔腾于上，下竭上脱，生气绝矣。盖肾为水脏，主闭藏，邪扰之，则关键不固，水邪横逆，反胜脾土而为下利。是少阴脉胜，趺阳脉负，为邪盛为逆，少阴脉负，趺阳脉胜，为邪衰为顺也。下利以脾胃为主，脾胃强，虽有贼邪，亦不驱而自去也。

山田氏《九折堂·金匮》 凡诊寸口以及少阴、趺阳，断无诊少阴、趺阳而不及寸口之理。特《金匮·水气篇》中四、五章古色仅存，其他残缺不可考，然可据以订正全书《平脉法》。少阴、趺阳数见，而今本分析为各章，古义竟不可见。可知，本条亦当从宋版《千金翼》及《补亡论》以为一章，若分为各章，则其义难通。注家或分之或删之，并谬也。

按语

下利厥逆无脉者，可治以灸法；据《翼方》与《圣惠》所载，可灸厥阴之脉口参《从〈五十二病方〉“灸其泰阴、泰阳”谈起——十二“经脉穴”源流考》一文）。

“少阴负趺阳，为顺”，注家多从“少阴为水，趺阳为土，少阴负于趺阳，则土能制水，虽病下利亦为顺”阐释之。山田氏认为“断无诊少阴、趺阳而不及寸口之理，残缺不可考”。二说并存。

从本条至“下利脉反弦，发热身汗者，自愈”五条文，似言寒利。

原文

下利有微热而渴，脉弱者，今自愈。

名家选注

尤氏《心典》 微热而渴者，胃阳复也；脉弱者，邪气衰也。正复邪衰，故今自愈。

李氏《广注》 下利，微热而渴，阳气复也；脉弱，则邪气去，胃气存，且脉与病相应，故自愈。

按语

“今自愈”之“今”，犹“即”。寒利，有微热，诉口渴，脉弱者，阳气渐复，邪气已衰，即可自愈。

原文

下利脉数，有微热汗出[1]，今自愈。设脉紧[2]，为未解。

校勘

[1] 微热汗出：《脉经》《翼方》作“微发热汗自出”。

[2] 脉紧：《脉经》《翼方》作“脉复紧”。

名家选注

李氏《广注》 下利、脉数、微热、阳气复也。汗出者，荣卫和而津液通，故自愈。紧则为寒，属阴脉，阴寒有余，阳气未复，故未解。《伤寒论》曰“下利，以胃中虚冷，故令脉紧”（编者按：此语出自《伤寒论·平脉法》，原文云“假令下利，以胃虚冷，故令脉紧也”）是也。

按语

“脉紧”，《脉经》《翼方》作“脉复紧”，亦通。

注家所释颇当，可参。

原文

下利脉数而渴者，今自愈。设不差，必清脓血，以有热故也。

名家选注

尤氏《心典》 脉数而渴，阳气已复，亦下利有微热而渴之意。然脉不弱而数，则阳之复者已过，阴寒虽解，而热气转增，将更伤阴而圊脓血也。

丹波氏《述义》 邪热逼血，血渗入于肠，故清脓血。魏氏曰“热且蓄停肠脱，酿为污秽，脓血随利而下”。此亦理之所有也。

按语

此条可与《伤寒》“若脉数不解，而下不止，必挟热便脓血也”对读。寒利见渴、脉数，为阳复之象，有自愈之机；若阳复太过，则生邪热逼血，渗入于肠，反成热利、便脓血。

原文

下利脉反弦，发热身汗者，自愈。

名家选注

程氏《直解》 脉弦为寒，发热则阳气复。汗出则寒邪去，故知自愈。

喜多村氏《疏义》 上条曰“下利脉沉弦者，下重”，今虽脉反弦，而发热身汗，则有表已和之征，故利亦从已。

按语

注家所释已详，可参。

原文

下利气[1]者，当利其小便。

校勘

[1] 下利气:《脉经》作“下利热”。

名家选注

名古屋玄《金匮要略注解》 气者，《脉经》作“热者”，是也。因小便不利而水谷不分，膀胱郁而发热。

喜多村氏《疏义》 下利气者，盖转气下趋小腹之类，将自利之兆也。故利小便以泌别水谷，则下利可已，喻氏所谓急开支河者是也。《脉经》气作热，是亦一说。注家或释气为失气，然失气者不当利小便，今不从矣。

按语

疑难条文之一，喜多村氏之说稍近理。

山田业广《金匮要略集注》认为此证可用龚氏乌苓通气汤，可供参考。龚氏乌苓通气汤出自《万病回春·卷之五》，原文作：乌苓通气散治一切疝气，无问远近、寒热、风湿寒气。乌药、当归、芍药、香附、糖球、陈皮各一钱，茯苓、白术去芦、槟榔、玄胡索、泽泻各五分，木香、甘草各三分。上锉一剂，生姜三片，水煎服。如恶寒、脉沉细加吴茱萸。

原文

下利，寸脉反浮数，尺中自涩者，必清脓血[1]。

校勘

［1］必清脓血:《要方》《翼方》作“其人必清脓血”。

名家选注

徐氏《论注》 若下利属寒，脉应沉迟，反浮数，其阳盛可知；而迟中自涩，涩为阳邪入阴，此亦热多，故曰必圊脓血。

丹波氏《伤寒论辑义》 案柯氏以此条，属白头翁汤部，似是。王云：黄连阿胶汤，亦得。

浅田氏《杂病论识》 热利而得数脉，非反也，但得浮脉，故曰“反”。涩者为有滞血，故曰“清脓血”。

释难

清 《脉经》引《四时经》有“清溲痢通”之语，其注曰“清者，厕也。溲从水道出而反清溲者，是谓下痢至厕也”；仲景书中“清脓血”“清谷”之“清”，当作“厕”言。

按语

疑难条文之一，注家有从寒利阳复解，又从热利解，二说并存。丹波氏认为此证可用白头翁汤或黄连阿胶汤，可参。

原文

下利清谷，不可攻其表，汗出必胀满[1]。

校勘

［1］“汗出必胀满”后，《脉经》更有“其脏寒者，当下之”。

名家选注

李氏《广注》 下利清谷，阴寒气胜，胃气虚衰也。攻表汗出则亡阳，而中气虚寒愈甚，故腹必胀满。《素问》云“寒生满病”，《灵枢》云“胃中寒则胀满”是也。

丹波氏《伤寒论疏义》 此下利清谷，表发之戒言。言下利清谷为里寒甚，虽有表证不可妄发其汗。若不先以温里回阳为事，误遂汗之，则胃阳走亡，中气不宣，必生胀满矣，是盖四逆汤所主也。然已失于急温，胀满犹小患，驯至厥冷不还、脉微且绝，岂非可畏乎？故仲景深戒之。

浅田氏《伤寒论识》 此条论阴阳先后之例也。《阳明篇》云“表热里寒，下利清谷者，四逆汤主之”，是其证也。但恐粗工错认其表热以误其先后，故戒曰“不可攻表”。若误攻其表，汗出亡津液，即胃中虚冷，遂发胀满证，其故何也？盖人身之养，在谷肉果菜之入于胃中，化为气血，滋润一身，护卫百骸也。今其下利之于清谷，彼滋养之物，假令入胃，奚暇化为血气乎？虽有许多表证，不可不急救之，于是立先里后表之治法，以示其例若是。学者惟知其先表，而不知其先里，则术不可得而全矣。

按语

注家所释已明，兹不赘述。《脉经》“汗出必胀满”后，多出“其脏寒者，当下之”；“当下之”一本作“当温之”。“当温之”与“脏寒生满病，其治宜灸焫”（《素问·异法方宜论》）相合。

原文

下利脉沉而迟，其人面少赤，身有微热[1]，下利清谷者，必郁冒汗出而解，病人必微厥[2]。所以然者，其面戴阳，下虚故也。

校勘

［1］本文，《脉经·卷八·平呕吐哕下利脉证第十四》“下利脉沉而迟，其人面少赤，身有微热”为一条；“下利清谷……下虚故也”另成一条。

［2］微厥：邓本作“微热”。

名家选注

汪苓友《伤寒论辨证广注》 下利脉沉而迟，里寒也，所下者清谷，里寒甚也。面少赤身微热，下焦虚寒，无根失守之火，浮于上越于表也。以少赤微热之故，其人阳气虽虚，犹能与阴寒相争，必作郁冒汗出而解。郁冒者，头目之际，郁然昏冒，乃真阳之气能胜寒邪，里阳回而表和顺，故能解也。病人必微厥者，此指未汗出郁冒之时而言。面戴阳，系下虚，此申言面少赤之故。下虚，即下焦元气虚。

丹波氏《伤寒论疏义》 此段一“少”字，一“微”字，并一章眼目。阳浮于上故面赤，阳越于表故身热，里虚胃寒故厥。然阳气不太虚，是以见证。并少而微，乃所以郁冒汗出而解也。郭氏曰“不解，宜通脉四逆汤，少与之，其人下利清谷，里寒外热，正通脉四证也”。

浅田氏《伤寒论识》 此至下利清谷者，为通脉四逆汤之证；必郁冒以下二句，论四逆汤服后之例也。柴胡桂枝干姜汤云“初服微烦，复服汗出便愈”，与此正同，所谓“瞑眩中之一证”。戴阳与戴眼之义同，谓如阳戴于颜面，张氏曰“如微酣之状”。下虚指下利而言，即释上文“面……清谷”义也，盖病人以下十七字，恐后人之注文，谬混正文也。

按语

以上注家所释皆通，浅田氏所解为优。《脉经》分作两条，似非。

原文

下利后脉绝，手足厥冷，晬时脉还，手足温者生，脉不还[1]者死。

校勘

［1］脉不还：《要方》作“不还不温”；《翼方》作“脉不还不温”。

名家选注

钱天来《伤寒溯源集》 寒邪下利而六脉已绝，手足厥冷，万无更生之理，而仲景犹云周时脉还，手足温者生，何也？夫利有新久，若久利脉绝，而至手足厥冷，则阳气以渐而虚，直至水穷山尽，阳气磨灭殆尽，脉气方绝，岂有复还之时。惟暴注下泄，忽得之骤利，而厥冷脉绝者，则真阳未至陡绝，一时为暴寒所中，致厥利脉伏，真阳未至陡绝，故阳气尚有还期。此条乃寒中厥阴，非久利也。故云晬时脉还，手足温者生，若脉不见还，是孤阳已绝而死也。

柯韵伯《伤寒来苏集》 此不呕不烦，不须反佐，而服白通，外灸少阴及丹田、气海，或可救于万一。

按语

钱氏认为病为骤然下利，虽厥冷脉绝，但真阳未绝，尚有可生之机。柯氏认为内用白通汤，外灸气海、丹田等以救治之。

《千金》于“脉不还”后，补充有“不温”，可从。

原文

下利腹胀满[1]，身体疼痛者，先温其里，乃攻其表。温里宜四逆汤，攻表宜桂枝汤。

四逆汤方见上。

桂枝汤方

桂皮[2]（去皮） 芍药 生姜（切）各三两 甘草二两（炙） 大枣十二枚（擘）

上五味，㕮咀，以水七升，煮取三升，去滓，温服一升，须臾饮热稀粥[3]一升，以助药力，取微似汗[4]。

校勘

［1］下利腹胀满:《翼方》作“下利腹满”。

［2］桂皮:邓本作“桂枝”。

［3］饮热稀粥:邓本作“啜稀粥”。

［4］取微似汗:邓本作“温覆令一时许，遍身絷絷微似有汗者益佳，不可令如水淋漓。若一服汗出病差，停后服”。

名家选注

柯韵伯《伤寒来苏集》 下利而腹尚胀满，其中即伏清谷之机，先温其里，不待其急而始救也。里和而表不解，可专治其表，故不曰救而仍曰攻。

尤氏《心典》 下利腹胀满，里有寒也，身体疼痛，表有邪也:然必先温其里，而后攻其表;所以然者，里气不充，则外攻无力，阳气外泄，则里寒转增，自然之势也。而四逆用生附，则寓发散于温补之中，桂枝有甘芍，则兼固里于散邪之内，仲景用法之精如此。

浅田氏《杂病论识》 盖即腹满而论之，则吐后胀满，调胃承气汤之所主;发汗后胀满，厚朴生姜半夏甘草人参汤之所主;下利胀满，四逆汤之所主;故揭出其主证，以示其分别也。

按语

柯氏阐仲景之微言;尤氏发经文之大义;浅田氏揭汗、吐、下等不同治法所致胀满之异;可并参之。

注家多认为“下利腹胀满”为四逆汤所主，“身体疼痛”为桂枝汤所治。如《伤寒》云“大汗出，热不去，内拘急，四肢疼，又下利，厥逆而恶寒者，四逆汤主之”。此条文先用四逆汤温里，主治下利腹胀满，下利腹胀满解后，若身体疼痛还未完全消除，可用桂枝汤以善后之。

此外，有学者发现，仲景书中“腹胀满”一词，多是为虚证患者所设，假如是实证患者的腹胀满，就会使用“腹满”二字。论中“腹满”一症，除了太阴病的提纲证这一特例以外，无论是热证或者是寒证基本上都是实证。因此下利而“腹胀满”蕴藏着“腹胀喜温喜按，按之无力，脉象虚弱”等虚寒证的所有表现（娄绍昆《中医人生》）。

原文

下利[1],脉三部[2]皆平,按之心下坚者,急下之,宜大承气汤[3]。方见痉病中。

校勘

[1] 下利:《脉经》作"下利后"。
[2] 脉三部:邓本作"三部脉"。
[3] 急下之,宜大承气汤:《脉经》作"可下之";《翼方》作"宜下之"。

名家选注

沈氏《编注》 三部脉皆平,下利而按之心下坚者,脉证不符,是非风寒所属,当责食填胃中,未伤血气,而不形于脉也,故用大承气汤,峻攻有形之滞,则下利自止。经谓土郁夺之,通因通用之法也。

李氏《广注》 下之,按之心下坚者,实也。设或脉见微弱,犹未可下。今三部脉皆平,则里气不虚可知,自宜急下之。此凭证又凭脉之法也。

山田氏《私考》 利下,《脉经》有"后"字,恐非是。谓下利脉反平,宜不必治,而就心下坚一证,急下之,仲景示运用之微至矣。下条亦言下利,而不言"下利后",乃可证。按"心下坚者"邪犹留胃也,沈氏食填胃中解恐不安下条,亦岂可专属食滞乎?

浅田氏《杂病论识》 此论食滞之下利也。"三部"二字,宜存疑。脉皆平,谓无过与不及;或云脉平无偏阴偏阳也,亦通。下利心下坚,谓诸泻心汤之所主治,而言急下之者何?盖脉平实有力,心下坚者为邪实。论曰"自利清水,色纯青,心下必痛,口干燥者,急下之",与此同机。若治迟慢,则里实不去,脉必致虚;脉已虚,则虽心下坚,不能下之,故"急"字最为眼,宜味。按甘遂半夏汤,亦下利而心下坚,但彼有留饮而下利,故坚而脉伏;此邪实而下利,故虽坚脉平;是为其别矣。

类方参要

《外台》引《广济》疗胸胁妨闷,胃中客气,大便苦难,大黄丸方。大黄十二分,厚朴四分(炙),枳实四分(炙),芒硝八分,杏仁六分(去皮尖),葶苈子四分(熬)。上六味,捣筛,蜜和丸。空腹,以饮服如梧子十丸,日二服,稍稍加,以大便微调为度。忌生冷、油腻、黏食。

按语

本条文,注家所论,精彩纷呈。沈氏释以通因通用之法;李氏释以"凭证又凭脉之法";浅田氏提及本条文当与泻心汤、甘遂半夏汤之区别,尤为精详。

“下利”《脉经》作“下利后”，丹波元简、喜多村直宽认为“颇是”。“下利后”，肠道邪气与积滞已去，但胃脘邪气仍存，故还须急下以去胃脘之邪。如此医理亦通。山田业广则云“利下，《脉经》有‘后’字，恐非是。谓下利脉反平，宜不必治，而就心下坚一证，急下之，仲景示运用之微至矣。下条亦言下利，而不言下利后，乃可证”。二家之说颇异，并存之。

《翼方》“三部脉皆浮”，似非。

晋唐医家，以大承气汤方加葶苈、杏仁作丸，治疗“胃中客气，大便苦难”，此是对大承气汤的灵活变通，可资临证借鉴。

大塚敬节对此条文颇有体会，其云“泻利呈平脉，患者心下部按之坚硬的场合，提示自力不能治愈该泻利，宜急予大承气汤泻下。此时如果不予泻下，放置不顾的话，则会变成四逆汤证样，病情复杂化。所以，往往阴与阳之距离犹如一纸之隔”（《金匮要略研究》）。

原文

下利脉迟而滑者，实也，利未欲止，急下之，宜大承气汤[1]。方见上。

校勘

[1] 急下之，宜大承气汤：《脉经》作“当下之”；《翼方》作“急下之”。

名家选注

李氏《广注》 经云“脉迟尚未可攻”（编者按：出自《伤寒论·辨脉法》），以迟为寒也。若迟而滑，滑为阳脉，乃水谷积聚之象，只因里实气结，经涩不通，故脉迟耳。是利未欲止，宜急下之。王宇泰曰：脉迟而有力，方可用此法。若无力而外证无所据者，恐虚寒，不宜妄投大承气也。

浅田氏《杂病论识》 此亦食滞之下利也。迟脉，非虚寒之比，食壅于胃，气道不利，故脉来迟也。且滑为胃实之诊，论曰“滑则谷气实”是也，故以大承气汤下其实，则气和而利止矣。“利未欲止”与下条“当有所去”意同。有可利之，故而未止也。

按语

利未欲止，《千金》作“利为未止”，颇是。急下之，《脉经》作“当下之”，亦通。

原文

下利脉反滑，当有所去，下乃愈，宜大承气汤。方见上。

名家选注

李氏《广注》 下利脉当虚，反滑者，水谷聚于胃中。《脉经》云“滑为病食”（编者按：语出《脉经·迟疾短长杂病法第十三》，原文是“脉来滑者，为病食也”）是也，故下之愈。

浅田氏《杂病论识》 此条承前条论，其专滑者也。下利，脉当虚弱而反滑者，为有宿食。论曰“滑为有宿食”是也，故曰“当有所去”。“有所去”者，言胃中有蓄藏也，即指宿食。“去”，所训“藏”也。《苏武传》云“掘野鼠去草实而食之”，注云“去，收藏也”（编者按：此出《汉书·苏武传》，颜师古注曰“去，谓之藏也”），可以证焉。于是利下其所收藏宿食，则病愈。盖前条云“急”而此条不云“急”者，虽均在食壅致利，而治自有缓急故也。按“下”下当有“之”字。

按语

浅田氏所释甚精，宜参。

原文

下利差，至其年月日时复发者，以病不尽故也[1]，当下之，宜大承气汤[2]。方见上。

校勘

［1］以病不尽故：《要方》作“此为下不尽”。

［2］当下之，宜大承气汤：《脉经》作“当复下之”；《要方》作“更下之，愈”。

名家选注

丹波氏《辑义》 程、尤并云“脾主信，故按期复发”，凿甚。许氏《本事方》云“有人因忧愁中伤食，结积在肠胃，故发吐利，自冬后至暑月，稍伤则发暴下，数日不已。《玉函》云“下利至隔年月日，不期而发者，此为有积，宜下之，止用温脾汤（厚朴、干姜、甘草、桂心、附子、大黄）尤佳，如难取，可佐以干姜圆（即备急圆加人参），后服白术散（即附子理中汤，去甘草、干姜，加木香、生姜、大枣）”。戴氏《证治要决》云“泻已愈，隔年及后期复泻。古论云‘病有期年而发者，有积故也，宜感应圆’”，并本条之义也。

按语

“以病不尽故也，当下之”，《脉经》作“此为病不尽，当复下之”；《千金》作“此为下不尽，更下之，愈”，皆通。

丹波氏所释较妥,可从。

原文

下利谵语者,有燥屎故也,小承气汤主之[1]。方

大黄四两　枳实三枚(炙)　厚朴二两(炙)

上三味,㕮咀,以水四升,煮取一升二合,去滓,分温再服。一服谵语止,若更衣者,停后服[2]。

校勘

[1] 有燥屎故也,小承气汤主之:《要方》作"腹内有燥屎,宜下之"。

[2] 一服谵语止,若更衣者,停后服:邓本作"得利则止"。

名家选注

《金鉴》 下利里虚,谵语里实,若脉滑大,证兼里急,知其中必有宿食也。其下利之物,又必稠粘臭秽,知热与宿食,合而为之也,此可决其有燥屎也,宜以小承气汤下之。于此推之,可知燥屎不在大便硬与不硬,而在里之急与不急,便之臭与不臭也

浅田氏《伤寒论识》 此条明热利有燥屎者也。《论》曰"伤寒十三日,过经谵语,有热也。有热者,必有燥屎",故曰"有燥屎也"。是其始以里邪壅闭,胃中实,先大便闭结,续得下利,而其色必纯青,全无粪,于是与承气汤下燥屎,则下利自止也,可见燥屎不在大便硬与不硬,而在里之急与不急;承气汤为逐邪而设,非专于燥屎而承也。虽然下利治由于燥屎,谵语之发于燥屎,苟非诊察之入神至妙,则易误。临此证者,须按《论》曰"下利不欲食者,以有宿食也,当下之"。宜以手按脐腹,当必坚痛,方为燥屎之征也。

按语

《要方》称"腹内有燥屎",颇是。

里邪壅滞而成燥屎,燥屎导致下利与谵语,以承气汤逐除里邪、攻其燥屎,则下利与谵语自止,此是通因通用之法。须知,承气汤之下利,便臭、色青、脐腹按之坚痛,此不同于其他方证的下利。

古今善用承气辈,莫若明代医家吴又可,其《瘟疫论·注意逐邪勿拘结粪》曰:"殊不知承气本为逐邪而设,非专为结粪而设也。必俟其粪结,血液为热所搏,变证迭起,是犹养虎遗患,医之咎也。……要知因邪热致燥结,非燥结而致邪热也。但有病久失下,燥结为之壅闭,瘀邪郁热,益难得泄,结粪一行,气通而邪热乃泄,此又前后之不同。总之,邪为本,热为标,结粪又其标也。能早去其邪,安患燥结耶。"此论可谓得仲景之经旨,发承气汤之遗奥。

原文

下利便脓血者，桃花汤主之。方

赤石脂一斤（一半完用[1]，一半末用） 干姜一两（切） 粳米一升

上二味[2]，以水七升，煮米熟，去滓，温取七合，赤石脂末一方寸匕和服[3]，若一服愈，余勿服。

校勘

[1] 完用：邓本作“剉”。

[2] 上二味：邓本作“上三味”，当是。

[3] 赤石脂末一方寸匕和服：邓本作“内赤石脂末方寸匕，日三服”。

名家选注

丹波氏《伤寒论辑义》 自成氏以来，凡注皆为里寒，惟《尚论》为阴热邪。若果热邪填塞胃中，如何可用干姜之辛热以之，似属背理，恐指为寒邪者，未为大误，指为热者，反贻误后人不少矣。若以干姜为误，其误当责之立法之仲景矣。但观痢证，有用大黄、黄连而愈者，有用干姜、肉果、人参、附子而愈者，皆非明证邪？此论可谓能得经旨矣。《千金》诸书所用，亦皆不过治寒以热之意尔，况《名医别录》“赤石脂，酸辛大温，无毒，治肠澼下利赤白”，亦复一证矣。

后藤慕庵《金匮要略析义》 该条在《伤寒论·少阴篇》中，但并不应当按阴寒而治之，岂能因方中有干姜便认为其为里寒。按之，古昔无痢之称，至隋唐而肇始。盖素灵谓之为肠澼、苑注，深师皆谓之滞下。仲景特谓之下利，以属伤寒诸候中。此条恐亦言痢疾，无非在伤寒而谓便脓血也。赤石脂，《别录》曰“治肠澼、下利赤白”。按，干姜助石脂以止脓血，粳米糊胃肠以对应石脂，三味相得而始全。予尝病热痢、赤白注下，清脓血而不止，苦楚日笃，乃试服此汤而制之，未及一日而愈。及后屡用而获功，故漫记以告同志。

类方参要

《医心》引《医门方》疗妊娠利白脓，腹内冷方。干姜四两，赤石脂二两，粳米一升（熬令黄）。水七升，煮取二升半，分三服。

《要方》桃花丸治下冷，脐下搅痛方。赤石脂、干姜各十两。上二味，蜜丸如豌豆，服十丸，日三服，加至二十丸。

《翼方》干姜丸主胃中冷，不能食，或食已不消方。干姜十两，赤石脂六两。上二味捣筛为末，炼蜜和，丸如梧子，服十丸，日三，稍加至三十丸，服不限食前食后。

《外台》崔氏疗伤寒后，赤白滞下无数，阮氏桃华汤方。赤石脂八两（冷多白滞者加四两），粳米一升，干姜四两（冷多滞者加四两，切）。上三味，以水一斗，煮米熟，汤成去滓。服一升，不差复作。热多则带赤，冷多则带白。

《外台》引《肘后》疗伤寒，若下脓血者，赤石脂汤方。赤石脂二两（碎），干姜二两（切），附子一两（炮，破）。上三味，以水五升，煮取三升，去滓。温分三服。后脐下痛者，加当归一两，芍药二两，用水六升煮。忌猪肉。

《医心》引《葛氏方》重下，此谓今赤白滞下也，今人下部疼重，故名重下，去脓血如鸡子白，日夜数十行，绕脐痛方。赤石脂一升，乌梅三十枚，干姜三两，合粳米一升。水七升煮，取米熟去滓，一服七合。

《外台》引《备急》疗水下积久不差，肠垢已出者方。赤石脂、桂心、干姜、附子（炮）。上四味，等分，捣筛，蜜丸如小豆。每服三丸，日三服，饮下。

《肘后》治热病不解，而下痢困笃欲死者方。黄连、当归各二两，干姜一两，赤石脂二两。蜜丸如梧子，服二十丸，日三，夜再。

按语

张志聪《伤寒宗印》言"石脂色如桃花，故名桃花汤，或曰即桃花石"，然赤石脂与桃花石，似是二物，如《唐本草》"石脂"条云"义阳即申州也，所出者，名桃花石，非五色脂，色如桃花，久服肥人，土人亦以疗下痢"。"桃花汤"方名的含义，暂不得解。

此条甚简，当据《伤寒》相关条文及"类方参要"，以补充桃花汤证的常见症候，如腹内冷（《医门方》）、脐下搅痛（《要方》）、胃中冷（《翼方》）等。桃花汤证伴见脐下痛者，可加当归、芍药（《肘后》）；亦有医家加附子、桂等，以加强方中的温中之力；或加乌梅，以增收涩之效。

古人认为下利"热多则带赤，冷多则带白"，据此可以增损桃花汤中赤石脂与干姜的用量，可以参考。

桃花汤中，赤石脂的用法较为特殊，一半入汤剂，一半用散剂直接冲服，因散剂可以留滞以沾肠胃。

至于桃花汤证，旧注多从"里寒"释之，并无不妥。然须留意，热利者，似也有须用桃花汤方的情况，如后藤慕庵所载自身医案。治热以寒药，治寒以热药，此为中医治疗的一般原则，故处方用药须考虑药物的寒热属性。但一些药物有其特殊功效，可以在特定情况进行化裁。《伤寒》四逆散证见"泄利下重"可加薤白治疗，即是此例。四逆散证基础上的泄利下重，属于热利，此时仲景并没有拘泥于治热以寒，治寒以热的一般原则，而是直接对症使用辛温之品的薤白。

原文

热利重下[1]者，白头翁汤主之。方

白头翁二两　黄连　黄柏　秦皮各三两

上四味，㕮咀，以水七升，煮取二升，去滓，温[2]服一升，不愈更服一升[3]。

校勘

［1］重下:《伤寒》《翼方》作“下重”。
［2］温:邓本作“适寒温”。
［3］不愈更服一升:邓本作“不愈更服”。

名家选注

《金鉴》 热利下重,乃火郁湿蒸,秽气奔逼广肠,魄门重滞而难出,即《内经》所云暴注下迫者是也。

浅田氏《伤寒论识》 此条论里有热而下利者也,故曰“热利”。下重,后重也。许宗道曰“下重者,欲下不出之意也”;吴昆曰“下利频数而重也”,是也。此证与四逆散泄利下重相似而少异;盖热利本对寒下之辞,犹结胸称实热、实寒,发黄称瘀热、寒湿之类,故皆就下利一证而设之目者也。若夫寒下之甚者与热利之重者,即四逆承气治所主,而非此二方所适也。或曰:此条隶属干姜黄芩黄连汤而发之,今载之于此者,撰次之误也。此说近理。

类方参要

《外台》引《范汪》疗伤寒,腹中微痛不止,下利,秦皮汤方。秦皮三两,黄连四两,白头翁二两,阿胶三两。上四味,㕮咀三味,以水八升,煮得二升,绞去滓,内胶令烊,适寒温,先食饮七合,日二服。忌猪肉、冷水。

《外台》引《古今录验》白头翁汤,疗寒急下及滞下。方:白头翁、干姜、各二两,甘草(炙)一两,当归一两,黄连、秦皮各一两半,石榴皮(炙)一两、生者二两。上七味,切,以水八升煮取三升,分为四服。

《外台》引《小品》犀角汤,疗热毒下黄赤汁,及赤如腐烂血,及赤滞如鱼脑,腹痛壮热,诸药无效。方:黄柏一两半,黄芩一两半,白头翁一两,黄连二两,当归一两,牡蛎一两半(熬),犀角屑半两,艾叶半两,石榴皮一两半,桑寄生一两,甘草一两(炙)。上十一味,切,以水八升,煮取三升,分三服。忌猪肉、冷水、海藻、菘菜。

《外台》疗小儿疳痢,三岁以上,口里有疮,身壮热,及手足心烦,大便极臭,即是疳痢方。黄连、黄柏、地榆(炙)、白头翁、高良、酸石榴皮、生姜、当归各二分,白术一分,龙骨四分。上十味,切,以水二升煮取八合,分服,大小量之。

按语

重下,《伤寒》《千金》作“下重”,当是。

《本经》载白头翁“逐血止痛”;唐·《药性论》云“白头翁,味甘、苦,有小毒;止腹痛及赤毒痢,治齿痛,主项下瘤疬”。秦皮,《本经》谓“味苦,微寒,大寒,无毒,主风寒湿痹，洗洗寒气，除热，目中青翳白膜”。白头翁汤使用秦皮，是为除热。

浅田氏认为白头翁汤证与四逆散泄利下重近似，二证进一步发展可至承气汤证，临证可资参考。

下重者，多伴“里急”，故晋唐医家补充白头翁汤证有“腹中微痛不止”。在白头翁汤基础上，加当归、石榴皮，是晋唐时期常用的加减用法。

原文

下利后更烦，按之心下濡者，为虚烦也，栀子豉汤主之。方

肥豉子十四枚（擘） 香豉四合（绵裹）

上二味，以水四升煮栀子，取二升半，内豉，更煮取一升[1]，去滓，分再服。温进一服，得快吐，止后服[2]。

校勘

［1］更煮取一升：邓本作“更煮取一升半”。

［2］得快吐，止后服：邓本作“得吐则止”。

名家选注

方有执《伤寒论条辨》 更烦，言本有烦，不为利除而转甚也。

尤氏《伤寒贯珠集》 下利后更烦者，热邪不从下减而复上动也。按之心下濡，则中无阻滞可知，故曰虚烦。

朱氏《正义》 此紧承上条热利说来，谓热利下重，已用苦寒法利止矣，乃胸中更烦，按之心下濡而不满，明是阳明未尽之余热，扰攘上焦，不必用补，亦不必更清也，但以栀、豉宣越上焦，虚烦自除矣。

释难

濡 通“软”，如“羔裘如濡”（《诗·郑风·羔裘》）、“以濡弱谦下为表”（《庄子·天下》）等。

虚烦 浅田宗伯《伤寒论识》谓“‘虚烦’之‘虚’，当作‘空’字解，即对结胸及胃实之硬满而谓，心腹无实结”，可从。

类方参要

《肘后》五尸者（飞尸、遁尸、风尸、沉尸、尸注也。今所载方兼治之），其状腹痛胀急，不得气息，上冲心胸，旁攻两胁，或磥块涌起，或挛引腰脊。栀子二七枚，烧末，服。

《肘后》治诸感忤。桂一两，生姜三两，栀子十四枚，豉五合（捣）。以酒三升，搅，微煮之，味出去滓，顿服取瘥。

《肘后》治心腹俱胀痛，短气欲死或已绝方。取栀子十四枚，豉七合。以水二升，先煮豉取一升二合，绞去滓，纳栀子，更煎，取八合，又绞去滓，服半升。不愈者，尽服之。

《肘后》治霍乱，心腹胀痛，烦满短气，未得吐下，若转筋。烧栀子二七枚研末，熟水调服。

《肘后》治霍乱吐下后，心腹烦满方。栀子十四枚，水三升，煮取二升。纳豉七合，煮取一升，顿服之。呕者，加橘皮二两。若烦闷，加豉一升，甘草一两，蜜一升，增水二升，分为三服。

《肘后》治热病不解，而下痢困笃欲死者方。但以水五升，豉一升，栀子十四枚，韭白一把，煮取三升半，分为三服。

《肘后》治笃病新起早劳，及食饮多致欲死方。大黄、麻黄各二两，栀子仁十四枚，豉一升。水五升，煮取三升，分再服，当小汗及下痢。

《要方》治少年房多短气方。栀子二七枚，豉七合。上二味，以水二升煮豉，取一升半，去豉，内栀子煮取八合，服半升。不差更服。

《小品》增损皇甫栀子豉汤，治人虚石盛，特折石势除热方。豉一升半，栀子十四枚，黄芩二两半。凡三物，以水六升，煮取三升，去滓，纳豉，令得二升，分三服。

《医心》曹歙云：口中生疮，舌强，服栀子汤，在上。（编者按：即黄芩、栀子、豉）

按语

《脉经》“下利后，脉三部皆平，按其心下坚者，可下之”；今下利后心下软、心烦，表明胃脘已无有形之实结，只有无形之余热，治用栀子豉汤清宣余热，心烦自除。一实结一虚烦，鉴别要点在于心下坚与软，故临证之时，不可不察腹证。

《本经》云“栀子，味苦，寒。主五内邪气，胃中热气”；《别录》言“豉，味苦，寒，无毒。主治伤寒、头痛、寒热、瘴气、恶毒、烦躁、满闷、虚劳、喘吸、两脚疼冷，又杀六畜胎子诸毒”。栀子与豉，皆为苦寒之品；前者可除脏腑之邪气，尤善清胃中热气；豉，可杀诸毒。

方书中，栀子豉汤及类方极多，不可悉载。晋唐医家以栀子豉汤及类方，治疗热病、霍乱、劳复、服石后遗症等各类疾病。其中葛洪以栀子豉汤用于急性腹痛胀急（五尸、客忤）、霍乱转筋等，可谓善用栀子豉汤者。

至于栀子豉汤是否为吐药？刘完素曰“凡诸栀子汤，皆非吐人之药，以其燥热郁结之甚，而药顿攻之不能开通，则郁发而吐。因其呕吐，发开郁结，则气通、津液宣行而已，故不须再服也”（《伤寒直格》）。汪琥《伤寒论辨证广注》说：“栀子豉汤，仲景虽用以吐虚烦之药，余曾调此汤，与病人服之，未必能吐，何也？盖栀子之性苦寒，能清胃火，润燥；豉性苦寒微甘，能泻热，而兼下气调中。所以其苦未必能使人吐也。医工必欲升散火郁，当于病患喉中，探之使吐可耳。又用豉法，须陈腐极臭者能使人吐。方中云香豉，恐医工用豉，反取新制而气不臭者，无怪乎其不能使人吐也。今验之，极臭者能使人吐，然以为吐剂者，竟似乖乎本条之旨焉。”丹波元简亦辨析道：“栀子豉汤，旧说指为吐药，即王好古之高明，亦云《本草》并不言栀子能吐，奚仲景用为吐药，此皆不能思维经旨，以讹传讹者也。如瓜蒂散二条，《本经》必曰吐之，栀子豉汤六节，并不言一吐字，且吐下后虚烦，岂有复吐之理乎？此因瓜蒂散内，用香豉二合，而误传之也”（《伤寒论辑义》）。栀子豉汤，不具有催吐之功，明矣。服用栀子豉汤后，发生呕吐者，或所用非香豉，或是热邪外越之机。

原文

下利清谷，里寒外热，汗出而厥者，通脉四逆汤主之。方

甘草二两（炙） 干姜三两（强人可四两） 附子大者一枚（生用，去皮，破八片）

上三味，吹咀，以水三升，煮取一升二合，去滓，分温再服，其脉即出者愈[1]。

校勘

［1］“其脉即出者愈”邓本无。

名家选注

朱氏《正义》 下利清谷而至厥逆，里寒特甚矣。乃外热汗出，似有阳胜之机，不知阴寒内盛，格越虚阳于外，将至一往不返。急以姜、附温散阴寒，使外越之虚阳得返故宅，阳回阴化，荣卫通调，故曰通脉。

浅田氏《伤寒论识》 下利清谷者，自寒下之极也，是以曰“里寒”，其外面有热也。白虎汤曰表有热、里有寒，各以所主者先举之。又曰“表”曰“外”，阴阳异域也。汗出者，以外热也，乃阳明之汗出而手足厥冷。夫白虎者以脉滑定之，四逆者以脉微归之。名曰“通脉”曰“脉即出”，则微脉至无脉者可自知。况于下利清谷、手足厥冷、何为随外热汗出而治之哉。《霍乱篇》曰“即吐且利，小便复利而大汗出，下利清谷，内寒外热，脉微欲厥者，四逆汤”。此于其证大相近而亦同其品，惟方异其量数耳。盖四逆汤与通脉四逆汤固不异其脉证，惟在一步之缓急，而异其制者也。是以四逆汤举厥即不举脉欲绝，举脉欲绝即不举厥，前后自有一线之缓路。通脉四逆汤不然，暴急直至，阳气立已，若因循移咎坐受败。故倍药，戮力以急救其将亡之阳。此其证虽相似，所以不与四逆汤而与通脉四逆汤也。按此条与《少阴篇》通脉四逆汤，详略互异，又不可不并考焉。

类方参要

《伤寒》少阴病，下利清谷，里寒外热，手足厥逆，脉微欲绝，身反不恶寒，其人面色赤，或腹痛，或干呕，或咽痛，或利止脉不出者，通脉四逆汤主之。甘草二两（炙），附子大者一枚（生用、去皮、破八片），干姜三两（强人可四两）。上三味，以水三升，煮取一升二合，去滓。分温再服。其脉即出者愈。面色赤者，加葱九茎；腹中痛者，去葱，加芍药二两；呕者，加生姜二两；咽痛者，去芍药，加桔梗一两；利止脉不出者，去桔梗，加人参二两。病皆与方相应者，乃服之。

《辅行诀》小泻脾汤治脾气实，下利清谷，里寒外热，腹冷，脉微者。方：附子一枚（炮），干姜、甘草（炙）各三两。上三味，以水三升，煮取一升，顿服。

按语

《辅行诀》补充通脉四逆汤证见“腹冷”，颇是。由《伤寒》所载可知，通脉四逆汤证之“外热”，当为面色赤、身反不恶寒等症候。如大塚敬节《金匮要略研究》言：“此时可有轻微颜面红赤，看似有发热的样子。处于内里冷寒状态，此时温里则可解除外在的症状，但是如果误治而清解外热，病情会立即恶化。这种场合即使使用桂枝汤类较弱的方药也会出现恶化。”

当代学者为通脉四逆汤证赋予了新意，认为只要符合里寒外热的状态，即可活用通脉四逆汤。例如“伤风时，因发热而面色发红、手足甚冷，咽亦痛者，亦可使用本方，手足冷、耳轮有冻伤而发红者，亦可用本方。由于呕而颜面发红、手足冷或脉微弱者，亦可使用。此外，虽颜面不发红，如因肠炎而下利、手足冷、腹痛，或干呕、脉微弱者，亦用本方”（龙野一雄《中医临证处方入门》）。

原文

下利肺痛[1]，紫参汤主之。方

紫参半斤　甘草三两[2]（炙）

上二味，㕮咀，以水五升，先煮紫参，取二升，内甘草，煮取一升半，去滓，分温二服。疑非仲景方。

校勘

［1］下利肺痛：《图经》引仲景紫参汤作“治痢”。

［2］甘草三两：《图经》引仲景紫参汤作“甘草二两”。

名家选注

山田氏《九折堂·金匮》 肺痛者，谓所当两肺之处，痛也。《千金·卷六下·喉病门》治咽伤语声不彻方后有“亦治肺痛”文，可以互考。《肺痿肺痈咳嗽上气篇》泽漆汤方内用紫参，盖与此所用同义也。

浅田氏《杂病论识》 程林曰“肺痛未详，或云肺痛，当是腹痛。《本草》云：紫参，治心腹积聚，寒热邪气”；刘栋曰“‘肺’疑‘肠’之误，《本草》云：紫参治血利，又消肠胃大热”。按《图经》“肺痛”二字作“者”一字，似妥。

按语

旧注多从肺与大肠相表里解释“下利肺痛”，颇曲解；当从《图经》作“下利，紫参汤主之”较妥。

紫参，《本经》云“味苦、辛，寒，主心腹积聚，寒热邪气，通九窍，利大小便”；《别录》记载“微寒，无毒，主治肠胃大热，唾血，衄血，肠中聚血，痈肿诸疮，止渴，益精”。此药在陶弘景时期，已少使用，《本草经集注》言“今方家皆呼为牡蒙，用之亦少”。但出土秦汉医方类文献中却有不少含紫参的药方，如：

《和齐汤法》：治心腹为病也，如大伏蜡蛟蛕，动如蚖、蜥蜴者，此皆在肠中，及承瘕诸它瘕之动，……取消石大如桃，入温浆若水一杯中，饮，出，日一，此已其病在心腹肝肺间者；已食，又取丹参、沙参、苦参、玄参、紫参、芍药等，屑，并和，夕食以一刀圭为后饭，稍益至一撮，日三，此已其病在腹中者。丹参主胸，沙参主腹，苦参主胁，玄参主肠，紫参主心，芍药主少腹，病所在即倍其药。

治伤饮方。大戟七分，芫华六分，紫参五分，茉三分，商律二分，桂一分，合和

治肠疝。取干漆八，紫参七，黄芩六，芍药四，桂、姜各二，半夏一，合和。以方寸匕，置酒中，饮之，日三，以知毒为剂。

治血暴发者。屑土瓜二，牡蒙、箘桂各一。取一龠，温美酒半升，暮毋食，旦饮之，日一，五日已。禁。

其中“紫参主心”的理论，亦见于北大汉简。其记载有：

治心痛：紫参、黄芩各十，桂、姜、蜀椒、茱萸各一，黄连、山茱萸、少辛各三，凡九物。

此治心痛方主药在紫参，与“紫参主心”的理论，恰好对应。

原文

主气利，诃梨勒散[1]。方

诃梨勒十枚（以面裹煻灰中煨之，令面熟，去核[2]）

上一味，细为散，粥饮和，顿服之。疑非仲景方。

校勘

［1］主气利，诃梨勒散：邓本作“气利，诃梨勒散主之”。

［2］以面裹煻灰中煨之，令面熟，去核：邓本作“煨”。

名家选注

《圣惠》 夫气痢者，由表里不足，肠胃虚弱，积冷之气，客于肠间，脏腑不和，因虚则泄，故为气痢也。

《仁斋直指方·泻痢方论》（泻痢）诸有气，以状如蟹渤验之。

丹波氏《辑义》 杨氏《直指方》牛乳汤,治气痢泄如蟹渤。荜茇末二钱,牛乳半升,同煎减半,空腹服(编者按,出自《仁斋直指方·泻痢证治》,原文作:牛乳汤治气痢,泄如蟹渤。荜茇末二钱,牛乳半升,上同煎,减半,空腹服)。今验之,气坠而后重,气与屎俱失者,其所泄多如蟹渤。

浅田氏《杂病论识》 气利者,谓气坠而后重,物出不如其气。《直指方》云"气痢泄如蟹渤"是也,故以诃黎勒泄气则愈。诸注以气利为虚,以诃黎勒为温涩,非古义。《传信方》治赤白下;《广济方》疗呕逆不能多食;《千金方》治宿食;《外台》疗大便涩;皆用诃黎勒一品,而后云"下宿物"或云"利多减服"。仲景氏之意亦不过之。故寇宗奭曰"气虚人亦宜,缓缓煨熟,少服。此物虽涩肠而又泄气,盖其味苦涩",可以见矣。

类方参要

《图经》张仲景治气痢,以诃黎勒十枚,面裹煻灰火中煨之,令面黄熟,去核,细研为末,和粥饮,顿服。又,长服方:诃黎勒、陈橘皮、厚朴各三大两,捣筛蜜丸,大如梧子,每服二十丸至三十丸。

《图经》引唐·刘禹锡《传信方》云:予曾苦赤白下,诸药服遍久不瘥,转为白脓。令狐将军传此法:用诃黎勒三枚上好者,两枚炮取皮,一枚生取皮,同末之,以沸浆水一两合服之,淡水亦得。若空水痢,加一钱匕甘草末;苦微有脓血加二匕;若血多加三匕,皆效。又取其核,入白蜜研,注目中,治风赤涩痛,神良。其子未熟时,风飘堕者,谓之随风子,曝干收之。彼人尤珍贵,益小者益佳。治痰嗽,咽喉不利,含三数枚,殊胜。

《外台》引《近效》诃梨勒散,疗一切风气痰冷,霍乱食不消,大便涩。方:取诃梨勒三颗,捣取皮,和酒顿服,三五度则差。

《外台》引《广济》疗呕逆,不能多食方。诃梨勒三两(去核,煨)。上一味,捣为散,蜜和丸。空腹二十丸,日二服。以知为度,利多减服。无所忌。

《外台》引《近效》:诃梨勒丸,疗气胀不下食,尤除恶气方。诃梨勒、青木香,上二味等分,捣筛,融沙糖和,众手一时捻为丸。随意服之。气甚者,每服八十丸,日再;稍轻者,每服四五十丸,则得。性热者,以生牛乳下;性冷者,以酒下。不问食之前后。

《外台》刘氏疗小儿痢,渴不彻,肚胀,不能食方。诃梨勒皮六分,桑叶十分(炙、末)。上二味,切,以水一升煮取五合,去滓,分服之。亦治大人。

按 语

气利者,由肠胃虚弱,积冷之气客于肠间,因虚则泄出;症候特点是气与屎俱下,大便多气泡如蟹沫状。诃梨勒,《唐本草》言"味苦,温,无毒。主冷气,心腹胀满,下食";其味苦涩,苦则泄气,涩则收敛,故有温涩与与泄气的双面作用,恰好对治气利的病症。元·赵以德亦云"诃梨勒有通有涩,通以下涎,消宿食,破结气;涩以固肠脱,佐以粥饮,引肠胃,更补虚也"(《金匮方论衍义》)。

诃梨勒散除治气利外,亦可治疗赤白下利(《传信方》),风气痰冷、霍乱食不消、大便涩(《近效》),呕逆不能多食(《广济》)等病症。诃梨勒配合青木香或桑叶,可治疗气胀不下食。

唐宋时期，针对气利的治疗，还有其他药方，如下：

《图经》：杜壬治气痢泻，里急后重，神妙方：宣连一两，干姜半两，各为末。每用连二钱，姜半钱，和匀，空心温酒下。

《图经》引唐太宗《实录》云：贞观中，上以气痢久未痊，服他名医药不应，因诏访求其方。有卫士进乳煎荜茇法，御用有效。刘禹锡亦记其事云，后累试，年长而虚冷者，必效。

《图经》引《续传信方》治脾泄气痢等。以豆蔻二颗，米醋调面裹之，置灰中煨令黄焦，和面碾末。更以炒了欓子末一两，相和。又焦炒陈廪米为末，每用二钱匕煎作饮，调前二物三钱匕，旦暮各一，便瘥。

《证类本草》引《经验方》：郑獬侍御传治气痢。巴豆一两，去皮、心，熬细研，取熟猪肝和丸，空心米饮下，量力加减服之，牛肝尤佳。如食素人，以蒸饼丸服。

《备急总效方》引《传信》治气利，巴石圆。白矾一大斤，以炭火净地烧令汁尽，则其色如雪，谓之巴石，取一大两细研，以熟猪肝作圆，空腹饮下，圆数随气力加减，水牛肝更佳。如食素人，蒸饼圆之，亦通。

附　方

原文

治大便不通，哕，数谵语，小承气汤主之。方见上，见《千金翼》。

干呕下利，黄芩汤主之。方《玉函经》云：人参黄芩汤。

黄芩　人参　干姜各三两　桂枝（去皮）二两　大枣十二枚（擘）　半夏半升（洗）

右六味，㕮咀，以水七升，煮取三升，去滓，温分三服。见《外台》。

疮痈肠痈浸淫病脉证并治第十八

脉证三条　论一首　方五首

文献导读

痈

《五十二病方》 痈肿者，取乌喙、藜卢，冶之钧，以彘膏【□】之，以布裹，【□】□｛月索｝之，以熨肿所。又可【□□】手。令痈肿者皆已。

天回医简《逆顺五色脉臧验精神》 凡痈，其在皮为□，至脉为疠，至肉为痤，至筋〖为〗痈，至骨为大痈。

《说文·疒部》 痈，肿也。

肠痈

《三国志·华佗传》 初，军吏李成苦咳嗽，昼夜不寤，时吐脓血，以问佗。佗言："君病肠痈，咳之所吐，非从肺来也。与君散两钱，当吐二升余脓血讫，快自养，一月可小起，好自将爱，一年便健。十八岁当一小发，服此散，亦行复差。若不得此药，故当死。"复与两钱散，成得药去。

金疮

《五十二病方·诸伤》【诸伤：□□】膏、甘草各二，桂、姜、椒、茱【萸】□【□□□□□□□□□□□□□□□□□□□】【□□】毁一丸杯酒中，饮之，日壹饮，以□其⍁。

《五十二病方·诸伤》 伤者，以续断根一把，独⊔长枝者二梃，黄芩二梃，甘草【□】梃，秋乌喙二□【□】【□□】｛□寸｝者二瓯，即并煎【□】熟，以布捉，取出其汁，以陈缊□【□】傅之。

《五十二病方·诸伤》 令金伤无痛方。取鼢鼠，干而冶；取彘鱼，燔而冶；长石、辛夷、甘草各与【鼢】鼠等，皆合挠，取三指撮一，入温酒一杯中而饮之。不可，财益药，至不痈而止。【令】。

天回医简《脉书·下经》 金伤。伤百节，斩丝骨，死。金伤。伤青，上跬四寸，[踧]。金伤。伤头角婴脉，旋。金伤。伤股，从辨胭，死。【金】伤。斩缨脉，血出不止，死。金伤。伤孅婴，青，阴不用。金伤。伤臂臑，从辨胭，死。金伤。析头[伤]脑，[血]出不止，死。金伤。伤百节[带]会，讯（迅）而死。金伤。伤三毛，从阴及阳脉，死。

《和齐汤法》 治金伤。熬蜀椒（椒）、弓（芎）竆（藭），冶椒（椒）二、弓（芎）竆（藭）一，合，入刀圭一酒二斗[中]，酓（饮）之。燔冶鲔鱼头二分，人[发]一分，以傅伤，裹以彘生膏。肉生半,伤即干矣。干者,冶龙骨以傅伤。毋以彘膏而用羊煎脂,以黍米为糜,⧄□□熬蚕矢,冶犬胆和傅{米□}⧄而以熏伤。禁鱼、彘、马肉、荤、生肉。黍、节茎,入女子布温酒,酓(饮)之。

《和齐汤法》 治内牖、[金][伤]及[女][子]赤沦方。取全黑犬骨、羊角,燔,冶,各二,燔人发半,熬大菽,取中黄者,姜、桂、干[蓍](耆)根各一,凡七物并合挠。取一撮,入温淳酒一升中,挠,酓(饮)之。节(即)能酓(饮),虽一日数酓(饮)可也。病已,止。

武威医简 治金创内漏血不出方。药用大黄丹二分,曾青二分,消石二分,䗪虫三分,虻头二分,凡五物皆治合,和,以方寸匕一酒饮,不过再饮,血立出,不即从大便出。

武威医简 治金创止痛、令创中温方。曾青一分,长石二分,凡二物皆冶合,和温酒饮一刀,日三,创立不痛。

武威医简 治金创止痛方。石膏一分,姜二分,甘草一分,桂一分,凡四物皆冶合,和以方寸匕,酢浆饮之,日再夜一。良甚,勿传也。

武威医简 治金创肠出方。冶龙骨三指[撮],和以豉汁饮之,□□□(【肠自入】)禁□□□□(【当毋传也】)。

武威医简 治金创内痓创养不痛、腹张方。黄芩

浸淫

《素问·玉机真藏论》 帝曰:夏脉太过与不及,其病皆何如?岐伯曰:太过,则令人身热而肤痛,为浸淫;其不及,则令人烦心,上见咳唾,下为气泄。

按 语

《脉经》本篇篇题作"平痈肿肠痈金疮浸淫脉证",观本篇所涉及病症有"痈""肠痈""金疮""浸淫疮",故此篇题似以《脉经》为正。

《五十二病方》时期已经有痈病的治方。西汉早期的《逆顺五色脉藏验精神》记载有痈病的传变。

《说文》所言"伤,创也",出土秦汉医学文献中的金伤,即《金匮》之"金疮",是刀箭等金属器械造成的伤口,非今之"皮肤肿烂溃疡"。金伤是秦汉时期的常见病,《五十二病方》记载治疗"诸伤"的药方近十余首。天回医简《脉书·下经》亦有专篇论述金伤的症状及死候。《和齐汤法》记载有金伤的内服与外治法:内服是用蜀椒、川芎制成的散剂,外敷则用鲻鱼头与人发熬制的药膏。东汉初期的武威医简记载有五首治疗金创的药方,涉及金创导致的瘀血不出、疼痛、创口冷、腹胀等病症,尤其是"治金创内漏血不出方",颇似仲景抵挡汤。观《金匮》本篇所载治金疮方,仅有一条,内容较简,当据以上出土文献以补充之。

《素问》所言浸淫,与本篇所载,不甚相同。

原文

诸浮数脉，应当发热，而反洒淅恶寒，若有痛处，当发其痈[1]。

校勘

[1] 当发其痈:《伤寒》作“畜积有脓也”;《病源》作“当积有脓”;《要方》作“当结为痈”。

名家选注

李氏《广注》 脉浮数而发热恶寒，伤寒证也，当周身骨节俱痛，痈则痛在一处。脉浮者，其气外张。数者，其热内拥。洒淅恶寒者，是火伏于内，不充外泄，乃热极似水之象。是脉与证，虽类伤寒，而实非伤寒也。

浅田氏《杂病论识》 此论痈肿脉证也。浮数为表邪之候，当发热恶寒，而今但恶寒者，由气血凝滞，表气不和，故为痛处生痈肿之诊。痈谓壅肿，不徒指痈疽也。《辨脉法》云：诸脉浮数，当发热而洒淅恶寒，若有痛处，饮食如常者，畜积有脓，宜并考。

按语

此为感染性发热，与外感发热稍有不同。

《伤寒论·辨脉法》于此条补充有“饮食如常”。“发其痈”，他本或作“畜积有脓”或作“结为痈”，较胜。李氏从痛处之全身或局部，辨伤寒与痈之异同，可参。浅田氏指出仲景之“痈”，当作“壅肿”，而非仅指痈疽，确是卓见。

原文

师曰：诸痈肿，欲知有脓与无脓，以手掩肿上，热者为有脓，不热者为无脓。

名家选注

程氏《直解》 《灵枢经》曰“荣卫稽留于经脉之中，则血涩而不行，不行则卫气从之而不通，壅遏而不得行，故热。大热不止，热胜则肉腐，腐则为脓”，故知热聚者则作脓，热未聚者但肿而未作脓也，皆以手掩知之。

喜多村氏《疏义》 此知痈肿有脓无脓之诀。凡痈肿之候，脓不成则毒不化，而毒不聚则脓必不成，故以手掩其肿上，热者则毒聚而腐化成脓，不热者，毒不聚而未成脓也。此条乃验痈肿之第一义。

山田氏《集注》 《素问·生气通天论》“营气不从，逆于肉理，乃生痈肿”王冰注，营逆则血郁，血郁则热聚为脓，故为痈肿也。《正理论》云，热之所过，则为痈肿。

按语

《灵枢·痈疽》言“夫血脉营卫，周流不休，上应星宿，下应经数。寒邪客于经络之中，则血泣，血泣则不通，不通则卫气归之，不得复反，故痈肿。寒气化为热，热胜则腐肉，肉腐则为脓”，是知《内经》时代的医者，认为寒邪客于经络，气血壅滞而成痈肿。痈肿是否化脓，则在寒气是否化热，化热则腐肉成脓。程氏“以经解经”，尽揭此条之奥义。喜多村氏从“毒聚”的角度阐释此条，亦通。

原文

肠痈之为病，其身甲错，腹皮急，按之濡，如肿状[1]。腹无积聚，身无热，脉数，此为肠内有脓[2]，薏苡仁附子败酱散主之。方

薏苡仁十分　附子二分（炮，去皮）　败酱五分

上三味，杵为末，取方寸匕，以水二升，煎取一升，顿服之，小便当下。

校勘

[1] 本条《脉经》分作两条，一是“脉数，身无热，内有痈也”；二是“肠痈之为病，其身体甲错，腹皮急，按之濡如肿状”。

[2] 肠内有脓：邓本“腹内有痈脓”。

名家选注

山田氏《集注》　此肠痈经久之治法，身甲错，腹皮急，血失荣也。濡如肿状，脓既溃也。“如”字宜着眼，与下条肿痞相反，腹无积聚，脓溃后，里无坚结也。身无热，邪已衰也。脉数，脓虽溃，而湿热未除。下条所云“脉洪数者，脓已成，不可下”者也。凡本条与下大黄牡丹汤相对较，则虚实新久之别自明。……多用薏苡，少用附子，知此方去湿利水之剂。夫血化则脓，脓化则水，于是脓从小便下也。

喜多村氏《疏义》　此辨肠痈证治，脓已成者也。言肠痈之为病，其身甲错者，血内瘀为脓，而不荣于外也。腹皮急，而按之则濡者，内酿脓之征也。腹如肿状，而中无积聚者，不由癥瘕也。身虽无热，而脉反数者，非外感之病也。此脉证不合，非腹内有痈脓而何？宜与薏苡附子败酱散，以排其脓矣。案本经肺痈证曰：胸中甲错，五劳有干血，曰肌肤甲错。此条曰其身甲错。其曰甲错者，共三条，皆言血瘀在内，而不能外荣，故肌肉甲错也。

类方参要

《图经》张仲景治腹痈，腹有脓者，薏苡仁附子败酱汤。薏苡仁十分，附子二分，败酱五分。三物捣为末，取方寸匕，以水二升，煎取一升，顿服之。小便当下，愈。

《圣济》治肠痈，附子汤方。附子（炮裂，去皮脐）、败酱各三分，薏苡仁一两半。上三味，㕮咀如麻豆，每服三钱匕，水一盏，煎至六分，去滓，空心日晚温服，下脓血即瘥。

按语

本条文《脉经》分作两条，且未出方。《图经》作"腹痈，腹有脓者"，亦通。然散剂煮服法，颇似宋人。

《病源》解释肠痈的病机，云"肠痈者，由寒湿不适，喜怒无度，使邪气与荣卫相干，在于肠内，遇热加之，血气蕴积，结聚成痈。热积不散，血肉腐坏，化而为脓"，又云"肠痈之状，小腹微强而痛是也。由寒热气搏于肠间，血气痞结所生也"。

条文中的"身甲错"似是肠痈慢性状态；"腹皮急"或是腹肌张力高而导致的按压痛或反跳痛。

山田氏注意到，服用薏苡仁附子败酱散后，以"小便当下"为病情好转之征象，并认为方中"多用薏苡，少用附子，知此方去湿利水之剂。夫血化则脓，脓化则水，于是脓从小便下也"。

大塚敬节指出："古代的热与无热，与现在体温计测试判断有无发热不同，是以患者自觉症状与医者用手触摸的感觉进行判断，所以对于'身无热'，即无热感，如果一定认为是'体温'正常则是不正确的"（《金匮要略研究》），此说有理。

方中败酱，有直接治疗痈肿的作用，如《别录》云"味咸，微寒，无毒。主除痈肿，浮肿，结热，风痹，不足，产后疾痛"。方中配伍使用附子，注家多从反佐或行郁滞之气的角度解释，可通。然观《本经》云"附子，味辛温，治风寒咳逆邪气，温中，金疮，破癥坚，积聚，血瘕，寒湿，踒躄拘挛，膝痛不能行步"，可见附子有"破癥坚，积聚"之功。

丹波氏《辑义》记载"《圣惠方》治肠痈，皮肉状如蛇皮及如错，小腹坚，心腹急方。即本方，用败酱二两，附子半两，薏苡人二两半。上捣麁罗为散，每服三钱，以水中盏，入生姜半分，煎至六分，去滓，温服"，并言"本方，仅用方寸匕，似甚少，《圣惠》为是"。然编者遍检《圣惠》，却未发现有此则材料，存疑待考。

《圣济》记载"附子汤"，药味与苡仁附子败酱散同，《圣济》附子汤是"每服三钱匕……下脓血即瘥"，与苡仁附子败酱散稍异。南京中医学院所编《金匮要略学习参考资料》言苡仁附子败酱散"方后云小便当下，可能有错"，或非臆断。

有医者将苡仁附子败酱散广泛用于妇科带下病证，临床可资参考。

原文

肠痈者，少腹肿痞，按之即痛，如淋，小便自调[1]，时时发热，自汗出，复恶寒，其脉迟

紧者，脓未成，可下之，当有血。脉洪数者，脓已成，不可下也，大黄牡丹汤主之。方

大黄四两　牡丹一两　桃人五十枚（去皮尖）　瓜子半升　芒消三合

上五味，㕮咀，以水六升，煮取一升，去滓，内芒硝，再煎一沸，顿服之，有脓当下；如无[2]，当下血。

校勘

［1］如淋，小便自调：《脉经》作"小便数如淋"；《病源》作"小便数似淋"。

［2］如无：邓本作"如无脓"。

名家选注

喜多村氏《疏义》　此亦辨肠痈证治，脓未成者也。肿痞之痞字，疑当作痹，以音近讹。《脉经》无痞字，亦通。痈已在腹内，气血凝滞，故少腹肿痹，按之则痛也。"如淋，小便自调"，《巢源》作"小便数如淋"，似是。下焦已为痈肿所阻，故小便数如淋也。内既有痈，荣卫稽留于内而不卫外，故令有发热，汗出恶寒也。脉迟紧者，则热未聚而肉未腐，故乘其脓未成，宜用大黄牡丹汤以逆夺之，必下血而解矣。若脉洪数，则前所谓脉数有痈脓者，是热已聚而脓已成，乃薏苡附子败酱所主，故不可下也。大黄牡丹汤主之八字，可在当下之句下，今在条末者，系倒装法。……此于桃核承气汤内，去桂枝、甘草，加牡丹、瓜子之方。大黄、芒硝下实热。桃仁、牡丹破瘀生新。瓜子乃瓜瓣，为内痈之要药，故治肺痈苇茎汤亦用之，可见其破结排脓之功耳。无脓当下血，如有脓当并脓下也。

丹波氏《述义》　按痈肿之病，不论外内诸证，其初起也，乘其未溃而夺之；其既成也，扶正气以外托。故葶苈大枣泻肺汤，肺痈逐毒之治也；桔梗汤，肺痈排脓之治也。大黄牡丹汤，肠痈逐毒之治也；薏苡附子败酱散，肠痈排脓之治也。盖疡医之方，皆莫不自此二端变化，亦即仲景之法则也。

释难

按之即痛，如淋，小便自调　腹痛如淋，小便不当自调。《脉经》作"按之则痛，小便数如淋"，《病源》作"抑之即痛，小便数似淋"，颇是。

类方参要

《鬼遗方》治肠痈，大黄汤方。肠痈之为病，诊小腹肿，痞坚，按之则痛，或在膀胱左右，其色或赤或白色，坚大如掌，热，小便欲调，时色色汗出，时复恶寒。其脉迟坚者未成脓也，可下之，当有血。脉数脓成，不可服此方。大黄四两，牡丹三两，芥子半升，硝石三合，桃仁五十枚（去皮炒、切之）。上五味，㕮咀，以水六升五合，煮取一升，分为两服，脓下。无者，下血大良。

《医心》引《医门方》疗肠痈方。甘瓜子一升（碎），牡丹皮、大黄（别浸）、芒硝各三两，桃仁（去尖）、甘草（炙）各二两。水七升，煮取二升半，下大黄，更煮二三沸，绞去滓，纳芒硝，分温三服，当下脓血。

按语

本条虽是论内痈未成者证治，但正如张石顽在《医通》中指出“肠痈下血，腹中疞痛，其始发热恶寒，欲验其证，必小腹满痛，小便淋涩，反侧不便，即为肠痈之确候。无论已成未成，俱用大黄牡丹汤，加犀角急服之”。

《鬼遗方》于大黄牡丹皮汤去瓜子加芥子，临证可参。

《医门方》于此方，强调是甜瓜子（甘瓜子），且大黄后下，颇具古义。《别录》云：“甘瓜子，主腹内结聚，破溃脓血，最为肠胃脾内壅要药。”而冬瓜子，古称“白瓜子”，如《别录》记载：“白瓜子，寒，无毒。主除烦满不乐，久服寒中。可作面脂，令悦泽。一名白瓜子。生言高。冬瓜仁也，八月采之。”冬瓜子，似无排脓治痈之效，而甜瓜子“主腹内结聚，破溃脓血”，可对治肠痈。

有学者将甜瓜子用铜勺炒黄，粉碎成粉末，内服以治疗骨折，比同类骨折平均提前15~20天愈合①。再是由新鲜或冷冻的猪四肢骨和葫芦科植物甜瓜的干燥成熟种子制成的骨瓜提取物，被用于骨折创伤修复的治疗。以上从侧面证实甜瓜子具有活血化瘀，促进外伤愈合作用，大黄牡丹汤中使用甜瓜子，除排脓散痈外，还有一定的活血化瘀之功。

甜瓜子是秦汉时期常见的食物之一，马王堆辛追夫人墓及江西海昏侯刘贺墓中皆出土有甜瓜子实物。

当代学者使用本方时，以瓜蒌仁或南瓜仁替代甜瓜子，效果亦可。

浅田氏《杂病论识》云“此方臀痈便毒，凡疮生下部者，用之皆效”。大塚敬节在《金匮要略研究》中提出，“从条文中‘如淋’记述，将大黄牡丹汤应用于肛门周围炎重症、痢疾坏疽性严重者、尿路结石等”，颇有效验；并强调，一般使用大黄、芒硝时，多为较重实证、炎症较重的场合，此时不必拘泥于“有脓”“有血”等，而在阑尾炎有脓时，例如必须使用薏苡附子败酱散时，若误用大黄牡丹汤，则可以导致腹膜炎发生，甚至引起死亡。所以必须充分理解“脉洪数者，脓已成，不可下”之意，不可失误。

原文

问曰：寸口脉浮微而涩，法[1]当亡血若汗出，设不汗者云何？答曰：若身有疮[2]，被刀器[3]所伤，亡血故也。病金疮，王不留行散主之。方

王不留行十分（八月八日采之） 蒴藋细叶十分（七月七日采之） 桑东南根如指大白皮[4]十分（三月三日采） 甘草十八分（炙） 蜀椒三分（去目及闭口者，汗） 黄芩二分 干姜二分 芍药二分 厚朴二分（炙）

上九味，桑东南根以上三味，烧为灰，存性，勿令灰过，各别杵筛，合治之为散，病者与方寸匕服之[5]。小疮即粉之，中、大疮[6]但服之，产后亦可服。如风寒，桑根[7]勿取

---

① 王小民，张重州．甜瓜子粉治骨折150例［J］．中国民间疗法，2004（8）：42.

之。前三物皆阴干百日。

校勘

[1] 法：邓本作“然”。
[2] 若身有疮：邓本作“苦身有疮”。
[3] 刀器：邓本作“刀斧”。
[4] 桑东南根如指大白皮：邓本作“桑东南根白皮”。
[5] 病者与方寸匕服之：邓本作“服方寸匕”。
[6] 中、大疮：邓本作“大疮”。
[7] 桑根：邓本作“桑东根”。

名家选注

李氏《广注》 金疮恐有血瘀之患，王不留行行血定痛者也；蒴藋主绝伤，续筋骨；桑皮为线，可缝金疮，能治虚损绝脉，取东南根皮者，以其受生气也；血遇热则流，黄芩所以清之；血得寒则凝涩，干姜，川椒所以温之；血被伤败耗散，芍药所以收之；金疮伤在肌肉，而肌肉惟脾主之，甘草厚朴俱入脾，一补一运，所以温气血而长肌肉者也。前三味烧灰存性，则色黑味咸，咸能走败血，黑能止好血也。产后亦可服，以产后多瘀血，此方行瘀故耳。

喜多村氏《疏义》 此明金疮亡血之脉象也。微为气弱，涩为血虚，故法为亡血之诊，否则汗出过多。盖汗与血异名同类，《内经》云：夺血者无汗，夺汗者无血。若不亡血，汗出而脉微涩者，当云何？此必身尝被疮，刀斧所伤，而亡其血，与汗出若亡血者，迹虽异而理则一也。《金鉴》曰：脉微气夺也，脉涩血夺也，故曰法当亡血汗出也。设无亡血、汗出等病，则必身有疮，被刀斧所伤亡血故也。……《本草图经》：张仲景治金疮，八物王不留行散，小疮粉其中，大疮但服之，产妇亦服。按本方九味，而《图经》乃云八物，殊属可疑矣。大抵历年绵邈，仲景原方佚而不传，后人似以意强补之者，其配合之理，殆未可详。从来诸注，皆凿空之谈，宜存而不议焉。

浅田氏《杂病论识》 此论金创亡血之脉也。亡血，汗家，金疮皆有涩脉。《辨脉法》云：浮为虚，微为血少，即是义。汗亦血也，故得此脉者，非汗出即亡血也。不汗者一句，宜云不亡血，若汗出者，今特举不汗，而不云不亡血者，系省文。盖无亡血、汗出等病，则必身有疮也。疮、创同，谓金疮，下文云被刀斧所伤是也。……金刃所伤皮肉筋骨，故名为金疮。盖金疮之治，不过和血逐瘀二道。余每用芎归胶艾汤、柴胡汤、桂枝茯苓丸、桃核承气汤等，奏效不尠，而此方不大似于仲景氏之立意。王不留行、蒴藋，或取止血之义乎。张文仲唯以此物治兽伤耳，他无所考，余不敢试焉。……此方为金创血流不止者设也。小疮则合诸药为粉以敷之，大疮则服之，产后亦可服者，能行瘀血故也。风寒不取之义未详。沈氏曰：若风寒乃经络，当以发散为主，桑根下降，故勿取之。恐凿。

山田氏《集注》 此方不啻治金疮，瘀血诸症总可用。又蛔症、肺病亦可与。都寒热错杂之症，用此方佳。

释难

若 “或”之意，如《史记·魏其武安侯传》“愿取吴王若将军头，以报父之仇”。

类方参要

《医心》引《范汪方》治痈肿，王不留行散方。王不留行二升（成末），甘草五两，冶葛二两，桂心四分，当归四两。凡五物，冶合下筛，以酒服方寸匕，日三夜一。

《要方》凡痈……发背及发乳若热，手不可得近者，先内服王不留行散，外摩发背膏。

《翼方》王不留行散，主痈疽及诸杂肿已溃，皆服之。方：王不留行子一升，五色龙骨二两，野葛皮半分，栝蒌六合，当归二两，干姜、桂心各一两。上七味，捣筛为散，食讫温酒服方寸匕，日三，以四肢习习为度。不知，渐稍加之。此浩仲堪方，隋济阇梨所名为神散，痈肿即消，极安稳。

按语

有学者研究认为：仲景生活时代“采用的是后汉四分历，该历法仍以十月为岁首，九月为岁终，后九月为闰月。因此方中三药收集时间均应提前三个月方符合今之农历。减三后分别是五月八日、四月七日和十二月三日。正好与四五月麦熟时收采王不留行，四月嫩叶翠绿时收采蒴藋细叶，冬季挖掘桑根白皮相吻合”。①

王不留行散方中，甘草、干姜、蜀椒、黄芩，皆是出土秦汉经方治疗金伤的常用药。桑白皮，有较强的韧性与续筋接骨功效，具有促进皮肤、筋骨生长的作用，暗合“以皮治皮”之理。王不留行、蒴藋、芍药活血逐瘀，厚朴行气。后世医家常在治疗疮疡类的医方中配伍厚朴，如如意金黄散（姜黄、大黄、黄柏、苍术、厚朴、陈皮、甘草、天南星、白芷、天花粉）。

《鬼遗方》治金疮内塞，泽兰散方，药用：泽兰、防风、蜀椒、石膏、附子、干姜、细辛、辛夷各二两，芎䓖三分、当归三分、甘草四分。方后注有云“脓多倍甘草，渴加栝蒌二分，烦加黄芩二分，腹满气短加厚朴二分，疮中血瘀加辛夷一倍”。刘涓子（370—450年）生活年代距离仲景不远，可从刘涓子对药物的认知推测这些治金伤药具体的作用。如：甘草有治脓之力，王不留行散方中，甘草量最大（十八分），黄芩主治金伤导致的心烦，厚朴主治金伤所致的腹满气短等。

大塚敬节《金匮要略研究》记载有王不留行散应用案例，如下：

一老人，平素受伤后伤口容易发炎肿痛，感到很麻烦。一日受到较大的刀刃伤，遂立即服用王不留行散，并撒敷于伤口上。二三日后即痊愈，这次免于伤口化脓，很庆幸。

一女子，缝纫机针折断没于手指中，因针入肉中，周围的人也拔不出来，很无奈。忽然想起王不留行散，便撒敷于伤口处，缠上绷带，同时内服一次1.0g。创口处疼痛很快

---

① 朱明海．刍议王不留行散［J］．陕西中医，1998（1）：39-40.

消失，扎入肉中的断针亦于第二天露头于皮外，很容易便拔出，即愈。

大塚敬节强调“王不留行散诚乃金疮之神方也。……该方有些药物虽然做法有些奇怪，但确实是一个很有效的药方，治疗疮疡收效迅速”。

当代学者临床发现王不留行散外用于肛瘘术后开放性创口有促进创口愈合的作用，认为其作用机制是由于王不留行散“在创口愈合过程中，起到了促进患者机体的血液循环，尤其是改善了创口局部的微循环的作用，而且王不留行散能够抗炎止痛，从而减少炎性肉芽组织的形成，促进了肉芽组织健康成长”①。

原 文

排脓散方

枳实十六枚（炙）　芍药六分　桔梗二分

上三味，杵为散，取鸡子黄一枚，取散与鸡黄等揉和[1]，令相得，饮和服之，日一服。

排脓汤方

甘草二两（炙）　桔梗三两　生姜一两（切）　大枣十枚（擘）

上四味，㕮咀，以水三升，煮取一升，温服五合，日再服。

校 勘

[1] 取散与鸡黄等揉和：邓本作“以药散与鸡黄相等揉和”。

名家选注

丹波氏《辑义》　以上二方，徐注为疮痈概治之方。沈云：此两方，专治躯壳之内肠胃之痈而设。魏云：排脓散，为疮痈将成未成治理之法也。排脓汤，甘草、桔梗即桔梗汤，盖上部胸喉之间，有欲成疮痈之机，即当急服也。数说未知孰是。程本、《金鉴》并不载此两方，似有所见矣。

山田氏《九折堂·金匮》《奔豚篇》四部之病中有吐脓，证治脱简无所考，疑此二方吐脓病之脱简。

按 语

以上二方，缺少治证，疑为后人所补入。山田氏认为乃《奔豚篇》吐脓病之脱简于此，可备一说。

排脓散主用枳实。枳实，《别录》云“破结实”，《日华子本草》云“破癥结痃癖”。芍药，亦有“破坚积寒热疝瘕”（《本经》）的作用。桔梗，破血去积气（《药性论》），亦有消

① 李可．王不留行散促进肛瘘术后创口愈合研究［C］// 贵州省中西医结合学会，贵阳中医学院第一附院医院．贵州省中西医结合学会肛肠学会成立暨学术研讨会论文汇编．［出版者不详］，2004：8.

痰破癥瘕、养血排脓(《日华子》)之效。方中,鸡子黄,可"除热火疮"(《本经》),四药合用,有破结排脓之效。

排脓汤方,甘草可治脓(参上文"王不留行散"引《鬼遗方》)。增入生姜、大枣,扶助正气。

观苡仁附子败酱散配伍少量附子,排脓散使用少量鸡子黄,排脓汤亦有少量生姜、大枣,发现排脓性质的古方多配伍一些扶正药。疮痈日久化脓,势必伤及正气,附子、鸡子黄、大枣等扶助正气,可促进脓液外出。

喜多村氏认为二方"痈肿轻证,或可施用"。大塚敬节先生对排脓散与排脓汤有较多的使用经验,其云"对于发病初期,有红赤、压痛症状,但尚未化脓,未明显肿起者,排脓汤较为适宜。在排脓汤使用时期过后,局部肿起时,则宜于选用排脓散。……使用排脓散后,患处或破口而愈或吸收而愈,也有化脓后经吸收而愈的病例。也有将排脓散与排脓汤合方使用的场合"(《金匮要略研究》),临床可资参考。

原文

浸淫疮,从口流向四肢者可治,从四肢流来入口者不可治,黄连粉主之。方未见。

名家选注

丹波氏《辑义》《玉机真藏论》"身热肤痛而为浸淫"。《汉书·五王传》师古注:浸淫,犹渐染也。《巢源·浸淫疮候》云:浸淫疮,是心家有风热,发于肌肤,初生甚小,先痒后痛,而成疮汁出,侵溃肌肉,浸淫渐阔,乃遍体。其疮若从口出,流散四肢者轻;若从四肢生,然后入口者则重,以其渐渐增长,因名浸淫也。《千金》云:浸淫疮者,浅搔之曼延长不止,搔痒者初如疥,搔之转生汁相连著是也。又云:疮表里相当,名浸淫疮,乃知此病瘑、疥、湿疮之属。沈云:脱疽、游丹之类。《金鉴》云:犹今之癞疠之类,皆非。《外台》载七方,可参考。

山田氏《九折堂·金匮》《医心方·卷十七》引《极要方》云:疗身上疮,疮汁所着处即成疮,名曰浸淫。又引《僧深方》云:治蜗癣浸淫日长,痒痛,搔之黄汁出。由是观之,刘君桂山氏所为瘑、疥、湿疮之属者,似不诬。

按语

丹波氏《辑义》所释"浸淫疮"精详,并认为"此病瘑、疥、湿疮之属",或属实。亦有学者指出此或是类天疱疮或天疱疮之类的病证。

"从口流向四肢者可治,从四肢流来入口者不可治",符合《藏府经络先后病脉证第一》所论"诸病在外者可治,入里者即死"之论。

《外台》引《肘后》有"卒得浸淫疮,转广有汁,多起于心,不早疗之,绕身周匝,则能杀人"的记载,此与《素问》"诸痛疮疡,皆属于心"相合。黄连清心,且可"治匶疮"(《别录》),为浸淫疮之主药。

黄连粉方，缺失。晋唐方书中含黄连的浸淫疮治方，如下：

《医心》引《极要方》疗身上疮，疮汁所着处即成疮，名曰浸淫，痒不止方：黄连一两，黄柏一两，芦茹一两，礜石一两，甘草一两，生胡粉一两。上捣甘草以上为散，胡粉于鎗子中着熬令黄，和之为散。欲敷药，先以苦参汁洗，故帛拭干即着药，不过三四度即瘥。

《要方》黄连胡粉散方：黄连二两，胡粉十分，水银一两。上三味，黄连为末，以二物相和，耎皮果熟挼之，自和合也，纵不得成一家，且得水银细散入粉中也，以傅乳疮、诸湿疮、黄烂肥疮等。若干，著甲煎为膏。

观以上二方，多配合使用胡粉。胡粉，又名“粉锡”或“铅粉”，《别录》云“治恶疮”，黄连粉之“粉”，疑指“胡粉”。

《极要方》疗身上疮方与《要方》黄连胡粉散方，皆是作散剂外敷，借此亦可观黄连粉方之用法。

趺蹶手指臂肿[①]转筋阴狐疝蛔虫病脉证并治第十九

论一首　脉证二条　方四首

文献导读

趺蹶

《灵枢·经脉》 膀胱足太阳之脉……其支者，从髆内左右，别下贯胛，挟脊内，过髀枢，循髀外后廉下合腘中，以下贯腨（踹）内，出外踝之后，循京骨，至小指外侧。是动则病……脊痛腰似折，髀不可以曲，腘如结，踹如裂，是为踝厥。

转筋

天回医简《刺数》 转筋，足巨阳络各五。

《灵枢·四时气》 转筋于阳治其阳，转筋于阴治其阴，皆卒刺之。

狐

天回医简《脉书·下经》 狐。状隐，徒少腹痛。狐之积阴，少腹痛，痛属于心。阴狐，天阴而痒（癃）。

疝

马王堆《阴阳十一脉灸经》（乙本）厥阴脉，系于足大指丛毛上……其所产病：热中，癃、癞，偏疝为五病。

张家山《脉书》 厥阴之脉，系于足大趾丛毛之上……其所产病：热中，癃，癞，偏疝为五病。

《和齐汤法》 治山（疝）。少腹痛，引要（腰）脾（髀）痛，前后溲难，如痒（癃）状。屑（屑）大黄二，黄芩、茯苓、土娄根、蜱蛸各一，并合挠。温醇【酒】二升，取药一合入中，挠。莫（暮）毋食，旦先食酓（饮）之。仑再出，酓（饮）粖（粥），药力必而食。禁鲜鱼、彘肉、荤。

气疝

《史记·扁鹊仓公列传》 齐北宫司空命妇出于病……臣意诊其脉，曰："病气疝，

① 胫：邓本作"肿"。

客于膀胱，难于前后溲，而溺赤。病见寒气则遗溺，使人腹肿。……臣意即灸其足蹶阴之脉，左右各一所，即不遗溺而溲清，小腹痛止。即更为火齐汤以饮之，三日而疝气散，即愈。”

《甲乙经》 气疝，天枢主之。

狐疝

《灵枢·经脉》 肝足厥阴之脉，起于大指丛毛之际……是肝所生病者，胸满呕逆，飧泄，狐疝、遗溺、闭癃。

《灵枢·本藏》 肾下则腰尻痛，不可以俯仰，为狐疝。

《素问·四时刺逆从论篇》 厥阴有余病阴痹，不足病生热痹，滑则病狐疝风，涩则病少腹积气。

《甲乙经》 男子阴疝，两丸上下，小腹痛，五枢主之。阴股内痛，气痈，狐疝走上下，引少腹痛，不可俛仰上下，商丘主之。……阴疝，气疝，天枢主之。

阴疝

《脉经》 后部左右弹者，阴跷也。动苦少腹痛，里急，腰及髋窌下相连阴中痛，男子阴疝，女子漏下不止。

疝气

《脉经》 前如内者，足厥阴也。动苦少腹痛与腰相连，大便不利，小便难，茎中痛，女子月水不利，阴中寒，子门壅绝内，少腹急，男子疝气，两丸上入，淋也，针入六分，却至三分。

蛔虫病

《史记·扁鹊仓公列传》 临菑泛里女子薄吾病甚，众医皆以为寒热笃，当死，不治。臣意诊其脉，曰：“蛲瘕。”蛲瘕为病，腹大，上肤黄粗，循之戚戚然。臣意饮以芫华一撮，即出蛲可数升，病已，三十日如故。病蛲得之于寒湿，寒湿气宛笃不发，化为虫。

《脉经·三部九候》 关上脉微浮，积热在胃中，呕吐蛔虫，心健忘。

按语

《脉经·卷八》有“平霍乱转筋脉证”一节，除收录“转筋为病，其人臂脚直，脉上下行，微弦，转筋入腹，鸡屎白散主之”外，本篇其他条文，皆未见于《脉经》。而趺蹶、手指臂肿、阴狐疝（又云“阴狐疝气”）等病名，亦不见于《金匮》之前及同时代的文献。

《灵枢·经脉》记载膀胱足太阳之脉的是动病，有云“脊痛腰似折，髀不可以曲，腘如结，踹如裂，是为踝厥”，踝厥的病位（足太阳膀胱经）与症候特点，与趺蹶相似。

转筋，俗云“抽筋”。出土秦汉医学文献已载此病，然是用针刺治疗，如天回医简《刺数》“转筋，足巨阳络各五”。《金匮》之前，暂未发现以药物治疗转筋者。

在天回医简时期，狐病与疝病是两类不同的病。狐病以症状的时隐时现为特点，疝病以腹痛为症候特点。但是狐病可以伴见少腹痛，这可能是后来狐病与疝病合二为一的原因之一。天回医简《脉书・下经》有“狐之积阴，少腹痛，痛属于心。阴狐，天阴而痒（癃）”等记载，与传世文献对阴疝（《脉经》）、疝气（《脉经》）、狐疝（《甲乙经》）的记载，甚是相似。

《史记・扁鹊仓公列传》记载仓公曾诊断一妇人的病证为“气疝”，其症状特点是二便不利、腹肿，艾灸足厥阴、内服火齐汤，并云“疝气散，即愈”。在仓公时代，“疝气”与“气疝”，似无差异。如滕惟寅《扁仓传割解》注释说“气聚为疝，故曰气疝，又曰疝气。今出于病起于忍溺，故气结于膀胱，而为疝病耳”。“气疝”之病，出现于《甲乙经》，可以针刺天枢穴治之。

《素问》《灵枢》记载有“狐疝”，为足厥阴肝脉上的病证。但对比马王堆《阴阳十一脉灸经》、张家山《脉书》不难发现，此狐疝很可能是出土《脉书》中的“偏疝”。也隐约提示，在《素问》《灵枢》成书时期，狐病与疝病已有融合之征。《甲乙经》也记载有“狐疝”，其云“阴股内痛，气痈，狐疝走上下，引少腹痛，不可俯仰上下，商丘主之”。

《脉经》记载有“阴疝”，其症状特点是“少腹痛，里急，腰及髋窌下相连阴中痛”，且强调是男子病。《甲乙经》则说：“男子阴疝，两丸上下，小腹痛，五枢主之。”阴疝表现为“小腹痛”，与以少腹痛为特征的“狐之积阴”在症状表现方面颇为相近。而阴疝的“两丸上下”与《金匮》“阴狐疝气”的“时时上下”，相同。此外，《脉经》之“阴疝”与《甲乙经》“走上下，引少腹痛”的“狐疝”，并无二致。

《脉经》记载有“疝气”，其云“前如内者，足厥阴也……男子疝气，两丸上入，淋也，针入六分，却至三分”。《脉经》所云疝气有类似淋病的症状表现，此近于阴狐的“天阴而痒”。《脉经》所云“疝气”与仓公时代女子亦患“疝气”的记载，已有显著差别。但此“男子疝气”的“两丸上入”的症状，与“阴狐疝气”却同。

综上观之，在天回医简时代，狐病与疝病各自独立。后因其有共同的“腹痛”症候，狐病逐渐融入疝病。出土《脉书》中的“偏疝”，在传世文献《素问》《灵枢》中被记载为“狐疝”，即可为证。之后，狐疝亦演变为阴疝，“狐”之一病，慢慢隐而不显。在此过程中，疝气的范畴发生了变化，仓公时期，女子亦患疝气，《脉经》时代，疝气仅限于男子病。

而本篇“阴狐疝气”之病，“偏有小大”的症状表现，遗存时隐时现的狐病特征；而“时时上下”的症状表现，有阴疝的特征。而且在病名上，亦体现出狐病与疝病融合的迹象。

《金匮》之前，似无蛔虫病，但有蛲虫病，如《史记・扁鹊仓公列传》记载，仓公诊断临菑泛里女子薄吾病位“蛲瘕”，即蛲虫导致的积聚病。

山田氏《九折堂・金匮》言：“此篇《脉经》无载，特《平霍乱转筋脉证第四》篇中载本篇鸡屎白散耳。夫趺蹶手指臂胫则中风历节之类，转筋须从《脉经》隶之霍乱，狐疝亦寒疝之属，固不可牵缀以为一篇。凡本篇蛔虫之外，方各一首，尤为短简。盖王洙辈得蠹简中之日，无类可附，因综合为一，其实非仲景之面目也。然似《脉经》亦逸此篇，知其缺脱亦久矣，学者宜遵盖阙之例而已。”此论可从。

原 文

师曰：病者趺蹶，其人但能前不能却，刺腨入二寸，此太阳经伤也。

名家选注

丹波氏《辑义》 杨子《方言》趺，蹶也。《说文》蹶，僵也。程云：趺，足背也。趺蹶，即痹厥之属，恐非。《金鉴》云：证刺俱未详，必有缺文不释。此说近是。

浅田氏《杂病论识》 此论趺蹶者也。凡趺而致蹶者，足不能行也。此证当辨其前后治之。但能前不能却者，所谓阳明经脉无伤，太阳经脉受伤也。腨，《藏经音义》引《文字集略》云：胫之腹也，乃太阳经络所过之处。然其刺法未详。按明堂图，腨上承山刺七分，当是腨下二寸为附阳穴。明堂止刺五分，以治痿厥、风痹不仁，而附阳又为阳蹻之郄，刺之正所以治趺蹶而使足蹻捷也。

按 语

难解条文之一。注家所释趺蹶，多凿。《金匮》之前无"趺蹶"，近似者为《灵枢》之"踝厥"。浅田氏认为"刺腨"即刺"跗阳穴"。可参。

原 文

病人常以手指臂胫动[1]，此人身体瞤瞤者，藜芦甘草汤主之。方未见。

校 勘

[1] 手指臂胫动：邓本作"手指臂肿动"。

名家选注

李氏《广注》 前节病在下部，此节病在上部。凡湿痰凝结，关节则肿。风邪袭伤，经络则动。手指臂肿动，身体瞤瞤（动貌），风痰为病也。藜芦能吐风痰，故主之；佐以甘草，所以养胃气也。

浅田氏《杂病论识》 此为手臂病而出方也，而其方缺。是以诸家无明。余尝一妇，持脉时，病人指臂奋、身体动，回转触膝，恬然无避色。因问之，每发如此云。予窃谓藏躁也，乃作甘麦大枣汤与之，连服不治，却加咳嗽。前见迷盳，胸中无成案时，偶阅本邦诸家方书，得藜芦汤者用之，吐痰涎数升，旧患顿愈。一日翻《金匮》于此，云：病人常以手指臂肿动，此人身体瞤瞤者，藜芦甘草汤主之。其方虽缺乎，即此意也。当时泛然不精思，偶幸如此。噫，学仲景氏之方法数年，甚哉，治术之难全也。本朝经验藜芦汤，治小儿咳嗽数日，胸起如龟背，当吐痰涎。藜芦一钱五分，甘草五分，上二味，以水一合五勺，煮取八分。

按语

手指臂胫动，邓本作“手指臂肿动”。前者是手指、手臂、小腿颤动之意，后者是手指、手臂肿则动之意。观其后曰“其人身体瞤瞤”，是云动貌，并未涉及肿。在病变范围上，“手指臂胫动”与“其人身体瞤瞤”更为相合，故此处以“手指臂胫动”为妥。

李氏认为此证为湿痰凝结、风邪袭伤所致，藜芦甘草汤中藜芦吐风痰，甘草养胃气。浅田氏以所治“指臂奋、身体动”的医案，证实藜芦汤确可治此疾。

此外，若将前条与本条文合而观之，颇似帕金森综合征之共济失调。

原文

转筋之为病，其人臂脚直，脉上下行，微弦。转筋入腹者，鸡屎白散主之。方

鸡屎白

上一味为散，取方寸匕，以水六合，和温服。

名家选注

李氏《广注》 上下行者，脉来搏指，直上直下，不和柔也。弦脉属肝，风脉也。风邪袭伤经络，故臂脚直而转筋入腹。《内经》云：“肝之合，筋也；其畜，鸡也。”鸡于卦为巽，秉风木之性。主治风伤筋者，所谓因其气相感，而以意使之者也（犹治风病，即用病风僵蚕之意）。其屎白出鸡肠胃中，肠胃皆属阳明经，今主治转筋者，以转筋起于足腓，腓及宗筋皆属阳明故也。

丹波氏《辑义》 《金鉴》云“臂”同“背”，古通用。臂脚直，谓足背强直，不能屈伸，是转筋之证也。误。转筋不必足背，故《肘后》有疗两臂脚及胸胁转筋之方。《巢源》云：冷入于足之三阴三阳，则脚转筋；入于手之三阴三阳，则手筋转。随冷所入之筋，筋则转，转者，由邪冷之气，击动其筋而移转也。鸡屎白，《别录》云：治转筋，利小便，故取而用之。《素问》用鸡屎醴治鼓胀，通利大小便，验之，虽《本草》云微寒无毒，然泻下之力颇峻，用者宜知之。况霍乱转筋，多津液虚燥者，恐非所宜。

浅田氏《杂病论识》 此条《脉经》载霍乱篇，《外台》并同。然此方不能无疑。何者？鸡屎白攻积破瘀之猛品，故《素问》以治蛊胀实结者，取于其下也。转筋岂可攻之证乎哉？余尝所历试，或霍乱吐利之后，或癥毒久服燥剂而不愈者，多发转筋，未见无故而发转筋者也。霍乱后发者，因吐泻太甚，津液暴竭，宗筋失养；癥毒后发者，因妄服汞粉、遗粮（编者按：土茯苓，一云仙遗粮）等，血液渐枯，筋脉失养，其脉多见沉紧细数，此皆属虚脱，岂攻击之所宜哉？盖因吐泻者，四逆加人参汤证；因燥剂者，当归建中汤证也。但顿虚者汤治，渐虚者为难治。朱震亨曰：转筋属血热，四物汤加黄芩、红花、苍术、南星主之。此亦与鸡屎白散，五十步百步耳。其他木茱散、木瓜汤，或灸脐中，或研蒜涂脚心，或以蓼汤泡洗脐中之类，皆无稽之术，不足深辨也。

类方参要

《五十二病方·鬃》祝曰：帝有五兵，尔亡。不亡，探刀为创。即唾之，男子七，女子二七。喷，漆王，若不能漆甲兵，令某伤，鸡矢、鼠壤涂漆王。

《五十二病方·虫蚀》取雄鸡矢，燔，以熏其痏。□【□□□□□】□置【□□】□鼠，令自死，煮以水，【□】布其汁中，傅之。毋【以】手操痏。

《素问·腹中论篇》黄帝问曰："有病心腹满，旦食则不能暮食，此为何病？"岐伯对曰："名为鼓胀。"帝曰："治之奈何？"岐伯曰："治之以鸡矢醴，一剂知，二剂已。"

《图经》张仲景治转筋为病，其人臂脚直，脉上下行微弦。转筋入腹，鸡屎白散主之。取鸡屎白为末，量方寸匕，以水六合和，温服，瘥。

《外台》引《肘后》若转筋入腹中转者方。取鸡屎白一方寸匕，水六合，煮三沸，温顿服，勿令病者知。

《肘后》若身体角弓反张，四肢不随，烦乱欲死者。清酒五升。鸡白屎一升，捣，筛。合和，扬之千遍，乃饮之。大人服一升，日三，少五合，瘥。

《集验》疗齿痛方。鸡屎白烧灰末，以绵裹置齿痛上咬咋之，差。

《要方》治小儿惊啼方。取鸡屎白熬末，以乳服之，佳。

《要方》治口噤，赤者心噤，白者肺噤方。鸡屎白枣大绵裹，以水一合煮二沸，分再服。

《外台》引《千金》疗小儿头上秃疮方。取雄鸡屎白，陈酱汁、苦酒和，以洗疮敷之，日一度。

《外台》又疗射工毒方。白鸡屎白者二七枚，以水汤和，涂疮上。

按语

本条文的疑难之处在于辨析转筋与霍乱有无关系。《脉经》将此条文列入《平霍乱转筋脉证》篇内，似暗示转筋是由霍乱而致。《肘后》亦是将转筋置于《卒霍乱诸急方》篇，《外台》同。若是霍乱而成转筋，则是吐泻太甚，津液暴竭，宗筋失养而发，鸡屎白散攻积破瘀之剂，似不当用。丹波氏、浅田氏，辨析已明，兹不赘述。

然清代学者王孟英认为即便是霍乱转筋，并非不可用祛风化湿以治之。其仿鸡屎白散创制蚕矢汤（蚕沙、薏苡仁、木瓜、黄连、半夏、黄芩、栀子、大豆黄卷、通草、吴茱萸）以阴阳水煎成内服，治愈霍乱转筋证良多；并认为"《金匮》以鸡矢治霍乱转筋者，鸡，属巽，虽不溺而矢独干，亦取其胜风湿，以领浊气下趋也。蚕沙，既引浊下趋，又能化浊使之归清，性较鸡矢更优。故余用以为霍乱转筋之主药，颇奏肤功"（《霍乱论》）。王氏之论，亦值得参考。

《五十二病方》时期，医者使用鸡屎治漆疮，此有一定的巫术色彩。另外，还用鸡屎外熏，治疗虫蚀。《素问》以鸡矢醴方治疗鼓胀，似为《金匮》鸡屎白散方之源。晋唐医者用鸡屎白散治疗"身体角弓反张""齿痛""小儿惊啼""口噤""头上秃疮""射工毒"等诸多病证。

原 文

阴狐疝气者，偏有小大，时时上下，蜘蛛散主之。方

蜘蛛十四枚（熬焦）桂枝半两[1]（去皮）

上二味为散，取八分一匕，饮和服[2]，日再服。蜜丸亦得[3]。

校 勘

[1] 桂枝半两：《图经》引张仲景蜘蛛散作“桂半两”。

[2] 取八分一匕，饮和服：《图经》引张仲景蜘蛛散作“每服八分一匕”。

[3] 亦得：《图经》引张仲景蜘蛛散作“亦通”。

名家选注

朱氏《正义》 外肾偏有小大，且上下不时，病情隐现靡常如此，有似阴狐，故名狐疝。治用蜘蛛散者，蜘蛛为物，暮现昼伏，与阴为类，且取其网物之巧，可想见攻毒之神。然阴得阳则化，桂枝入阴出阳，能泄肝邪，用以为向导也。

丹波氏《辑义》《灵·经脉篇》云“肝足厥阴所生病者，狐疝”。葛氏《伤寒直格》云“狐疝，言狐者，疝气之变化，隐见往来，不可测如狐也”。陈氏《三因》云“寒疝之气，注入癫中，名曰狐疝，亦属癞病”。

浅田氏《杂病论识》 此论癀阴癞疝之证治也。偏指睾丸而言，有小大者，或左或右，大小不同也。时时上下者，睾丸时出时入也。蜘蛛，《别录》云：主大人、小儿癀。《幼幼新书》引《婴孺》治少小偏方“右以蜘蛛一个烧灰作末，饮服之，愈”，其意可以见矣。按狐义未详，杨上善《素问·四时刺逆从论》注云“狐夜不得尿，日出方得。人之所病与狐同，故曰狐疝”。《丹溪纂要》曰：“言之狐疝，其状如瓦，卧则入小腹，行立则出小腹入囊中，狐则昼出穴而溺，夜则入穴而不溺，此疝出入，上下往来，正与狐相类也”，此说殆凿。特《灵枢·五色篇》及《千金》所论近古义，因揭于前。

释 难

八分一匕 小岛学古曰“八分一匕，谓十分方寸匕之一”。

按 语

阴狐疝气，与狐病、疝病、阴疝、狐疝、气疝、疝气等关系，已详释于“文献导读”。

中国中医研究院（今中国中医科学院）所编《〈金匮要略〉注评》中认为“所谓狐疝者，是形容病势或上或下，出没无时，其实并非单指睾丸受病。……原文中所谓‘偏有大小’非指睾丸本体的偏大偏小，而是因坠下之物‘时上时下’所致”，亦可参考。

蜘蛛散,《图经》作“桂半两”,颇具仲景原意。蜘蛛散中桂的用量明显大于蜘蛛的用量,《和齐汤法》治“㿗疝”“治疝”“治肠疝”等药方中,都配伍有桂。桂,亦有良好的治疝作用。

蜘蛛,《雷公炮炙论》称“勿用五色者,兼大身上有刺毛生者,并薄小者,已上并不堪用。凡欲用,要在屋西面有网、身小尻大、腹内有苍黄脓者,真也。凡用,去头、足了,研如膏,投入药中用”。观此,“身小尻大、腹内有苍黄脓”的蜘蛛,方有药用价值,且似不须炮制。有注家云“今之方法,若仲景炒焦用,全无功矣”为《炮炙论》之记载,然《雷公炮炙论》并无此论。编者疑为丹波氏《辑义》的按语混入,而致此错误。

贵州王聘贤先生研究认为蜘蛛散中的蜘蛛当为“袋蜘蛛”,又名“口袋虫”。袋蜘蛛,酷似张网蜘蛛,呈黑褐色而有光,大如豌豆。足共十只,左右各五,身长;头如蟹,夹曲如钩,长约3毫米,较身尤黑;尻腹尖圆而大,胸腹左右各有一白小点,内富清黄色,尾有两须,形尖,长约3毫米。王氏发现服用袋蜘蛛配成的蜘蛛散后“睾丸可有短暂气窜感,或觉疼痛加剧,或见轻度恶心、呕吐,自可消失,勿需顾虑。阴囊木硬不知痛痒者,服后即觉疼痛,继之渐软渐消,多服数次自愈”①。

然成都彭履祥先生试验“大黑蜘蛛(选用屋檐上牵大蛛网之大黑蜘蛛,每枚约为大拇指头大小,去其头足,若误用花蜘蛛则恐中毒)”②,亦有效果。

原文

问曰:病腹痛有虫,其脉何以别之?师曰:腹中痛,其脉当沉若弦[1],反洪大,故有蛔虫。

校勘

[1] 沉若弦:《病源》作“沉弱弦”。

名家选注

李氏《广注》 脾为至阴,其经入腹,风寒感之,则腹痛;阴寒入里,故脉沉也。弦属肝脉,其性束急,木行乘土,故亦主腹痛。《经》云“阳脉涩,阴脉弦,法当腹中急痛”是也。脉反洪大,是蛔虫上厥动膈,与阴寒证不类,故主有蛔虫。

浅田氏《杂病论识》 是论蛔虫脉法者也。凡腹痛者多寒实,故脉必弦,而今反洪大者,以蛔动也。然其外候,当有下条所云吐涎、心痛等证,而后断然决为蛔虫耳。

---

① 王聘贤,周洪进.对蜘蛛散中蜘蛛的研究[J].中医杂志,1986(9):9-10.

② 彭履祥,张家理.蜘蛛散治阴狐疝验案一例[J].成都中医学院学报,1981(2):18.

按语

“沉若弦”,《病源》作“沉弱弦”,疑为传抄之误。

腹痛者,脉当沉或弦,今反见洪大脉,是蛔动之象。然不可仅据腹痛与洪大脉,即诊为虫病,当以下文吐涎,心痛等外证,以互证。

原文

蛔虫之为病,令人吐涎,心痛,发作有时,毒药不止,甘草粉蜜汤主之。方[1]

甘草二两(炙)　粉一两　蜜四两

上三味,㕮咀,以水三升,先煮甘草,取二升,去滓,内粉蜜搅令和,煎如薄粥,温服一升,差即止。

校勘

[1]方:原文无,据文中方剂体例补之。

名家选注

王叔和《脉经》　心腹痛,懊憹,发作肿聚,往来上下行,痛有休作,心腹中热,苦渴,涎出者,是蛔咬也。

丹波氏《辑义》　粉,诸注以为铅粉。尤云“诱使虫食甘味既尽,毒性旋发,而虫患乃除,此医药之变诈也”,此解甚巧,然古单称粉者,米粉也。《释名》云:粉,分也,研米使分散也。《说文》:粉,傅面者也。徐曰:古傅面,亦用米粉。《伤寒论》猪肤汤所用白粉,亦米粉耳。故万氏《保命歌括》载本方云:治虫啮心痛,毒药不止者,粉,乃用粳米粉,而《千金》诸书,藉以治药毒,并不用铅粉。盖此方非杀虫之剂,乃不过用甘平安胃之品,而使蚘安。应验之于患者,始知其妙而已。甘味蚘所喜。东方朔《神异经》云:南方有甘蔗之林,其高百丈,围三尺八寸,促节多汁,甜如蜜,咋啮其汁,令人润泽,可以节蚘虫。人腹中蚘虫,其状如蚓,此消谷虫也,多则伤人,少则谷不消,是甘蔗能减多益少,凡蔗亦然,此所以得甘味而平也。《千金方》解鸩毒及一切毒药不止烦懑方,即本方。粉用粱米粉。《千金翼》同,《外台》引《翼》作白粱粉,《圣济总录》用葛粉,杨氏《家藏方》用绿豆粉,《圣济》名甘草饮。

浅田氏《杂病论识》　此蚘虫不因藏寒者证治也。盖虫在胃中,搅乱上下,则犹呕家之状,善吐涎及清水也。心痛亦系虫动,虫静则宁,是以发作有时也。《褚氏遗书》云“干痛有时,当为虫”同义,是与“蚘上入膈,令病者静而复时烦”稍同,但此心痛而不吐蚘,彼吐而不心痛为异耳。毒药,指辛苦之剂而言,郑康成《周礼》注云“毒药,药之辛苦者,药之物恒多毒是也”。凡辛苦杀虫之诸药,服之不能止及烦闷者,以其所恶,激故也。今主以甘草粉蜜者,因其所喜安之,且并解前方之药毒也。《千金翼方》作药毒,载之于解毒方中，可以征焉。《千金》“不止”下有“烦满”二字，《外台》作“烦闷”，本条，恐以脱此二字，宜补。……《本经逢源》云“甘草粉蜜汤，治病吐涎心痛，专取胡粉杀虫，甘草安胃，蜜以诱人虫口也”，此说一出，诸注家雷同袭其误。余尝考之古经，《仪礼·燕礼》注云“羞笾之实，糗饵粉糍”，疏云“皆粉、稻、黍米所为也”。可见古早称粉者皆米粉，而其粉、稻、黍相通用也。此方《千金方》用稻粱粉，《外台秘要》用黍米粉，并为得古义。盖用米粉者，取功于安蚘止痛，能和诸药也。《外台》疗肝劳生长虫，在肝为病，令人恐畏不安方，及疗长虫鸡子丸方、疗蛔虫攻心痛如刺，口中吐清水方等，皆用米粉及粳米，可以征焉。《汤液本草》注“粉锡”云“仲景猪肤汤用白粉，非此白粉，即白米粉也”，是偶知其一而不知其二，亦可哀矣。余每言学古之术，傍修古言，以言知世，以术知人，是医学真诀。学者思诸。

释难

毒药不止 不止者，言遍历诸治而病不解。

类方参要

《肘后》诸药各有相解，然难常储。今取一种，而兼解众毒。取甘草，㕮咀，浓煮，多饮其汁。……初得俚人毒药，且令定。方：生姜四两；甘草三两，炙。切，以水六升，煮取二升，且服三服，服讫，然后觅药疗之。……若不获，已食俚人食者。先取甘草一寸，炙之，后熟嚼，吞之。若食着毒药，即吐，便是得药，依前法疗之。若经含甘草而不吐，非也。……饮食不知是何毒，依前甘草、荠苨，通疗此毒，皆可以救之。

《医心》引《葛氏方》治猝腹痛方。米粉一升，水二升，和饮之。

《新录方》治心痛方。水服米粉一匙。

《翼方》治霍乱吐痢，心烦不止方。粱米粉五合，水一升半和之如粥，顿服，须臾即止。

《肘后》治卒心痛。以蜜一分，水二分，饮之，益良也。

《要方》解鸩毒及一切毒药不止烦满方。甘草、蜜各四分，粱米粉一升。上三味，以水五升煮甘草，取二升，去滓，歇大热，内粉汤中，搅令匀调，内白蜜更煎，令熟如薄粥，适寒温，饮一升，佳。

《翼方》药毒不止，解烦方。甘草二两，粱米粉一升，蜜四两。上三味，以水三升煮甘草，取二升，去滓，歇大热，内粉汤中搅令调，内白蜜，煎令熟如薄粥，适寒温，饮一升。

《翼方》一切诸毒方。甘草三两，粱米粉一合，蜜半两。上一味，以水五升煮取二升，内粉一合更煎，又内蜜半两，服七合，须臾更服之。

按语

丹波氏、浅田氏所释已详，兹不赘述。

由晋唐方书相关记载可知，甘草可解诸毒，米粉与蜜可治心腹痛。三药合用，一解前所服杀虫药之毒，二缓解急性发作之心痛。三药，皆味甘，是取安蚘止痛、解除诸毒之功，而非用于杀虫。

甘草粉蜜汤中，蜜的份量最多。蜜，《本经》云"止痛解毒，除众病，和百药"，正对治甘草粉蜜汤证中的"毒药不止"与"心痛发作"。

曹颖甫曾记载"先母侍婢，曾患此（蛔虫病），始病吐蛔，一二日后，暴厥若死，治以乌梅丸，入口即吐，予用甘草五钱，先煎去滓，以铅粉二钱，白蜜一两调饮之，半日许下蛔虫如拇指大者九条，其病乃愈"。观此，若取杀虫，甘草粉蜜汤，可用铅粉替代方中米粉。

《要方》与此证补充有"温中当归汤"，其云："心腹中痛，发作肿聚，往来上下，痛有休止，多热，喜涎出，是蛔虫咬也，并宜温中当归汤。服两三剂后，若不效有异，宜改方增损，服取差。温中当归汤方：当归、人参、干姜、茯苓、厚朴、木香、桂心、桔梗、芍药、甘草各二两。上十味，㕮咀，以水八升煮取三升，分温五服，日三。不耐木香者，以犀角一两代之。"临床可参用。

原文

蛔厥者，其人[1]当吐蛔，令病者静而复时烦者，此为藏寒，蛔上入其膈故烦，须臾复止，得食而呕又烦者，蛔闻食臭出，其人常自吐蛔。蛔厥者，乌梅丸主之。方又主久痢[2]

乌梅三百枚　细辛六两　干姜十两　黄连十六两[3]　当归四两　附子六枚[4]（炮，去皮）　蜀椒[5]四两（去目及闭口者，汗[6]）　桂枝六两（去皮）　人参六两　黄柏六两

上一十味[7]，各异捣筛，合治之，以苦酒渍乌梅一宿，去核蒸之五斗米[8]下，饭熟，捣成泥，和药相得，内臼中，与蜜，杵三千下，丸如梧桐子大，先食饮服十丸，日三服，稍加二十丸[9]。

校勘

［1］"其人"二字邓本无。

［2］"又主久痢"邓本无。

［3］黄连十六两：邓本作"黄连一斤"。

［4］附子六枚：宋本《伤寒论》、邓本作"附子六两"，当从。

［5］蜀椒：邓本作"川椒"。

［6］去目及闭口者，汗：邓本作"去汗"。

［7］一十味：宋本《伤寒》、邓本作"十味"，当从。

［8］五斗米：邓本作"五升米"。

［9］日三服，稍加二十丸：邓本作"三服，稍加至二十丸，禁生冷滑臭等食"。

名家选注

李氏《广注》《经云》"胃中冷，则吐蛔"，是蛔厥为藏寒也。乌梅味酸，黄连、黄柏味苦，桂枝、蜀椒、干姜、细辛味辛，以蛔得酸则止，得苦则安，得甘则动于上，得辛则伏于下也。然胃气虚寒，人参、附子以温补之。吐亡津液，当归以辛润之，而蛔蹶可愈矣。

丹波氏《辑义》 此方主胃虚而寒热错杂，以致蚘厥者，故药亦用寒热错杂之品治之。而有胃虚以偏于寒而动蚘者，陶华因立安蚘理中汤主之，即理中汤加乌梅、花椒，出《全生集》。而有胃不虚以偏于热而动蛔者，汪琥因制清中安蚘汤主之，黄连、黄柏、枳实、乌梅、川椒，出《伤寒辨注》。此各取本方之半，而治其所偏也，对证施之，皆有奇效。

浅田氏《杂病论识》 盖蛔虫之说，并见于《灵枢》，则其由来尚矣。然早主热而言，至仲景氏则并寒热而不遗，如本篇所论，实可为蚘病正规矣。首条曰：腹中痛，其脉当沉若弦及洪大者，是示蚘病之脉与证不相应也。第二条曰：就蚘之为病，令人吐涎心痛，发作有时，毒药不止，甘草粉蜜汤主之，是明蚘之上冲，必为吐涎心痛之候，而又以见毒药杀虫为正治，而甘平安蚘为其变法也。第三条曰：蚘者，乌梅丸主之，是示杂病亦有阴阳错杂，而治有温凉并施之方也。虽论仅一首，方仅二条，就病之寒热虚实可推知，而治法之正变亦既具备焉。学者能充其意，则治蚘方法皆无[出]此范围矣。

类方参要

《医心》引《千金方》治久利热诸治不瘥方。乌梅肉一升（熬），黄连一斤（金色者）。二味，蜜和如梧子，服二十丸，日三夜一，神良。

《外台》引《深师》疗产后冷热痢，黄连丸方。黄连三两，乌梅肉一升，干姜二两。上三味，捣末，蜜丸如桐子，饮下二十至三十丸，日再服。忌猪肉。

《医心》引《集验方》治久新寒冷下利，腹内不安，食辄注下，令人生肉，乌梅丸方。乌梅三百六十枚（去核、熬令可捣），附子四两（炮），黄连十二两，干姜四两。凡四物，捣，下筛蜜丸，饮服如梧子十丸，日再。

《医心》引《范汪方》乌梅丸，治万种下利方。干姜、黄连、黄柏（炙）、黄芩、艾各一两、乌梅二十枚、取肉。上六物，丸如梧子，服十丸，日三，老少半，良验。

《要方》曲蘖丸，治数十年下痢不止，消谷下气，补虚羸。方：好曲、大麦蘖各一升，附子、当归、桂心各二两，蜀椒一两，黄连、吴茱萸、乌梅肉、干姜各四两。上十味，末之，蜜丸如梧子，食已服二十丸，日三服。

《要方》乌梅丸，治久痢，诸药不差数十年者，消谷下气补虚。方：乌梅肉四两，当归三两，桂心二两，黄连、吴茱萸、干姜各四两，蜀椒一两半。上七味，末之，蜜丸如梧子，食后服十丸，日三。

《翼方》治妇人痢，欲痢辄先心痛，腹胀满，日夜五六十行。方：神曲（熬）、石榴皮各八两，黄柏（切）、黄连（切）、乌梅肉、艾叶各一升，防己二两，附子五两（炮），干姜、阿胶各三两（炙）。上一十味，捣筛为末，炼蜜和，丸如梧桐子大，饮服二十丸，日三，渐加至三十四十丸。

按语

本条注家论述甚详。

晋唐时期，医家常用乌梅丸类方治疗久利，对乌梅丸有较多化裁法。最简者，如《千金方》仅取乌梅丸中的乌梅与黄连，此可视为乌梅丸的基础结构。晋唐医家，有在乌梅、黄连的基础上加干姜、附子、艾叶以温中，或加神曲、麦芽等以消谷，或加阿胶、石榴皮以止利等，临床可资参用。

当代经方学者黄煌先生总结乌梅丸的五大主证是“痛、呕、厥、烦、利”，要言不烦。

杂疗方第二十[①]

证一条　方二十三首　论一首

宣通[②]五藏虚热，四时加减柴胡饮子。方

冬三月　柴胡八分　白术八分　陈橘皮[③]五分　大腹槟榔四枚（并皮子用）　生姜五分（切）　桔梗七分，以上并用大分[④]

春三月　加枳实（炙）三分[⑤]、减白术，共六味。

夏三月　加生姜三分（切）、枳实五分（炙）、甘草三分（炙），共八味。

秋三月　加陈橘皮[⑥]三分，共六味。

上药各㕮咀，分为三贴，一贴以水三升，煮取二升，去滓[⑦]，分温三服。如人行三四里[⑧]，进一服。如四体壅，添少许甘草[⑨]，每一贴，分作三小贴，一小贴[⑩]，以水一升，煮取七合，去滓[⑪]温服，再合滓为一服，重煮，都成四服。疑非仲景方。

长服诃梨勒丸方

诃梨勒（煨，去核）　陈橘皮[⑫]　厚朴（去皮）各三两

上三味，末之，炼蜜丸如梧桐子[⑬]大，酒饮服二十丸，加至三十丸，日一二[⑭]。疑非仲景方。

三物备急丸方已下并附方

大黄　干姜　巴豆各一两（去皮心，熬，别[⑮]研如脂）

上药各须精新，先捣大黄、干姜为末，研巴豆内中，合治一千杵，用为散，蜜和为丸亦佳，密器中贮之，莫令歇。主心腹诸卒暴百病若中恶客忤，心腹胀满、卒痛如锥刀刺痛[⑯]、

---

① 二十：邓本作“二十三”。
② 宣通：邓本作“退”。
③ 陈橘皮：邓本作“陈皮”。
④ “以上并用大分”邓本无。
⑤ “（炙）三分”邓本无。
⑥ 陈橘皮：邓本作“陈皮”。
⑦ “去滓”二字邓本无。
⑧ 三四里：邓本作“四五里”。
⑨ 添少许甘草：邓本作“添甘草少许”。
⑩ 一小贴：邓本作“每小贴”。
⑪ “去滓”二字邓本无。
⑫ 陈橘皮：邓本作“陈皮”。
⑬ 梧桐子：邓本作“梧子”。
⑭ “日一二”邓本无。
⑮ 别：邓本作“外”。
⑯ 卒痛如锥刀刺痛：邓本作“卒痛如锥刺”。

气急口噤、停尸卒死者，以暖水若酒，服大豆许三四丸，或不下，捧头起，灌令下咽，须臾差。如未差，更与三丸，当腹中鸣，即吐下，便差。若口噤，亦须折齿灌之。见《千金》云：司空裴秀为散用亦可，先和成汁，乃倾口中，令从齿间得入，至食[①]验。

备急散，治人卒上气呼吸，气不得下，喘逆，服半匕，差后已为常用。出《古今录验》，并时后宫秦用。方见上。[②]

紫石寒食散，治伤寒，令已愈不复。方

紫石英　白石英　赤石脂　钟乳（碓炼）　栝蒌根　防风　桔梗　文蛤　鬼臼　太一余粮（烧）各十分　干姜　附子（炮，去皮）　桂枝（去皮）各四分

上一十三味，杵为散，酒服三方匕[③]。见《千金翼》。

救卒死方

捣薤汁[④]，以灌鼻中。

又方　割雄鸡冠血[⑤]，管吹内鼻中。

又方　猪脂如鸡子大，苦酒一升，煮沸，以灌喉中。

又方　以鸡肝及血涂面上，灰围四边，立起。

又方　大豆二七枚，以鸡子白并酒和，尽以吞之。

救卒死而壮热者方

矾石半斤，水一斗半，煮消以渍脚，令没踝。

救卒死而目闭者方

骑牛临面，捣薤汁灌耳中，吹皂荚末鼻中，立效。

救卒死而张口反折者方

灸手足两爪后十四壮了，饮以五毒诸膏散有巴豆者。

救卒死而四肢不收失便者方

马屎一升，水三斗，煮取二斗以洗之。又取牛洞稀粪也一升，温酒灌口中，灸心下一寸，脐上三寸，脐下四寸，各一百壮，差。

救小儿卒死而吐利，不知是何病方

马屎一丸，绞取汁，以灌之。无湿者，水煮干者取汁。

尸蹶，脉动而无气，气闭不通，故静而死也。方

以昌蒲屑内鼻两孔中，吹之令入，以桂屑着舌下。脉证见上卷第一篇中[⑥]。

又方　鬄取左角发方寸，烧末，酒和，灌令入喉，立起。

救卒客忤死方[⑦]《千金方》云：主卒忤鬼击、飞尸，诸奄忽气绝，无复觉，或已死口噤，拗口不

---

① 食：邓本作“良”。

② “备急散，治人卒上气呼吸，气不得下，喘逆，服半匕差，后已为常用。（出《古今录验》，并时后宫秦用。方见上）”邓本无。

③ 三方匕：邓本作“方寸匕”。

④ 捣薤汁：邓本作“薤捣汁”。

⑤ 割雄鸡冠血：邓本作“雄鸡冠割取血”。

⑥ 见第一篇“卒厥”。

⑦ 救卒客忤死方：邓本作“救卒死客忤死，还魂汤主之方”。

开[①]，去齿下汤。汤入口活[②]，不下者，分病人发左右，提擒肩引之。药下，复增取，尽一升，须臾立苏，名还魂汤。

麻黄三两（去节，一方四两） 杏仁（去皮尖）七十枚 甘草一两（炙）

上三味，㕮咀，以水八升，煮取三升，去滓，分令咽之。通治诸感忤。《千金》用桂心二两。

又方

桂枝一两（去皮） 生姜三两（切） 栀子十四枚（擘） 豉半升（绵裹）

上四味，㕮咀，以酒三升，微煮之，味出，去滓，分服取差。[③]

又方

韭根一把 乌梅二七枚 吴茱萸半升（炒）

上三味，以水一斗煮之。以病人栉内中，三沸，栉浮者生，沉者死，煮取三升，去滓，分饮之。

救自缢死，旦至暮，虽已冷，必可治；暮至旦，小难也，恐此当言阴气盛故也。然夏时夜短于昼，又热，犹应可治。又云：心下若微温者，一日以上，犹可治之。方

徐徐抱解，不得截绳，上下安被卧之，一人以脚踏其两肩，手少挽其发，常弦弦，勿纵之。一人以手按据胸上，数动之，一人摩捋臂胫，屈伸之。若已僵，但渐渐强屈之，并按其腹。如此一炊顷，气从口出，呼吸眼开，而犹引按莫置，亦勿苦劳之。须臾，可少桂汤及粥清含与之，令濡喉，渐渐能嚥[④]，及稍止。耳向[⑤]令两人以管吹其两耳，弥好。此法最善，无不活者。

凡中暍死，不可使得冷，得冷便死，疗之方

屈革带[⑥]，绕暍人脐，使三两人更溺其中，令温。亦可用热泥土屈草，亦可扣瓦椀底按及车釭以着暍人脐上[⑦]，取令溺，不得流去[⑧]。此谓道路穷，卒无汤，当令人溺其中。欲使多人溺，取令温。若汤[⑨]，便可与之，不用[⑩]泥及车釭，恐此物冷。暍既在夏月，得热泥土，暖车釭，亦可用也。

溺死方[⑪]

取灶中灰石余[⑫]，以埋人，从头至足，水出七孔，即活。

凡[⑬]疗自缢、溺、暍之法，并出自张仲景为之。其意理殊绝，殆非常情所及、本草所能

---

① 或已死口噤，拗口不开：邓本作“或已无脉，口噤拗不开”。
② 汤入口活：邓本作“汤下口”。
③ “又方”至“分服取差”邓本无。
④ “嚥”即“咽”。
⑤ 耳向：邓本作“若向”。
⑥ 屈革带：邓本作“屈草带”。
⑦ “脐上”二字邓本无。
⑧ 不得流去：邓本作“须得流去”。
⑨ 若汤：邓本作“有汤”。
⑩ 不用：邓本作“不可”。
⑪ 溺死方：邓本作“救溺死方”。
⑫ 石余：邓本作“两石余”。
⑬ 凡：邓本作“右”。

关，实救人之大术矣。伤寒家别有[①]暍病，非此遇热之暍。见，《肘后》同。

马坠[②]及一切筋骨损方

大黄一两（切，浸，汤成下） 绯帛如手大（烧灰） 久用炊单布用一尺（烧灰） 乱发如鸡子大（烧灰） 桃人四十九枚（去皮尖 熬） 败蒲一握长三寸 甘草如中指节（炙，剉）

上七味，以童子小便，量多少煎汤成，内酒一大盏，次下大黄，去滓，分温三服。先剉败蒲席半领煎汤浴，衣被密[③]覆，服斯须，通利数行，痛楚立差。利及浴水赤，勿怪，即瘀血也。见《肘后》。

《金匮要略方》卷中

① 别有：邓本作“数有”。
② 邓本“马坠”前，多一“治”字。
③ “密”字邓本无。

金匮要略·卷下

汉 张仲景述　晋　王叔和集　臣 林亿等诠次

妇人妊娠病脉证并治第二十一

证三条　方八首

文献导读

马王堆《胎产书》

禹问幼频曰：我欲殖人产子，何如而有？

幼频答曰：月朔已去汁□，三日中从之，有子。其一日男，其二日女也。故人之产也，入于冥冥，出于冥冥，乃始为人。一月名曰流刑，食饮必精，酸羹必熟，毋食辛腥，是谓哉贞。二月始膏，毋食辛臊，居处必静，男子勿劳，百节皆病，是谓始藏。三月始脂，果蓏宵效，当是之时，未有定仪，见物而化，是故君公大人，毋使侏儒，不观沐猴，不食葱姜，不食兔羹；□欲产男，置弧矢，□雄雉，乘牡马，观牡虎；欲产女，佩簪珥，绅珠子，是谓内象成子。四月而水授之，乃始成血，其食稻麦，鳝鱼□□，以清血而明目。五月而火授之，乃始成气，晏起□沐，厚衣居堂，朝吸天光，避寒殃，其食稻麦，其羹牛羊，和以茱萸，毋食□，以养气。六月而金授之，乃始成筋，劳□□□，出游于野，数观走犬马，必食□□也，未□□□，是谓变腠□筋，□□□□。七月而木授之，乃始成骨，居燥处，毋使定止，□□□□□□□□□□□□□□，饮食避寒，□□□□□□□□□□美齿。八月而土授之，乃始成肤革，□□□□□□□□□，是谓密腠理。九月而石授之，乃始成毫毛，□□□□□□□□□□□□□□□□□□□□□□□□□□□□伺之。十月气陈□□，以为□。

按语

在古代疾病分类中，由于妇人生理病理的特殊性，故而单列三十六病，如魏荔彤所谓“妇人男子同其脏腑。而气血分主不同。故妇人三十六病。不列于凡病一百九十八证之内。此三十六病大约皆经血通闭、胎孕生产之故。悉男子所无者也。所以仲景另立妇人为一卷。而首言妊娠。”

妊娠，按《说文》意怀孕初始为妊，有胎动开始为娠。本篇第一条文中“名为躯”的躯字本义指填饱隆起的人腹，转义为怀孕隆起的人腹，此处亦指怀孕、妊娠。《集韵》谓胚为“妇孕一月”，南宋陈自明以未成器物之坯喻“胚”，与现代医学对孕四周时胚胎形成基本骨架，骨骼肌肉开始发育，身弯如海马状的描述不谋而合。

如马王堆帛书《胎产书》所载，秦汉医家已经观察到，受孕与月经周期近排卵期的男女和合有重要的因果关系，并提出十月怀胎过程中孕妇的饮食宜忌和养护事宜，后世徐之才的“逐月养胎法”是在此认识基础上的发展。本篇则论妊娠中各种病理与脉证及治疗方法，包括妊娠诊断、癥病鉴别、妊娠腹痛、妊娠下血、妊娠恶阻、妊娠水气、妊娠养胎安胎等。

原 文

师曰：脉妇人得平脉[1]，阴脉小弱，其人渴，不能食，无寒热，名为躯[2]，桂枝汤主之。法六十日当有娠[3]，设有医治逆者，却一月，加吐下者，则绝之。方见下利中。

校 勘

［1］脉妇人得平脉：《脉经》同此；邓本无“脉”字。

［2］名为躯：《脉经》同此；邓本作“名为妊娠”。

［3］当有娠：《脉经》同此；邓本作“当有此证”。

名家选注

李氏《广注》 此节病证，即妊娠恶阻是也。寸为阳脉，主气。尺为阴脉，主血。阴脉小弱者，血不足也（凡言尺脉旺者，主有孕。亦不尽然）。血以养胎，则液竭而渴。又脾为坤土，厚德载物，胎气赖以奠安，不能食者（多见吐逆证），脾气弱也。凡有他病而渴不能食者，脉必不平，而有寒热。今虽不食，反得平脉，又无寒热，故主妊娠。

浅田氏《杂病论识》 按恶阻一证，《千金》以为水渍于藏，藏气不通。《产宝百问》或为胃虚气滞，或为下部不足，或为痰饮。《丹台玉按》或为带下，或为胎气扰乱。诸说纷纭，治方亦不一定。殊不知受孕之初，经水始闭，不得下行，其气拂郁上涌，遂成恶心呕吐等之证，而及五六月，诸证渐止者，胎元稍长，血气输给故也。若经时仍不止者，由血气有余，与宿疴为害。医不察之，百方乱投，愈服愈远。今曰加吐下者则绝之，正恐庸医投不当之药耳。又所以后条出吐不止之治也。

释 难

平脉 《素问·腹中论》曰“何以知怀子之且生也……身有病而无邪脉也。”

阴脉小弱 阴脉指尺脉，小弱是细微无力之脉。

按 语

本条文讲述妊娠早期脉证特征与误治处理。注家争议处有三：

一、妊娠早期脉象

《素问·平人气象论》“妇人足少阴脉动甚者，妊子也”提示“少阴脉动甚”为妊娠特征脉象，而条文的“阴脉小弱”似乎与之不符。

尤在泾谓“初时胎气未盛，而阴方受蚀，故阴脉比阳脉小弱”。寸脉为阳，尺脉为阴，妊娠初期因阴血结胎、胎气尚微故而尺脉较寸脉稍小弱。脉弱者血虚，脉小者血气俱少，多见于受孕六十日左右。妊娠至三月以后，因胎气逐渐旺盛，才显出《素问》所言“少阴脉动甚”及《要方》所言“三月而尺数”的脉象特点。

《脉经》谓“经云：阴搏阳别，谓之有子。此是气血和调，阳施阴化也。诊其手少阴脉动甚者，妊子也。少阴，心脉也。心主血脉。又肾名胞门子户，尺中肾脉也，尺中肾脉按之不绝者，妊娠也。妊娠初时寸微小，呼吸五至，三月而尺数也”，便将受孕后至妊三月的脉象变化描述甚明。

二、桂枝汤与妊娠忌桂的问题

注家对该条文是否适用桂枝汤存在争议，如《金鉴》吴谦注曰“脉平无寒热，用桂枝汤。与妊娠渴不能食者不合，且文义断续不纯，其中必有脱简”。浅田宗伯从吴注，亦觉桂枝汤于此存疑。程门雪更提出“桂枝汤方中，桂枝辛通，初受胎时，凝法未牢，不可轻用；甘枣味甘，呕家所忌；惟生姜和胃降逆，去秽恶；芍药和肝，为必用正药。全方却不足取，不能盲从”。可见，注家认为不当用桂枝汤的缘故有二：一是认为条文证侯不符桂枝汤方证；二是认为桂枝不宜在妊娠初期使用。

亦有注家主张用桂枝汤，如尤在泾认为渴为妊娠妇女内热所致，不能食是妊娠恶阻所致，无寒热则表明无邪气，只有用桂枝汤和调阴阳最适宜。

考“妊娠忌桂”之说，首见于《要方》例“又桂本畏火，所不可近，若妇人妊娠，又虑动胎，当依恶阻篇茯苓丸方云：妊娠忌桂，故熬而用之”。《要方》《外台》载治疗妊娠阻病茯苓丸时皆注“又云：妊娠忌桂，故熬”。《沈氏女科辑要》有王孟英按：胎前、产后，非确有虚寒脉证者，皆勿妄投热剂，暑月尤宜慎之。唐宋以降，本草或妇科专著论及妊娠禁忌药物时，桂赫然在列。如《妇人大全良方》、《指南总论》、《胎产救急方》、《本草纲目》等。故而妊娠忌桂之说，临床当参考使用，非桂本有堕胎或伤胎之性，乃因其性味辛温热而易动胎，故不能过用、久用。

《病源》云：“阳施阴化，故得有胎，荣卫和调，则经养周足，故胎得安，而能成长。”妊娠初期，阴血成胎，津血不足而见渴，气血壅滞而不能食，其无外邪见扰故无寒热。此时以桂枝汤调和荣卫，则如《病源》所谓经养周足，使胚胎安然成长；否则血气虚损，胞宫虚冷，气血不足以养胎，可能导致堕胎、滑胎等候。

妊娠初期症状通常在孕后六十日出现，若医师不知有孕而误治，再后一月添吐下症状，则应停止用药，调养以愈。楼全善曾治一妊娠恶阻，药治无效后改以糯米粉调愈。

三、“却一月”是指初妊一月还是妊六十日之后一月？

多数注家认为“却一月”为孕一月内，如吴谦、黄元御、陶葆荪等。《悬解》谓“于妊娠之法，六十日间当有此证，设有医治之逆者，却一月之内而见此证”，认为妊娠早孕反应一般在孕两月（及妊娠六十日），然而在孕一月时，本不当有此症状而先期出现，医生未能诊断妊娠而以杂病治法，渴而以苦寒，不能食而以消导，如此耗伤中气，再过一个月，即至六十日发妊娠恶阻之时，则病情已非止渴不能食的初状，更添吐利之症。

附：古时妇人停经三月欲验是否怀孕的方法，如《妇人大全良方》所载：将生川芎做细末，浓煎艾汤调服方寸匕，若觉腹内微动，则为有胎。现代已有血尿 HCG、B 超等辅助检查协助诊断妊娠，对古人方法知晓即可。

原文

妇人妊娠[1]，经断三月，而得漏下，下血四十日不止[2]，胎欲动，在于脐上，此为妊娠[3]。六月动者[4]，前三月经水利时，胎也。下血者，后断三月，衃也。所以下血不止[5]者，其癥不去故也。当下其癥，宜桂枝茯苓丸[6]。方邓本云：妇人宿有癥病，经断未及三月，而得漏下不止，胎动在脐上者，为癥痼害[7]。

桂枝（去皮） 茯苓 牡丹（去心） 桃仁（去皮尖，熬） 芍药各等分

上五味，末之，炼蜜和丸如兔屎大，每日一丸，不知，加至三丸。

校勘

［1］妇人妊娠：《脉经》同此；邓本作“妇人宿有癥病”。

［2］经断三月，而得漏下，下血四十日不止：《脉经》同此；邓本作“经断未及三月，而得漏下不止”。

［3］胎欲动，在于脐上，此为妊娠：《脉经》同此；邓本作“胎动在脐上者，为癥痼害”。

［4］六月动者：邓本作“妊娠六月动者”。

［5］下血不止：邓本作“血不止”。

［6］宜桂枝茯苓丸：邓本作“桂枝茯苓丸主之”。

［7］“邓本云：妇人宿有癥病，经断未及三月，而得漏下不止，胎动在脐上者，为癥痼害”，此为吴迁注文。

名家选注

程氏《直解》 此有癥病而怀胎者，虽有漏血不止，皆癥痼之为害，非胎动、胎漏之证。下其癥痼，妊娠自安。此《内经》所谓“有故无殒，亦无殒也”。其义如此，中有缺文。

喜多村氏《疏义》 此妇人妊娠，宿有癥病，而漏血不止，胎动不安者，当下其癥，否则为癥痼，反害其胎也。并辨胎与衃之异。然文义不晰，疑有错讹，诸注亦属葛藤，今存其说，不敢强释。案《素·五藏生成篇》曰：赤如衃血者死。王注：衃血谓败恶凝聚之血。此治妊娠有癥痼之小剂。桂枝以行血消瘀。牡丹、桃仁去旧血，生新血。芍药通壅滞。茯苓淡渗，亦藉以利血也。炼蜜丸服者，缓以治下也。或云此方下癥之力，颇轻且缓，盖恐峻厉之药，将并伤其胎气也。方后如兔屎大，雷敩《炮炙论》序曰：大豆许，取重十两鲤目比之；如兔屎，十二两鲤目；梧桐子，十四两鲤目。此知兔屎小于梧子，然此说不必矣。

释难

漏下 《病源》：“妇人经脉调适，则月水以时，若劳伤者，以冲任之气虚损，不能制其经脉，故血非时而下，淋沥不断，谓之漏下。"

衃 《说文》："凝血也。"

癥 《说文》："腹中结也。"《病源》谓"结聚牢强，按之不转动为癥"，又言"产后而有癥者，由脏虚，余血不尽，为风冷所乘，血则凝结，而成癥也"。

六月动者 怀孕18~20周（也就是孕4~5个月）孕妇已可明显感觉到胎动，故有注家提及此处"六月"指的是孕四至六月期间，可参。结合下文释义，该条文句读当从《脉经》本。

类方参要

《医心》引《僧深方》治月经至绞痛欲死，茯苓汤。方：茯苓三两，甘草二两，芍药二两，桂心二两。凡四物，切，以水七升，煮取二升半，分三服。

《妇人大全良方》夺命丸专治妇人小产，下血至多，子死腹中，其人憎寒，手指、唇口、爪甲青白，面色黄黑，或胎上抢心，则闷绝欲死，冷汗自出，喘满不食；或食毒物，或误服草药，伤动胎气，下血不止。胎尚未损，服之可安；已死，服之可下。此方的系异人传授，至妙。牡丹皮、白茯苓、桂心、桃仁（制）、赤芍药。上等分，为细末，以蜜丸如弹子大。每服一丸，细嚼，淡醋汤送下。速进两丸，至胎腐烂腹中危甚者，立可取出。

按语

此为难解条文之一。历代注家观点大致有二：一种认为该条讲论癥病与妊胎的鉴别诊断；另一种则认为该条文讲述素患癥病的妇女怀胎后的症状。

编者认为导致观点差异的原因在于，一是原文确有缺佚，二是条文版本及句读有异，三是对妊娠妇人注家临床经验各异。鉴于经典对现今临床的指导意义，癥胎之别，已有现代医学检查助精确判断；反之，患癥痼的妇人怀胎本属不易，怀胎又见漏下时，医者如何临床决策，该条文则有重要参考价值。故而，编者更为重视第二种观点。

妇人行经未净，若遇风冷或房事不洁等原因，皆易使经血余留，凝结于胞，形成"癥病"。虽宿有癥病，若癥不在子宫内，或癥形尚小，仍可正常行经受孕。如朱光被言："癥病本属气分搏血而成，妇人壮盛之年，血室未亏，亦能行经受孕。"如今，经断未及三月，胎初成形，癥痼阻碍血不循常道而漏下不止。对于"胎欲动在于脐上"，尤在泾《心典》认为"妊娠六月，其胎当动，今未三月，胎不当动而忽动者，特以癥痼害之之故。是六月动者胎之常，三月动者胎之变也"。"六月动者……衃也"此句当置于"桂枝茯苓丸"后，文意方顺，此为癥胎之鉴别法，如魏荔彤言"胎与衃之辨，当于血未断之前三月求之。前三月经水顺利，则经断必是胎：前三月有曾经下血者，则经断必成衃"，所论甚当。

因癥致漏下，下其癥痼，胎自可安，用桂枝茯苓丸轻缓下癥。曹颖甫《发微》有案可参：丁卯新秋，无锡华宗海之母，经停十月，而腹不甚大，始由丁医用疏气行血药，即不觉胀满，饮食如常人。经西医考验，则谓腹中有胎，为腐败之物压住，不得长大，欲攻而去之，势必伤胎。宗海邀予赴锡诊之，脉涩不滑，不类妊娠，当晚，与丁医商进桃核承气汤，晨起，下白物如胶痰，更进抵当汤，下白物更多，胀满悉除，而腹忽大，月余，生一女，母子俱安。

现代医学对妊娠合并子宫肌瘤的超声监测发现，子宫肌瘤体积增大在孕20周内约占45%；之后仅占约25%，而约75%的肌瘤体积缩小；大的黏膜下肌瘤和胎盘附着处的肌瘤可导致的并发症包括疼痛（肌瘤变性）、阴道出血、胎盘早剥、胎儿生长受限和早产。① 这与本条文中描述癥痼妇女孕期出现下血症状的时间与特点亦较吻合。

原文

妇人怀娠六月、七月，脉弦，发热，其胎踰腹，腹痛恶寒者，少腹如扇之状[1]，所以然者，子藏开故也，当以附子汤温其藏。方未见。

校勘

［1］踰腹：邓本作“愈胀”。

［2］少腹如扇之状：《脉经》作“寒者小腹如扇之状”；邓本作“少腹如扇”。

名家选注

张氏《医通》 妊娠脉弦为虚寒，虚阳散外，故发热；阴寒内逆，故胎胀。腹痛恶寒者，其内无阳，子脏不能司闭藏之令，故阴中觉寒气习习如扇也，用附子汤以温其脏，则胎自安。世人皆以附子为堕胎百药长，仲景独用以为安胎圣药，非神而明之，莫敢轻试也。

释难

其胎踰腹 《说文》云“踰，越也”，此当从邓本“其胎愈胀”，意妊娠后期腹胀。

少腹如扇之状 一种认为是少腹阵阵作冷如扇风状；一种认为少腹如扇是形容子脏开之状。前者义胜。

子藏 徐彬：“子藏，子宫也。”

按语

此条论述妊娠腹痛属阳虚受寒之脉证治。

孕至六七月，脉弦发热，似少阳发热，然伴随胎腹胀并腹痛恶寒，故可断脉弦为寒水之征。寒湿内壅，故胎胀腹痛；阳气不能外达，故发热而恶寒。胎因寒而胀于内，少腹膨急而子脏开，风寒袭之，故少腹如扇。如扇为阵阵冷气相袭之状，为阳虚故，当以附子剂。

附子汤方，条文未见方药，徐忠可谓即《伤寒》少阴证之附子汤，可从。附子温下，

---

① 子宫肌瘤的诊治中国专家共识专家组．子宫肌瘤的诊治中国专家共识［J］．中华妇产科杂志，2017，52（12）：800.

祛少阴里寒，茯苓、白术、人参以温中除水而安胎，芍药"主邪气腹痛，去水气"，如《伤寒》所谓"腹痛加芍药"。附子有破坚堕胎的作用，仲景用以祛少阴寒而安胎，务必辨证无误，方符"有故无殒"之则。亦有临床报道以本方重剂煎汤温洗或热敷治疗本证。

《病源》中子脏虚冷为疾的病因常见：一是妇女体质虚损；二是流产后下血未净、夫妻之间怨气未解即同房，导致邪气结聚胞宫，损耗胞宫正常气血而致虚；三是风冷积聚胞宫可为有形或无形之邪，致胞宫气血阴阳失于调和。以上诸因，使胞宫虚冷失养，引起月经失调、不孕、漏下、带下、流产、子宫肌瘤、息肉等病；若兼气失于固摄而下冲，可出现子宫脱垂（阴挺、阴托）；若寒博于水，积腐而成阴臭。

原文

师曰：妇人有漏下者，有半产[1]后因续下血都不绝者，有妊娠下血者。假令妊娠腹中痛，为胞阻[2]，胶艾汤主之。方

阿胶　芎藭　甘草（炙）各二两　艾叶　当归各三两　芍药　干地黄各四两[3]

上七味，㕮咀，以水五升、清酒三升，合，煮取三升，去滓，内胶，令消尽，温服一升，日三服，不差更作。一方加干姜一两。《胡洽》治妇人胎动[4]，无干姜。

校勘

[1] 半产：邓本同；《脉经》作"中生"。

[2] 胞阻：邓本同；《脉经》作"胞漏（一云：阻）"。

[3] 芍药　干地黄各四两：邓本作"芍药四两，干地黄"。

[4] 妇人胎动：邓本作"妇人胞动"。

名家选注

朱氏《正义》　妇人下血，大概由于冲任二经为病。或无端漏下，或半产后下血，或妊娠下血，下血虽异而源头则一。惟妊娠之下血，以胎气阻滞，腹中必痛为异耳。治法统归于胶艾汤者，胶味甘平，足以养肝阴而补冲脉；艾性阳和，足以温诸经而补任脉；臣以芎、归、芍、地舒肝补血，以别血归经；佐以甘草缓中益虚，而和调脏腑，不偏不倚，为胎产治血之圣药。

喜多村氏《疏义》　此论妊娠下血证治。言妇人有崩漏下血者，有因半产而续下血不绝者。妊妇以四五月坠胎者，谓之半产，《脉经》作中产。是皆冲任受伤所致之病。而有妊娠下血者，如更腹中痛，是名胞阻，宜胶艾汤以温中止血。胞阻者，胞气阻滞不行之谓。

释难

胞阻　《病源》云："漏胞者，谓妊娠数月而经水时下。此由冲任气虚，则胞内泄漏，不能制其经血，故月水时下，亦名胞阻。”

类方参要

《外台》引《集验》治妊娠漏胞及胎堕下血方。生地黄汁一升，酒四合，合煮三、四沸，顿服之，不止频服。

《外台》引《崔氏》疗妊娠漏胞方。干地黄四两，干姜二两，二味，捣筛，酒服方寸匕，日再服。

《医心》引《千金方》妊身血下不止方。生艾叶一斤，酒五升，煮取二升，分二服。冬用茎。

《医心》引《葛氏方》妊身月水不止，名为漏胞，治之方。阿胶五两，干地黄五两，酒五升，煮取一升半，未食，温再服。

《外台》疗妊娠二三月上至八九月，胎动不安，腹痛，已有所见方。艾叶、阿胶（炙）、芎䓖、当归各三两，甘草一两（炙）。上五味，切，以水八升，煮取三升，去滓，内胶令烊，分三服，日三。

《经效产宝》治妊娠忽被惊，奔走堕胎，下血不止兼痛。干地黄四两，当归、艾叶各二两，阿胶（炙）、川芎各三两。水七升，煮取二升半，分作三服。痛加杜仲、五加皮各三两。

《小品》苎根汤，治劳损动胎，腹痛去血，胎动向下方。苎根、干地黄各二两，当归、芍药、阿胶（炙）、甘草（炙）各一两。六味，切，以水六升，煮取二升，去滓，纳胶烊，分三服。

《外台》引《集验》疗妊娠二三月上至七八月，顿仆失踞，胎动不安，伤损腰腹，痛欲死，若有所见，及胎奔上抢心，短气，胶艾汤方。当归、芎䓖、甘草（炙）、阿胶（炙）、芍药各二两，艾叶三两，干地黄四两。上七味，切，以水五升、好酒三升合煮，取三升，去滓，内胶，更上火令胶烊。分三服，日三，不差更作。

《要方》治男子伤绝，或从高堕下，伤五藏，微者唾血，甚者吐血，及金疮伤经者，大胶艾汤。方：阿胶二两，干地黄、芍药、艾叶、甘草、当归、芎䓖各二两，干姜一两。上八味，㕮咀，以水八升煮取三升，去滓，内胶令烊，分再服，羸人三服。此汤治妇人产后崩伤，下血过多，虚喘欲死，腹中激痛，下血不止者，神良。

按语

该条述妇人下血的三种情况以及胞阻证治。

妇人下血常见：①非妊时漏下，即经血非时，淋漓如渗漏之状。②半产后下血。③妊娠下血，如《胎产心法》载“胎动胎漏，皆能下血，胎动腹痛，胎漏腹不痛”，即妊娠下血伴腹痛者，为胎动；无腹痛者，为胎漏，亦称胞漏。

丹波氏《述义》谓：“按此条漏下与半产后下血是客，妊娠下血腹中痛是主，三证并列，以备参对也。但芎归胶艾汤，则足以兼三证而治之矣。”结合《千金》《集验》以妊娠胎动伤损腹痛为主，丹波氏见解可参。森氏谓：“《外台》引《集验》胶艾汤主治文与《千金》同，必是仲景原文。《金匮要略》所录与《脉经》同，盖亦别传可考。”

从《病源》可知，胞阻起病于“劳伤血气，损动冲脉、任脉”“冲任气虚……不能制其经血”。《素问·骨空论》亦载“妇人有余于气，不足于血，以其月水下，数脱血，任冲并伤故也”。妇人以血为基本，因经血月耗，胎产劳作等损伤冲任，以致妊娠胞漏、漏下、半产后下血等，如朱氏所言，源头为一，治法亦统以温养津血，固摄冲任，方选胶艾汤。

胶艾汤是妇科调经胎产前后血证的名方，《本经》云“阿胶，甘平，主女子下血，安胎”；《别录》云“艾叶，苦温，主妇人漏血”，《证类本草》刘禹锡注“艾叶，能止崩血，安胎，止腹痛”；《别录》云“地黄，甘寒，主女子伤中、胞漏、下血”；《本经》云“当归，甘温，妇人漏下绝子”。全方中胶艾以止血安胎，四物以养血行血，行以酒势，则血可循经养胎，无漏下之患。施沛《医方祖剂》：仲景芎归胶艾汤，乃四物汤之祖剂也。中间已具四物，后人裁而用之。《妇人良方》陈氏六物汤治血痢不止，腹痛难忍，即本方去甘草。吉益东洞认为该方可治吐血下血诸血证，不别男女。

胶艾汤治疗妊娠胞阻当留意：以冲任劳伤而致气血虚寒为病机关键，若偏寒，可加干姜，如条文谓“一方加干姜一两”；若合并癥病之有形实邪或血热迫胎妄动皆不宜该方；若因癥致漏下，当用前方桂枝茯苓丸。晋唐医家丰富了此病的证治方药，如鸡子黄酒汤、地黄酒汤、地黄干姜散、阿胶地黄酒汤、艾酒汤等。《小品》苎根汤以苎根为主药，《药性论》云苎麻根，味甘，平，主怀妊安胎。《肘后》《圣惠》皆有用苎根以安胎的记载。

理解胶艾汤中归芎的功用，有助于掌握本方应用的方药配比特点。钱伯煊在《女科方萃》中提出运用胶艾汤应该谨慎的药是归、芎二味。因二者皆属为血中气药，走而不守，当归的滑润与川芎的香窜特性皆与胎动、崩漏不相宜。方药配伍作用于醒发阿胶、地黄、白芍等类药的胶腻、酸收，从而避免酸敛胶滋太过而碍于气血生化。所以胶艾汤中的归、芎使用需慎重若。若胎漏明显，可以用理脾安胎的白术、苏梗等代替。

应用胶艾汤安胎止漏，须明确为生理性妊娠，如为病理性妊娠，如稽留流产、异位妊娠等，则应尽快终止妊娠。

原文

妇人怀娠，腹中疞痛[1]，当归芍药散主之。方

当归四两[2]　芍药一斤　茯苓四两　白术四两　泽泻半斤　芎䓖半斤一作三两

上六味，杵为散，取方寸匕，酒和，日三服。

校勘

[1] 妇人怀娠，腹中疞痛：《脉经》作“妇人腹中诸疾痛”，“当归芍药散主之”后，小注云“一云：治怀妊腹中疼痛”。

[2] 当归四两：邓本作“当归三两”。

名家选注

尤氏《心典》　腹中急痛，乃血不足，而水反侵之也。血不足而水侵，则胎失其所养，而反得其所害矣，腹中能无病痛乎？芎、归、芍药，益血之虚；苓、术、泽泻，除水之气。

浅田氏《杂病论识》 此论妊中血气不利，饮水停潴发腹痛者也。疞痛，急痛也。徐沈二氏以为绵绵痛之义，非矣。是以方中用芍药，数倍他药，亦与建中汤治腹中急痛同趣。盖取诸缓中和血，其用苓、术、泽泻者，兼泄饮水也。……朱氏曰：此即后人逍遥散之蓝本也。

释难

㽲 通“疞”，《说文》“疞，腹中急痛也”。

类方参要

《外台》引《广济》疗产后腹中绞刺痛，不可忍方。当归、芍药、干姜、芎䓖各六分。上四味，捣散，以酒服方寸匕，日二服。

《经效产宝》治妊娠遍身痛，或冲心欲死，不能饮食。白术五两，黄芩二两，芍药四两（炙令黄）。以水六升，煮取二升半，为三服，缘胎有水致痛，兼易产。

《元和纪用经》六气经纬丸，祛风补劳，强五脏，益气除烦，养真阳，退邪热，通顺血脉，宣壅破积，除寒热，温痹风，心腹坚胀，止痛缓中，安和神志，润泽容色，止腰痛，散寒邪时疫，妇人怀妊腹中㽲痛，冷气，心下急满，产后血晕，内虚气乏，崩中久痢，常服血脉通畅，不生痈疡，消痰养胃，明目益津。白芍药八两，当归、术（去皮）各四两（白术尤佳），白茯苓、泽泻、芎䓖各二两。上，末，蜜丸梧桐子大，温酒下二十粒，加至四十粒，不拘时。末之，酒服方寸匕，亦妙。此方本安期生赐李少君久饵之药也，后仲景增减为女人怀妊腹痛，用之大验。

按语

《金匮》当归芍药散条文尤简：一为妇人腹中诸疾痛；一为妊娠腹中㽲痛。然而妊娠腹痛，尤其是妊娠期急性腹痛，其临床难点是鉴别诊断。孕早期需鉴别异位妊娠、剖宫产瘢痕部位妊娠；孕中晚期须考虑有无子宫破裂、穿透性胎盘植入导致子宫破裂的可能性。同时须鉴别是否为妊娠合并非孕期的急腹症。临证尤需尽快掌握临床资料，包括疼痛的部位、时间、性质和程度，伴随症状等，首先排除可能导致孕产母儿不良结局的因素。

当归芍药散适用于血气不足而水湿停聚，即血虚水聚的证候，方中重用芍药，《别录》谓“芍药味酸，微寒。主通顺血脉，缓中，散恶血，逐贼血，去水气，腹痛腰痛。”若以水聚为盛致痛，可参《经效产宝》重用白术五两，兼以黄芩逐水，芍药去水气通血脉。本方与《元和纪用经》的六气经纬丸方药相同，药物剂量比例稍有异。由其主治亦可知，当归芍药散非妇科专方，实则通用于各科，病机为津血虚亏为前提，水气内阻，而外受风湿邪气等类的证候，编者临床常将其用于治疗月经失调、痛经、不孕、卵巢功能减退、习惯性流产、甲状腺功能减退、风湿性疾病、自身免疫性疾病等。

原文

妇人妊娠[1]，呕吐不止，干姜人参半夏丸[2]。方

干姜　人参各一两　半夏半两[3]（洗）

上三味，末之，以生姜汁和为丸[4]如梧子大，饮服一丸[5]，日三服。

校勘

[1] 妇人妊娠：邓本作“妊娠”。

[2] 干姜人参半夏丸：邓本作“干姜人参半夏丸主之”。

[3] 半夏半两：邓本作“半夏二两”。

[4] 和为丸：邓本作“糊为丸”。

[5] 饮服一丸：邓本作“饮服十丸”。

名家选注

《金鉴》 妊娠呕吐谓之恶阻。恶阻者，胃中素有寒饮，恶阻其胎而妨饮食也。主之以干姜去寒，半夏止呕；恶阻之人，日日呕吐，必伤胃气，故又佐人参也。

朱氏《正义》 胎元蚀气，中气自虚，中虚则湿浊易阻，故呕吐为妊娠之常。但至不止，则中气颠覆，胎何得安。爰用人参以扶植中气，姜、半以除呕逆，且用姜汁糊丸以缓图之。盖辛温荡涤，恐动胎脏，病气孔急，止合承之以缓也。

类方参要

《外台》引《集验》疗妇人妊娠，恶阻呕吐，不下食汤方。青竹茹、橘皮各五两，生姜、茯苓各四两，半夏五两（汤洗）。上五味，切，以水六升，煮取二升半，分三服，不瘥频作。

《医心》引《僧深方》治妇人妊身恶阻，醋心，胸中冷，腹痛不能饮食，辄吐青黄汁方。用：人参、干姜、半夏。凡三物，分等，冶下，以地黄汁和丸如梧子，一服三丸，日三。

《圣惠》治妊娠恶阻病，醋心，胸中冷，腹痛，不能饮食，辄吐青黄汁，半夏丸。方：半夏半两（汤洗七遍去滑），人参半两（去芦头），干姜半两（炮裂，剉）。上件药，捣罗为末，以地黄汁浸蒸饼，和丸如梧桐子大，每服不计时候，以粥饮下十丸。

按语

此条讲述胃虚寒饮的妊娠恶阻证治。

妊娠早期呕恶属常，呕吐不止为异。《病源》谓“妇人元本虚羸，血气不足，肾气又弱，兼当风饮冷太过，心下有痰水挟之，而有娠也”，即妊娠恶阻致病机理是源于气血不足，外受风寒内伤生冷，以致水饮停于心下而致“心烦”“愦闷”“气逆呕吐”“四肢沉重”“头目眩”等恶阻症候。其病机关键在于虚、寒、饮三方面。

《医心》及《圣惠》补充了干姜半夏人参丸的适应证：醋心，即醋气上攻如醨醋；胸中冷，为心下有痰水挟之所致；腹痛不能饮食，为风冷乘之而致；辄吐青黄汁，即胆汁，意妊娠恶阻“大剧者，不能自胜举也”，故须药物干预。

据《僧深》，参《圣惠》，考古意似为地黄汁和丸，森立之谓：方用干姜，无再以生姜汁和丸之理，且本方过燥，以生地黄汁和丸，方意可味。疑为后人将“生节”误作“生姜”，或是“黄”讹为“薑”之误。山田氏注：以生姜汁和丸，不只止呕，亦略解半夏毒。郭霭春先生认为此方以降、补、温、宣共济，蕴大半夏汤（半夏合人参）、半夏干姜散（半夏合干姜）、小半夏汤（半夏合生姜）之合意。此说于临证有助益。晋唐医家则以温益中焦、化生气血、降逆除饮为法，制化病机偏势不同的方药，丰富了温益、降逆、除风冷的治法，如崔氏半夏茯苓丸、《集验》疗妊娠恶阻方等，皆为妊娠恶阻偏虚寒证所治之方。

若妊娠恶阻属虚热者，可参《外台》“疗烦热，呕逆不下食，食则吐出，麦门冬汤方。生麦门冬三两，去心，青竹茹三两，茅根五两，甘草一两，炙，生姜五两，人参一两”等治疗。

另是关于妊娠药忌半夏的问题，《中医大辞典》① 对妊娠药忌解释如下：怀孕期中，有些药物可能引起流产或损害母子，一般不得使用或慎用，称妊娠药忌；并分别从植物药类、动物药类、矿物药类例举药忌。其中半夏、肉桂均在其列。但亦指出：有些是剧毒药，如砒石、巴豆、斑蝥等都绝对禁用；有些经过炮炙，可以使用，如生半夏用姜汁制成姜半夏，常用于怀孕初期的恶心呕吐。陶弘景《集注》谓“半夏有毒，用之必须生姜，此是取其所畏，以相制耳”。

自汉《本草经》明确记载“堕胎”之效的6种药物始，至明《本草纲目》妊娠禁忌项列出84种药食忌，历代古籍中对妊娠禁忌的药物、食物等观察的记录不断完善。

本篇中涉及妊娠禁忌的药物有桂、半夏、冬葵子、桃仁、牡丹皮、附子、川芎等。但历代亦常用半夏治疗妊娠恶阻，如《外台》治妊娠恶阻诸方多用半夏、《圣惠》的半夏饮子等，多配伍生姜、甘草、人参等同用。现代医家夏桂成先生治疗妊娠恶阻亦常用半夏。可见，临证妊娠使用半夏，当秉“有故无殒，亦无殒也”的思想，亦要“衰其大半而止”，并适当配伍以增效减毒。然而，若既往有滑胎史，则当慎用或禁用半夏。

原文

妇人妊娠[1]，小便难，饮食故[2]，当归贝母苦参丸主之。方

当归　贝母　苦参各四两

上三味，末之，炼蜜和丸[3]如小豆大，饮服三丸，加至十丸。男子加滑石半两。

校勘

[1] 妇人妊娠：《脉经》同；邓本作“妊娠”。

[2] 饮食故：《脉经》作“饮如故”；邓本作“饮食如故”。

① 李经纬，余瀛鳌，王振瑞，等．中医大辞典[M]．2版．北京：人民卫生出版社，2005：968.

［3］炼蜜和丸：邓本作“炼蜜丸”。

名家选注

李氏《广注》 饮食如故，则胎气自安。但小便难者，膀胱气不化而津液少也。当归辛以润之，苦参苦以泄之，贝母入肺经以开郁利气。使其通调水道，下输膀胱，为水出高源之义。

浅田氏《杂病论识》 此后世所谓子淋也。虽小便难，非水气，故无腹满身重等证。又饮食如故，则如病不在中焦，而在下焦，血热有所阻，而致小便涩少也。是以不兴利水之药，而兴此方则愈。若临月小便难者，非病，是胞胎逼迫，气化不施，故慎勿妄药。

类方参要

《医心》引《子母秘录》产后月水闭，乍在月前，或在月后，腰腹痛，手足烦疼，唇口干，连年月水不通，血干着脊，牡丹丸方。苦参十分，牡丹五分，贝母三分。上三物，捣筛，蜜丸如梧子，先食以粥清汁，服七丸，日三。

按语

此条论述妊娠血虚郁热于下焦小便难之证治。

《病源》云“产则津液空竭，血气皆虚，有热客于胞者，热停积，故小便痞涩而难出”。可知妊娠小便难与产后小便难同源于津血虚损基础上，邪热客于胞宫，水热停聚，而致小便闭涩难出。因热势尚微，故仅见小便难之候。

《本经》载“贝母，味辛，平。主淋沥邪气”“苦参，味苦，寒。主溺有余沥，逐水”。《日华子》云：“当归治一切风，一切血。补一切劳。”可见，当归贝母苦参丸以当归养血和血，以贝母辛开利窍通淋、苦参清热逐水通淋而起效。历代注家多谓贝母清肺开郁，因贝母尚有“润心肺”“散心胸之郁”之效。晋唐方书中，贝母多现于治疗咳喘上气类方，部分用于瘿瘕疮疡类疾病，然不当忽视《本经》之贝母主淋沥邪气的功效。《古今录验》治疗妊娠不得小便，提供有外治方法，可资参考：以滑石用水调和，敷脐二寸。浅田氏提出妊娠后期临产而见小便难为胞胎压迫，不当肆意施药，甚妥。

此外，秦伯未《金匮要略简释》一书中提及：“小便难而饮食照常的用当归、贝母和苦参来治，很难理解，古今注家多望文生训，理论脱离实际。近得金华沈介业中医师来信，指正这条小便难当作大便难，经他祖父50年的经验和他自己试用，效验非凡。信里说：‘孕妇患习惯性便闭，有时因便闭而呈轻微燥咳，用当归四份，贝母、苦参各三份，研粉白蜜为丸，服后大便润下，且能保持一天一次的正常性，其燥咳亦止。过去吾家对孕妇便难之不任攻下者，视此为秘方’。用当归贝母苦参丸治大便，非但符合理论，且下文‘饮食如故’也有着落。”编者认为，此为扩大经方应用范围的经验，但不可据此而断本条之小便难为谬、大便难为确之据。现代医家运用当归贝母苦参丸治疗慢性前列腺炎、慢性尿道感染、皮肤疾病、慢性盆腔炎，以及在此方基础上加味治疗泌尿生殖系肿瘤等。

原文

妇人妊娠[1]，有水气，身重，小便不利，洒淅恶寒，起即头眩，葵子茯苓散主之。方

葵子一斤　茯苓三两

上二味，杵为散，饮服方寸匕，日三服。小便利则愈。

校勘

［1］妇人妊娠：《脉经》同；邓本作“妊娠”。

名家选注

朱氏《广注》　因水邪而小便不利，则治全主在水矣。然妊娠水气与泛病水气不同，故身重，小便不利，恶寒头眩，有似越婢加术汤证，然究非表里合邪，只因胎气壅阻而为水也。若不专于胎脏中泄水，不为功。葵子通利诸窍，称能滑胎，其疏泄血分可知；而得茯苓之淡渗，功专气分者为之佐，使水从气分而去，则胎自无虞。立方之妙，几不可思议。

喜多村氏《疏义》　此治妊娠水气之法。小便不利与上条同，而身重恶寒头眩，则全是水气为患，视之血阻胎壅者，霄壤不均矣。葵子茯苓散乃利窍行水之剂，其治亦与上条迥殊矣。此方葵子、茯苓二味滑窍利水，小便行而水邪祛，阳气通而诸证退，怀躯乃可保矣，故曰小便利则愈。

曹氏《发微》　妊娠之妇，血凝气弱，入胃水饮，运化较难，故有水气留积心下，上泛而为呕吐者，亦有阻于膀胱，淋沥不清而小便难者。若夫水不化气，湿留肌肉，则病身重；三焦气阻，则小便不利；由肌及表，阳气不通，则洒淅恶寒；水气上乘，不凌心而犯头目，则心下不悸而起即头眩。葵子茯苓散，专以滑窍利水为主，其病当愈。葵子滑胎而不忌者，所谓有故无陨亦无陨也。

类方参要

《小品》治散发小便难，其状如淋，皆单行葵子汤。方：葵子五合。凡一物，以水二升半，煮取一升，一服昼，须臾便利也。

《医心》引《广利方》理气壅、关格不通、小便淋结、脐下妨闷兼痛方。冬葵子二大合，生茅根一握，以水一大升半，煎取六大合，去滓，分温二服。

《范汪方》治淋滑石散方。葵子一升，滑石一两，通草二两，凡三物，冶筛，酒服方寸匕，日三。

《要方》治妊娠小便不利方。葵子一升，榆白皮一把（切），上二味，以水五升煮五沸，服一升，日三。

《外台》疗面皰气甚如麻豆疮痛，搔之黄汁出，及面黑色黯黮不可去之，葵子散。方：

冬葵子、柏子、茯苓等分，三味，为散，以酒服方寸匕，日三，差。

按 语

该条论述妊娠水气病证治。

妊娠水气起病如《病源》所谓乃妊娠妇人中焦虚弱，不能运化水湿，胞胎壅遏，膀胱不化所致。由水气停留部位不同，故症状各异，曹颖甫述详可参。朱光被认为妊娠水气与泛泛的水气病需鉴别，重在胎气壅阻，须以泄水为治，与越婢加术汤证相鉴别，颇有见地。妊娠水气病轻则仅见身重、小便不利，起而头眩；重则可见面目腿足肿胀，甚则喘息不能平卧，如《产科心法》所谓子满、胎水等。

《类聚方广义》谓："妇人妊娠，每有水肿而坠胎者，若难用（其）他逐水剂者，宜此方煎服。喘咳者，合甘草麻黄汤为良。"

《本经》："冬葵子，性寒，味甘。主五癃，利小便。"由晋唐医方可见葵子通用于各种淋证、小便不利方，多配伍滑石、萹蓄、瞿麦、石苇等通治五淋。《产科心法》《妇人良方》在妊娠水气出现小便不利、水肿时，亦用葵子茯苓散治疗，《圣惠》则在二药基础上加防己去水气。至于《外台》所载疗面疱气及面色黯黰的葵子散，虽为葵子茯苓散加柏子仁。但考《本草》，此处葵子当为葵根（主治恶疮、利小便），加上治风润皮肤的侧柏子仁，故可疗皮肤疾。因葵子有滑胎之顾忌，体弱孕妇使用当慎，近有五皮饮加紫苏煎替代方法，可参考。

妊娠水气，属现代医学上的妊娠期水肿，可表现为显性水肿和隐性水肿（即每周体重增长超过500克），引起妊娠期生理性水肿的原因主要有血液回流受阻、胶体渗透压改变和内分泌的因素影响。但妊娠期间出现水肿尤需监测血压是否正常、是否出现蛋白尿等，以排除合并心、肝、肾等内科疾病所致的水肿。

原 文

妇人妊娠，宜服当归散[1]。方

当归　黄芩　芍药　芎䓖各一斤　白术半斤

上五味，杵为散，酒饮服方寸匕，日再服。妊娠常服，即易产，胎无苦疾。产后百病悉主之。

校 勘

［1］"宜服当归散"后，《脉经》更有"即易产无疾苦"。

名家选注

魏氏《本义》　大约妇人妊娠，人谓经血不行，血必有余。不知血虽不行，而全力赴胞中养胎，血下未必足，而上先虚矣，故妊娠家必血虚也。血虚则必先荣分虚，血虚且必有血分热，荣虚血热，又妊娠家十居八九之病也。师示以常服当归散之法，方中不过补虚清热而已，用酒以温和之，使气血足而常流行于周身，而后趋注胞中，不致于凝阻作痛，积热漏下，俾母不得其养，而并累及其子也。故方注云：常服则易产，胎无苦疾。即临蓐之际，母子之安全，可以预必矣。产后百病且主之，况妊娠时也。但产后之虚，人知者多，妊娠时之虚，非师不能示其义也。后人妄分胎前为实，产后为虚，岂不大谬乎。

尤氏《心典》 妊娠之后最虑湿热伤动胎气，故于芎、归、芍药养血之中用白术除湿，黄芩除热。丹溪称黄芩白术为安胎圣药，夫芩术非能安胎者，去其湿热而胎自安耳。

《金鉴》 妊娠无病不须服药，若其人瘦而有热，恐耗血伤胎，宜常服此以安之。

类方参要

《外台》引《古今录验》疗妊娠，卒得心痛欲死，术汤。方：白术六两，黄芩三两，芍药四两。三味，切，以水六升煮取二升半，分三服，半日令尽，微下水，令易生。

《要方》治妊娠腹中满痛入心，不得饮食方。白术六两，芍药四两，黄芩三两。上三味，㕮咀，以水六升煮取三升，分三服。半日令药尽，微下水，令易生，月饮一剂善。

按 语

本条与下一条皆讲述妊娠养胎安胎，当归散用于妇人血虚而致热，白术散用于妇人中虚而有寒湿。魏氏述病理甚详，尤氏论当归散方义精而当。清代医家沈金鳌《妇科玉尺》将此方直名为“五味安胎丸”。《万病回春》指出：“此方养血清热之药也，瘦人血少有热，胎动不安，素惯半产者，皆宜服之，以清其源而后无患也。”

白术、黄芩为安胎圣药，源起丹溪“古人用白术黄芩为安胎圣药”之说，然考丹溪之前，并无典籍记载术、芩专安胎一说。安胎养胎的当归散用术、芩，尤氏评述甚精当。景岳《妇人规》云：“凡妊娠胎气不安者，证本非一，治亦不同。盖胎气不安，必有所因，或虚或实，或寒或热，皆能为胎气之病，去其所病，便是安胎之法。”其认为安胎之方应该重视辨证施治，不能拘泥白术、黄芩乃安胎圣药而执用。属热方宜黄芩，属寒甚至平性者皆不宜黄芩。当今孕妇偏于气虚者为多，气实者为少，气虚再用黄芩，或致产妇体质羸弱，或者累及胎儿脾弱。白术性燥，阴虚孕妇不可独用，气滞者亦当权宜，不可胶柱鼓瑟。

临床需安胎治疗的情况常见于复发性流产、习惯性流产等，属《病源》之“妊娠数堕胎”，巢氏认为其病因是“血气虚损者，子脏为风冷所居，则血气不足，故不能养胎，所以致胎数堕。”后世张锡纯立寿胎丸以养胎，颇合其意。

附　方[1]

原文

妊娠养胎，白术散[2]。方

白术　芎䓖各四分　蜀椒三分（去汗）　牡蛎二分（熬）[3]

上四味，杵为散，酒服一钱匕，日三夜一服。但苦痛，加芍药；心下毒痛，倍加芎䓖；心烦吐痛，不能食饮，加细辛一两，半夏钱大[4]二十枚。服之后，更以醋浆水服之。若呕，亦以醋浆水服之。复不解者，小麦汁服之。已后若渴者[5]，大麦粥服之。病虽愈，尽服之[6]，勿置。见《外台》，出《古今录验》。

校勘

［1］“附方”二字邓本无。

［2］白术散：邓本作“白术散主之”。

［3］牡蛎二分熬：“熬”字邓本无。

［4］半夏钱大：邓本作“半夏大者”。

［5］已后若渴者：“若”字邓本无。

［6］尽服之：邓本作“服之”。

名家选注

尤氏《心典》　妊娠伤胎，有因湿热者，亦有因湿寒者，随人脏气之阴阳而各异也。当归散正治湿热之剂，白术散白术、牡蛎燥湿，川芎温血，蜀椒去寒，则正治湿寒之剂也。仲景并列于此，其所以诏示后人者深矣。

《金鉴》　妊娠妇人，肥白有寒，恐其伤胎，宜常服此。

喜多村氏《疏义》　此亦妊娠养胎之法。前条热胜，此条湿胜，故用药不同，临证之际，当酌其宜以与之。案前日常服，此曰养胎，然妊娠无病，芩、术不必常服，况此方有蜀椒、牡蛎，温中去湿，虽有长养其胎之功，而非常服之所宜，故曰养胎以别之。

释难

醋浆水　《本草纲目》陈嘉谟：“浆，酢也。炊粟米熟，投冷水中，浸五六日，味酢，生白花，色类浆，故名。若浸至败者害人。”然，寇宗奭注：“妊妇勿食，令儿骨瘦。水浆尤不可饮，令绝产。”今南阳浆水作法供参：小麦面粉和面成团，置于清水，双手抓挪至面筋可挪出，将余液放置一、二日，发酸即得。

类方参要

《要方》千金汤主小儿暴惊啼绝死，或有人从外来，邪气所逐，令儿得疾，众医不治。方：蜀椒、左顾牡蛎各六铢，碎，二味，以醋酢浆水一升煮取五合，一服一合。

《和剂局方》白术散调补冲任，扶养胎气，治妊娠宿有风冷，胎痿不长；或失于将理，动伤胎气，多致损堕。怀孕常服，壮气益血，保护胎脏。牡蛎（烧粉）二两，白术、芎䓖各四分，蜀椒（去目及闭口者，炒出汗）三分。上杵为散，每服二钱，温酒调服，空心、食前。

按 语

本条讲述妊娠中虚而生寒饮之证治，可与上条血虚而致热的当归散参看。

妇人怀胎为常，养胎重在起居食宜，无异则无须服药，若有胎动不安之兆，方需药食治之。因妇人脏气阴阳之异，怀胎受血不足后可从阴化寒化，亦可从阳化热化，故而本条为虚而寒化，当归散条为血虚而热化。尤氏评述启人深思。

白术散为散剂，如徐忠可谓："仲景妊娠篇几十方，而丸散居七，汤居三。盖汤者荡也，妊娠当以安胎为主，则攻补皆不宜骤，故缓以图之耳。若药品无大寒热，亦不取泥膈之药，盖安胎以养阴调气为急也。"

白术散配伍，以及方后所附送服散药的各类汤引颇有巧思。本方治疗以里虚兼寒饮为主证，方药以白术温中除饮逐风，配伍以大热温中除饮之蜀椒，辛温除风寒止痹痛之川芎，微寒除饮清虚热之牡蛎，若呕者复用酸甘温之浆水服药以"调中，引气宣和，开胃止渴"（《证类本草》），呕不止再易小麦汁以和胃。呕止而胃无津液作渴者，食大麦粥以调中养津。病愈服之勿置者，以大麦粥能调中补脾。即使制方以逐寒除饮为主，但服药饵饮却处处遵循"保胃气，存津液"的原则，于临床细微之处多有启发。

另白术散中蜀椒、川芎皆不宜久服，该方亦当病愈即止，酸浆水虽妊娠不宜常饮，如《经效产宝》云"孕妇令易产"，但在此病治疗过程中却可以阶段性使用，这亦是临床当权宜之处。

原 文

妇人伤寒[1]，怀身腹满，不得小便[2]，加从腰以下重[3]，如有水气状，怀身七月，太阴当养不养，此心气实，当刺写[4]劳宫及关元，小便利[5]则愈。见《玉函》。

校 勘

［1］伤寒：《脉经》作"伤寒怀娠"；邓本作"伤胎"。

［2］不得小便：《脉经》作"腹满不得大便"。

［3］加从腰以下重：《脉经》、邓本无"加"字。

［4］刺写：《脉经》、邓本作"刺泻"。

[5] 小便利:《脉经》同;邓本作“小便微利”。

按语

有注家按徐之才逐月养胎法,释此条为妊娠七月,为手太阴肺经养胎时,心气实则肺气不降,为当养之时不得养而至水气不通成为此证,故而“当刺劳宫以泻心气,刺关元以行水气,使小便通利,则心气降,心气降则肺自行”。然《翼方》云“怀胎必不针关元,针而落胎”。劳宫亦是怀孕禁忌针刺穴位。《金鉴》谓“文义未详,此穴刺之落胎,必是错简,不释。”可从。

妇人产后病脉证并治第二十二①

论一首　证六条　方十七首②

文献导读

北大秦简《病方》 令字而毋余病：已字，浴婴兒，即取亓（其）浴少半棓（杯）而歠（饮）之，居壹宿，即取鞠（麴）一卷四剥之，以滫清一卮煮之，孰（熟）而热歠（饮）亓（其）汁，不病及不风。

天回医简《脉书·下经》 女子已乳而复盈，余病也。女子余病。少复〈腹〉坚，重如怀石，寒热，好自伏也，其恶星（腥）。

按语

出土文献中的余病，即产后病。北大秦简《病方》令字而无余病即产后调理，煎煮曲，内服。本篇所论产后病，不同于早期文献的记载。

原文

问曰：新产妇人有三病，一者病痓，二者病郁冒，三者大便难，何谓也？师曰：新产血虚，多汗出，喜中风，故令病痓。何故郁冒？[1]师曰：亡血复汗，寒多，故令郁冒。何故大便难？师曰：亡津液，胃燥，故大便难。产妇郁[2]，其脉微弱，不能食，大便反坚，但头汗出[3]。所以然者，血虚而厥，厥而必冒，冒家欲解，必大汗出。以血虚下厥，孤阳上出，故但头汗出。所以产妇喜汗出者，亡阴、血虚，阳气独盛，故当汗出，阴阳乃复。所以便坚者[4]，呕不能食也，小柴胡汤主之。方见呕吐中。

校勘

[1] 何故郁冒？师曰：《脉经》同此；邓本无。

[2] 产妇郁：《脉经》、邓本作"产妇郁冒"。

[3] 故但头汗出：《脉经》同此；邓本作"故头汗出"。

[4] 所以便坚者：《脉经》同此；邓本作"大便坚"。

---

① 二十二：邓本作"二十一"。

② 方十七首：邓本作"方七首"。

名家选注

尤氏《心典》 痉，筋病也；血虚汗出，筋脉失养，风入而益其劲也。郁冒，神病也；亡阴血虚，阳气遂厥，而寒复郁之，则头眩而耳瞀也。大便难者，液病也；胃藏津液而渗灌诸阳，亡津液胃燥，则大肠失其润而便难也。三者不同，其为亡血伤津则一，故皆为产后所有之病。

李氏《广注》《经》云：阳气者，精则养神，柔则养筋。新产血虚多汗，表虚亡阳，故中风病痓（痉），此柔不能养筋也。郁冒，产后血晕也。《经》云：诸乘寒者，则为厥，郁冒不仁。产后亡血，复汗，阴阳两虚；腠理不密，表邪易人，故为寒多令郁冒，此精不能养神也。血与汗，皆津液也。液亡胃燥，故大便难。此气血俱虚，皆宜滋阴补阳，因表润里之剂主之。

朱氏《正义》 此总揭新产亡血所致之病也，为痓，为郁冒，为大便难。现证虽殊，而源头则一。以其血虚也，虚阳必内扰之。扰于内，必汗越于外，夺汗益亡血，无以营养诸筋，内风鼓动而为痓。喜中风者，不必外中风邪也，然外风亦最易相袭，不可不知。一亡血而复汗，虚阳上浮，里气益寒，虚寒相搏而郁冒。郁冒者，阳气上郁而昏冒也。血与汗皆津液所化，血虚汗出则津液干枯，燥热自生，大便所以难也。三证异流同源，要必有相因而至之理，故下只言郁冒便坚，而痓特其甚者。

释 难

新产 清·严鸿志《女科证治约旨》云："妇人产后三候内当属新产，三候外百日内当属产后。"《素问·六节脏象篇》："五日谓之候"。新产当为产后十五日内。

郁冒 冒，《说文》谓"蒙而前也。从冃目，以物自蒙而前也。谓贪冒若目无所见也。"郭霭春《金匮要略语释》："郁""冒"同义复词，即郁闷。旧注以"郁冒"为"头眩目瞀""昏冒不省""郁而上冒"等，似皆以"郁冒"为"眩冒"，恐未合。"闷"乃血运证候重点。

按 语

本条文为新产后失血津亏所致病证的纲要条文，指出病证三分，源头则一，总因皆在产后气血两虚，津血亏耗更甚。新产即产褥期的前十五日，所发可见急症，若无感受外邪，且津血亏耗程度不重，可通过产后饮食调养，待其阴阳自和即可。但若产后津血亏损较甚，或又感受外邪，本条示以三种病证。

一为产后痉病。《病源》谓"凡产后皆血虚，故多汗，因之遇风，则变为痉"，认为此病机理是因产后血虚，津血虚耗则卫表不固而多汗，腠理开泄，复受风寒，发为痉病。与《痉湿暍病篇》"太阳病，发汗太多，因致痉"相较，有感邪先后不同，但皆具津液亏耗不能濡养筋脉的病机。条文未出方药，后世有医家用栝蒌桂枝汤治疗，应当注意，产后痉发作的程度亦表征临床的危重程度。《病源·风痫候》谓"病发时，身软时醒者，谓之痫，身强直反张如弓，不时醒者，谓之痉”，对“痫”和“痉”提出了鉴别，并以在病发时是否能“时醒”作为其中鉴别症状，即“痉”可伴随神志昏迷“不时醒”的症状。故而，当痉病发作仅见于筋脉失养，可考虑应用栝蒌桂枝汤治疗，但若出现项背反张并见神志不清者，为临床危重症，须考虑是否为产创感染所致，不可延误病机。

二为产后郁冒。历代注家对此颇有争议，见解概约有三：①谓产后郁冒为产后血虚多汗复寒而致头眩瞑乱。其中又以寒之表里分为两种观点，前者认为此寒为产后血虚复外受寒邪，致阳气郁冒于上；后者认为此寒为产后血虚里寒，致阳气郁于上见昏冒。②谓产后郁冒为产后血晕。③谓产后郁冒为产后血运。编者认同“产后血虚复外受寒邪，致阳气郁冒于上”之说。

《病源·产后血运闷候》：“运闷之状，心烦气欲绝是也。亦去血过多，亦有下血极少，皆令运。若产去血过多，血虚气极，如此而运闷者，但烦闷而已。若下血过少，而气逆者，则血随气上掩于心，亦令运闷，则烦闷而心满急。”由此可见产后运闷的致病基础与失血伤津亦可无必然关系，这与产后郁冒发病前提为产后失血伤津有异，故不应将二者等同。产后血晕在汉唐医籍里多载于“产后血晕闷绝方论”下，并谓“血晕，心闷不识人，神言鬼语，气息欲绝”。其发病机理及症状与产后血运似，有异于产后郁冒。

三为大便难，以产后血虚津亡肠燥故大便难，注家已详。《经效产宝续·濮阳李师圣施郭稽中论》谓“产卧水血俱下，肠胃虚竭，津液不足，故大便秘涩，若过五六日，腹中闷痛者，乃有燥粪在脏腑，以其干涩，不能出耳，宜服麻仁丸，更以津润之，若误以为热而投寒药，则阳消阴长，变动百生，性命危矣”甚当。该麻仁丸由麻仁、枳壳、人参、大黄组成，与《五脏风寒积聚篇》之麻子仁丸有小异，更突出了产后气津两虚的特点。许学士提出产后便秘难以用下药，“唯麻子仁、苏子粥最佳稳当……此粥不惟产后可服，大抵老人诸虚风秘皆得力”。

原文

病解能食，七八日而更发热者，此为胃热气实[1]，大承气汤主之。方见痉病中。

校勘

[1] 胃热气实：邓本作“胃实”。

名家选注

李氏《广注》 大便坚，呕不能食者，小柴胡汤和解之（人参补虚，柴胡解表，黄芩清热，半夏散逆气，姜枣行津液）。七八日，邪气传里之时更发热者，此为胃实，所谓“阳明病，蒸蒸发热者”是也。大承气汤下之，然必在病解能食后，方可慎用此汤，设使病未解而不能食，安可妄议下哉？此产后汗下二法，万勿轻试也！

浅田氏《杂病论识》 此承上条论产妇郁冒便难之证治也。脉微弱呕不能食者，以新虚气逆也。大便反坚者，亡津液故也。反者，与脉相反也。厥而冒，后世所谓血厥也。

冒家大汗出，即小柴胡适当之候，亦犹少阳病振汗之比。初但头汗出者，下厥之所致。大汗出者，周身之汗，阴阳乃复之征。论云：冒家汗出自愈，所以然者，汗出表和故也。是也。其证迥然不同。且此证虽不言发热，据后病解能食，七八日更发热之语，则其有热者可知矣。小柴胡汤主之一句，当上在但头汗出下，其以先论郁冒之理，更于章末缀出即笔法。病解者，谓郁冒已解，服小柴胡汤而病解能食，至七八日之后更发热者，是病属阳明也。论曰：不恶寒但热者，实也。又曰：蒸蒸发热者，属胃也。是也。盖此一节言大虚之后有实证，当以实治也。按本事方云：妇人产后有三种疾，郁冒则多汗，多汗则大便秘，故难于用药，唯麻子、苏子粥最佳且稳。是盖津液内竭者也。若夫能食、更热者则不然，是为胃实，不可不以大承气汤攻之也。

按语

此条承接上一条，论述产后郁冒不能食兼便难的证治。李氏对病证机理所论甚详。“冒家欲解，必大汗出”亦可证上一“寒多，故令郁冒”之寒为外寒无疑。产后郁冒以血虚阳厥复受外邪所致，当祛邪则正安，产后妇人禁汗吐下三法，故以小柴胡汤和解而去邪养正。

但若郁冒诸证缓解，已能进食，过了七八日后又出现发热，尤在泾谓“此其病不在表而在里，不属虚而属实”，当发展至胃实热结，故而需乘胃气之强，即用大承气汤以攻下。此时的便坚已不同于产后血虚津亡肠燥所致的大便难，需鉴。若本当攻下，但已正气不足，不任攻伐，《金鉴》谓“若气弱液干，因虚致燥，难堪攻下者，则又当内用元明粉以软坚燥，外用诸导法以润广肠，缓缓图之也”，可参。

原文

妇人产后[1]，腹中㽲痛，当归生姜羊肉汤主之[2]。并治腹中寒疝，虚劳不足。方见寒疝中。

校勘

[1] 妇人产后：《脉经》同此；邓本作“产后”，无“妇人”二字。

[2] 当归生姜羊肉汤主之：《脉经》作“可与当归羊肉汤”，亦无“并治腹中寒疝，虚劳不足”等字。

名家选注

尤氏《心典》 产后腹中㽲痛，与妊娠腹中㽲痛不同，彼为血虚而湿扰于内，此为血虚而寒动于中也。当归、生姜温血散寒，孙思邈云“羊肉止痛利产妇”。

喜多村氏《疏义》 此申释产后里寒腹痛证治。产后血虚而有寒，则腹中㽲痛。《经》云：形不足者温之以气，精不足者补之以味。当归、生姜、羊肉，气味俱厚，散寒补虚，则邪自散而痛自止。盖血虚腹痛，治之以血属之资养同类者。且此方温而补，寒疝虚劳，谁曰不宜？

类方参要

《要方》当归汤治妇人寒疝，虚劳不足，若产后腹中绞痛。方：当归二两，生姜五两，芍药二两(《子母秘录》作甘草)，羊肉一斤。上四味，㕮咀，以水八升煮羊肉熟，取汁煎药，得三升，适寒温，服七合，日三。(《金匮要略》、胡洽不用芍药，名小羊肉汤)

《要方》羊肉当归汤治产后腹中心下切痛，不能食，往来寒热，若中风乏气力。方：羊肉三斤，当归、黄芩(《肘后》用黄芪)、芎䓖、甘草、防风各二两(《肘后》用人参)，芍药三两，生姜四两。上八味，㕮咀，以水一斗二升先煮肉熟，减半，内余药煎取三升，去滓，分三服，日三。(胡洽以黄芪者代黄芩，白术代芍药，名大羊肉汤。《子母秘录》以桂心代防风，加大枣十七枚)

《外台》引《广济》又疗产后内虚，寒入腹，腹中绞痛，下赤烦毒，谵语见鬼，羊肉汤方。肥羊肉一斤，当归、甘草(炙)、芍药各一分。上四味，切，以水一斗煮羊肉，取七升煮药，取二升，分服。

《外台》产后更无他状，但觉虚弱，欲得补气力，兼腹痛，宜羊肉当归汤方。肥羊肉一斤(去脂膜)，当归五两，生姜六两，黄芪四两。上四味，切，以水一斗，缓火煮羊肉，取八升，澄清，内药煮，取二升半，去滓，温分服。若觉恶露下不尽，加桂心三两；恶露下多，觉有风，加芎䓖三两；觉有气，加细辛二两；觉有冷，加吴茱萸一两；觉有热，加生地黄汁二合。

按语

《病源》："产后脏虚，或宿挟风寒，或新触冷，与气相击搏，故腹痛，若气逆上者，亦令心痛、胸胁痛也，久则变成疝瘕。"可知产后腹痛机理为产后里虚血，复客寒相阻而见腹痛。又"疝者，痛也。此由阴气积于内，寒气结搏而不散，腑脏虚弱，风冷邪气相击，则腹痛里急，故云寒疝腹痛也"。寒疝腹痛与该条文产后腹痛致病机理皆为血虚寒迫，故皆可治以当归生姜羊肉汤温血散寒。此与本书《妇人妊娠病篇》当归芍药散主治"妊娠腹中㽲痛"的病机为血虚而水阻有异，故魏荔彤谓"阻则用通，虚则用塞，一阻一虚而治法异矣"。

对"腹中㽲痛"的疼痛特征，注家有两种观点：一则为绵绵而痛，缓痛；一则为绞痛，急痛。前者为多数注家所从，现行《金匮》教材亦注该条文腹痛特征为"绵绵而痛，喜温喜按"。笔者则认为两种疼痛皆可出现，疼痛临床症状区别在于病机是血虚兼寒，还是血虚而寒迫更甚，寒凝程度不同，疼痛程度与特征亦不同。病机属前者则疼痛特点为绵绵而痛，属后者则为急痛绞痛，但二者皆基于血虚寒凝，故都可用当归生姜羊肉汤温血散寒。况条文谓"并治腹中寒疝"，《病源》明言寒疝以腹痛里急为特征，此腹痛亦可为绞痛。如谢映庐医案(见后)用当归生姜羊肉汤所治产后腹痛特点就是绞痛急迫。

晋唐方书丰富了羊肉汤证治。如胡洽大小羊肉汤，小羊肉汤与《金匮》当归生姜羊肉汤同，大羊肉汤则在小羊肉汤基础上加以黄芪、白术、川芎、甘草、防风，由此可窥古意制方大小之别。在治疗产后虚损相关病证时，《千金》多处用及鹿肉、羊肉、羊乳、雌鸡、鲍鱼、羊脂、猪肾、鲤鱼肉等，甚合"精不足者补之以味"之意。

附谢映庐医案：周吉人先生内人冬日产后少腹绞痛。诸医称为儿枕之患，祛瘀之药屡投愈重，乃至手不可触，痛甚则呕，二便紧急，欲解不畅，且更牵引腰胁俱痛，势颇迫切。急延二医相商，咸议当用峻攻，庶几通则不痛。余曰：形羸气馁何胜攻击，乃临产胎下寒入阴中，攻触作痛，故亦拒按，与中寒腹痛无异。然表里俱虚，脉象浮大，法当托里散邪。但气短不续，表药既不可用，而腹痛拒按，补剂亦难遽投。仿仲景寒疝例，予当归生姜羊肉汤，因兼呕吐，略加陈皮、葱白，一服微汗而愈。得心应手之妙，不知其然而然者有矣。①

原文

妇人产后[1]，腹痛，烦满不得卧，枳实芍药散主之。方

枳实（烧令黑，勿令太过） 芍药等分

上二味，杵为散，服方寸匕，日三服。并主痈脓，以麦屑粥[2]下之。

校勘

［1］妇人产后：《脉经》同此；邓本作"产后"，无"妇人"二字。

［2］麦屑粥：邓本作"麦粥"。

名家选注

尤氏《心典》 产后腹痛，而至烦满不得卧，知血郁而成热，且下病而碍上也，与虚寒疞痛不同矣。枳实烧令黑，能入血行滞，同芍药为和血止痛之剂也。

《金鉴》 产后腹痛，不烦不满，里虚也。今腹痛烦满，不得卧，里实也。气结血凝而痛，故用枳实破气结，芍药调腹痛。枳实炒令黑者，盖因产妇气不实也。并主痈脓，亦因血为气凝，久而腐化也。佐以麦粥，恐伤产妇之胃也。

丹波氏《辑义》 此前排脓散中去桔梗，不用鸡子黄，用麦粥，立方之意稍近，故并治痈肿乎。

释难

麦屑 麦磨的细粒。《南史·陈纪上·武帝》："是时食尽，调市人餽军，皆是麦屑为饭，以荷叶裹而分给。"

---

① 谢映庐，谢映庐医案［M］. 上海：上海科学技术出版社，1962：171

类方参要

《要方》治胸痹气壅满，心膈不利。枳实二两，麸炒微黄，为末，非时以清粥饮调下二钱。

《医心》引《葛氏方》若产后虚烦不得眠者方。枳实、芍药分等，并炙之，末，服方寸匕，日三。

按 语

本条论产后气血郁滞而致腹痛的证治。

注家大旨相同，所异惟滞于气或滞于气血。《金匮》妇人篇产后腹痛有四：①前条所论血虚而寒中所致的腹中疞痛，属虚证；②本条所论气血郁滞而致的腹痛烦满，虚中之实证；③下一条干血凝结于下所致的腹痛，属实证；④产后阳明结实腹痛，亦属实证。此四条分别代表了妇人产后腹痛虚证、虚实夹杂证、实证的不同治则与治法。

《别录》载枳实与芍药性味皆酸微寒，枳实"主除胸胁淡澼，逐停水，破结实，消胀满、心下急、痞痛、逆气、胁风痛，安胃气……"；芍药"主通顺血脉，缓中，散恶血，逐贼血，去水气，利膀胱、大小肠，消痈肿，时行寒热，中恶，腹痛，腰痛"。枳实芍药散可缓中除满，清虚热除血痹。

麦粥，诸家皆谓为大麦粥，"取其滑润宜血，亦有益胃气"，《集注》云"大麦，主治消渴，除热，益气，调中"；苏颂云"大麦出关中，屑之作面，平胃，止渴，消食"；《肘后方》云"主食过饱烦闷，但欲卧而腹胀。熬面令微香，杵，服方寸匕。以大麦生面佳"。可知，大麦、大麦屑可调中平胃、消食除胀。

然而，枳实芍药散用于治疗痈脓时，当以小麦为佳。《集注》云"小麦，主除热，止燥渴、咽干，利小便，养肝气，止漏血唾血"；晋唐方书治疗烦热虚渴、水气小便不利、女劳疸等以水热为病的情况时也多用小麦，如《圣惠方》"治烦热，少睡多渴。用小麦作饭，水淘食之"。脓发病机理为水热壅滞，腐肉为脓，故用枳实芍药散治疗痈脓时当用小麦为粥。

原 文

师曰：产妇腹痛，法当与枳实芍药散。假令不愈者，此为腹中有干血著脐下，与下瘀血汤服之，主经水不利若瘀血[1]。方

大黄二两　桃仁三十枚[2]（去皮尖）　䗪虫二十枚（熬，去足）

上三味，末之，炼蜜和为四丸，以酒一升，煎一丸，取八合，顿服之，新血利下[3]如豚肝。

校 勘

［1］主经水不利若瘀血：邓本作"亦主经水不利"。

［2］桃仁三十枚：邓本作“桃仁二十枚”。

［3］新血利下：邓本作“新血下”。

名家选注

尤氏《心典》 腹痛服枳实芍药而不愈者，以有瘀在脐下，着而不去，是非攻坚破积之剂，不能除矣。大黄、桃仁、䗪虫，下血之力颇猛，用蜜丸者，缓其性不使骤发，恐伤上二焦也。酒煎顿服者，补下治下制以急，且去疾惟恐不尽也。

《金鉴》 产妇腹痛，属气结血凝者，枳实芍药散以调之。假令服后不愈，此为热灼血干，著于脐下而痛，非枳实芍药之所能治也，宜下瘀血，主之下瘀血汤，攻热下瘀血也。并主经水不通，亦因热灼血干故也。

喜多村氏《疏义》 此抵当丸之变制，去水蛭、虻虫，易䗪虫，三味皆去瘀破血之药，丸以蜜，煮以酒，峻药缓攻，而顿服以急其制，血下如猪肝而瘳矣。

释难

干血 唐宗海《血证论》：“瘀血在经络脏腑之间，被气火煎熬，则为干血。”

新血 魏荔彤谓：“新血下者，产后之血也。”森立之亦谓：“新血者，犹新产、新浴之新，言血下而新也。血下而新者，宜鲜红。今如豚肝，其为干血蓄结无疑。”可从。

类方参要

《要方》治产后漏血不止。又方：大黄三两，芒硝一两，桃仁三十枚，水蛭三十枚，虻虫三十枚，甘草、当归各二两，䗪虫四十枚。上八味，㕮咀，以水三升、酒二升合煮取三升，去滓，分三服，当下血。

《要方》桃仁煎治带下，经闭不通。方：桃仁、虻虫各一升，朴硝五两，大黄六两。上四味，为末，别治桃仁，以醇苦酒四升内铜铛中，炭火煎取二升，下大黄、桃仁、虻虫等，搅勿住手，当欲可丸，下朴硝，更搅勿住手，良久出之，可丸乃止，取一丸如鸡子黄，投酒中，预一宿勿食服之。至晡时下如大豆汁，或如鸡肝凝血虾蟆子，或如膏，此是病下也。

《要方》治瘀血汤方。大黄五两，桃仁五十枚，虻虫、䗪虫、水蛭各三十枚，桂心二两。上六味，㕮咀，以酒水各五升合煎得三升，适寒温，饮一升，日三服。

按语

本条论述产后瘀热干血内结胞宫而致腹痛的证治。

产后腹痛辨证尤重虚实鉴别。张景岳《妇人规》对产后腹痛虚实病理分析详尽可参。

虚证之病理，其认为新产之后，胞胎俱去，血海陡虚，所以作痛，此为虚痛，不可攻逐；即使摸之有块，按之微拒手，亦是因“胞门受伤，必致壅肿……所以亦若有块，而实非真块。肿既未消，所以亦颇拒按。治此者，但宜安养其脏”。

实证之病理，景岳谓“产后恶露不尽，留滞作痛者，亦常有之。然此与虚痛者不同，必其由渐而甚，或大小便不行，或小腹硬实作胀，痛极不可近手，或自下上冲心腹，或痛极牙关紧急，有此实证，当速去其血”。此对虚实鉴别的方法与临床实际颇为贴切。

下瘀血汤与抵当汤二方皆用桃仁、大黄，所异为前者用䗪虫，后者配水蛭、虻虫。曹颖甫谓“产后血去既多，不同经闭之证，故不用吮血之虫类，恐兼伤及新血也；虻虫生于尘秽之中，善于攻窜，而又不伤新血，故于产后为宜”可参。

另，该方服法为酒煎丸成汤，故较大黄䗪虫丸（酒饮服）起效更快，适合新病，其预后也较干血痨更佳。村井椿《药征续编》云“盖此方不但治妇人产后腹痛矣，虽男子亦有瘀血自下，脐下毒痛证，则宜服此方”。当瘀血着于脐下而无热象时，张家礼用加味佛手散（当归、川芎，加白糖冲服或童便兑服）活血行瘀，瘀甚痛剧则加红花，瘀结轻证可参用。

原文

妇人产后[1]七八日，无太阳证，少腹坚痛，此恶露不尽，不大便四五日，趺阳脉微实[2]，再倍其人发热，日晡时烦躁者，不食，食即谵语，利之即愈[3]，宜大承气汤[4]。热在里，结在膀胱也。方见痉病中。

校勘

［1］妇人产后：《脉经》同此；邓本作“产后”，无“妇人”二字。

［2］不大便四五日，趺阳脉微实：《脉经》同此；邓本作“不大便，烦躁发热，切脉微实”。

［3］利之即愈：《脉经》同此；邓本作“至夜即愈”。

［4］宜大承气汤：《脉经》同此；邓本作“宜大承气汤主之”。

名家选注

尤氏《心典》 无太阳证者，无头痛恶寒之表证也。产后七八日，少腹坚痛，恶露不尽，但宜行血去瘀而已。然不大便，烦躁，发热，脉实，则胃之实也。日晡为阳明旺时，而烦躁甚于他时，又胃热之验也。食气入胃，长气于阳，食入而助胃之热则谵语，至夜阳明气衰而谵语愈，又胃热之验也。故曰：热在里，结在膀胱。里即阳明，膀胱即少腹，盖谓不独血结于下，而亦热聚于中也。若但治其血而遗其胃，则虽去而热不除，即血亦未必能去，而大承气汤中，大黄、枳实均为血药，仲景取之者，盖将一举而两得之欤。

李氏《广注》 此一节具两证在内，一是太阳蓄血证，一是阳明里实证。因古人文法错综，故难辨也。无太阳证，谓无表证也。少腹坚痛者，以肝藏血。少腹为肝经部分，故血必结于此，则坚痛亦在此。此恶露不尽，是为热在里，结在膀胱。此太阳蓄血证也，宜下去瘀血。若不大便、烦躁、脉实，谵语者，阳明里实也。再倍发热者，热在里而蒸蒸发于外也。阳明旺于申酉戌，日晡是阳明向旺时，故烦躁不能食。病在阳而不在阴，故至夜则愈。此阳明府病也。宜大承气汤以下胃实。按《经》云："阳明病，不能食，攻其热必哕，以胃中虚冷故也。"又云："发热者，尤当先解表乃可攻之。"况在产后，安可妄议攻下哉？必认证果真，方可用此。

森氏《考注》 此条宜依《脉经》校正，今本《金匮》全属误讹可改也。（微实）过元山松云"非微少之微，伏匿之微也。"（热在里）者，胃中有热也。（结在膀胱）者，胞内恶露不尽也。（少腹坚痛恶露不尽）是结在膀胱之征也。（不大便四五日，趺阳脉微实，再倍其人发热，日晡所烦躁者，不能食，谵语）是热在里之征也。此证用承气，则大便恶露并利而愈。一举两得之妙方，每每有经验。

按语

本条承上论述产后瘀血腹痛与阳明里实腹痛的鉴别与证治。

"产后七八日，无太阳证"可排除表证发热；若少腹坚痛，则为产后恶露不尽，曹颖甫谓"外虽无热，正以热结在里而血瘀胞中"。营气夜行于阳，若为热入血室，则当出现夜分谵语。此时若只凭不大便兼有烦躁发热，尚不能判断为阳明里热实证；配合脉诊滑实，再加上日晡所发热而烦躁，才可判断为阳明热。《伤寒》"日晡所发热者，属阳明也"，即谓此。况且食即谵语，到了夜中阴盛之时，谵语反止，则可鉴别其不为热入血室而为阳明实证，而以大承气汤攻下实热。

产后可因外邪所感而致表邪之实；产后恶露凝滞停聚之实；产后过用参芪而致气壅内热之实；或产后勉强过食，停聚内伤之实。故治疗产后病，不可拘泥于"产后多虚""产后宜温不宜凉"而贻误患者。

原文

妇人产得风[1]，续之数十日不解，头微痛，恶寒，时时有热，心下坚[2]，干呕，汗出。虽久，阳旦证续在耳，可与阳旦汤，即桂枝汤是也。方见下利中。邓氏本"得"作"后"，"坚"作"闷"。

校勘

［1］妇人产得风：《脉经》同此；邓本作"产后风"。

［2］心下坚：《脉经》同此；邓本作"心下闷"。

名家选注

尤氏《心典》 阳旦汤治伤寒太阳中风挟热者，此风久而热续在者，亦宜以此治之。夫审证用药，不拘日数，表里既分，汗下斯判。上条里热成实，虽产后七八日，与大承气而不伤于峻，此条表邪不解，虽数十日之久，与阳旦汤而不虑其散，非通于权变者，未足以语此也。

丹波氏《辑义》 阳旦汤，徐、沈、尤、《金鉴》，为桂枝汤加黄芩；而魏则据《伤寒论》证象阳旦条，为桂枝加附子，并误。唯程依原注为是。

按语

此条论述产后中风日久未愈的证治。

注家观点较一致，尤在泾评注甚当可参。惟阳旦汤，历代注家看法有异：①多数医家认为阳旦汤即桂枝汤；②认为阳旦汤是桂枝汤加黄芩；③认为阳旦汤是桂枝加附子。今据《脉经》与吴迁本《金匮》可证为桂枝汤。另，“心下坚”多为水饮、气、食停聚而致，此处当从邓本为“心下闷”。虽已数十日，然太阳中风表证未解，虽有“心下闷”“干呕”内传之势，病位尚未转至里位或半表里之位，故仍可以桂枝汤治疗。

原文

妇人产后[1]，中风发热，面正赤，喘而头痛，竹叶汤主之。方

竹叶一把　葛根三两　防风一两　桔梗　桂枝（去皮）　人参　甘草（炙）各一两　附子一枚（炮，去皮，破八片）　大枣十五枚（擘）　生姜五两（切）

上十味，㕮咀，以水一斗，煮取二升半，去滓，分温三服。温覆使汗出。颈项强，用大附子一枚，破之如豆大。煎药，扬去沫。呕者加半夏半升，洗。

校勘

［1］妇人产后：《脉经》同此；邓本作“产后”，无“妇人”二字。

名家选注

尤氏《心典》 此产后表有邪而里适虚之证，若攻其表，则气浮易脱；若补其里，则表多不服。竹叶汤用竹叶、葛根、桂枝、防风、桔梗解外之风热，人参、附子固里之脱，甘草、姜、枣以调阴阳之气，而使其平，乃表里兼济之法。凡风热外淫，而里气不固者，宜于此取则焉。

程氏《直解》 产后血虚，多汗出，喜中风，故令病痉。今证中未至背反张，而发热面赤头痛，亦风痉之渐。

朱氏《正义》 发热头痛，挟表无疑，而面正赤，气喘，阳邪怫郁于上焦阳位，火从风发，诚有日炽之势。不行开散，风阳于何从泄？然得之产后，元气大虚，轻扬疏散之品，最虑走泄真元，不可不慎。爰以竹叶之清寒，轻开上焦之郁热为主，葛根清肌肉间之蕴热，防风散风，桔梗开气，桂、甘、姜、枣调和荣卫，而重藉参、附以大补其元阳，使邪自解而正气自复，庶恃此以无恐矣。

喜多村氏《疏义》 此桂枝加附子汤之变制，即温发之法。产后血液虚燥，故方中用竹叶、葛根，清热且滋津也。防风、桔梗并以除散风邪。人参乃所以补阳生津。兹治产后中风阳虚者之套剂也。然本属外邪，故温覆令汗出，而大汗淋漓，固在所禁也。方后加减法，后人所添，恐非仲景之旧矣。

类方参要

《要方》治产后中风发热，面正赤，喘气头痛，竹叶汤方。淡竹叶一握，葛根三两，防风二两，桔梗、甘草、人参各一两，大附子一枚，生姜五两，大枣十五枚，桂心一两。上十味，㕮咀，以水一斗煮取二升半，去滓，分三服，日三，温覆使汗出。若颈项强者，用大附子；若呕者，加半夏四两。

《小品》疗霍乱吐痢，已服理中及四顺汤不解者，以竹叶汤方。竹叶一虎口，小麦一升，生姜十两，甘草一两（炙），人参一两，附子一两（炮），肉桂二两，当归二两，芍药一两，白术三两，橘皮二两。上十一味，以水一斗半，先煮小麦、竹叶，取八升汁，去滓，内诸药，煮取二升半，分三服。

按语

产后中风发热，起于产后气血亏耗，卫表不固，易感风邪。风本阳邪，伤表发热的特征是发热无休止，头痛常以眉棱骨疼痛为主，不似寒邪外迫皮毛之内，必待营热内抗然后发热。发热面赤，因阳郁于上。故须竹叶、葛根、防风轻开透散，又以产后血虚里虚，故须桂枝去芍药加参附以温中补里，尤氏、朱氏等所识颇有见地，亦合临床。

程氏提出此证为风痉之渐，其见甚妥。竹叶汤以竹叶、葛根清热养津，以防产后中风虚热，血燥津伤而病传痉病。竹叶味苦平，《本经》谓其“主咳逆上气，溢筋急，恶疡，杀小虫。根，作汤益气，止渴，补虚下气。汁，主风痉”。

原文

妇人乳中虚[1]，烦乱呕逆，安中益气，竹皮大丸主之。方

生竹茹二分　石膏二分（研）　桂枝一分（去皮）　甘草七分（炙）　白薇一分

上五味，末之，枣肉和丸，如弹丸大[2]，以饮服一丸，日三夜二服。有热者，倍白薇；烦喘者，加柏实一分。

校勘

［1］妇人乳中虚：《脉经》作“妇人产中虚”。

［2］如弹丸大：邓本作“弹子大”。

名家选注

武之望《济阴纲目》 中虚不可用石膏，烦乱不可用桂枝，此方以甘草七分，配众药六分，又以枣肉为丸，仍以一丸饮下，可想其立方之微，用药之难，审虚实之不易也。仍饮服者，尤虑夫虚虚之祸耳，用是方者亦当深省。

尤氏《心典》 妇人乳中虚，烦乱呕逆者，乳子之时，气虚火胜，内乱而上逆也。竹茹、石膏，甘寒清胃；桂枝、甘草辛甘化气；白薇性寒入阳明，治狂惑邪气，故曰安中益气。

浅田氏《杂病论识》 乳中在草蓐之谓。古书单称乳者，皆指产而言。《说文》云：人及鸟生子曰乳，兽曰产。《广雅》云：乳，生也。《吕氏春秋·音初篇》云：主人方乳。注云：乳，产也。《史记·扁鹊仓公列传》云：怀子不乳。《汉书·许皇后外戚传》云：妇人免乳大故。《霍光传》云：乳医淳于衍。《魏志·华佗传》云：乳中虚冷，儿得母寒，可以征焉。乳燕乳虎之乳，亦同义。脉经作产中。《济阴纲目》作产后，义益明矣。注家或为乳房解，非矣。凡产后虚烦呕逆者，属血热，故用清热安中之方，亦犹大势解后，虚羸少气之逆欲吐者，用竹叶石膏汤也。

类方参要

《要方》甘竹茹汤治产后内虚，烦热短气。方：甘竹茹一升，人参、茯苓、甘草各一两，黄芩三两。上五味，㕮咀，以水六升煮取二升，去滓，分三服，日三。

《要方》竹叶汤治产后心中烦闷不解。方：生淡竹叶、麦门冬各一升，甘草二两，生姜、茯苓各三两，大枣十四个，小麦五合。上七味，㕮咀，以水一斗先煮竹叶、小麦，取八升，内诸药煮取三升，去滓，分三服。若心中虚悸者，加人参二两；其人食少无谷气者，加粳米五合；气逆者，加半夏二两。

《要方》淡竹茹汤治产后虚烦头痛，短气欲绝，心中闷乱不解，必效。方：生淡竹茹一升，麦门冬五合，甘草一两，小麦五合，生姜三两（《产宝》用干葛），大枣十四枚（《产宝》用石膏三两）。上六味，㕮咀，以水一斗煮竹茹小麦，取八升，去滓，乃内诸药煮取一升，去滓，分二服，羸人分作三服。

《翼方》大枣汤主虚烦，短气气逆，上热下冷，胸满。方：大枣三十枚（擘），石膏三两（碎），白薇、前胡、人参、防风各二两，桂心、甘草各一尺（炙）。上八味，㕮咀，以水七升煮取三升，分三服。

《经效产宝》疗产后心中虚热烦闷，气欲绝。大枣十二分、茯苓十二分，生姜八分，甘草五分，竹沥一升，人参六分（发热方用），粳米（若食小加三合）、生麦门冬二十分。上水六升，煎取三升，方下竹沥，更煎取二分，分温三服。

按语

本条讲述产后因哺乳虚耗津液，胃中虚热上冲而致烦乱呕逆，故治疗以安中益气为原则。

浅田氏从文义考证，乳当为产，乳中为产后哺乳期。本条关键在于“中虚”，唐容川所谓“妇人乳作一读，谓乳子也，中虚作一句，谓中焦受气取汁，上入人心以变血，下安胃以和气，则冲气上逆而为呕逆”，此说甚当，可细研。竹皮大丸方药配伍特点，武之望与尤在泾已有详解。晋唐医家对治疗中虚而烦热的方药有丰富的补充，其组方无不以大枣（重用）、生姜、甘草、人参、小麦、粳米等甘温益中为主，再辅以竹叶、竹茹、竹沥、石膏类甘寒辛寒以清热除烦，治疗大法皆为安中益气、补虚除烦，临床可参。

原文

妇人产后下利，虚极[1]，白头翁加甘草阿胶汤[2]主之。方

白头翁二两　黄连　柏皮　秦皮各三两　甘草二两（炙）　阿胶二两

上六味，㕮咀，以水七升，煮取二升半，去滓，内胶，令消尽，分温三服。

校勘

［1］妇人产后下利，虚极：《脉经》作“妇人热利重下，新产虚极”。

［2］白头翁加甘草阿胶汤：《脉经》作“白头翁加甘草汤”。

名家选注

尤氏《心典》　伤寒热利下重者，白头翁汤主之，寒以胜热，苦以燥湿也。此亦热利下重，而当产后虚极，则加阿胶救阴，甘草补中生阳，且以缓连、柏之苦也。

张氏《医通》　伤寒厥阴证，热利下重者，用白头翁汤，苦寒治热，以坚肠胃。此产后气血两虚，故加阿胶、甘草。然下利血滞也，古人云：血行则利自止，此方岂独治产后哉？

释难

虚极　极，《春秋·隐二年》：“无骇帅师入极。又疲也。”《世说》：“顾和谒王导，导小极对之疲睡。”虚极，乃虚惫，虚疲之意，非虚惫至极意。高学山注：“虚极者，血虚而气极也。”可参。

类方参要

《要方》治产后下痢兼虚极，白头翁汤方。白头翁二两，阿胶、秦皮、黄连、甘草各二两，黄柏三两。上六味，㕮咀，以水七升煮取二升半，去滓，内胶令烊，分三服，日三。

《要方》治产后下痢，干地黄汤方。干地黄三两，白头翁、黄连各一两，蜜蜡一方寸，阿胶如手掌大一枚。上五味，㕮咀，以水五升煮取二升半，去滓，内胶、蜡令烊，分三服，日三。

《翼方》阿胶汤治产后下痢。阿胶、当归、黄柏、黄连各一两，陈廪米一升，蜡如棋子三枚。一日令尽。

《翼方》甘草汤治产后下痢，兼虚极，白头翁加阿胶。白头翁二两，黄连、秦皮、黄柏各三两，加阿胶、甘草各二两。上六味，㕮咀，以水七升煮取三升，去滓，内胶令烊，分三服。

按语

仲景时代，尚无“痢”字，“下利”含泄泻与痢疾两病，唐容川所谓“此下利，是言痢疾便脓血也”。

产后痢，分寒热两端。本书《呕吐哕下利病篇》“热利下重者，白头翁汤主之”。《脉经》“妇人热利重下”，故本条文中的产后下利为热利下重。《病源》曰“赤利，血利也。因产后血虚，为热气所乘，热搏，血渗入肠，肠虚而泄，为血利。凡血利皆是多热，热血不止，蕴瘀成脓血利也”。已阐明产后热痢致病机理。

对产后热利兼伤耗阴血者，以苦寒清热止利，养血缓中为原则，注家甚详可参。晋唐医家诸方未离此大法。

附　方

原文

妇人多在草蓐得风，四肢苦烦热，皆自发露所为[1]。头痛者，与小柴胡汤；头不痛但烦，与三物黄芩汤。小柴胡汤方，见呕吐中。

黄芩一两　苦参二两　干地黄四两

上药㕮咀[2]，以水八升，煮取二升，去滓，温服一升，多吐下虫。见《千金》。

校勘

[1] 妇人多在草蓐得风，四肢苦烦热，皆自发露所为：邓本作“治妇人在草蓐，自发露得风，四肢苦烦热”。

[2] 上药㕮咀：邓本作“上三味”。

名家选注

徐氏《论注》　此言产妇有暂感微风，或在半表里，或在下焦，风湿合或生虫，皆能见四肢烦热证，但以头之痛与不痛为别耳。故谓在草蓐，是未离产所也。自发露得风，是揭盖衣被，稍有不慎而暂感也。产后阴虚，四肢在亡血之后，阳气独盛，又得微风，则苦烦热；然表多则上入而头痛，当以上焦为重，故主小柴胡和解；若从下受之而湿热结于下，则必生虫，而头不痛，故以黄芩清热为君，苦参祛风杀虫为臣，而以地黄补其元阴为佐。曰多吐下虫，谓虫得苦参必不安，其上出下出，正未可知也。

喜多村氏《疏义》 此言妇人未离产蓐，气血未复，而盖覆不周，自发露得风，则四肢烦热头痛者，外感风寒，内动血热。小柴胡汤能解半表半里之邪，而又且主清血热，故与之。若头不痛，而但四肢烦热，则风轻热重，是当用黄芩汤，黄芩、苦参除热，地黄养血也。此方出于《千金》，而宋人附之，盖有所据也。

释难

草蓐 意“产褥”。

自发露所为 指产妇起居不甚，揭衣去被而袒肢露体，以受外邪所袭。

按语

此条讲述产后烦热的两种证治。

此条与下一条为附方。《浅注》曰：“附方者，《金匮》本书阙载，而《千金》、《外台》等书载之。其云出自《金匮》，后人别之曰附方。”本方出自《要方・妇人产后中风门》。

产后血虚，若摄生不慎，易感风邪，风为阳邪，入里化热则肢体烦热；外邪未解则伴头痛。前者烦热属热邪伤阴之正虚邪实夹杂，与虚劳烦热的虚证不同，故以三物黄芩汤清热燥湿、养血凉血。《类聚方广义》谓此方“治心胸苦烦”，用于治疗骨蒸劳热，久咳，男女诸血证，肢体烦热甚，口舌干涸，心气郁塞者；每至夏月，手掌、足心烦热难堪，夜间尤甚，不能眠者；还治诸失血后，身体烦热倦怠，手掌、足下热更甚，唇舌干燥者。

现代医家还用此方治疗热邪伤阴证的红斑性肢痛证、阴部肿痒等病。

原文

治妇人产后，虚羸不足，腹中刺痛不止，吸吸少气，或苦少腹拘急挛痛[1]引腰背，不能食饮，产后一月，日得服四五剂为善，令人强壮，内补当归建中汤。方

当归四两　桂枝（去皮）三两　芍药六两　生姜三两（切）　甘草二两（炙）　大枣十二枚（擘）

上六味，㕮咀，以水一斗，煮取三升，去滓，分温三服，一日令尽。若大虚，加饴糖六两，汤成，内之，于火上暖，令饴糖消[2]。若无生姜，则以干姜代之。若其人去血过多，崩伤内衄不止，加地黄六两，阿胶二两，合八种[3]，汤成去滓，内阿胶。若无当归，以芎䓖代之。见《千金》。

校勘

［1］拘急挛痛：邓本作“中急摩痛”。
［2］令饴糖消：邓本作“令饴消”。
［3］八种：邓本作“八味”。

名家选注

沈氏《编注》 产后体虽无病，血海必虚。若中气充实，气血虽虚易能恢复。或后天不能生血充于血海，则见虚藏不足。但血海虚而经络之虚，是不待言。因气不利而瘀，则腹中刺痛不止；冲任督带内虚，则少腹中急摩痛引腰背；脾胃气虚，则吸吸少气，不能饮食。故用桂枝汤调和营卫，加当归欲补血之功多。若大虚加胶饴，峻补脾胃而生气血；若去血过多，崩伤内衄乃血海真阴大亏，故加地黄、阿胶以培之。方后云：无生姜以干姜代之，乃温补之中兼引血药，入血分生血，其义更妙。

喜多村氏《疏义》 此亦出《千金方》，宋人以为仲景旧文，故附于此也。妇人新产，血气必虚，是以虚羸不足，腹中㽲痛，吸吸少气，或小腹拘急，痛引腰背，不能食饮，非大补气血，建立中气则不可，故于建中汤内加当归以养阴血，培脾元。凡产妇一月内，使服四五剂，则令人强壮，亦至善之良策也。方后加减法，果旧经文否，未可知，临用斟酌为宜矣。

浅田氏《杂病论识》 是产后血虚之主方。崩伤、崩漏、崩中皆同内衄吐血一种。巢源云：吐血有三种，一曰内衄出血如鼻衄，且不从鼻孔出，或去数升乃至解是也。盖此方后世所专用十全大补汤等之鼻祖，学者善领解方意，则治血之法思过半。

按语

本条为气血两亏之虚损证治。注家释义较明，可参。

妇人杂病脉证并治第二十三[①]

脉证合一十四条　论一首　方一十二首

文献导读

内崩

天回医简《脉书・下经》：内傰。弱（溺）赤，足善栗，行不安[地]，数后血。

《和齐汤法》：止内傰方。取麻，小熬之靡（縻），取亓（其）中膏二升，以美酒粲（餐）之，先旦莫（暮）食。亓（其）一曰，取狗肝，薄叶（牒）之，以炭烧枱铁赤，直（置）叶肝亓（其）上，使肝干，一合直（置）半杯酒中，畬（饮）之，节（即）已。枱铁，鏊也。

闭经

天回医简《脉书・下经》：女子并至。月事数月乃壹出，出即多，身尽痛，烦心，不耆（嗜）食。

天回医简《脉书・下经》：女子积倚。月事闭不来，无常，乍多乍少，乍青乍[白]，少腹盈。其痛也，上到心，下到厀（膝）。

《和齐汤法》治女子不月，自以为有子，至十岁无有，复（腹）大。蔓先洗，教取麦鞠（曲），屑（屑），三指撮至节，直（置）美酒中歙（饮）之，廿日已。令。出土黄洛，已试。

转胞

天回医简《脉书・下经》：[转][胞]。不弱（溺）不后，从要（腰）以下不用，以下不用尚可久也。手足不用，易（易）者三四日，久者五六日死矣。且死，必先多弱（溺）后，乃死。天回医简《刺数》瘨疝，暴，仑，癃，转胞，两胻厥阴各五。

按　语

内崩，即崩漏。出土医简中的止内崩方，以一味麻子仁治疗此病。麻子仁，《本经》云（麻蕡）"治七伤，利五脏，下血，寒气，多食令人见鬼狂走"；《别录》云"破积血，复血脉，乳妇产后余疾"。内崩不止多因瘀血内阻之故，方用麻子仁，取其活血止血之效，此是通因通用之法。女子不月，即月经不至，闭经之意。本篇所论经一月再见者、经水不利下，即出土文献中的女子不月。仲景所论转胞，亦见于早期文献，并有对应的针刺方法。

---

① 二十三：邓本作"二十二"。

原文

妇人中风七八日，续得寒热[1]，发作有时，经水适断，此为热入血室，其血必结，故使如疟状，发作有时，小柴胡汤主之。方见呕吐中。

校勘

［1］续得寒热：《脉经》作“续有寒热”；邓本作“续来寒热”。

名家选注

徐氏《论注》 妇人中风，即《伤寒》中所主桂枝汤之风证也。七八日则表邪已解矣，复有寒热，故曰续来。然不长热，故曰有时。问其经水，则已来而适断，明是余热未尽，乘虚入之，则余血必有结者，故寒热有时。然非太阳传入少阳之比，因结血之热致有此病，故曰使如疟状。虽非传入少阳之比，其药仍用小柴胡者，盖血室之气肝主之，肝与胆为表里，胆因肝受邪而病如疟，非他药所宜，故亦主和其半表里，谓上焦气和，而骤结之血将自行。若峻攻之如抵当汤证，则亦犯少阳之禁也。

释难

血室 胞宫。历代注家对血室的部位众说纷纭，主要观点有：冲脉、肝、子宫。如成无已谓：“血室者，荣血停止之所，经脉留会之处，即冲脉也。”柯韵伯谓：“血室者，肝也，肝为藏血之脏，故称血室。”尤在泾谓：“血室者，冲任之脉，肝实主之。”陈修园《女科要旨》：“人身之血海，胞也。”山田正珍曰：“血室，谓胞，即子宫也。”

按语

本条论述热入血室的证治。此条及以下两条俱见于《伤寒》。

《伤寒明理论》谓“阳明病，下血谵语，此为热入血室者，斯盖言男子，不止为妇人而言也”。《金鉴》亦云“男子病伤寒，有下血谵语者，亦为热入血室也”。热入血室非妇科专病，男子亦可见。

热入血室是外邪由表而入的疾病过程，因热入与血初结，导致经水不行，寒热时发如疟，血未结实，正气有祛邪之势，故以小柴胡汤和解枢机。张景岳补充有一柴胡饮、三柴胡饮、四柴胡饮等，又谓“若血热多滞者，宜小柴胡汤加丹皮、红花、当归”。《本事方》则以小柴胡加地黄汤妇人经水适来或适断时发寒热。《素问病机气宜保命集》认为“产后热入血室者，桃仁承气抵当汤之类是也”。

后世温病学家对温邪热入血室有更深入的认识。叶天士在《外感温热论·论妇人温病》将热入血室血结之谵语如狂的症状与阳明证相鉴别，其谓“血结者，身体必重，非若阳明之轻便者，何以故耶？阴主重浊，络脉被阻，身之侧旁气痹，连及胸背，皆为阻室，故去邪通络，正合其病。往往延久，上逆心包，胸中痹痛，即陶氏所谓血结胸也”；并以王海藏之桂枝红花汤加海蛤、桃仁，以解表里上下。

王士雄则将热入血室证治分为三种情况：①经水适来，因热邪陷入而搏结不行者，治宜破其血结；②经水适断，而邪乃乘血舍之空虚以袭之者，治宜养营以清热；③其邪热传营，逼血妄行，致经未当期而至者，治宜清热以安营。

叶天士对热入血室治以六法，并补充了具体方药：①热甚而血瘀者，与桃仁承气，及山甲、归尾之属；②血舍空而热陷者，用犀角地黄汤，加丹参、木通之属；③表邪未尽，而表证仍兼者，当合乎和解，热轻而清药过投，气机致钝者，不妨借温通为使；④血结胸有桂枝红花汤参入海蛤、桃仁之治；⑤昏狂甚进牛黄膏，调入清气化结之煎：⑥两解气血燔蒸之玉女法；⑦热甚阴伤，有育阴养气之复脉法以及护阴涤热之缓攻法。

与热入血室相对的是寒入血室。《东医宝鉴》载寒入血室专篇，谓“月经不通，绕脐寒疝痛，其脉沉紧，此由寒气客于血室，血凝不行，所以作痛，宜桂枝桃仁汤（桂枝、赤芍药、生干地黄酒洗各二钱，甘草炙一钱，桃仁三十个。右剉作一贴，入生姜三片，枣二枚，水煎温服）”。

附：吴天士（吴楚）寒入血室案

辛未春，潜口同学兄汪君起坦之次令媳，病甚奇怪。每日间屡发寒战，发时扬手掷足，浑身颠簸，身体凭空跳起一二尺高。前医或用发散，或用养血，药俱不效，计已七八日矣，始邀余为诊之。右脉略有一线，左脉全无，视其面色如平常时，舌色微白，问其病状，应对清悉，精神爽朗。余语起兄曰：“此病无脉，然却不死，不必急，待吾细细思索。此刻入郡应朱太守之召，仓卒间恐用药不当，待吾坐轿中，细想其理，明日仍不来，后日准来，定有良法，今且停药勿乱服。”即别去，坐在轿中暗自揣摩：观其病容，断然无恙何故竟无脉？已经几日，此必为寒所束而筋脉不舒，故脉不出而战栗跳动也。肝主筋，又主惊骇，又系左手无脉，此皆肝脏所主之病无疑，必由肝经受寒而然。伤寒书有热入血室一证，既有热入血室之证，又岂无寒入血室之证？古人往往只说一半，后之明者自可悟其全，如东垣云气有余便属火，后人因悟气不足便属寒。夫热入血室者，病由三阳经入，虽受寒亦为热病，故谓之热入而室。血室者肝也，由月信行时，热邪乘之而入也。此疑其为寒入血室者，原无外感三阳之证，想亦由月信行时，血室正虚，寒气客之，肝脏有寒，郁闭不得出，所以筋脉收束而战栗惊跳也。彼之热入者，凉以解之，则此寒入者，自当温以舒。

揣摩既定，如约往视之，脉病俱如前。余问：“此证初起时，可是月信行后起否？”答云：“正是。”余笑曰：“得之矣。”遂举方，用肉桂一钱五分，温逐肝经之寒；用柴胡一钱，疏通肝气；用当归二钱、川芎八分，助肝经之血；用丹参八分，去污生新；用吴萸三四分，引药入肝：用天麻八分，搜肝经之余邪。止此数味，服下一剂，是日便安静熟睡，绝不战跳矣。十日之奇病，一剂立愈。次日复为诊之，脉已出，只予养血药一剂，竟可勿药矣。起兄笑谓余曰：“此证奇，而用此药亦奇，只一剂便愈尤奇，不谓吾兄遂奇至此也！”

原文

妇人伤寒发热，经水适来，昼日明了[1]，暮则谵语如见鬼状者，此为热入血室，无犯胃气[2]及上二焦，必自愈。

校勘

［1］昼日明了:《脉经》作“昼日了了”。

［2］无犯胃气:《脉经》同此；邓本作“治之无犯胃气”。

名家选注

成无已《注解伤寒论》 伤寒发热者，寒已成热也，经水适来，则血室空虚，邪热乘虚入于血室，若昼日谵语，为邪客于腑，与阳争也，此昼日明了，暮则谵语，如见鬼状，是邪不入腑，入于血室，与阴争也。阳盛谵语则宜下，此热入血室，不可与下药，犯其胃气；热入血室，血结寒热者，与小柴胡汤散邪发汗，此虽热入血室，而无血结寒热，不可与小柴胡汤发汗以犯上焦；热入血室，胸胁满如结胸状者，可刺期门，此虽热入血室，而无满结，不可刺期门犯其中焦；必自愈者，以经行则热随血去，血下也已，则邪热悉除而愈矣。所谓发汗，为犯上焦者，发汗则动卫气，卫气出于上焦故也；刺期门，为犯中焦者，刺期门则动荣气，荣气出中焦故也。

按语

本条继论热入血室证治与禁忌。成氏对机理注解颇详，可参。

注家争议主要是：

“无犯胃气及上二焦”，“无犯胃气”为热入血室与阳明胃家实的鉴别，唐容川注解清晰。“上二焦”各家所见有别，有认为小柴胡汤发汗是犯上焦，因发汗则动卫气，卫气出于上焦也，刺期门是犯中焦，荣出于中焦也；有认为是禁攻下和汗法；有认为是禁汗、吐、下三法。

“必自愈”观点有二：一是不药而愈；二是治之则愈。从条文所描述症状，较上一条更甚，若说可自愈，似乎难以理解，理应为治之则愈。

许浚《东医宝鉴》谓“妇人伤寒发热，经水适来适断，昼日明了，夜则语，如见鬼状，此为热入血室，宜用柴胡破瘀汤，或调经汤”。

其中柴胡破瘀汤主治热入血室及蓄血证。方药组成为：柴胡二钱，黄芩、半夏、赤芍药、当归、生地黄各一钱，桃仁、五灵脂、甘草各五分。

调经汤主治热入血室。方药组成为：柴胡、生地黄各一钱半，赤芍药、当归、黄芩各一钱，半夏、人参、川芎、甘草各五分。作一贴，入姜三片，枣二枚，水煎服。

原文

妇人中风，发热恶寒，经水适来，得七八日，热除，脉迟，身凉和[1]，胸胁下满如结胸状[2]，谵语者，此为热入血室也。当刺期门，随其实而取之。

校勘

[1] 热除，脉迟，身凉和：《伤寒》作“热除而脉迟身凉”；《脉经》作“热除，脉迟，身凉”。

[2] 胸胁下满：《脉经》同此；邓本作“胸胁满”。

名家选注

尤氏《心典》 热除脉迟身凉和，而谵语者，病去表而之里也。血室者，冲任之脉，肝实主之。肝之脉布胁肋，上贯膈，其支者，复从肝别上膈，注于肺。血行室空，热邪独胜，则不特入于其宫，而亦得游其部，是以胸胁满如结胸状。许叔微云：邪气蓄血，并归肝经，聚于膻中，结于乳下，以手触之则痛，非汤剂可及，故当刺期门。期门肝之募，随其实而取之者，随其结之微甚，刺而取之也。

周氏《二注》 中风，发热恶寒，表病也。若经水不来，表邪传里，则入腑而不入血室也；经水适来，血室空虚，至七八日邪传里之时，更不入腑，乘虚而入于血室。热除脉迟身凉者，邪气内陷而表证罢也；胸胁下满如结胸状，谵语者，热入血室而里实。期门者，肝之募。肝主血，刺期门者，泻血室之热。审何经气实，更随其实而泻之。

按语

本条再论热入血室而表证已罢的证治。

注家观点较一致。唐容川谓“如结胸而非真结胸”，提示此热入血室，热邪随肝经郁结胸胁，与邪热痰水内结胸胁有别，前者“如结胸”，以刺期门泻之；后者为真结胸，需以攻逐之法。

附许叔微《本事方》医案：一妇人患热入血室证，医者不识，用补血调气药，迁移数日，遂成血结胸，或劝用前药，予曰小柴胡用已迟，不可行也，无已则有一焉，刺期门穴斯可矣，但予不能针，请善针者治之，如言而愈，或问曰热入血室何为而成结胸也？予曰：邪气传入经络，与正气相搏，上下流行，或遇经水适来适断时，邪气乘虚而入血室，血为邪迫，上入肝经，肝受邪则谵语而见鬼，复入膻中，则血结于胸也。何以言之，妇人平居，水当养于木，血当养于肝也，方未受孕，则下行之，以为月水，既妊娠，则中蓄之以养胎，及已产，则上壅之以为乳，皆血也，今邪气逐血，并归肝经，聚于膻中，结于乳下，故手触之则痛，非汤剂可及，故当刺期门也。

原 文

阳明病，下血谵语者，此为热入血室，但头汗出，当刺期门，随其实而泻之，濈然汗出愈。

名家选注

李氏《广注》 阳明经多气多血，热入血室者，血为热迫，故下血也。谵语者，犹太阳蓄血证之如狂善忘也。《经》云："阳明病，法多汗。"今但头汗者，邪气内结，不能遍越周身，但熏蒸于头也。刺期门以越其热，则血室之邪可泄，汗出愈矣。或问：病在阳明，热宜入府，何反入于血室也？曰：《内经》云"阳明者，五脏六腑之海，主润宗筋。冲脉者，经脉之海（冲脉即血室也），主渗灌溪谷，与阳明合于宗筋"。又《难经》云"冲脉者，起于气冲，并足阳明之经，夹脐上行"。则阳明与冲脉，其经气原自相通，故阳明有病，得以热入血室也。

按 语

此论由阳明病致热入血室的证治。注家观点较为一致，李氏对致病机理阐述较明，可参。

原 文

妇人咽中如有炙脔，半夏厚朴汤主之。方

半夏一升（洗） 厚朴三两（炙） 茯苓四两 生姜五两（切） 干苏叶二两

上五味，㕮咀，以水七升，煮取四升，去滓，分温四服，日三夜一服。一作：治胸满心下坚，咽中怗怗如有炙肉，吐之不出，吞之不下。

名家选注

赵氏《衍义》 上焦，阳也。卫气所治，贵通利而恶闭郁，郁则津液不行而积为涎。

《金鉴》 咽中如有炙脔，谓咽中有痰涎，如同炙肉，咯之不出，咽之不下者，即今之梅核气病也。此病得于七情郁气，凝涎而生。

朱氏《正义》 此所谓寒伤经络，凝坚在上也。咽中属至清之分，积冷结气，若或有形，非辛不能开，非温不能散。

释 难

炙脔 《说文》"炙，炮肉也"；《正韵》"脔，块切肉"。

类方参要

《要方》治胸满，短气噎塞，通气汤方。半夏八两，生姜六两，橘皮三两，吴茱萸四十枚。上四味，㕮咀，以水八升煮取三升，分三服。一方用桂二两，无橘皮。

《要方》通气汤主胸满气噎。方：半夏八两，生姜六两，桂心三两，大枣三十枚。上四味，㕮咀，以水八升煮取三升，分五服，日三夜二服。

《医心》治气满腹胀下气汤方。半夏一升，生姜一升，人参一两半，橘皮三两。四味，切之，以水七升，煮取三升，分三服，一日令尽。

《医心》引《医门方》疗咽中如肉脔咽不入吐不出方。半夏、生姜、茯苓各四两，厚朴三两（炙），橘皮二两。水七升，煮取二升半，去滓，分温三服，服相去八九里，不过两剂必瘥。

《小品》通气汤主胸胁满气噎。方：半夏八两（洗），生姜六两，桂肉三两，吴茱萸三十枚。凡四物，以水八升，煮取三升，分三服。

按 语

本条论述气郁水气交阻于咽的证治。

《病源》谓："咽中如炙肉脔者，此是胸膈痰结，与气相搏，逆上咽喉之间，结聚，状如炙肉之脔也。"注家观点基本一致，病机为水饮结气阻于咽，故而需辛温开散法，半夏厚朴汤即小半夏加茯苓汤降逆除饮，加厚朴、苏叶宣通降气。《要方》谓该方"治妇人胸满，心下坚，咽中帖帖，如有炙肉脔，吐之不出，咽之不下"，对于水气交阻上焦的症状有所补充。

《三因方》大七气汤与本方同。汉唐医书中对水气交阻者，多以小半夏汤配伍厚朴、橘皮、桂枝、吴茱萸等治疗。若以寒凝水阻者，则以干姜、胡椒类方药进行治疗，如《古今录验续》小胡椒丸，疗"寒冷咳逆，胸中有冷，咽中如有物状，吐之不出"，即以胡椒、干姜、款冬花三味成方治疗。

此病证反复发作者，须审其因。徐忠可案具参考价值，全录如下：

徐忠可云："余治王小乙，咽中每噎塞，嗽不出，予以半夏厚朴汤投之即愈。后每发，复细问之云：夜中灯下，每见晕如团五色，背脊内间酸，其人又壮气，知其初因受寒，阴气不足，而肝反郁热，甚则结寒微动，挟肾气上冲，咽喉塞噎也。即于此方，加大剂枸杞、菊花、丹皮、肉桂，晕乃渐除，而咽中亦愈。"

原 文

妇人藏燥[1]，喜悲伤欲哭，象如神灵所作，数欠伸[2]，甘草小麦大枣汤[3]主之。方

甘草三两（炙）　小麦一升　大枣十枚（擘）

上三味，㕮咀，以水六升，煮取三升，去滓，分温三服。亦补脾气。

校勘

［1］藏燥:《脉经》同;邓本作“藏躁”。

［2］数欠伸:《脉经》作“数欠”。

［3］甘草小麦大枣汤:《脉经》作“甘草小麦汤”。

名家选注

尤氏《心典》 脏燥,沈氏所谓子宫血虚,受风化热者是也。血虚脏燥,则内火扰而神不宁,悲伤欲哭,有如神灵,而实为虚病。前《五脏风寒积聚篇》所谓:邪哭使魂魄不安者,血气少而属于心也。数欠伸者,经云:肾为欠、为嚏。又肾病者,善伸、数欠、颜黑。盖五志生火,动必关心;脏阴既伤,穷必及肾也。小麦为肝之谷,而善养心气;甘草、大枣,甘润生阴,所以滋脏气而止其燥也。

徐氏《论注》 小麦能和肝阴之客热,而养心液,且有消烦利溲止汗之功,故以为君;甘草泻心火而和胃,故以为臣;大枣调胃,而利其上壅之燥,故以为佐。盖病本于血,心为血主,肝之子也,心火泻而土气和,则胃气下达。肺脏润,肝气调,燥止而病自除也。补脾气者,火为土之母,心得所养,则火能生土也。

类方参要

《要方》食饱而咳,温脾汤主之。方:甘草四两,大枣二十枚。上二味,㕮咀,以水五升煮取二升,分三服,温服之。

《要方》疗小儿小便不通方。车前草一升(切),小麦一升。上二味,以水二升煮取一升二合,去滓,以煮粥服,日三、四,量与服。

《外台》文仲疗小儿淋兼石淋方。小麦一合,葱白一握。上二味,以水一升煮,去滓,取一半,分服之。

按语

吴迁本《金匮》《脉经》及徐彬、尤在泾、曹颖甫等注本为“脏燥”,邓本《金匮》为“脏躁”。段玉裁《说文》:“燥,干也。易曰。水流湿。火就燥。”《释名》:“躁,燥也。物燥乃动而飞扬也。”可知“燥”为“躁”之因,“躁”为“燥”之显。

《素问·痹论》云:“阴气者,静则神藏,躁则消亡。”脏燥乃是因脏之阴伤,而失于神藏,遂出现虚火内扰神志不安和的症状,尤氏所注病机有代表性,可参。注家对于“脏燥”之“脏”定位于何脏有以下观点:

一是病位在肺,治在脾,以脾土生肺金之意。

二是病位在心,与肝相关。《金鉴》“脏,心脏也,心静则神藏。若为七情所伤,则心不得静,而神躁扰不宁也。”“数欠伸……肝之病也,母能令子实,故证及也。”

三是与五脏相关。黄树曾《释义》认为“脏指五脏(心肝脾肺肾)而言,脏燥,谓五脏之全部或一部,津液阴血不足。”陈修园《浅注》“脏属阴,阴虚而火乘之则为躁,不拘于何脏”亦意与五脏皆有关。

编者认同第三种观点。治疗上,以《素问·玉机真脏论篇》“中央土,以灌四傍”为法,治以甘草小麦大枣汤。唐容川谓:“三药平和,养胃生津化血。津水血液,下达子脏,则脏不燥,而悲伤太息诸症自去。此与麦门冬汤,滋胃阴以达胞室之法相似,亦与妇人乳少,催乳之法相似。乳多即是化血之本,知催乳法,则知此汤生津润燥之法。”本方除了甘草、大枣(《千金》温脾汤)甘以缓阴血,滋脾土外,配以一升小麦,以其甘微寒,除客热止燥烦。《要方·食治》谓:“小麦,味甘微寒。养肝气,去客热,止烦渴咽燥,利小便。”

原 文

妇人吐涎沫,医反下之,心下即痞,当先治其吐涎沫,宜小青龙汤[1]方见肺痈中[2]。涎沫止,乃治痞,宜泻心汤[3]。方见惊悸中[4]。

校 勘

[1] 宜小青龙汤:邓本作“小青龙汤主之”。
[2]“方见肺痈中”邓本无。
[3] 宜泻心汤:邓本作“泻心汤主之”。
[4]“方见惊悸中”邓本无。

名家选注

尤氏《心典》 吐涎沫,上焦有寒也,不与温散而反下之,则寒内入而成痞,如伤寒下早例也。然虽痞而犹吐涎沫,则上寒未已,不可治痞,当先治其上寒,而后治其中痞,亦如伤寒例表解乃可攻痞也。

按 语

本条所论为上焦寒冷误下成痞的证治。

注家对泻心汤见解有异:原文谓方见惊悸中,《惊悸病篇》所载为三黄泻心汤。注家如徐忠可谓以大黄黄连峻泻心下痞;刘栋谓《伤寒》中单称泻心汤者,大抵指大黄黄连泻心汤;吴谦《金鉴》作半夏泻心汤;《千金》“治妇人霍乱呕逆,吐涎沫,医反下之,心下即痞,当先治其涎沫,可服小青龙汤,涎沫止,次治其痞,可服甘草泻心汤方”。

《伤寒》因下后成痞用泻心汤时,有半夏泻心汤、泻心汤(大黄、黄连、黄芩)、甘草泻心汤、大黄黄连泻心汤。区别在于因汗、下后,邪热随势内入结于心下(热未结实而成痞,热已结实而成结胸),则以大黄黄连泻心汤类;若因下后中虚兼有水热成痞,则为半夏泻心汤；若因下法导致胃虚而客气上逆成痞，则以甘草泻心汤。编者认为，该条在形寒饮冷误下成痞，并经过小青龙汤辛温解表逐饮后，以上三种情况皆有机会出现，故而当随临床具体情况辨证选用泻心汤类方，不必拘泥文下。魏荔彤谓“泻心汤在《伤寒论》中为方不一，亦当合《伤寒》中痞证诸条参观之，而求其治法”，甚妥。

原文

妇人之病，因虚，稍入[1]，结气，为诸经水断绝，至有历年血寒，积结胞门，寒伤经络。凝坚在上，呕吐涎唾，久成肺痈，形体损分。在中盘结，绕脐寒疝，或两胁疼痛，与藏相连。或结热在中[2]，痛在关元，脉数无疮，肌若鱼鳞，时着男子，非止女身。在下未多，经候不匀，令阴掣痛[3]，少腹恶寒，或引腰脊，下根气街，气冲急痛，膝胫疼烦，或奄忽眩冒，状如厥癫；或有忧惨，悲伤多嗔。此皆带下，非有鬼神。久则羸瘦，脉虚多寒。三十六病，千变万端，审脉阴阳，虚实紧弦，行其针药，治危得安。其虽同病，脉各异源，子当辨记，勿谓不然。

校勘

［1］因虚，稍入：邓本作“因虚积冷”。

［2］或结热在中：邓本作“或结热中”。

［3］令阴掣痛：邓本作“冷阴掣痛”。

名家选注

浅田氏《杂病论识》 此总叙妇人之杂病，皆由于带下，而治法大抵本于此也，当分作三截看。妇人之病至胞门为一篇纲领，因虚积冷结气六字，尤为纲中之纲。虚谓虚劳；积冷，痼冷也；结气，滞气也。妇人之病，必因于虚劳，因于痼冷，因于滞气，三者皆能令经水断绝，故曰诸之也。诸之即一声转。胞门，谓子户也。经水一断，经历年所，则血凝寒积结子户，或寒伤经络，不令血气行，则诸证蜂起，于是乎有三焦之别，是为一截。

其在上焦也，呕吐涎唾，渐成肺痿，形体为之损分，是即甘草干姜汤证。《脉经》妇人病有咳逆呕沫，其肺成痿语，可以徵焉。本文作肺痈，误矣。

其在中焦也，盘结不散则为寒疝，或绕脐痛，或两胁与藏府相连痛，或郁结变为热中。《素问》云：风之伤人也，或为寒疝，或为热中，或为寒中，是也。痛在关元者，以冲脉起于关元也。小柴胡汤云：藏府相连，其痛必下，亦同义。《辨脉法》曰：数脉不时，则生恶疮。今虽脉数，非生恶疮，故曰无疮。肌如鱼鳞者，中有干血也。《巢源》云：蛇身者，谓人皮肤上如蛇皮而有鳞甲，世谓之蛇身也。此由血气否涩，不通润于皮肤故也，亦此类。盖寒疝、热中，其症虽水火相反，全由血气凝积，故男子亦有之，是以谓非止女身也。

其在下焦也，或经血来多，每不调匀，血海为之虚，无以营养下部，则阴中掣痛，少腹恶寒，或痛引腰脊。未多之“未”，程氏、尤氏作“来”，当从。沈氏，为未经多日之义，非是。“冷”一本作“令”，是。下根气街，根字韵。古书句，中有韵，未必句尾押韵。盖气街一名气冲，重沓成句，而街字不谐韵也。或云气冲非穴名，气上冲也。夫气街之经脉留滞，则为膝胫烦疼，若上逆冲心，则为奄忽。奄忽者，骤暴昏昧也。状如厥癫者，《素问·气厥篇》云：厥气逆也。癫颠古通，言仆踣也。忧惨悲伤多嗔奇怪之证，然皆血虚之所致，非有他故。故曰，带下非有鬼神也。带下者，言腰带以下之病，非后世所谓赤白带下。故《史·扁鹊传》称女科曰带下医也。若迁延日久，则形体羸瘦，脉亦见虚寒之候也，是为一截。

凡妇人之病，虽有十二瘕、九痛、七害伤、三痼之三十六疾，以千变万端，不可端倪，然不复外此三纲也。治之必当审脉证阴阳虚实，随其位而施针药。今脉以紧弦为言者，为押韵也，宜活看。下文云：其虽同病，脉各异源，可知不独二脉也，是为三截。

此乃女科一篇之纲领。学者能扩此充意，则妇人百病可得而治，故爰制歌括，令人易辨记。其文纵令出于后人之手，在今日尤为切要，岂可不讲究乎哉?

释难

损分　虚损，分消，羸瘦。

奄忽眩冒　奄忽指忽然。眼前发黑曰眩，神识不清而昏晕曰冒。

结热在中　阴寒郁久化热于中。

气街　穴位名，又名气冲，冲脉起于气冲。天枢垂直线与耻骨联合上缘水平线交点。

三十六病　据《病源》，此指十二瘕、九痛、七害、五伤、三痼，具体如下：

十二瘕：是所下之物，一者如膏，二者如青血，三者如紫汁，四者如赤皮，五者如脓痂，六者如豆汁，七者如葵羹，八者如凝血，九者如清血，血似水，十者如米汁，十一者如月浣者，十二者经度不应期也。

九痛：一者阴中痛伤，二者阴中淋痛，三者小便即痛，四者寒冷痛，五者月水来腹痛，六者气满并痛，七者汁出，阴中如虫啮痛，八者胁下分痛，九者腰痛。

七害：一者害食，二者害气，三者害冷，四者害劳，五者害房，六者害妊，七者害睡。

五伤：一者穷孔痛，二者中寒热痛，三者小腹急牵痛，四者脏不仁，五者子门不正引背痛。

三痼：一者月水闭塞不通，其余二痼者，文阙不载。

《要方》中七害、五伤、三痼内容，与《病源》有异。七害为"一曰穷孔痛不利，二曰中寒热痛，三曰小腹急坚痛，四曰脏不仁，五曰子门不端，引背痛，六曰月浣下乍多乍少，七曰害吐"；五伤为"一曰两胁支满痛，二曰心痛引胁，三曰气结不通，四曰邪思泄利，五曰前后痼寒"；三痼为"一曰月水闭塞不通，二曰绝产乳，三曰羸瘦不生肌肤。"

按语

本条为妇科杂病总纲，妇人杂病，是指妇人除妊娠、产后病以外的以经带下阴及全身疾患为主的一系列疾病。

本条需要讨论的问题如下：

一、妇人三十六病的分类法

《脏腑经络先后病篇》揭示了古代疾病分类方法，以一百零八类病进行分类，其中不包括“五劳、七伤、六极，妇人三十六病”。注家对妇人三十六病的认识主要包括以下三种观点：

1. 多数注家及通行中医院校教材皆以《病源·带下三十六疾候》《要方》的“三十六病”作注（即十二瘕、九痛、七害、五伤、三痼，详见释难部）。

2. 近代医家陈无咎认为妇人三十六病是指“冲、任、带三脉之为病也。三而二之，是为六病。一病有寒热虚实气血之分，六六相乘，斯成三十六病矣”。

3. 秦伯未《金匮要略简释》提到：“中医研究院徐季含老中医师曾经和我商榷，认为妇人36病即在《金匮》妇人病3篇之内。他指出：妊娠篇11条，除去末一条见《玉函》为针治外，实为10条；产后篇11条，除去末2条为后人附方外，实为9条；杂病篇23条，除去前4条见《伤寒》，末1条属小儿科和其中总论一条外，实为17条，3篇恰为36条，都有证有方。”意即妇人三十六病为《金匮》妇人病三篇内所包含的疾病，即妊娠九病（妊娠恶阻、妊娠癥病、妊娠腹痛、半产下血、胞阻、妊娠小便难、妊娠水肿、胎动不安、妊娠伤胎）、产后九病（产后痉病、产后郁冒、产后大便难、产后腹痛、产后恶露不尽、产后发热、产后中风、产后虚烦、产后下利）以及经带杂病十八种（热入血室、崩漏、月水过多、月水至期不来、经行不畅、陷经、水血俱结血室、闭经、妇人腹中痛、带下病、不孕、转胞、阴痒、阴疮、阴吹、梅核气、脏躁、寒饮）等，共三十六种疾病。

笔者认为，《病源》解读三十六病，虽有文献价值，然而在《金匮》妇人篇对该三十六疾并无完整病证方药论述，欠临床意义；陈氏观点有其个人学术理解与发挥，但似非仲景意；秦伯未先生以妇人病三篇论及的三十六种病证，指代三十六疾，因妇人篇中病证方药全备，临床有参考价值。然而，妇人之疾千变万端，又何止此三十六病，无需强解。

二、妇人杂病病因

本篇概括妇科杂病病因为虚、积冷、结气。编者认为第一段句读当为“妇人之病，因虚积冷结气，为诸经水断绝，至有历年，血寒积结，胞门寒伤，经络凝坚。在上……”如此句读，则易明此处讲述诸因致经水不通，日久则胞门由寒所伤，经络凝滞，而分别从上、中、下三部讲述“经络凝坚”这个病机所致的病症。

虚，为虚劳，因劳伤气血而致。《病源》提出：虚损后，风冷乘虚或客于经络，或入于腹内。经络风冷，则不能温肌肤。腹内风冷，则脾冷弱而不消饮食。又随其所伤成病，大肠虚则下利；子脏冷则无儿；血涩壅则令经水不利，断绝不通。

积冷，因气血劳伤后，风寒冷凝久积脏腑或胞宫，以致经络气血凝涩不利，可见瘀血停聚而至诸证。

结气，因七情失畅心有所存，神有所止而致气结体内。妇人易忧思，治疗上，除了畅调情志，导引亦值得倡导。《养生方·导引法》云：“坐，伸腰，举左手，仰其掌，却右臂，覆右手，以鼻纳气，自极七息。息间，稍顿右手。除两臂背痛、结气。”

尤氏《心典》谓“盖血脉贵充悦，而地道喜温和，生气欲条达也”，明言妇人生理所贵在于血气温沛与经脉调畅，又因妇人经、孕、产多耗伤气血，情志上伤思虑多者众，故而易出现虚、冷、结气的致病因素。若此三种病因历年不除，则致血寒经绝，变证百出，仲景以邪犯三焦分别论述。

三、风寒凝聚上焦,“久成肺痈”还是“久成肺痿”?

注家一种观点认为“痈”当为“痿”之误,因上焦寒凝,肺冷为痿;一种观点认为是“肺痈”,因寒凝上焦热化成痈。

《病源·肺痈候》:“肺痈者,由风寒伤于肺,其气结聚所成也。肺主气,候皮毛,劳伤血气,腠理则开,而受风寒。其气虚者,寒乘虚伤肺,寒搏于血,蕴结成痈;热又加之,积热不散,血败为脓。”可知,肺痈以寒为所因,搏结成热,积热成痈为脓,若认为痈必属热,则目中仅有其病至壅热之果,而未得其因,未见“久成”二字。

又《病源·伤寒肺痿候》:“大发汗后,因复下之,则亡津液,而小便反利者,此为上虚不能制于下也。虚邪中于肺,肺痿之病也。欲咳而不能,唾浊涎沫,此为肺痿之病也。”《千金》论曰:“病咳唾,其脉数,实者属肺痈,虚者属肺痿。”可知肺痿以亡津液为疾病基础,属虚证,虚冷结气凝聚上焦,肺失敷布,唾浊涎沫。

可见,肺痿、肺痈只是因虚寒结气于上焦,寒化或热化而呈现的病理状态,二者因病程阶段,患者体质强弱、寒热偏胜之异而皆有可能出现,也皆可以损伤阴分而导致形体羸瘦。

同样,虚冷结气盘结中焦,亦可出现寒化和热化两种可能,寒化为疝,热化为热中,对此吴谦在《金鉴》有清晰的认识。浅田氏对症状病理注释较详,可参。

四、虚冷结气积于下焦的妇人病症

虚冷结气结于上、中焦时引起的病症非独妇人,亦可见于男子,然而结气在下焦冲任经带,则为妇科专病。

医家注“在下未多”的“未”,分歧较大,整体而言有以下几种观点:

1. “未”为“来”,如李彣注为“在下来多,如崩漏、失血之类”。

2. “未”为“寒”,如朱光被注为“在下寒多”,意虚冷积气在下。

3. “未”为“沫”,如孙世扬注“‘未’当作‘沫’,谓白物也。凡经水不利,必下白物”。

4. “未多”指虚冷积气伤于下的程度尚不太甚,如张路玉云“经候虽不调,而不至断绝,所瘀亦不为多”。

5. “未多”分指月经未行和月经行多,如森立之注云“证在下焦,则或月水未下,或月水多下,未多二等”。

6. “未多”意虚冷积气仅影响胞门冲任等妇人专病,未引起其他病变,如陶葆荪谓“病变在下焦,未至引起上、中焦多方面病变”。

下焦而言,总的病机为血虚风冷客于胞内,伤及冲任。《素问·骨空论》云“任脉为病,男子内结七疝,女子带下瘕聚。冲脉为病,逆气里急”。本条论及冲任受损症候如下:

1. 月经失调:冲任之脉,皆起于胞内,为经络之海。若冷热调和,则冲脉、任脉气盛,月水以时而下。经脉虚损,风冷乘之,邪搏于血,或寒或温,寒则血结,温则血消,故月水乍多乍少,为不调,即“经候不匀”也。

2. 阴部掣痛,少腹恶寒:冲任之脉皆出会阴,当风冷入经脉与血气相击,阴脉凝滞,则令阴部掣痛,少腹恶寒,《脉经》谓脉“弦则阴疼掣痛”。

3. 痛引腰脊,气冲疼烦:冲任之脉,皆上循脊里,风冷与经脉血气相搏,痛引腰脊。

冲脉起于气街（气冲穴），亦是胫气街，《灵枢·卫气》谓"气在胫者，止之于气街与承山、踝上以下"。又《灵枢·逆顺肥瘦》谓冲脉"其下者注少阴之大络，出于气街，循阴股内廉，邪入腘中，伏行骭骨内，下至内踝之后属而别"。故而，冲脉受风冷虚积之损，可引起气冲急痛，膝胫疼烦。

冲脉起于胞中，分三支循行，其一经气街夹脐沿腹上行；其二与任、督脉于会阴穴交汇，向后于脊柱内上行；其三经气街沿大腿内侧，行于膝胫以下。以上三种症候，也正是虚冷积气损及冲脉所致。

4. 眩冒：其病理是以经下血虚，微风激寒，冷积上冲，则眩冒如厥。"状如厥癫"表明非厥癫之血气上逆，而是血虚失荣，虚实之间，尤须鉴别。

5. 情志症状：血虚生寒不能升发气机则情志多忧伤；血虚生热化燥不能润降脏腑气机则情志多躁烦怒气。

此皆血虚所致妇人病，历时日久，血气不生，则形体消瘦脉弱。

五、妇人杂病治疗原则

妇人杂病变化多端，仲景在此强调凭脉辨证以助鉴别诊断，尤其在病状相似时，脉的辨别对疾病性质判断有重要的价值。

原文

问曰：妇人年五十所，病下利数十日不止，暮即发热，少腹里急痛[1]，腹满，手掌烦热[2]，唇口干燥，何也？师曰：此病属带下。何以故？曾经半产，瘀血在少腹不去。何以知之？其证唇口干燥，故知之。当以温经汤主之[3]。方

吴茱萸三两　当归　芎䓖　芍药各二两　麦门冬一升（去心）　人参　桂枝（去皮）　阿胶　牡丹（去心）　生姜　甘草（炙）各二两　[半夏（半升）][4]

上一十二味，㕮咀，以水一斗，煮取三升，去滓，分温三服。亦主妇人少腹寒，久不作躯[5]；兼主崩中去血[6]，或月水来过多及过期不来[7]。

校勘

[1] 少腹里急痛：《脉经》同此；邓本作"少腹里急"。

[2] 手掌烦热：《脉经》作"手掌热"。

[3] 当以温经汤主之：《脉经》作"当与温经汤"。

[4] 半夏：吴迁本缺，据邓本"半夏"。

[5] 久不作躯：邓本作"久不受胎"。

[6] 兼主崩中去血：邓本作"兼取崩中去血"。

[7] 过期不来：邓本作"至期不来"。

名家选注

尤氏《心典》　妇人年五十所，天癸已断而病下利，似非因经所致矣，不知少腹旧有积血，欲行而未得遵行，欲止而不能竟止，于是下利窘急，至数十日不止。暮即发热者，血结在阴，阳气至暮不得入于阴，而反浮于外也。少腹里急腹满者，血积不行，亦阴寒在下也。手掌烦热，病在阴，掌亦阴也。唇口干燥，血内瘀者不外荣也，此为瘀血作利，不必治利，但去其瘀而利自止。

类方参要

《外台》温经汤疗崩中去血一斗，服之即断；月水过期不来者，服之亦佳。方：吴茱萸三两，麦门冬一升（去心），半夏八两，当归、芎䓖、人参、芍药、牡丹、桂心、阿胶（炙）、生姜、甘草各二两（炙）。

《产宝诸方》温经汤治女人曾经小产成带，三十六病，腹胀唇口干，日晚发热，小腹急痛，手足烦热，大肠不调，时泄利，经脉不匀，久不怀妊方。即本方。

《三因极一病证方论》温经汤，治冲任虚损，月候不匀，或来多不断，或过期不来，或崩中去血过多不止。及治曾经损堕，损妊娠瘀血停留，小腹中痛，发热下利，手心烦热，唇口干燥；治小腹有寒，久不受胎。即本方。

按 语

本条为承接上一条所言历年血寒积结胞门之证，朱光被谓“此条举历年血寒积结胞门之最深远者立之准。以见妇人即当衰年，发见别病，亦必细审病机，推究其本来，以为治疗之地也”。

一、下利

一为大便利下，如《衍义》云“今年五十，经绝，胞门闭塞，冲任脉不复输泄之时，所积瘀血，自胞门化为带下；无所从出，大便属阴，故就大便而下利矣”。尤氏论同，并提出瘀血作利的治疗原则为：不必治利，但去其瘀，则利可止。此说甚当可参。

一为带下下血，李彣认为“所病下利，据本文带下观之，当是崩淋下血之证”。吴谦亦谓“下利之利字当是血字，文义相属，必是传写之讹”。《金匮》教材多从此说，习仲景经方者亦较为熟悉温经汤治疗月经失调、不孕等功用，不赘述。

《产宝诸方》载温经汤治有“大肠不调，时泄利”，知此条“下利”未必为“下血”之讹。《脉经》“妇人病下利，而经水反断者，何也？师曰：但当止利，经自当下，勿怪。所以利不止而血断者，但下利亡津液，故经断。利止，津液复，经当自下”，讲明妇人因下利伤津而经断的发病机理，而本条文则涉及因瘀血内结少腹而致大便下利。陈无择对温经汤所治症侯描述较为全面，可作本条文应用补充参考。

二、“暮即发热”“手掌烦热”

一种观点是阴虚发热，李彣认为“盖血属阴，阴虚故发热；暮亦属阴也。手背为阳，手掌为阴，乃手三阴经过脉之处，阴虚故掌中烦热也”。一种观点是血瘀发热，朱光被认为“手掌烦热，手掌属心，血室瘀阻，荣气郁而为热之征”。

从温经汤方义言，《内经》云：“血气者，喜温而恶寒。”血遇寒则凝涩，逢温则消畅，瘀血得温即行，故方名温经。曹颖甫谓“方中芎归芍胶丹皮，以和血而通瘀，桂枝以达郁而通阳，生姜半夏以去水，麦冬人参甘草，以滋液而润上燥，吴茱萸疏肝燥脾，温中除湿，故不治利而利可止也。此为调经总治之方”。

原文

妇人带下[1]，经水不利，少腹满痛，经一月再见者，土瓜根散主之。方

土瓜根　芍药　桂枝（去皮）　䗪虫（熬）各三分

上四味，杵为散，酒服方寸匕，日三服。阴颠肿亦主之。

校勘

［1］妇人带下：《脉经》同此；邓本作“带下”，无“妇人”二字。

名家选注

尤氏《心典》 妇人经脉流畅，应期而至，血满则下，血尽复生，如月盈则亏，月晦复朏也。惟其不利，则畜泄失常，似通非通，欲止不止，经一月而再见矣。少腹满痛，不利之验也。土瓜根主内痹瘀血月闭，䗪虫蠕动逐血，桂枝、芍药行荣气而正经脉也。

释难

经一月再见 即月经一月两行的意思。《金鉴》：“再”字当是“不”字。此说误也。

土瓜根 土瓜根即王瓜根，《礼记·月令》作王瓜生。《证类本草》“王瓜：味苦，寒。无毒。主消渴，内痹，瘀血，月闭，寒热酸疼，益气，愈聋。疗诸邪气，热结，鼠瘘，散痈肿留血，妇人带下不通，下乳汁，止小便数不禁，逐四肢骨节中水。疗马骨刺人疮。一名土瓜。生鲁地平泽田野及人家垣墙间。三月采根，阴干。”

阴颠肿 “颠”通“癫”。浅田氏《杂病论识》：阴癫即癫疝，男子阴器连少腹急痛，谓之癫疝，此证亦瘀血为故。

类方参要

《肘后》疗黄疸变成黑疸者，多死，急治之方。取土瓜根汁服一小升，平旦服至食时，病从小便去则愈。

《要方》疗乳无汁，又方：土瓜根末，酒服半钱匕，乳日下如流水。

《要方》治小儿气癫方。土瓜根、芍药、当归，上三味各一两，㕮咀，以水二升煎取一升，服五合，日二。

《要方》温经汤主妇人小腹痛。方：茯苓六两，芍药、土瓜根各三两，薏苡仁半升。上四味，㕮咀，以酒三升渍一宿，晓加三升水，煎取二升，分再服之。

《医心》引《极要方》疗妇人月水不利，血瘀不通，或一月或一岁，令人无子，腹坚如石，亦如妊娠之状方。大黄四两，芍药二两，土瓜根一两。为散，酒服方寸匕，日三，血下，痛即愈。

按语

本条讲述妇人因瘀滞冲任而致月经不利证治。赵以德云“㿗肿非惟男子之睾丸，妇人之阴户亦有之，多在产时瘀血，流入作痛，下坠出户也”，可知阴㿗肿以血凝而成，男女皆可病。宋人陈无择《三因极一病证方论》首立阴㿗专论，将古方四证之肠㿗、气㿗、水㿗、卵胀归入阴㿗一病，并分论病因病机以及证治。其将肠㿗、卵胀归于不内外因；气㿗归于内所因；水㿗归属外所因；还提出㿗病与疝病的鉴别，对于后世认识该病有参考价值。

土瓜根在仲景书见于二处，一在《伤寒·阳明病篇》与蜜导煎同条，以土瓜根汁为导药；一则本条，土瓜根今药店少见，有谓可以桃仁、丹皮、丹参等替代使用。编者认为，若论其逐血通闭功效可以活血药替代，但若论其在《肘后方》疗黑疸、后世苏颂疗小儿黑疸的功效，则不可上药替代。《张氏医通》：“土瓜根，黄瓜根也，药铺不收，往往以栝蒌根代用。考之《本经》栝蒌根，性味虽同苦寒，而无散瘀血、通月闭之功，此治虽专，惜乎其力绵缓，故以桂、䗪虫弼之，芍药监之，与旋覆花汤之用新绛不殊。”日医和久田寅《腹证奇览》亦载“鹤先生曰：‘土瓜乃王瓜之误，王瓜即黄瓜也。’余从此说，用黄瓜根，有效”，供参。

原文

寸口脉弦而大，弦则为减，大则为芤，减则为寒，芤则为虚，寒虚相搏，脉即名为革[1]，妇人则半产漏下，旋复花汤主之。方

旋复花三两　葱十四茎　新绛少许

上三味，以水三升，煮取一升，去滓，顿服之。

校勘

［1］脉即名为革：《脉经》作“脉则为革”；邓本作“此名曰革”。

名家选注

尤氏《心典》　本文已见虚劳篇中，此去男子亡血亡精句，而益之曰旋覆花汤主之，盖专为妇人立法也。详本草旋覆花治结气，去五脏间寒热，通血脉，葱主寒热，除肝邪，绛帛入肝理血，殊与虚寒之旨不合。然而肝以阴脏而舍少阳之气，以生化为事，以流行为用，是以虚不可补；解其郁聚，即所以补；寒不可温，行其血气，即所以温；固不可专补其血，以伤其气；亦非必先散结聚，而后温补，如赵氏、魏氏之说也。

李氏《广注》　新绛者，红花染成，用以引经活血。然不竟用红花，而用红花所染之新绛，何也？盖桑乃箕星之精，《神农本经》称桑皮治五劳六极、崩中绝脉，补虚益气。

蚕食其叶，吐丝织绢，红花染成绛色，丝有绵绵不绝之形，绛有入心化赤之义。

赵氏《衍义》 所以用是汤先解其结聚之邪也，而温补其虚寒者，必另有法矣。

释难

寒虚相搏，脉即名为革 气寒与血虚相搏，出现革脉，乃气血两虚之证。陈修园谓："革脉不易明，以弦减芤虚形容之，则不易明者明矣。"

新绛 《集注》："茜根，无毒。主止血内崩，下血，膀胱不足，踒跌，蛊毒。久服益精气，轻身。可以染绛。"

按语

本条见于《血痹病篇》及《惊悸病篇》，《脉经》亦有两篇见此条文，阐述革脉的发生机理、临床见症以及主治方药。

革脉的特征是"弦而大"，但脉的柔和之态较弦脉而减，故谓"弦则为减"；脉形较大脉而中空，故谓"大则为芤"。因为津血耗伤，脉体失于濡养，而见脉体失于柔和而有寒紧之态，故谓"减则为寒"；又因津血亏损，脉体失于充盈，而见中空之脉，故谓"芤则为虚"。津血虚寒是革脉形成的机理。

"旋复花汤主之"一句，注家观点不一，有视为错简者，认为半产漏下后气陷，不可再以旋复下气。亦有注家认为该方是以解郁聚行血气而达温补之效。

编者认为，参《集注》，旋复花味咸性甘温，可除水下气通血脉；葱茎性味辛温，可除寒安中利五脏；新绛可补中止血，因苦寒有碍虚寒，故少用以引方药入血分。视组方，旋复花汤并非注家所谓虚寒之证不可用之方，结合该方在《金匮》中所有出现的条文，此方可用于因虚致瘀郁的证候，也是后人所谓"以通为补"的思路。

黄树曾《金匮要略释义》："旋覆花功能补中下气，脉革为外盛中虚，舍补中而谁何！然旋覆花之补中，端赖其下气之力，盖气能下返，则血源自裕。浮取得弦脉，为内阳衰惫，故用得阳气即森然之葱茎，通其在内疲敝之阳；绛，深红色也，新绛能行络中之血而不伤络；通则血泽，瘀去而新血生矣。余遇此证，辄用此汤，投之多效。若用补血之剂，而不思所以裕其源，是犹头痛治头，脚痛治脚，其不偾事也几希。"亦阐明该方以通为补的治疗功效。

原文

妇人陷经漏下，黑不解，胶姜汤主之。臣亿等按[1]：诸本无胶姜汤，恐是[2]前妊娠中胶艾汤也。

校勘

［1］臣亿等按：邓本作"臣亿等按校"。

［2］恐是：邓本作“想是”。

名家选注

尤氏《心典》 陷经，下而不止之谓。黑则因寒而色瘀也。胶姜汤方未见，然补虚温里止漏，阿胶、干姜二物已足。林亿云：恐是胶艾汤。按《千金》胶艾汤有干姜，似可取用。

按 语

该条论述妇人陷经证治。

编者认为该条断句若为“妇人陷经，漏下黑，不解，胶姜汤主之”似更通。《病源·漏下黑候》对漏下黑的发病机理谓：“劳伤血气……伤损经血，冲任之气虚，故血非时而下，淋沥不断，而成漏下。肾脏之色黑，漏下黑者，是肾脏之虚损，故漏下而挟黑色也。”此条文意即经脉下陷，而出现漏下黑之症候。

胶姜汤缺佚，注家有几种观点：

1. 干姜、阿胶：如尤在泾《心典》，魏荔彤《本义》“主以胶姜汤，入干姜于阿胶中，补阴用阳之意也”。

2. 生姜、阿胶：陈修园谓“大约胶姜汤，即生姜阿胶二味也，盖阿胶养血平肝，去瘀生新，生姜散寒升气”。

3. 干姜、阿胶、熟艾：《古今录验》“妇人崩中连日不止，熟艾鸡子大，阿胶炒为末半两姜一钱，水五盏。先煮艾姜至二盏半，顷出，入胶烊化，分三服，一日服尽”。

4. 胶艾汤：“臣亿等按：诸本无胶姜汤，恐是前妊娠中胶艾汤也。”即：阿胶、川芎、甘草（炙）各二两，艾叶、当归各三两，芍药、干地黄各四两，一方有干姜一两。

5.《千金》大胶艾汤：尤在泾按《千金》胶艾汤有干姜者，考《千金》当为《千金》大胶艾汤，方为：阿胶二两，干地黄、芍药、艾叶、甘草、当归、川芎各二两，干姜一两。《千金》谓此汤“治妇人产后崩伤，下血过多，虚喘欲死，腹中激痛，下血不止者，神良”。

原 文

妇人少腹满如敦敦音堆状[1]，小便微难而不渴，生后者，此为水与血并结在血室也，大黄甘遂汤主之。方

大黄四两　甘遂二两　阿胶二两

上三味，以水三升，煮取一升，去滓，顿服，其血当下。

校 勘

［1］如敦敦音堆状：邓本作“如敦状”。

名家选注

尤氏《心典》 敦,音对。按《周礼》注,槃以盛血,敦以盛食,盖古器也。少腹满如敦状者,言少腹有形高起,如敦之状,与《内经》胁下大如覆杯之文略同。小便难,病不独在血矣。不渴,知非上焦气热不化。生后即产后,产后得此,乃是水血并结,而病属下焦也。故以大黄下血,甘遂逐水,加阿胶者,所以去瘀浊而兼安养也。

魏氏《本义》 妇人少腹满如敦状者,腹皮加厚也。小便微难者,有形之邪格阻于下也,如此宜为水气之病,格阻正津,上冲胸喉作渴,如水气病所云矣。乃不渴知非但水邪,且合瘀血也,唯水邪与瘀血俱结在血室,同为有形之物,斯可以为实邪而驱逐攻下也。主以大黄甘遂汤,大黄下血,甘遂逐水,二邪同治矣,入阿胶者,就阴分下水血二邪,而不至于伤阴也。顿服之、血当下,血下而水自必随下矣。此瘀血积于产后,虽在血室,又不同于抵当汤、丸之下,下之于大便。此即产后篇中所言热在里,结在膀胱者也。彼单为血,故用大承气汤;此兼水邪,故用大黄甘遂汤。邪有专兼,治亦分专兼矣。是此二条之意,在由膀胱之清道宜泄居多也,不同于抵当汤、丸之治自浊道泄邪也,学者识之。

浅田氏《杂病论识》 此论水血二结证治也。恶露不尽,与水俱结在血室,故小腹满也。敦,《周礼·玉府》郑注云:敦,槃类,古者以槃盛血,以敦盛食。《尔雅·释血》郭注云:敦,盂也。疏云如覆盤者,举其类而言之。《广雅·释器》:敦,盂也。《尔雅》又云:丘一成为敦丘,成重也。今江东呼地高堆者为敦。然则如敦状者,亦不过取形容于槃盂。《水气篇》云大如盘,边如旋杯,殆是同义。注家不知其义,迂回为说者,误矣。《太阳中篇》云,小便自利者,血证谛也。今小便难,病不独在血也。不渴,又知非唯水也。盖此证唇口干燥固有之,但不欲饮耳。生后即产后,《说文》云:产,生也。从生产省声。《广雅》云:乳,生也,可以徵焉。盖在产前有嫌于妊娠,今产后而得此,乃是水血并结,而病属下焦也,故不与抵当汤而与此方也。又按《妇人良方》云:经水不利,即为水气,流走四肢,悉皆肿满,名曰血分。其候与水相类,医作水治之,非也。余窃用之,于血分致水肿者,无不效。

类方参要

《外台》引《深师》疗咳逆唾脓血,鸡子汤方。鸡子一枚,甘草二分(炙),甘遂一分,大黄二分,黄芩二分。上五味,切,以水六升,煮取二升,去滓,内鸡子搅令调,尽饮之良。

《外台》引崔氏疗大便急去血,或至一升数合,面少血色,此是内伤风冷,积年多变作痔方。大黄五分,甘遂三分,黄芩二分,干姜、附子各四分(炮),桃仁三七枚(去皮尖),葱白七茎。上七味,以水六升,煮取一升半,先服半升药稍安,又服半升,须臾血发,又服半升。未断,候发日再作,不过三剂,差。

《外台》引《小品》疗妊娠子淋,大小便并不利,气急,已服猪苓散不差,宜服甘遂散下之方。太山赤皮甘遂二两。上一味,捣筛,以白蜜二合,和服如大豆粒,多觉心下烦。得微下者,日一服之,下后还将猪苓散;不得下,日再服,渐加可至半钱匕,以微下为度。中间将猪苓散、黄柏寄生汤,在疗子淋方中。

按语

该条讲述水血互结于胞宫的证治。

对于“少腹满如敦敦状”，多数注家认为是少腹硬满如敦状，“敦”指“槃盂”之盛食器皿；魏氏谓其为皮厚状，取“敦”有厚之意；李氏谓其为大状。编者认为，如槃敦之器较形象和准确地表达了因水血结于胞宫而导致的少腹满硬状。

“小便微难而不渴”应与下焦蓄水证的小便不利，微热消渴相鉴别；同时也有别于热在下焦，小腹硬满但小便自利的下焦蓄血抵当汤证。“生后者”，注家多认为是产后；少数注家认为是病后，因大黄甘遂汤不仅可用于产后妇人；部分注家如朱光被疑此为衍文。

魏氏对大黄甘遂汤配伍功用注释较详，可参。

原文

妇人经水不利[1]，抵当汤主之。方

水蛭三十枚（熬） 虻虫三十枚（去足、翅，熬） 桃仁二七枚[2]（去皮尖，熬） 大黄三两[3]

上四味，㕮咀，以水五升，煮取三升，去滓，温服一升，当血下，不下再服[4]。亦治男子膀胱满急，有瘀血者。

校勘

［1］经水不利：《脉经》同此；邓本作“经水不利下”。

［2］桃仁二七枚：邓本作“桃仁廿个”。

［3］大黄三两：邓本作“大黄三两，酒浸”。

［4］“当血下，不下再服”，邓本无。

名家选注

尤氏《心典》 经水不利下者，经脉闭塞而不下，比前条下而不利者有别矣。故彼兼和利，而此专攻逐也。然必审其脉证并实而后用之。不然，妇人经闭，多有血枯脉绝者矣。虽养冲任，犹恐不至，而可强责之哉。

朱氏《正义》 此血分自病瘀阻也，故用群队攻血药以利之，庶免干血之患。

类方参要

《翼方》治妇人月水不利，腹中满，时自减，并男子膀胱满急，抵当汤方。大黄二两，桃仁三十枚（去皮尖两仁，炙），水蛭二十枚（熬），虎杖（炙）二两（一云虎掌）。上四味，吹咀，以水三升煮取一升，顿服之，当即下血。

《要方》杏仁汤治月经不调，或一月再来，或两月三月一来，或月前，或月后，闭塞不通。方：杏仁二两，桃仁一两，大黄三两，水蛭、虻虫各三十枚。上五味，吹咀，以水六升煮取二升，分三服。一服当有物随大小便有所下，下多者止之，少者勿止，尽三服。

《要方》桃仁煎治带下，经闭不通。方：桃仁、虻虫各一升，朴硝五两，大黄六两。上四味为末，别治桃仁，以醇苦酒四升内铜铛中，炭火煎取二升，下大黄桃仁虻虫等，搅勿住手，当欲可丸，下朴硝，更搅勿住手，良久出之，可丸乃止，取一丸如鸡子黄，投酒中，预一宿勿食服之。至晡时下如大豆汁，或如鸡肝凝血虾蟆子，或如膏，此是病下也。

《妇人大全良方》桃仁煎治月水不调，阻滞不通。《博济方》。大黄（炮）、朴硝、桃仁（去皮、尖、双仁，麸炒）各二两，虻虫一两（去足、翅，炒黑用）。上为细末。用醋五升入银石器内慢火熬成膏，可丸，丸如梧桐子大。当日晚不须吃食，五更初以温酒吞下一丸。至明日午际，取下如赤豆汁，或似鸡肝、虾蟆衣。其病下了，即一丸分作二服，未下再服，候鲜红即住服。仍以调气汤散补之。

按语

本条讲述血结下焦导致月经不行的治疗。因条文简短，《金鉴》判为错简。然而，结合《伤寒论·太阳病篇》抵挡汤条文可知此处的月经不利，非营血枯耗之虚证，而是蓄血之实证，必伴随小腹疼痛，大便色黑，小便自利的症状。《要方》杏仁汤、桃仁煎等皆为本方化裁。日本医家尾台榕堂认为妇人经水不利若不治疗，后面必发胸腹烦满，或酿成偏枯瘫痪、痨瘵、鼓胀、膈噎等证；并提出抵挡汤亦可用于因堕跌折伤的瘀血凝滞而见心腹胀满，二便不通证，以及经闭并见眼目赤肿疼痛者。

土瓜根散和抵挡汤皆治经水不利，然而如尤氏所评，前者为病之初，后者为病之渐；前者为月经不调，后者为经闭不行；前者治疗以和营通血脉为主，后者以破血逐瘀为要。

《类聚方广义》里对大黄甘遂汤和抵挡汤的鉴别为：二方皆主少腹满，而抵挡汤证，硬满而小便自利；大黄甘遂汤证少腹满膨而不甚硬，小便微难。可见瘀血结蓄和水血结滞之异。

原文

妇人经水闭不利，藏坚癖不止，中有干血，下白物，矾石丸主之。方

矾石三分（烧）　杏仁一分（去皮尖，熬）

上二味，末之，炼蜜和丸如枣核大[1]，内藏中，剧者再内之。

校勘

［1］炼蜜和丸如枣核大：邓本作“炼蜜和丸枣核大”，无“如”字。

名家选注

尤氏《心典》 藏坚癖不止者，子藏干血，坚凝成癖而不去也。干血不去，则新血不荣，而经闭不利矣。由是蓄泄不时，胞宫生湿，湿复生热，所积之血，转为湿热所腐，而成白物，时时自下，是宜先去其藏之湿热。矾石却水除热，合杏仁皮破结润干血也。

李氏《广注》 白物，即白带、白淫、白沃之类。经闭、脏坚，湿热下流，津液渐脱，故下白物。矾石味酸涩，烧之则性枯燥，有涩以固脱、燥可去湿之功，所以止白物也。然气行则血行，杏仁利气以通干血。炼蜜为丸者，和血润燥，便于纳脏中也。（脏坚癖，此脏指子宫言。“纳脏中”，此脏指阴户言）

《金鉴》 脏，阴内也。不止，不去也。经水闭而不通。瘀，宿血也。阴中坚块不去，血干凝也。下白物，化血成带也。用矾石丸坐药治之。此方治下白物，若从湿化者可也，恐未能攻坚癖干血也。

释难

藏坚癖不止 此处“藏”指子宫。“癖”，即积块。《增韵》指“瘕癖，腹积聚。”“不止”指不除去。《吕氏春秋·制药》高注“止，除也。”

内藏中 此处“藏”指阴户。

类方参要

《肘后》目中风肿，赤眼方。矾石二钱，熬，和枣丸如弹丸，以摩上下，食顷止，日三度。

《要方》治小儿舌上疮，饮乳不得。以白矾如鸡子，置醋中，涂儿足底，二七即愈。

又方：治鼻中息肉。以矾石末，面脂和，绵裹塞鼻中，数日息肉自随其药出。

《翼方》治阴痒脱方。烧矾石一味，研为末，每日空心酒调方寸匕服，日三。

《翼方》矾石丸主小儿胎寒，偃啼惊痫，胪胀满，不嗜食，不便青黄，并治大人虚冷内冷，或有实，不可吐下。方：马齿矾石一斤（烧半日）。右一味末之，枣膏和丸，大人服如梧子二枚，日三服。小儿减之，以意增损，以腹中温暖为度。有实亦去，神良。

《外台》主目翳及胬肉。用矾石最白者，内一黍米大于翳上及胬肉上，即令泪出，绵拭之，令恶汁尽，其疾日日减，翳自消薄便瘥。矾石须真白好者方可使用。

《外台》疗胸中多痰瘀癖。矾石一两，以水二升，煮取一升，内蜜半合，顿服，须臾未吐，当饮少热汤。

《翼方》治脚气冲心。白矾二两，以水一斗五升，煎三五沸，浸洗脚良。

《肘后》疗耳卒肿，出脓水方。矾石烧末，以笔管吹耳内，日三四度，或以绵裹塞耳中，立瘥。又方：疗人阴生疮，脓出作臼。取高昌白矾一两，研作末，用猪脂相和成膏，槐白皮作汤，洗疮，拭令干即涂膏，然后以楸叶贴其上，不过三度瘥。

按语

本条文讲述因干血经闭继发湿热带下的证治。

编者认为，该条文调整为为“妇人中有干血，藏坚癖不止，经水闭不利，下白物，矾石丸主之”则更易理解。后世傅青主谓“带下俱是湿症，而以带名者，因带脉不能约束而有此病，故以名之”，并认为带下病的发生是因为“气不能化经水”。本条意因胞宫瘀血停滞，积而化热灼血而成干血。干血凝滞胞宫成积癖，导致经闭，经血不能按时蓄泄，气不化经水，滞而为湿，郁而为热，湿热下注而成带下。故临床可见闭经并带下臭秽、量多、黄赤，或外阴瘙痒等症。以矾石丸纳入阴中，开坐导药之先河。如《金鉴》言，此方外用以治局部湿热带下，若治干血脏癖则需服用其他方药。

《本经》载“矾石酸寒，主治寒热，白沃，阴蚀，恶疮，目痛，坚骨齿。除固热在骨髓，去鼻中息肉”。晋唐方书提供了以矾石为主的外治法，治疗胬肉、息肉、疮蚀、目痛、阴痒白沃、耳肿出脓等疾。

原文

治[1]妇人六十二种风，兼主[2]腹中血气刺痛，红蓝花酒[3]。方

红蓝花一大两

上一味，以酒一大升，煎强半[4]，顿服，不止再服[5]。疑非仲景方。

校勘

［1］“治”字邓本无。

［2］兼主：邓本作“及”。

［3］红蓝花酒：邓本作“红蓝花酒主之”。

［4］煎强半：邓本作“煎减半”。

［5］顿服；不止再服：邓本作“顿服一半，未止再服”。

名家选注

尤氏《心典》 妇人经尽产后，风邪最易袭入腹中，与血气相搏而作刺痛。刺痛，痛如刺也。六十二种病未详。红蓝花苦辛温，活血止痛，得酒尤良，不更用风药者，血行而风自去耳。

李氏《广注》《内经》云：“风者，百病之长也。”又云：“风者，善行而数变。”故妇人有六十二种风证，盖风有因外感者，亦有从内生者，如肝藏血，肝虚则血燥，内自生风，所谓风气通于肝也。红蓝花色红，通行血脉。又味辛以润之，能活血润燥，乃“治风先养血，血生风自灭”之义。酒煎，以行血也。又脾裹血，其经入腹，腹中刺痛，乃血气不利使然，所谓“通则不痛，痛则不通”也。此酒顺气行血，刺痛止矣。

释难

六十二种风 失于稽考，如曹颖甫谓“六十二种风，不过言通治之总方，举多数也”。

红蓝花 即红花。《图经》:“主产后病为胜。”《博物志》云:“张骞所得也。”

类方参要

《外台》崔氏疗一切肿方。取红蓝花熟揉，捣取汁服之，不过再三服便愈。服之多少，量肿大小而进花汁也。

《外台》引《近效》疗血晕绝，不识人烦闷方。红蓝花三两，新者佳，以无灰清酒半升、童子小便半大升，煮取一大盏，去滓，候稍冷服之，新汲水一大升煮之良久。

按语

本条论述风与血气相搏而致瘀血腹痛的证治。

注家对致病因素有不同观点：一为外风侵袭；一为内风；一则内外风。

编者认为，红蓝花酒论治要点在于风与血气相搏结，病位可涉及表里。

《证类本草》谓“红蓝花，味辛，温。无毒。主产后血运口噤，腹内恶血不尽绞痛，胎死腹中，并酒煮服”；又《灵枢》谓“饮酒者卫气先行皮肤”，酒煎以助药性行于表，可知，红蓝花酒辛温行血通经脉，血行而风灭，药力可行于表里。

本条红蓝花酒“治妇人六十二种风”，六十二种风具体所指不详，但其机理不离妇人津血不足，继而感受风邪。若因肌表血虚，易受外风，呈皮肤肌腠酸痛，或上焦咽喉痹阻之症，病位在表，可以红花之辛温，并酒助药力，使血气得行于肌表，以拒外风侵入。如崔元亮《海上方》治喉痹壅塞不通者，取红蓝花捣绞取汁服，谓极验；又如《外台》载崔氏疗肿方，皆取红蓝花辛温行血于上焦之理。

又“兼主腹中血气刺痛”，“兼主”二字已点明“妇人六十二种风”与“腹中血气刺痛”分示两种病理状态。后者为妇人因月事生产，冲任之血不足，风气在里相搏而为腹痛，病位在里，疼痛特点为刺痛，亦可以红花酒辛温行血，风灭则腹痛止。又如日医伊泽兰轩《汉药神效方》谓“妇人经水来前，每惯腹痛，日本俗谓之月虫，可服以沙糖汤，后用红花浸热酒服之有效，即《金匮》之红蓝花酒意”，将红蓝花酒运用于痛经。现代学者拓展红蓝花酒应用，有报道将其用于治疗荨麻疹、心律失常、宫腔粘连等。所疗之疾虽有不同，然而原理相同。

最后需要注意服药方法是“顿服，不止再服”，可知该方短期使用为宜，治疗标证、急证，症状缓解后当根据本病机论治。

原文

妇人腹中诸疾痛，当归芍药散主之。方见妊娠中。

名家选注

尤氏《心典》 妇人以血为主，而血以中气为主。中气者，土气也。土燥不生物，土湿亦不生物。芎、归、芍药滋其血，苓、术、泽泻治其湿，燥湿得宜，而土能生物，疾痛并蠲矣。

陈氏《浅注》 此为妇人腹中诸疾痛，而出其方治也。寒热、虚实、气食等邪，皆令腹痛，谓可以此方为加减，非真以此方而统治之也。

释难

疾痛 疾，段玉裁《说文解字注》：病也。析言之则病为疾加。浑言之则疾亦病也。按经传多训为急也。速也。此引伸之义。森立之："'疾痛'二字熟语，与'疹痛'同谓痛苦尤甚也。"

按语

该条与前后条文皆言腹痛，尤氏注评可参。另有注家指出非以此方统治一切腹痛。但注家未着意"诸疾痛"与"诸痛"略有差别。视段玉裁注《说文》可知，"疾"本意为病，或疾加为病；引申义为"急"。"诸疾痛"可有两种认识：一为诸病痛证，取"疾"本意；一为诸急痛证，取"疾"引申义。《三因极一病证方论》载该方"治妊娠腹中绞痛，心下急满及产后血晕内虚气乏，崩中久利"，其绞痛、急满为急症，崩中久利为缓症，皆可用当归芍药散治疗。

原文

妇人腹中痛，小建中汤主之。方见劳中[1]。

校勘

[1] 方见劳中：邓本作"方见虚劳中"，为是。

名家选注

尤氏《心典》 营不足则脉急，卫不足则里寒，虚寒里急，腹中则痛，是必以甘药补中缓急为主，而合辛以生阳，合酸以生阴，阴阳和而营卫行，何腹痛之有哉。

李氏《广注》 此中气不足而致腹痛也。《经》云："脾主中州，灌溉四旁。"建者，立也。建中者，建立脾气也。甘草、胶饴、大枣，俱味甘入脾，归其所喜，所谓"脾欲缓，急食甘以缓之"是也。

按语

腹中，指腹内膈以下少腹以上，该部分有痛，皆谓腹中痛。疼痛特点为急痛，需与腹中满痛鉴别。腹中满痛为实，多为邪气内传、内结，临床表现为腹部胀满，不喜按压，或按压腹痛加重，治疗多以逐下法，如结于气分的承气类方，结于血分的土瓜根散；腹中急痛多见于虚劳产后，而呈现腹中拘急、收引疼痛的症状，治疗多以芍药甘草汤为基础，以芍药缓急。但要注意，虽然腹急痛有津血虚损的基础，但其并非单纯的虚证，而是以气血虚损为前提，腹中经脉肌肉因失于濡养而拘挛痹阻，出现了以不荣则痛为主，兼有不通则痛的因虚致实证，故而亦可出现腹部挛痛拒按。此需与腹中绵绵作痛，喜温喜按的纯里虚寒证相鉴别，若此，则不可取芍药之酸寒通痹，轻则需以姜草之甘温，甚必以姜附温中散寒不可。

小建中汤分别见于《伤寒·太阳病篇》、《金匮·血痹虚劳病篇》、《金匮·黄疸病篇》以及本篇，当前后互参。

沈明宗注云"此营卫两济之方也，虚劳病非伤先天，即伤后天营卫。若伤后天中气，则营卫不充于五脏，脏腑无赖，精血渐衰，则脏腑各自为病，变证百出也"，对虚劳临床变证的机理有充分认识。其又谓"盖营卫阴阳两建之方，欲补其血，则加归、芍之类；欲补其气，则加参、芪甘术之类；欲补其阴，则加地黄、知、柏之类；欲补其阳，则加桂、附之类。以此类椎，变化无穷矣"，故当根据病机偏势，变化方药。

原文

问曰：妇人病，食饮如故，烦热不得卧而反倚息者，何也？师曰：此病转胞[1]，不得溺也[2]，以胞系了戾，故致此病。但利小便则愈，宜肾气丸[3]，以中有茯苓故也。方见脚气中[4]。

校勘

[1] 此病转胞：邓本作"此名转胞"。

[2]"不得溺也"后，《脉经》更有"何以故？师曰：此人故肌盛，头举身满，今反羸瘦，头举中空感"二十三字。

[3] 宜肾气丸，以中有茯苓故也：邓本作"肾气丸主之"，并附肾气丸药物组成与服药。

[4]"方见脚气中"邓本无。

名家选注

《金鉴》 病不在胃，故饮食如故也；病在于胞，故不得溺也；阳气不化，故烦热也；水不得下行，故倚息不得卧也。名曰转胞，以胞系乖戾不爽也，故致此病，但当利小便则愈。主之肾气丸，以温行下焦阳气。阳气化则溺出，诸病自解矣。胞者乃谓尿胞，非血胞也。

释难

转胞 《史记·仓公传正义》："脬"通作"胞"。《说文》："脬，膀胱也。"转胞，即因膀胱扭转不顺，导致小便不通，小腹急胀而痛的病证。

了戾 《说文》"了，尥也"，"戾，曲也"。段玉裁注："凡物二股或一股结纠紾缚不直伸者，曰了戾。"

按语

该条文阐述因虚所致转胞的证治，结合历代注家观点，需要讨论以下几个问题。

一、"转胞"之"胞"为何？

多数注家认为"胞"通"脬"，是膀胱，《金鉴》提出此与血胞（即胞宫）有别；有注家认为此"胞"指胞宫。《病源》"小便病诸候"和"妇人杂病"两卷对转胞均有阐述。考《千金》载"治丈夫妇人胞转，不得小便八九日方"，《外台·胞转方一十五首》中谓"朱郁用此药疗郭虎将十五岁男"，更可知转胞非独妇人病，男子亦可，此"胞"当为膀胱意。

陈无择《三因极一病证方论》谓"凡妊娠胎满逼胞，多致小便不利者，或心肾气不足，不能使胞冷，清浊相干，为诸淋病；或胞系了戾，小便不通，名曰转胞。又胎满，尿出不知时，名遗溺。治之各有方"，提出了转胞、淋病、遗溺等皆有小便不通利症状的疾病鉴别。

二、转胞的病因

《病源》转胞病因有二：小便应下而强忍；寒热所迫。前者可见于饱食忍尿、饱食走马、尿急疾走、忍尿入房等。后世朱丹溪认为胎妇禀受弱者，忧闷多者，性急躁者，食味厚者均可致此病。沈金鳌《妇科玉尺》载"妊娠八九月，小便不通，盖因气弱不能举胎，胎壅膀胱，水不能出，名曰转胞"，对妊娠中后期胎大，气血虚弱不能维系，胎压膀胱而致转胞的病因描述更详。周学海补充了外伤、情志、便秘等病因，进一步提出利水降气并非转胞治疗唯一法则，体现了辨证求因的思想。总体而言，无非虚实两端。本条文所论证治属转胞虚证。

三、"胞系了戾"何意？

"胞系了戾"的观点大凡有二：一则为胞系缠转之意，多数注家持此观点；另一观点则如李彣所注"非真有纠缠跑踏之故，只是命门火衰，真阳气绝，有如了戾之象"，可参。

虚实皆可致转胞，后世载方亦可由此分为两大类。

一类以通渗清利为主，如《千金》、《外台》所载用以治疗胞转者，多以滑石、车前、葵子、石韦等通渗利下；琥珀、乱发消瘀血，利水道，葱白通阳。后世治方多源于此，如《良方》滑石散治"妇人、丈夫脬转，小便数日不通"用滑石、寒水石、葵子为末；又有治

“妇人忍小便，不得依时而起，致令脬转，经四五日，困笃欲死方”，即以滑石、乱发灰研末，桃白皮捣取汁调服；《指迷方》石韦汤治“脬转，小便不通”以石韦、车前子等分为末治疗。

一类以温通补益为主，如本条治疗下焦阳虚、气化不运的肾气丸；朱丹溪补气升提、举胎通脬的补中益气汤；程钟龄的茯苓升麻汤（茯苓赤白各五钱、升麻一钱五分、当归二钱、川芎一钱、苎根三钱）、六味加牛膝、车前汤皆属此类。

除以上内服方药之外，晋唐医家丰富了胞转的外治法。①针灸法：如《千金》“腰痛，小便不利，苦胞转，灸玉泉七壮”；尚可灸第十五椎、灸脐下一寸、灸脐下四寸等。针刺关元、涌泉穴，亦治疗胞转气淋。②体位改变法：《外台》载《范汪方》疗胞转不得小便，即“用蒲席卷人倒立，令头至地，三反则通”。③导尿法：《外台》载张苗说“不得小便者，为胞转，或为寒热气所迫，胞屈辟不得充张，津液不入，其中为尿，及在胞中尿不出方。当以葱叶除尖头，内入茎孔中吹之，初渐渐以极大吹之，令气入胞中，津液入便愈也”。

武之望《济阴纲目》所载一病案，即属胞转急症的内外合治成功案例，附下：

一妇人妊娠七八个月，患小便不通，百医不能利，转加急胀，诊其脉细弱。予意其血气虚弱，不能承载其胎，故胎重坠下，压住膀胱下口，因此溺不得出，若服补药升扶，胎起则自下，药力未至，愈加急满，遂令一老妇，用香油涂手，自产门入，托起其胎，溺出如注，胀急顿解。一面却以人参、黄芪、升麻大剂煮服，或少有急满，仍用手托放取溺，如此三日后，胎渐起，小便如故。

原文

温阴中坐药，蛇床子散[1]。方

蛇床子仁

上一味，末之，以白粉少许，和，令相得如枣大，绵裹，内之，自然温矣。

校勘

［1］温阴中坐药，蛇床子散：《脉经》作“妇人阴寒，温中坐药，蛇床子散主之”；邓本作“蛇床子散方，温阴中坐药”。

名家选注

沈氏《编注》 此治阴掣痛，少腹恶寒之方也，胞门阳虚受寒，现证不一，非惟少腹恶寒之一证也。但寒从阴户所受，不从表出，当温其受邪之处则病得愈，故以蛇床子一味大热温助其阳，内入阴中使子宫得暖，邪去而病自愈矣。

释难

蛇床子 《本经》:"蛇床子,味苦,平。主妇人阴中肿痛,男子阴痿湿痒,除痹气,利关节,癫痫恶疮。"本药可内服或外用,内服用炒,外治用生,《日华子》:"凡合药服食,即挼去皮壳,取仁微炒杀毒,即不辣。作汤洗病则生使。"

白粉 一说为胡粉,即铅粉;一说为米粉。详见按语。

类方参要

《外台》文仲疗阴下湿痒,又痿弱,粉散方。矾石(熬令汁尽)、蛇床子、黄连各三分。上三味,为散,粉之同前。

《外台》引《集验》疗疥及风瘙疮苦痒方。丹参四两,苦参四两,蛇床子一升。上三味,切,以水六升煎之,以洗疥疮,以粉粉身,日再为之,即差。

《外台》引《延年》疗妇人子脏偏僻,冷结无子,坐药方。蛇床子三两,芫花三两。上二味,捣筛,取枣大,纱袋盛,内产门中,令没指,袋少长,便时须去,任意卧著,慎风冷。

《外台》引《集验》疗妇人产后阴下脱方。取蛇床子一升,布裹,炙熨之。亦疗阴中痛。

《医心》引《僧深方》治妇人子脏挺出蛇床洗方。蛇床子一升,酢梅二七枚。二物,水五升,煮取二升半,洗之,日十过。

按语

此条文简,以《脉经》与注家载录条文相校,当以"妇人阴寒,温中坐药,蛇床子散主之"为妥。

《金鉴》谓"妇人阴冷,皆由风寒乘虚客于子脏,久之血凝气滞,多变他证,且艰于受孕",点明阴寒可引发诸多变证,结合汉唐方书中蛇床子外用所治疾病,除沈注阴寒掣痛外,亦可见阴痒、带下清稀量多等。若仅限于局部症状,蛇床子散直接坐导,以使药力直达病所;但若因阴寒已见月经失调,甚则难于受孕等,则需配合内治。

后世对白粉为何物观点有二。

一说为胡粉,即铅粉,取铅粉杀虫之效。古方治疗阴痒湿疮,多用胡粉合药外敷洗,如《肘后》"张文仲:治干湿癣等,及阴下常湿且臭,或作疮。但以胡粉一分,粉之,除即瘥止。常用大验"。

一说为米粉,如赵以德谓"白粉即米粉,藉之以和合"。《医心》引《耆婆方》"治人阴下痒湿方:蛇床子作末,和米粉,少少粉之"可证。又如《小品》"治霍乱腹痛,胀满短气,不得吐下,灸不效者,热伏心脏中,烦闷郁郁者方。可取白粉,水和如糜汁,倾之顿饮一升许,即吐者便愈。不吐者刺吐之。永不吐者,皆危也。无粉者,折秫米取汁",明指白粉为米粉。

编者认为,此处白粉少量用于合药,铅粉性本辛寒,古方中用铅粉外敷所治疮疡多为热毒所致，本条文证治阴寒阴痛，不当以寒治寒，故为米粉合药温之（黄树曾谓米粉炒以助温燥）。

原文

师曰[1]：少阴脉滑而数者，阴中即生疮。

妇人阴中蚀疮，烂，狼牙汤洗之。方

狼牙三两

上一味，㕮咀，以水四升，煮取半升，以绵缠箸大如茧，浸汤沥阴中，日四遍。

校勘

［1］“师曰”邓本无。

名家选注

李氏《广注》 少阴属肾，阴中，肾之窍也。《内经》云：“滑者，阴气有余。”又云：“数则为热。”故阴中生疮蚀烂，皆湿热所致。狼牙味苦性寒，寒能胜热，苦能杀虫，故主洗之。

《金鉴》 阴中，即前阴也。生疮蚀烂，乃湿热不洁而生䘌也。用狼牙汤洗之，以除湿热杀䘌也。狼牙非狼之牙，乃狼牙草也，如不得，以狼毒代之亦可。其疮深，洗不可及，则用后法也。

释难

少阴脉 曹颖甫云：“少阴脉，手太阴动脉之尺部也，属下焦，脉滑而数，属下焦湿热。”

阴中蚀疮 《肘后》：“阴疮有二种，一者作白脓出，曰阴蚀疮。二者但亦作疮，名为热疮。”

狼牙 《药性论》：“狼牙，使。味苦，能治浮风瘙痒，杀寸白虫，煎汁洗恶疮。”《图经》谓：“古方多用治蛇毒。张仲景治妇人阴疮亦单用之。”

类方参要

《要方》治阴中痒入骨困方。狼牙两把，以水五升煮取一升，洗之，日五六度。

《外台》崔氏疗阴痒痛不可忍方。取狼牙、蛇床子，煮作汤洗，日三。

《古今录验》疗妇人阴蚀，苦中烂伤，狼牙汤方。狼牙三两，㕮咀，以水四升，煮取半升，去滓，内苦酒如鸡中黄一杯，煎沸。寒温，以绵濡汤，以沥疮中，日四、五度，即愈。

《要方》疗小儿阴疮及肿方。取狼牙浓煮汁，洗之。

《医门方》疗男子阴疮烂方。黄柏、狼牙各三两或二两，水四升，煮取一升半，去滓，以浸疮数洗了，末蛇床子、黄连以敷疮中。

按语

此条阐述湿热浸淫下阴而生蚀疮的证治。

注家对少阴脉有几种看法：一为左尺脉；一为双尺脉；一为左寸尺脉（以手足少阴候心肾，又谓“诸痛疮疡皆属于心”“阴中属肾”故）。脉数为有热，加之脉滑则证为湿热。

《病源》谓阴疮致病有三：一是虫病为害。三虫、九虫，平素居于肠胃之间，“若腑脏调和，血气充实，不能为害。若劳伤经络，肠胃虚损，则动作侵食于阴”。二是虚劳受邪。“肾荣于阴，肾气虚，不能制津液则汗湿，虚则为风邪所乘，邪客腠理而正气不泄，邪正相干在于皮肤，故痒，搔之则生疮”。三是症状轻重有别。“轻者或痒或痛，重者生疮也”。风邪郁热则痒痛，郁火腐肉则生疮。生疮亦有轻重之别，《肘后》云“阴疮有二种，一者作白脓出，曰阴蚀疮。二者但亦作疮，名为热疮”。火热壅遏肤腠则为热疮，甚而腐肉为脓则为阴蚀疮。本条文前后两句即分别指两种不同程度的阴疮，高学山“阴中蚀疮句，勿作上文之复语，盖上两句是言诊法，亦是言其初症；下二句言疮久而湿热浸淫，以致虫生之治法也”实为老辣之言。笔者认为，阴痒痛、阴疮、阴蚀疮，可视为病邪由浅而深，病势由渐至甚的三个阶段。

阴疮致病因素为外邪侵袭，包括致病微生物（如滴虫、细菌等）感染、风邪郁火郁热、寒湿凝滞等，发病以正虚为前提，非独发于妇人，男子、小儿皆可发病。晋唐医家除狼牙汤余，多以苦寒燥湿杀虫疗疮类的药物外涂治疗湿热阴疮，如《翼方》以黄连、黄柏、栀子、蛇床子为末，局部涂抹；若寒湿凝滞气血而成蚀疮，则以辛温燥湿杀虫类药物外用治疗，如《古今录验》雄黄散方，以川芎、藜芦、雄黄、丹砂、蜀椒、细辛、当归为末，绵裹纳阴中治疗。后世医家对正虚发病进一步重视，补充了以益阴养血和血为主的方药治疗，如《博青主女科》：“阴中疮曰䘌疮，或痛或痒，如虫行状，浓汁淋漓。阴蚀几尽者，由心肾烦郁，胃气虚弱，致气血流滞。经云：‘诸痛痒疮皆属于心。’治当补心养肾，外以药熏洗，宜十全阴疳散。川芎、当归、白芍、地榆、甘草各等分水五碗，煎二碗，去渣熏，日三夜四，先熏后洗。”

狼牙究竟为何物？后世观点不一，有谓可以狼毒代之，近代有狼毒外用治疗滴虫性阴道炎等的报道，然而狼毒具毒性，不宜推广使用；一说狼牙草为狼牙委陵菜（蔷薇科委陵菜属），如陈存仁先生《中国药学大辞典》，然而对照《证类本草》之“江宁府牙子图”亦不甚相似；一说狼牙草为龙牙草，即仙鹤草（蔷薇科龙牙草的地上部分），然而《履巉岩本草》谓其“味辛涩，温，无毒”，与《本经》“狼牙，味苦寒”又相异。姑且存疑。若从性味功效的角度，如《集注》“败酱，味苦、咸，平、微寒，无毒。主治暴热，火疮赤气，疥瘙，疽痔，马鞍热气”似可考虑以败酱草、地榆草（《范汪方》妇人阴疮方即以地榆、甘草水煮外洗）等替代。

原文

师曰[1]：胃气下泄，阴吹而正喧[2]，此谷气之实也，膏发煎导之[3]。见黄疸中。

校勘

[1]“师曰”邓本无。

[2] 阴吹而正喧:《脉经》作“吹而正喧”。

[3] 膏发煎导之:《脉经》作“膏发导之”。

名家选注

魏氏《本义》 妇人胃气下泄，不由大肠而出浊道，乃由小肠而出清道，则气不足，而无所收摄也，故令下阴作吹，而其声且喧闻于外，此为胃中谷气之实，而其实胃中正气之衰也。亦有外治之法，以膏发煎导之。方义见黄疸中。在疸病用之，自口而腹，为利便清热去疸之治；在此用之下导，无乃令大便气通，而胃气纵然下泄，必由浊道而出，不致乱干清道，阴中吹气。

沈氏《编注》 此胃气走于胞门而出前阴，谓之阴吹也。大肠与胃中津液枯燥，谷热壅滞不下，胞门气虚，胃气不往后阴而反陷胞中，以从前阴而出，故谓胃气下泄，乃移实就虚之义，即肠胃累及胞门之病也。气泄声响如吹，为阴吹而正喧，肠胃之气，乘于胞门，谓谷气之实也，故以猪膏滋润肠间之燥，发煎以养胞门之血，俾肠间得润，谷食下而气转后阴，此通则彼塞矣。盖有大便不结，中虚下陷而阴吹者，当用补中升提，不可概为胃实也。

释难

阴吹而正喧 尤在泾谓：“阴吹，阴中出声，如大便失气之状，连续不绝，故曰正喧。”

谷气之实 朱光被：“谷气之所以实，正由津液燥亡，如水干舟泊之义。”

类方参要

《肘后方》女劳疸，身目皆黄，发热恶寒，小腹满急，小便难，由大热大劳交接后入水所致。乱发如鸡子大，猪脂半斤，煎令尽，分二服。

《子母秘录》治小儿惊，口两角生疮。烧乱发和猪脂涂之。

《伤寒类要》疗男子、女人黄疸病，医不愈，耳目悉黄，食饮不消，胃中胀热，生黄衣，盖胃中有干屎使病尔。用煎猪脂一小升，温热顿服之，日三，燥屎下去乃愈。

按语

此条为津血亏虚而致肠燥阴吹的证治。

注家认识有三：一为谷气实而大便燥结不通，以致阳明下行之气旁走的实证，曹颖甫更点明此无阳明实热燥结，不可以大承气汤论治；二是因虚而致实的虚实夹杂证，如《金鉴》认为属肾气虚而下泄，胃气实而谷气不运。三是因津液虚亏而致谷气壅滞、大便燥结。

仅凭"胃气下泄""谷气之实"，尚难全解阴吹病机。若结合《脉经》另一条文"少阴脉弱而微，微则少血，弱则生风，微弱相搏，阴中恶寒，胃气下泄，吹而正喧"则可知，阴吹的发病基础是少血而生风。注家多由膏发和血润肠以方测证，关注津血亏虚以致肠燥便结，却少有医家注意到因血虚而生风的病机。从历代本草对猪膏、乱发的认识看，《日华子》"猪，脂治皮肤风，杀虫，傅恶疮"；《证类本草》"猪，肪膏，主诸恶疮，利血脉，解风热，润肺"；《别录》"乱发，微温。主治咳嗽，五淋，大小便不通，小儿惊痫，止血鼻衄"，可知猪膏、乱发皆有通利血脉除风的功效，亦可反证此条除了津血亏虚而致肠燥，亦有因血虚而生风的病机。

膏发煎亦见于本书《黄疸病篇》，晋唐医家多以猪膏、乱发内服治疗黄疸、女劳疸；外导法治疗阴吹，外涂法治疗小儿惊口疮。

阴吹病因多端，此条仅其中之一，后世有补充。如《金鉴》对气血虚亏，中气下陷而致的阴吹，提出了以"十全大补汤加升麻、柴胡"的益气升提治疗。

《温病条辨》谓"饮家阴吹，脉弦而迟，不得固执《金匮》法，当反用之，橘半桂苓枳姜汤主之"，并提出饮家阴吹疗愈后，要重视温中补脾，使饮不再聚为要。"其下焦虚寒者，温下焦。肥人用温燥法，瘦人用温平法"则丰富了调摄法。

原文

小儿疳虫蚀齿方

雄黄　葶苈各少许[1]

上二味，末之，取腊月猪脂和镕[2]，以槐枝绵裹头四五枚，点药烙之。疑非仲景方。

校勘

[1] 各少许：邓本无。

[2] 取腊月猪脂和镕：邓本作"取腊日猪脂镕"。

名家选注

李氏《广注》 肾主骨，齿者，骨之余。然手足阳明经俱入上下齿中，小儿胃中有热则成疳病，生虫，而齿龈蚀烂。雄黄辛以散之，葶苈苦以泄之，皆能杀虫败毒；猪脂取其润泽；槐乃虚星之精，槐枝亦能杀虫。

黄氏《释义》 小儿疳虫病，多由于乳食失调，过食糕糊、乳粉、糖果、粑糭等生虫助火不易消化之物，以至停积生热，久则生虫津干，体热面黄，肢细腹大，发焦目暗，喜食香燥，枯瘠如丁，故又谓之丁奚（奚，儿童之称）、哺露（言愈哺而骨愈露也）。

考古方布袋丸，治此证有特效，以其具有扶脾胃，生津液，去积，杀虫之功能，方用人参、白术、白茯苓、使君子肉各一两、芦荟、夜明砂、芜荑、炙甘草各五钱，共为末，蒸饼糊丸，每粒约重三钱，日用一丸，以夏布袋盛之，另切精猪肉二两，同煮汁服，一料可愈。仲景此方，专为疳虫蚀齿而设。雄黄杀百虫；葶苈去积聚；猪脂、槐枝，能调和气血，且直接熏（烙即熏之意）齿，收效自速，不伤脏腑，洵良治也。若医者遇此证，不辨虚实寒热，辄用雷丸，胡粉，山道年等毒药杀虫，致小儿生气反受其殃，宜注意及之。

释难

疳虫 《病源》云："人有嗜甘味多，而动肠胃间诸虫，致令侵食腑脏，此犹是䘌也。……脾胃润则气缓，气缓则虫动，虫动则侵食成疳䘌也。但虫因甘而动，故名之为疳也。"

类方参要

《广济》疗疳虫蚀唇鼻齿口，及余处皆效方。石硫黄（研）、干漆（熬）、文蛤（烧作灰）。上三味，各等分，绢筛之，每用减取胡桃大，麝香枣核大，研和，先拭上恶物血等，然后敷之，日三。

按语

本条论治小儿疳虫食齿。有注家认为错简，如《金鉴》认为该条或在小儿门，或在杂病门，不当载于《妇人杂病篇》。另，宋《艺文志》载张仲景《口齿论》一卷，今本未见，程运来疑为"彼处简脱于此"。

注家黄树曾对病机描述甚详，结合李彣方义评释较明，可参。《外台》载有疳虫食齿方一十首，分别为外涂、外敷、外擦、含漱、含熏的局部外治法。其中姜生对口䘌、口疳、口瘘、齿疳的症状进行了鉴别，并详细记载了齿疳急症（急疳）的治疗步骤，呈现了当时医家细致的临床观察与较为丰富的治疗经验。

禽兽虫鱼禁忌并治第二十四

论辨二首　合九十法　方二十二首

凡饮食滋味，以养于生，食之有妨，反能为害。自非服药炼液，焉能不饮食乎？窃[①]见时人，不闲调摄，疾疢竞起，莫[②]不因食而生。苟全其生，须知切忌者矣。所食之味，有与病相宜，有与身为害，若得宜则益体，害则成灾，以此致危，例皆难疗也。凡煮药饮汁以解毒者，虽云救急，不可热饮。诸毒病得热更甚，宜冷饮之。

肝病禁辛，心病禁咸，脾病禁酸，肺病禁苦，肾病禁甘。春不食肝，夏不食心，秋不食肺，冬不食肾，四季不食脾。

辨曰：春不可食肝者，为肝气盛[③]王，脾气败，若食肝，又补肝，脾气败尤甚，不可救。又肝王之时，不可以死气入肝，恐伤魂也。若肝不是王时，有虚[④]，以肝补之，佳。余藏准此。

凡肝藏自不可轻噉，自死者弥甚。

诸心[⑤]皆为神识所舍，勿食之，使人来生复其对报[⑥]矣。

凡肉及肝，落地不着尘土者，不可食之。

诸肉自动者，不可食之[⑦]。

诸肉及鱼，狗不喫[⑧]、鸟不啄者，不可食之。

暴肉不干[⑨]，火灸不动，见水自动者，不可食之。

肉中有如米点[⑩]者，不可食之。

六畜肉，热血不断者，不可食之。

父母及身本命肉，食之令人神魂不安。

食肥肉及热羹，不得饮冷水。

诸五藏及鱼，投地，尘土不污者，不可食之。

秽饭、馁肉、臭鱼，食之皆伤人。

自死肉，口闭，不可食之。

---

① 窃：邓本作“切”。

② 莫：邓本作“若”。

③ “盛”字邓本无。

④ 若肝不是王时，有虚：邓本作“若非王时，即虚”。

⑤ 诸心：邓本作“凡心”。

⑥ 对报：邓本作“报对”。

⑦ 诸肉自动者，不可食之：邓本作“猪肉落水浮者，不可食”。

⑧ “喫”同“吃”；邓本作“食”。

⑨ 暴肉不干：邓本作“诸肉不干”。

⑩ 米点：邓本作“朱点”。

六畜自死，皆疫死，则有毒，不可食之。

兽自死，北首及伏地者，食之杀人。

食生肉，饱饮乳，变成白虫。白虫[①]，一作血蛊。

丙午日，壬子日，勿食诸五藏[②]。

疫死牛肉，食之令病洞下，亦致坚积，宜利药下之。

脯藏米瓮[③]中，有毒，及经夏食之，发肾病。

治食[④]自死六畜肉中毒方

捣黄柏屑，服方寸匕。

食[⑤]郁肉、漏脯中毒方

烧犬屎，酒服方寸匕；多饮[⑥]人乳汁亦良；饮生韭汁三升亦得。郁肉，密器盖之，隔宿者是也。漏脯，茅屋漏下，沾着者是也。

黍米[⑦]中藏干脯，食之中毒方

大豆浓煮汁，饮数升即解。亦治狸肉、漏脯等毒。

食[⑧]生肉中毒方

掘地深三尺，取其下土三升，以水五升，煮五六[⑨]沸，澄清汁，饮一升，立愈。

食[⑩]六畜、鸟兽肝，中毒方

水浸豉，绞取汁，服数升愈。

马脚无夜眼者，不可食之。

食骏马[⑪]肉，不饮酒，杀人。

马肉不可热喫，伤人心。

马鞍下肉，食之杀人。

白马黑头者，不可食之。

白马青蹄者，不可食之。

白马黑蹄者，不可食之。

马肉、豚肉共食，饱醉卧，大忌。

驴马肉合猪肉食之，成霍乱。

马汗及毛不可人食中[⑫]，害人。

---

① “白虫”二字邓本无。

② “丙午日，壬子日，勿食诸五藏”邓本无。

③ 米瓮：邓本作“朱瓮”。

④ “食”字邓本无。

⑤ 食：邓本作“治食”。

⑥ 多饮：邓本作“每服”。

⑦ 黍米：邓本作“治黍米”。

⑧ 食：邓本作“治食”。

⑨ 五六：邓本作“数”。

⑩ 食：邓本作“治”。

⑪ 骏马：邓本作“酸马”。

⑫ “人”疑为“入”；“马汗及毛，不可人食中：邓本作“马肝及毛不可妄食，中毒害人”。

马肝有毒，食之杀人，未死者方[①]

雄鼠屎三七枚（尖者[②]是）

上一味[③]，末之，水和服之，日再服。

又方　取人垢一方寸匕[④]，服之，佳。

食[⑤]马肉中毒欲死方

香豉三两　杏仁二两（去皮尖）[⑥]

上二味，蒸一食顷，熟，杵之，服，日再令尽。

又方　煮芦根汁饮之。良。

疫死牛，或目赤，或黄，食之大忌。

牛肉共猪肉食之，必作寸白虫。

青牛肠，不可合犬肉食之。

牛肺从三月至五月，其中有虫如马尾，割去之，勿食，损人[⑦]。

牛羊猪肉，皆不得以楮木、桑木蒸炙，食之令人腹内生虫。

噉蛇牛肉杀人，何以知之？噉蛇者，毛发向后顺者是也。食之欲死。方[⑧]

饮人乳汁一升，立愈。

又方　以泔洗头，饮一升，愈。

又方　牛肚细切，以水一斗，煮取一升，暖饮之，大汗出者愈。

食[⑨]牛肉中毒方

甘草煮汁，饮之即解。

羊肉其有宿热者，不可食之。

羊肉不可共生鱼、酪食之，害人。

羊蹄甲中有珠子白者，名羊悬筋，食之令人癫。

白羊黑头，食其脑，作肠痈。

羊肝共生椒食之，破人五藏。

猪肉共羊肝和食之，令人心闷。

猪肉与[⑩]生胡荽同食，烂人脐。

猪脂不可合梅子食之。

猪肉和葵食之，令人[⑪]少气。

鹿肉不可和蒲白作羹，食之发恶疮。

---

① 马肝有毒，食之杀人未死者方：邓本作“治马肝毒中人未死方”。

② 尖者：邓本作“尖屎者”。

③ “上一味”邓本无。

④ 取人垢一方寸匕：邓本作“人垢取方寸匕”。

⑤ 食：邓本作“治食”。

⑥ 香豉三两　杏人二两（去皮尖）：邓本作“香豉二两　杏人三两”。

⑦ 割去之，勿食，损人：邓本作“割去勿食，食则损人”。

⑧ 食之欲死方：邓本作“治噉蛇牛肉食之欲死方”。

⑨ 食：邓本作“治食”。

⑩ 与：邓本作“以”。

⑪ “令人”二字邓本无。

麋脂及梅李子，若妊娠妇人[①]食之，令子青盲，男子伤精。

獐肉不可合蝦[②]及生菜、梅李果实[③]食之，皆病人。

痼疾人不可食熊肉，令终身不愈。

白犬自死，不出舌者，食之害人。

食狗鼠余，令人发瘘疮。

食[④]犬肉不消，心下坚或腹胀，口干大渴，心急发热，妄语如狂，或洞下。方

杏仁一升（合皮熟研）

上一味[⑤]，以沸汤三升和，绞[⑥]取汁，分三服。利下肉片，大验。

妇人妊娠，不可食兔肉、山羊肉，又不得食[⑦]鳖、鸡、鸭，令子无音声。

兔肉不可合白鸡肉食之，令人面发黄。

兔肉著干姜食之，成霍乱。

凡鸟自死，口不闭，翅不合者，不可食之。

诸禽畜[⑧]肝青者，食之杀人。

鸡有六翮四距者，不可食之。

乌鸡白首者，不可食之。

鸡不可共胡蒜食之，滞气。一云鸡子。

山鸡不可合鸟兽肉食之。

雉肉久食，令人瘦。

鸭卵不可合鳖肉食之。

妇人妊娠食雀肉，令子淫乱无耻。

雀肉不可合李子食之。

勿食燕肉，入水为蛟龙所啖。

鸟兽有中毒箭死者，其肉有毒，解之方

煮大豆及蓝汁[⑨]服之，解。

鱼头正白如连珠，至脊上，食之杀人。

鱼头中无鳃者，不可食之，杀人。

鱼无肠胆者，不可食之，三年阴不起，女子绝生。

鱼头似有角者，不可食之。

鱼目合者，不可食之。

六甲日，勿食鳞甲之肉[⑩]。

---

① 妊娠妇人：邓本作“妊妇”。
② “蝦”即“虾”。
③ “实”字邓本无。
④ 食：邓本作“治食”。
⑤ “上一味”邓本无。
⑥ “绞”字邓本无。
⑦ 又不得食：邓本作“及”。
⑧ 禽畜：邓本作“禽肉”。
⑨ 煮大豆及蓝汁：邓本作“大豆煮汁及盐汁”。
⑩ 肉：邓本作“物”。

鱼不得[①]合鸡肉食之。

鱼不得合鸬鹚肉食之。

鲤鱼鲊不可合小豆藿食之，其子[②]合猪肝食之，害人。

鲤鱼不可合犬肉食之。

鲫鱼不可合猴、雉肉食之。一云：不可合猪肝[③]。

鳀鱼合鹿肉生食，令人筋甲缩。

青鱼鲊不可合生胡荽及生葵并麦中食之。

鳅鳝不可合白犬血食之。

龟肉不可合酒、果子食之。

鳖目凹陷者，及厌下有王字形者，不可食之。其肉不得合鸡、鸭子食之。

龟、鳖肉，不可合苋菜食之。

虾无须，及腹下通黑，煮之反白者，不可食之。

食鲙喫奶酪，令人腹中生虫，为瘕。

鲙食之，在胸中心间[④]不化，吐复不出，速下除之，久成癥病。方[⑤]

橘皮一两　朴硝一两[⑥]　大黄二两

上三味，切，以水一大升，煮至小升，去滓，顿服，即消。

食鲙多不消，结为癥病，治之方

马鞭草[⑦]捣汁饮之；或以姜叶汁饮之一升亦消；又可服吐药吐之。

食鱼及食毒两种，烦乱，治之方

橘皮浓煮汁，服之即解。

食鯸鮧鱼中毒方[⑧]

芦根煮汁服之，即解。

蟹目相向，足斑目赤者，不可食之。

食蟹中毒方

紫苏浓[⑨]煮汁，饮之三升。紫苏子捣汁，饮之，亦良。

又方　饮冬瓜汁二升。亦可食冬瓜[⑩]。

凡蟹未遇霜，多毒。其熟者，乃可食之。

蜘蛛落食中，有毒，勿食之。

凡蜂、蝇、虫、蚁等，多集食上，喫之致瘘。

---

① 不得：邓本作“不可”。

② 其子：邓本作“其子不可”。

③ “肝”字后：邓本多一“食”字。

④ 胸中心间：邓本作“心胸间”。

⑤ 方：邓本作“治之方”。

⑥ 朴硝一两：邓本作“朴硝二两”。

⑦ “马鞭草”前：邓本多出“右一味”。

⑧ 方：邓本作“治之方”。

⑨ “浓”字邓本无。

⑩ 饮冬瓜汁二升，亦可食冬瓜：邓本作“冬瓜汁饮二升，食冬瓜亦可”。

果实菜谷禁忌并治第二十五

合八十法　方一十首[①]

果子生食，生疮。

果子落地经宿，虫蚁食著，人喫大忌[②]。

生果[③]停留多日，有损处，喫之伤人。

桃[④]多食，令人热，仍不得入水浴，令人病淋沥、寒热病。

杏酪不熟，伤人。

梅多食，坏人齿。

柰[⑤]不可多食，令人胪[⑥]胀。

林檎不可多食，令人百脉弱。

橘柚多食，令人口爽，不知五味。

梨不可多食，令人寒中。金疮、产妇、亦不宜食。

樱桃、杏多食，伤筋骨。

安石榴不可多食，损人肺。

胡桃不可多食，令人动痰饮。

生枣多食，令人热、渴、气胀。寒热羸瘦者，弥不可食，伤人。

食诸果中毒治之方

猪骨烧过，末之，水服方寸匕。亦治马汗[⑦]、漏脯等毒。

木耳赤色及仰生者，勿食。

菌仰卷及赤色者，不可食。

食诸菌遇毒[⑧]闷乱欲死方

人粪汁一升，饮之即活。服诸吐利药亦佳。服土浆一、二升亦可。浓煮大豆汁，饮

---

① “合八十法　方一十首”邓本无。

② 虫蚁食著，人喫大忌：邓本作“虫蚁食之者。人大忌食之”。

③ 生果：邓本作“生米”。

④ 桃：邓本作“桃子”。

⑤ 柰：邓本作“李”。

⑥ 《说文》：胪，皮也。

⑦ 马汗：邓本作“马肝”。

⑧ 遇毒：邓本作“中毒”。

之并解[①]。

食枫树菌而笑不止[②]，亦以前方治之。

误食野芋，烦毒欲死。其野芋根，生[③]东人名魁芋。人种[④]三年不收，亦成野芋，并杀人。亦用前方治之[⑤]。

蜀椒闭口者，有毒。误食之，戟人咽喉，气欲便绝[⑥]，或吐下白沫，人体[⑦]痹冷者，急煮桂汁饮之[⑧]。多饮冷水一、二升，或食蒜，或饮地浆，或浓煮豉汁，解之[⑨]。

正月勿食生葱，令人面上起游风。

二月勿食蓼，伤人肾。

三月勿食小蒜，伤人志性。

四月、八月勿食胡荽，伤人神。

五月勿食韭，令人乏气力[⑩]。

六月、七月勿食茱萸，伤神气。

八月、九月勿食姜，伤人神。

十月勿食椒，损人心，伤血脉[⑪]。

十一月、十二月勿食薤，令人多涕唾。

四季勿食生葵，令人饮食不化，发宿病[⑫]。非但食中，药丸汤散中亦不可用，宜深慎之[⑬]。

时病差，未健，食生菜，手足必肿。

夜食生菜，不利人。

十月勿食被霜生菜，令人面无光，目涩心痛腰疼，或发心疟。疟发时，手足十指爪皆青，困委。

葱、韭初生牙[⑭]者，食之，伤人心气。

饮白酒，食生韭，令人病增。

生葱不可共蜜食之，杀人。独颗蒜弥忌。

---

① 人粪汁一升，饮之即活。服诸吐利药，亦佳；服土浆一二升亦可。浓煮大豆汁饮之，并解：邓本作“人粪汁饮一升，土浆饮一二升，大豆浓煮汁饮之，服诸吐利药并解”。

② 食枫树菌而笑不止：邓本作“食枫柱菌而哭不止”。

③ 生：邓本作“山”。

④ 种：邓本作“种芋”。

⑤ “亦用前方治之”邓本无。

⑥ 气欲便绝：邓本作“气病欲绝”。

⑦ 人体：邓本作“身体”。

⑧ 急煮桂汁饮之：邓本作“急治之方，肉桂煎汁饮之”。

⑨ 或浓煮豉汁解之：邓本作“或浓煮豉汁饮之并解”。

⑩ “乏气力”后，邓本多出“五月五日勿食一切生菜，发百病”。

⑪ 血脉：邓本作“心脉”。

⑫ 宿病：邓本作“百病”。

⑬ 宜深慎之：邓本作“深宜慎之”。

⑭ 牙：邓本作“芽”。

枣合生葱食之，令人病。

生葱和雄鸡、雉、白犬肉食之，令人七窍经年血流。

食糖、蜜后，四日内食著[①]生葱、韭，令人心痛。

夜食诸姜、蒜、葱等，伤人心。

芜菁根多食，令人气胀。

薤不可共牛肉作羹食之，成瘕病。韭亦然。

蓴多食[②]，动痔疾。

野苣不可同蜜食，作内痔。

白苣不可共酪同食，作䘌虫。

黄瓜食之，发热病。

葵心不可食，伤人，叶尤冷，黄背赤茎者，勿食之。

胡荽久食之，令人多忘。

病人不可食胡荽及黄花菜。

芋不可多食，动病。

妊娠妇人[③]食姜，令子余指。

蓼多食，发心痛。

蓼和生鱼啖之，令人夺气，阴核疼痛。

芥菜不可共兔肉食之，成恶邪病。

小蒜多食，伤人心力。

食蒜或躁[④]方

浓煮豉汁饮之[⑤]。

钩吻与芹菜相似，误食杀人，解之方《肘后方》云：与茰茰[⑥]食芥相似。

荠苨八两

上一味，以水六升，煮取二升，去滓，分为二服[⑦]。其钩吻生地，傍无他草，其茎有毛，以此别之。

菜中有水莨菪，叶圆而光，有毒。误食之，令人狂乱，状如中风或吐血。治之方

甘草煮汁，服之即解。

凡[⑧]春秋二时，龙带精入芹菜中，人偶食之为病，发时手青，腹满痛不可忍，蛟龙病。[⑨]方

---

① “著”邓本无。

② 食：邓本作“病”。

③ 妊娠妇人：邓本作“妊妇”。

④ 食蒜或躁：邓本作“食躁式躁”。

⑤ 浓煮豉汁饮之：邓本作“豉，浓煮汁饮之”。

⑥ 茰茰：邓本作“茱萸”，为是。

⑦ 分为二服：邓本作“分温二服”。

⑧ “凡”字邓本无。

⑨ 蛟龙病：邓本作“名蛟龙病”。

服硬糖二三升，日两度，吐出如蜥蜴三五枚，差。

食苦瓠中毒方[①]

黍穰煮汁，数服之解。

扁豆，寒热者不可食之。

久食小豆，令人枯燥。

食大豆屑，忌噉猪肉。

大麦久食，令人作癖[②]。

白黍米不可同饴、蜜食，亦不可合葵食之。

荞麦面多食之，令人发落。

盐多食，伤人肺。

食冷物，冰人齿。食热物，勿饮冷水。

饮酒，食生苍耳，令人心痛。

夏月大醉汗流，不得冷水洗着身，及使扇，即成病。

饮酒勿灸腹背，大忌[③]，令人肠结。

醉后勿饱食，发寒热。

饮酒，食猪肉，卧秫稻穰中，发黄。

食饧[④]多饮酒，大忌。

凡酒及水照见人影动者，不可饮之。

醋合酪食之，令人血瘕。

食白米粥，勿食生苍耳，成走疰。

食甜粥已，食盐即吐。

犀角筋搅饮食，沫出及浇地坟起者，食之杀人。

凡[⑤]饮食中毒，烦满，治之方

苦参三两（切）　苦酒一升半

上二味，煮三沸，三上三下，去滓，服之吐食出，即差。或以水煮亦得。

又方

犀角汤亦佳。

治[⑥]贪食，食多不消，心腹坚满痛方[⑦]

盐一升　水三升

---

① 方：邓本作“治之方”。

② 癖：邓本作“疥”。

③ 饮酒勿灸腹背大忌：邓本作“饮酒大忌灸腹背”。

④ 饧：邓本作“饴”。

⑤ “凡”字邓本无。

⑥ “治”字邓本无。

⑦ 方：邓本作“治之方”。

上二味，煮令盐消，分为三[①]，法[②]当吐出食，便差。

礜石生入腹，破人心肝。当[③]陆以水服，杀人。礜石亦禁水[④]。

葶苈子傅头疮，药气[⑤]入脑，杀人。

水银入人耳及六畜等，皆死。以金银著耳边，水银则出[⑥]。

苦楝无子者，杀人。

凡诸毒，多是假毒药[⑦]以投之，知时宜煮甘草、荠苨汁饮之，通除诸毒药。

《金匮要略方》卷下

---

① 分为三：邓本作“分三服”。

② “法”字邓本无。

③ 邓本作“商”。

④ “礜石生入腹，破人心肝。当 陆以水服，杀人，礜石亦禁水：邓本作“矾石生入腹，破人心肝，亦禁水；商陆以水服杀人”。

⑤ 药气：邓本作“药成”。

⑥ 则出：邓本作“则吐”。

⑦ 毒药：邓本作“毒”。

国子监①

准监关准　尚书礼部符准绍圣元年②六月二十五日

敕中书省、尚书省送到礼部状，据国子监状，据翰林医学本监三学看治任仲言状。伏覩睹。本监先准。

朝旨，开雕小字《圣惠方》等共五部出卖，并每节镇各十部，余州各五部，本处出卖。今有《翼方》《金匮要略方》、王氏《脉经》《补注本草》《图经本草》等五件医书，日用不可阙。本监虽见印卖，皆是大字，医人往往无钱请买，兼外州军尤不可得。欲乞开作小字，重行校对出卖，及降外州军施行。本部看详，欲依国子监申请事理施行，伏候指挥。六月二十三日奉。

圣旨，依。奉。

敕如右，牒到奉行。都省前批六月二十六日未时付礼部施行。仍关合属去处主者，一依。

敕命指挥施行。

绍圣三年六月　日雕

集庆军节度推官监国子监书库向宗恕

承务郎监国子监书库曾缲

延安府临真县令监国子监书库邓平

颍州万寿县令监国子监书库郭直卿

宣义郎国子监主簿王仲薿

通直郎国子监丞武骑尉檀宗益

朝散郎守国子监司业上轻车都尉赐绯鱼袋赵挺之

朝奉郎守国子司业兼侍讲云骑尉龚原

治平三年③三月十九日

进，呈奉

圣旨，镂板施行。

朝奉郎守太子右赞善大夫同校正医书骑都尉赐绯鱼袋臣高保衡

朝奉郎守尚书都官员外郎同校正医书骑都尉臣孙奇

朝奉郎守尚书司封郎中充秘阁校理判登闻检院上护军赐绯鱼袋臣林亿

龙图阁直学士朝散大夫守尚书工部侍郎兼侍讲知审刑院事兼判少府监提举醴泉观兼提举校正医书上柱国彭城县开国公食邑二千二百户食实封二百户赐紫金鱼袋臣钱象先

---

① “国子监”至“九月十一日帙”邓本无。

② “绍圣元年”即1094年。

③ “治平三年”即1066年。

《金匮要略》诚医家之要书也，然学者漫不之顾，少有蓄之者。今得祝先生均实所藏古本，老眼虽昏，勉强录之。洪武二十八年[①]岁次乙亥秋八月三日甲子写，至二十五日丙戌而成，时年七十三。吴迁景长识。

九月十一日帙

① “洪武二十八年”即1395年。